ULRICH WARNKE

FLORIAN WARNKE

Bionisches Wasser

arkana

ULRICH WARNKE
FLORIAN WARNKE

Bionisches Wasser

Das Supermolekül für unsere Gesundheit

arkana

Sollte diese Publikation Links auf Webseiten Dritter enthalten,
so übernehmen wir für deren Inhalte keine Haftung,
da wir uns diese nicht zu eigen machen, sondern lediglich auf
deren Stand zum Zeitpunkt der Erstveröffentlichung verweisen.

Die hier vorgestellten Informationen und Ratschläge
sind nach bestem Wissen und Gewissen geprüft.
Dennoch übernehmen Autor und Verlag
keinerlei Haftung für Schäden irgendeiner Art,
die sich direkt oder indirekt aus dem Gebrauch
dieser Informationen, Tipps und Ratschläge ergeben.
Im Zweifelsfall holen Sie bitte ärztlichen Rat ein.

Dieses Buch ist auch als E-Book erhältlich.

MIX
Papier aus verantwortungsvollen Quellen
FSC® C014496

Penguin Random House Verlagsgruppe FSC® N001967

2. Auflage
Originalausgabe

in der Penguin Random House Verlagsgruppe GmbH,
Neumarkter Straße 28, 81673 München
Lektorat: Ralf Lay
Umschlaggestaltung: ki 36 Editorial Design, München, Sabine Skrobek
Umschlagmotiv: © artemegorov/fotolia
Satz: Uhl + Massopust, Aalen
Druck und Bindung: GGP Media GmbH, Pößneck
Printed in Germany
ISBN 978-3-442-34247-1
www.arkana-verlag.de

Besuchen Sie den Arkana Verlag im Netz

»Das Prinzip aller Dinge ist das Wasser.
Aus Wasser ist alles,
und ins Wasser kehrt alles zurück.«
Thales von Milet

Inhalt

Einleitung: Leben ist organisierte Information für Energie

> »Alles ist aus dem Wasser entsprungen!!
> Alles wird durch Wasser erhalten!…
> Du bist's, der das frischeste Leben erhält.«
>
> JOHANN WOLFGANG VON GOETHE

Viele Wissenschaftler haben inzwischen erkannt, dass Wasser und seine Besonderheiten einen Schlüsselstoff für die Optimierung des Lebens und für die Technologie darstellen. Richard E. Smalley (1943–2005), Nobelpreisträger für Chemie im Jahr 1996, hat bereits 2003 einen Zehn-Punkte-Plan für die großen Herausforderungen der Menschheit in der ersten Hälfte des neuen Jahrhunderts aufgestellt: An zweiter Stelle nach der Energie steht die Erkenntnis der Funktionen des Wassers. Erst danach kommen Nahrung und Umwelt.[1]

Körperzellen von Lebewesen sind dem Medizin-Nobelpreisträger des Jahres 1937, dem ungarisch-amerikanischen Mediziner und Biochemiker Albert Szent-Györgyi (1893–1986), zufolge »Maschinen angetrieben durch Energie«. Mensch, Tier und Pflanze arbeiten mit zwei Energiequellen, um Ordnung herzustellen: Sonne und Wasser. Die Energiebereitstellung funktioniert im Wesentlichen auf drei Quanteneffekten: der Kohärenz, der Resonanz und dem Tunneln von Elementarteilchen. Für alle Quanteneffekte sind Informationen verantwortlich. Der Prozess »Information zielgerichtet nutzen« kann als »Intelligenz« bezeichnet werden. Insofern sind die Grundlagen des Lebens intelligent organisiert. Wasser spielt dabei die Hauptrolle.

Die derzeit etablierte Biologie ist der Meinung, dass die Gene mit der DNA die primäre Aufmerksamkeit verdienen, um Leben zu beschreiben. Das wird sich in nächster Zukunft als falsch erweisen. Neuere Erkenntnisse zeigen, dass Wasser das entscheidende aktive und dynamische Medium von Lebensprozessen ist, das auch die Funktionen der DNA beherrscht, ihr demnach übergeordnet ist. Wir werden also erfahren, dass auch unser Gencode vom Wasser abhängt. Wasser ist die essenzielle Grundlage des Lebens nicht nur wegen seiner Fähigkeit zur Lösbarkeit diverser Verbindungen, sondern als energetisch-informativer Organisator der Funktion unserer wichtigsten Lebensstoffe – das sind Proteine (Enzyme) und eben die Erbinformation in der DNA. Krankheiten können durch das richtige Wasser zurückgedrängt werden.

Wir Menschen sind davon besonders betroffen. Nur jedes hundertste Molekül im menschlichen Körper ist *kein* Wassermolekül. Oder umgekehrt gesagt: 99 Prozent der Moleküle in unserem Körper sind Wassermoleküle. Dieses Wasser ist mengenmäßig am meisten an aktiver Informationsverbreitung und Energieproduktion beteiligt. Das werden wir uns in diesem Buch genauer ansehen.

Die stabile Verbindung von Wasserstoff (Z [Anzahl der Protonen im Kern] = 1, N [Anzahl der Neutronen im Kern] = 0) und Sauerstoff (Z = 8, N = 8) zu dem Wassermolekül ist mit Abstand auch das häufigste Molekül im Universum (Im Anhang dieses Buches finden Sie ein Verzeichnis, in dem die weniger geläufig verwendeten Abkürzungen aufgelistet und erklärt sind). Alle kalten Objekte enthalten Wasser: Planeten, Gas-Staub-Wolken, Kometen, Meteoriten. Im Juli 2018 wurden riesige Wasservorkommen auf dem Mars entdeckt. Wasser ist also Träger des Lebens im Universum. Auch die Evolution nahm ihren Anfang im Wasser. Und in den traditionellen Überlieferungen wird Wasser als die Matrix des Lebens bezeichnet.[2]

Mit den Funktionen von Wassermolekülen sind auf unserem Planeten zahlreiche wesentliche Phänomene verbunden, etwa die Wolkenformation und der Regenfall, der Klimawechsel, die Erosion, Frostböden, Gesteinseffloreszenzen, die Korrosion und im

Organismus dann die Säure-Basen-Balance, der Transport diverser Stoffe (Nahrungsstoffe, Ionen), die Proteinfaltung, die Photokatalyse und – noch weitgehend unbekannt – die Energieproduktion und -rekrutierung aus dem Quantenvakuum (Nullpunktenergie) heraus. Tatsächlich sind im Wasser mehrere Energiequellen verborgen, die sowohl für die Technik als auch für das Leben (eben *bionisch*) äußerst wertvoll sind. Die freigesetzte Energie kann in bestimmten Wasserstrukturen sogar gespeichert werden.

Ohne diese zusätzliche Energie aus dem Wasser wäre unser Leben so nicht möglich. Ein Mensch überlebt drei Wochen ohne Nahrung, aber nur drei Tage ohne Wasser und nur einige Minuten ohne Sauerstoffluft, ohne die es kein Wasser gäbe. Das Wasser in lebenden Organismen – so auch im Menschen – macht durchschnittlich etwa 70 Prozent aller Massen aus, aber wie gesagt 99 Prozent der Anzahl der gesamten Moleküle.[3]

Doch auch unsere Maschinen, allen voran das Auto, können mit der Energie aus dem Wasser angetrieben werden, was ja bereits in einzelnen Fällen genutzt wird. Die Massenverwendung ist jedoch politisch-ökonomisch offensichtlich bisher noch nicht gewollt. Wenn aber die letzten Mechanismen offengelegt sind, wird es auch hier kein Halten mehr geben.

Obwohl Wasser so wichtig für die Erde und das Leben ist und die Forschung sich unermüdlich um das Thema Wasser kümmert, verbergen sich im Wasser immer noch Geheimnisse.[4] Wenn sich die Wassermoleküle in kohärenter Weise formieren, entsteht ein Multimode-Laser. Dieser kann Hologramme aufbauen, die enorme Mengen an Informationen zu speichern vermögen. Wir müssen erkennen, dass alle Funktionen in Organismen letztlich auf Informationen beruhen. Wasser in einer besonderen Struktur ist der wohl wichtigste Informationstransformator aus dem Quantenvakuum heraus. Informationen können in dieser Wasserstruktur entwickelt, aufbewahrt und übertragen werden. Hat man diese Fähigkeit des Wassers erkannt, muss man sich fragen, wie das Informationsgeschehen optimiert, gegebenenfalls auch gelöscht werden kann.

Die physikalische Grundlage dieser Information ist elektromagnetischer Natur in Zusammenarbeit mit Energien, die vorläufig als »Dunkle Materie« und »Dunkle Energie« bezeichnet werden. Die Beschreibung geschieht mithilfe der Quantenelektrodynamik.

Wir beschäftigen uns aber auch mit der Frage, ob durch den Einfluss von technischer Funkstrahlung (Rundfunk, Fernsehen, Smartphone, Radar und so weiter) die für unser Leben notwendige Information schleichend verloren geht. Werden unsere natürlichen Felder mit den künstlichen technischen elektromagnetischen Feldern langsam, aber permanent überschrieben? Vieles spricht dafür.

Die in diesem Buch dargestellten Hinweise beruhen überwiegend auf belastbaren wissenschaftlichen Aussagen, von denen die Allgemeinheit aber kaum etwas erfährt. Auch deshalb stellen wir Ihnen im Anhang des Buchs neben dem Abkürzungs- ein ausführliches Quellen- (Anmerkungen) und Literaturverzeichnis zur Verfügung. Wir befinden uns auf einem sehr wichtigen Forschungsweg. Die Ergebnisse daraus werden die Gesellschaft verändern.

1. Die Master-Reaktion der Energiefreisetzung im Wasser

»Die Weisen erfreuen sich des Wassers.«

KONFUZIUS ZUGESCHRIEBEN

Energie im Wasser

Schon jetzt sei festgestellt, dass jeder gefüllte Becher aus einer Wasserquelle, ob das Wasser aus unserer Leitung im Haus, aus dem Bach, dem Fluss, dem See oder aus dem Meer kommt, so viel potenzielle Energie in sich trägt, dass prinzipiell alle Energieanforderungen unseres Organismus erfüllt werden könnten. Mehr noch – die Energie ist darüber hinaus für alle Verbraucher geeignet. Es gibt Kalkulationen, dass 1 Kubikkilometer Meerwasser den gesamten jährlichen Energiebedarf des Globus decken kann.

Wir müssen nur an diese im Wasser eingeprägten Energiemöglichkeiten herankommen. Alle Moleküle des Wassers sind dabei wichtig. Der Wasserstoff im Wasser spielt eine genauso wichtige Rolle wie der Sauerstoff darin. Das dritte Molekül in diesem vernetzten Bund ist dann das Wassermolekül selbst. Und die vierte Instanz und übergeordnet sind die Elektronen.

Jules Verne (1828–1905), der berühmte Visionär und Autor des Romans *20 000 Meilen unter dem Meer*, soll schon prophezeit haben, wenn Öl und Kohle zur Neige gingen, werde das Wasser als Energieträger ihre Rolle übernehmen. In seinem 1874/75 erschienenen Werk *Die geheimnisvolle Insel* ließ er den Ingenieur Cyrus Smith verkünden: »... das in seine Elementarbestandteile zerlegte Wasser ... zerlegt durch Elektrizität, die bis dahin zur mächtigen und leicht verwendbaren Kraft erwachsen sein wird … Ich bin davon überzeugt, meine Freunde, dass das Wasser dereinst als Brennstoff Verwendung findet, dass Wasserstoff und Sauerstoff, die Bestandteile desselben, zur unerschöpflichen und bezüglich ihrer Intensität ganz ungeahnten Quelle der Wärme und des Lichtes werden … Das Wasser ist die Kohle der Zukunft.«[1] Die so zerlegten Elemente des Wassers würden auf unabsehbare Zeit hinaus die Energieversorgung der Erde sichern. Diese Vision ist gerade dabei, endgültig und unumkehrbar zur Realität zu werden.

Der erste Schlüssel bei der Behandlung des Wassers zwecks Energiefreisetzung ist die Zerlegung des Wassermoleküls in *atomaren* Wasserstoff und *atomaren* Sauerstoff. Das werden wir uns gleich genauer ansehen. Wichtig dabei ist, dass wieder einmal die Natur den Prozess vormacht, und sie nutzt ihn sogar als Hauptweg für die Vitalität der Lebewesen.

Das Wichtigste zuerst: Es gibt eine Reaktion – eine Master-Reaktion –, von der fast alles Leben abhängt: Es ist die Elektronenzufuhr zum Sauerstoff, was als »Reduktion« bezeichnet wird. Es geht also um die Reduktion des Sauerstoffs durch Elektronen und Wasserstoff. Wir können auch aus der Sicht des Wasserstoffs sagen: Um Wasserstoff energetisch zu nutzen, muss Wasserstoff »verbrannt« beziehungsweise oxidiert werden; was heißt: Wasserstoff muss Elektronen abgeben. Ziel dieser vom Wasserstoff stammenden Elektronen ist dann Sauerstoff, der dabei mit Elektronen angereichert, also chemisch gesprochen reduziert wird. Es entsteht Wasserstoffoxid oder, als weitere Bezeichnung, Oxibihydrogen (OH_2), was wir dann allgemein als »Wasser« (H_2O) bezeichnen. Dieser elementare Naturprozess findet in Pflanzen statt und auch in Tieren und Menschen. Aber was geschieht dabei genau?

Wenn ein Sauerstoffatom ein Elektron zusätzlich zu seinen Schalenelektronen aufnimmt, wird es zu einem Ion mit negativer Ladung O^-. Diese negative Ladung verbindet sich dann, wenn möglich, mit Ionen positiver Ladung. Die positive Ionenladung wird bevorzugt vom Wasserstoffion H^+ zur Verfügung gestellt. Elektronen lassen sich besonders gern vom Wasserstoff transportieren.

Deshalb gehen ein Wasserstoff- und ein Elektrontransfer oft Hand in Hand. Wenn sich Sauerstoffion, Elektron und Wasserstoffion zusammengefunden haben, entsteht ein Wassermolekül. Und in diesem Prozess rund um die Wasserreaktionen wird eine Menge Energie freigesetzt. Auf diese freigesetzte Energie kommt es uns nun zuerst an.

Die Master-Reaktion findet nicht nur in jeder Zelle unseres Körpers und in den Zellen der allermeisten anderen Lebewesen statt, sondern – und diese Erkenntnis ist neu – überall da, wo Wasser ist. Einen großen Teil des notwendigen Sauerstoffs für diese Master-Reaktion atmen wir ein, aber ein weiterer nicht geringer Teil wird im Körper auch aus Wasser gewonnen oder anderen Verbindungen freigesetzt. Die Pflanzen holen sich den Sauerstoff fast ausschließlich aus dem Wasser, denn sie können mithilfe von Sonnenlichtenergie Wasser in seine Bestandteile zerlegen. Wir werden später sehen, wie auch der Mensch einen Teil seines Sauerstoffs aus (oxidiertem) Wasser beziehen kann.

Neben dem Sauerstoff benötigen wir dringend Wasserstoff. Wasserstoff als Gas gibt es für uns nicht in der Atemluft (weniger als 1 ppm), weil Wasserstoff als Molekül extrem klein und leicht ist, sodass es von der Gravitation nicht an der Erdoberfläche gehalten werden kann. Sogar derjenige Wasserstoff, der in großer Höhe durch UV-Licht aus Wasserdampf entsteht, verschwindet aus der Atmosphäre in den Weltraum. Im gesamten Kosmos ist Wasserstoff aber dennoch das häufigste Element, sein Anteil an den Massen im Universum wird auf 75 bis 90 Prozent geschätzt.

Auf der Erde kommt Wasserstoff nur chemisch gebunden vor, so im Wasser und in den organischen Verbindungen. Wasserstoff macht auf diese Weise 61,9 Prozent der chemischen Zusammensetzung der Biosphäre aus. Die Hälfte davon, nämlich 30,8 Prozent, entfällt auf Sauerstoff. Und der dritte wichtige Stoff, der Kohlenstoff, macht nur 6,9 Prozent aus.

Im menschlichen Körper sieht die Elementaufteilung im Optimalfall folgendermaßen aus: 65 Prozent sind Sauerstoff, was bei einem 70 Kilogramm schweren Menschen immerhin 44,1 Kilogramm Massegewicht ausmacht, 10 Prozent ist Wasserstoff mit 7 Kilogramm. Daneben sind 18 Prozent Kohlenstoff und 3 Prozent Stickstoff und viele Minerale.

Durch seine geringe Größe und Masse und die dadurch bedingte hohe durchschnittliche Geschwindigkeit kann Wasserstoff leicht innerhalb unseres Körpers herumwandern. Er dringt auch durch poröse Materialien und kann sogar durch verschiedene Metalle diffundieren. Wasserstoff reagiert leicht mit verschiedenen Nichtmetallen, besonders stark mit den elektronegativen Elementen Fluor, Sauerstoff und Chlor. In der Luft geschieht diese Reaktion bei zusätzlichen Anregungsenergien sogar explosionsartig.

Wasserstoffgas enthält mehr Energie pro Gewichtseinheit als jeder andere chemische Brennstoff, es sind 33,33 kWh/kg. Damit wir mit der Angabe etwas anfangen können, vergleichen wir die Werte dieser massebezogenen Energiedichte mit unseren gängigen Treibstoffen: Erdgas hat 13,9 und Benzin nur 12,7 kWh/kg. Als sehr leichtes Gas ist Wasserstoff jedoch in seiner volumenbezogenen Energiedichte sehr gering: 12 Kubikmeter Wasserstoff in unverdichteter Form enthalten die gleiche Energie wie 1 Liter Benzin.

Der für die Master-Reaktion notwendige Wasserstoff in uns stammt größtenteils aus dem Wasser und aus der Nahrung, genauso wie die Elektronen. Wasserstoff und Elektronen werden dafür mühsam und energetisch aufwendig aus den Stoffen unseres Essens herausgeschält, bis sie ausreichend vorhanden sind, um mit dem Sauerstoff zu reagieren.

Allerdings gibt es ein Hemmnis, das auch als Sicherheitsmaßnahme verstanden werden kann. Ein Wasserstoffatom verbindet sich nach Freisetzung sofort mit einem anderen Wasserstoffatom zu einem Wasserstoffmolekül H_2. Dieses H_2-Molekül ist inert; das heißt, es reagiert kaum mit anderen Stoffen. Auch deshalb ist Wasserstoff als H_2 für uns Menschen farb-, geruch- und geschmacklos. Denn für alle diese Sinnesempfindungen bedarf es Reaktionen mit Rezeptoren, die das Wasserstoffmolekül aber nicht eingeht. Der eingeatmete Sauerstoff liegt ohnehin als Molekül O_2 in nicht reagierfähiger Form vor, nämlich als ein Triplett-Zustand. Jeder eingeatmete Sauerstoff aus der Luft ist Triplett-Sauerstoff. Triplett heißt, dass die Rotationsspins von den beiden zusammenhängenden Sauerstoffatomen in dieselbe Richtung zeigen; sagen wir als Beispiel, sie zeigen nach oben. (Unter einem Spin [englisch für »Drehung, Drall«) versteht man den Eigendrehimpuls von Teilchen.) So ein Triplett-Sauerstoff ist aber fast vollständig reaktionsunfähig, was mit den gesättigten Elektronen auf seinen Schalen zu tun hat. Das ist ein kluger Zug der Natur, denn würden wir reaktionsfähigen Sauerstoff einatmen, dann wären die höchst empfindlichen Gewebe der Lungenbläschen stark gefährdet. Reaktionsfähiger Sauerstoff gehört nämlich zur Familie der reaktiven oxigenen Spezies (ROS) und greift massiv in den Elektronenhaushalt ein, er oxidiert die Reaktionspartner – oder vulgo: Er sorgt für Verbrennung. Dabei entstehen auch freie Radikale, die besonders gern die Membranen angreifen, was den Alveolen der Lunge schaden würde.

Wenn das Wasserstoffmolekül inert und das Sauerstoffmolekül im Triplett-Zustand ebenfalls nicht reagierfähig ist, dann können Wasserstoffmoleküle H_2 und Sauerstoffmoleküle O_2 ohne weitere Energiezufuhr nichts miteinander anfangen; sie bleiben ohne Veränderung und sind an einer Reaktion nicht besonders interessiert.

Wenn Sauerstoff aber reagieren soll, dann muss er in Form des Singulett-Zustands vorliegen. Ein Singulett-Zustand des Sauerstoffs kommt zustande, indem einer der beiden Spins von einem Sauerstoffatom umklappt. In unserem Beispiel flippt er von oben nach unten. Das Sauerstoffmolekül hat sich von den beiden nach oben zeigenden Spins (Triplett) nun verändert in einen Spin, der nach oben zeigt, und einen Spin, der nach unten zeigt, dies ist dann der Singulett-Zustand. Mit diesem Sauerstoff (er bleibt chemisch O_2, heißt dann aber $^1O_2$) ist nun jede Reaktion möglich.

Wenn also die Master-Reaktion zur Energiegewinnung eintreten soll, gibt es nun prinzipiell zwei Möglichkeiten: Entweder eins der beiden Sauerstoffatome führt einen Spin-Flip durch, oder aber die Moleküle H_2 und O_2 müssen zuerst in ihre Einzelatome zerlegt werden (H_2 zu H + H, O_2 zu O + O).

Ein Spin-Flip kommt dadurch zustande, dass dem Sauerstoffmolekül im Erdmagnetfeld oder in einem anderen Magnetfeld bei einer bestimmten Magnetfeldstärke eine darauf abgestimmte elektromagnetische Hochfrequenz aufgeprägt wird. Zu jeder Magnetfeldstärke gehört also eine exakte elektromagnetische Frequenz. Da sich die Magnetfeldstärke des Erdmagnetfelds sozusagen von Schritt zu Schritt ändern kann, zum Beispiel durch eisenhaltige Gesteine, muss die entsprechende Frequenz sich diesem Feld immer wieder durch Feintuning anpassen. Vögel benutzen diesen Mechanismus für die Orientierung bei Wanderungen über manchmal mehrere tausend Kilometer. Leider zerstört der Mobil- und Kommunikationsfunk mit seinen elektromagnetischen Hochfrequenzen den von der Natur so sorgsam eingerichteten Ablauf. Auch in uns Menschen kommen dadurch gesundheitsgefährdende Reaktionen zustande.

Neben dem Spin-Flip haben wir noch die Option »Zerlegung der Moleküle in Atome« und nachfolgend die Reaktion atomaren Wasserstoffs und atomaren Sauerstoffs zwecks Energiefreisetzung. In der Luft passiert dies durch Zuführung von rund 600 °C. Nach dieser Zündung kommt es zur »Explosion«, bekannt als Knallgasreaktion, was einer ziemlich rapiden Energiefreisetzung entspricht. Kann so etwas auch im Wasser stattfinden?

Bekannt ist, dass Sauerstoff sich gut im Wasser löst. Was heißt das? Sauerstoff als O_2-Moleküle nistet sich im Wasser zwischen den Wassermolekülen ein. Dabei wird eine Art Wasserhaut um das Sauerstoffmolekül gezogen, die nur bei Energiezufuhr aufreißt. Später werden wir dazu Einzelheiten erfahren. Und wie sieht es mit Wasserstoffmolekülen aus? Es gibt neben der Nahrungsaufnahme noch einen einfacheren Weg, Wasserstoff zu erhalten: Fast alle Lebewesen müssen Wasser trinken, selbst Fische. Und dafür hat die Natur auf der Erdoberfläche Wasser bereitgestellt.

Wasserstoffionen schwimmen im Wasser herum, da sie durch spontane Aufspaltung von einigen wenigen Wassermolekülen in Ionen H^+ und OH^- entstehen. Allerdings verbleiben die Ionen nur in sehr geringer Menge, denn zwei H^+ reagieren trotz ihrer positiven Ladung, die sich eigentlich abstoßen soll, mithilfe von Quantenprozessen schnell zu H_2. Aber diese wenigen Wasserstoffionen reichen nicht zu einer nennenswerten Master-Reaktion.

Die Natur verwendet zur massenhaften Wasserstoffherstellung das Licht der Sonne im Spektralbereich des Ultravioletten. Das werden wir uns noch genauer ansehen. Aber unmittelbar auf der Erdoberfläche ist die notwendige Wellenlänge von circa 220 Nanometern UV-Licht kaum vorhanden. Die Erde hat aus Ozon (O_3) einen Schutz gegen die harte UV-Strahlung aufgebaut. Wie der Wasserstoff im Wasser dennoch entsteht, erklären wir später. Die Natur verwendet dafür einen Quantenmechanismus, der für uns wie ein echter Zaubertrick aussieht.

Jetzt setzen wir vorweg voraus, dass wir Wasser mit ausreichend Wasserstoff- und Sauerstoffmolekülen vor uns haben. Was passiert damit? Was muss geschehen, damit es zu der für uns notwendigen Master-Reaktion kommt? Wie viel Energie muss in die entscheidende Reaktion hineingesteckt werden, und was kommt als Energiegewinn heraus?

Schlüsselfunktionen der Energiereaktionen

Der Energiegehalt des Gemisches von Wasserstoff (H_2) und Sauerstoff (O_2) ist ohne weitere Einflussnahme erst einmal höher als der von der Verbindung H_2O, also von Wassermolekülen. Und diese Energie wollen wir als ersten Schritt nutzbar machen.

Ohne Zündungsenergie ist ein Wasserstoff-Sauerstoff-Gemisch metastabil, also nicht labil: H_2 reagiert, wie oben beschrieben, nicht mit O_2. In der Luft wird ein Funke von rund 600 Grad Temperatur benötigt, um die beiden Partner zu aktivieren, was wir in der Schule als Knallgasreaktion kennengelernt haben – und im Wasser? Im Wasser ist ebenfalls eine zusätzlich zu investierende Energiegröße notwendig. Und hierin liegt die erste wichtige Schlüsselfunktion des Systems.

Warum brauchen wir diese vorab zu investierende Energie, um

die Reaktion O_2 mit H_2 zur danach folgenden Energiefreisetzung zu bewegen? Damit alles Weitere funktioniert, müssen wir als wichtigste Maßnahme das Wasserstoffmolekül H_2 als Gas und das Sauerstoffmolekül O_2 ebenfalls als Gas aufspalten in Wasserstoffatome H + H, am besten in Wasserstoffradikale $H^{\cdot}$ und Sauerstoffatome O + O. Das einzelne Wasserstoffradikal besteht aus dem Proton H^+ und einem angeregten Elektron e^-.

Sehen wir uns zuerst die Wasserstoffmolekülspaltung an. Die angegebenen Energiebeträge liefern uns einen Hinweis darauf, was »Soll« und was »Haben« ist. Das »Soll« wird als endotherme, das »Haben« als exotherme Reaktion bezeichnet.

Zuerst muss Energie von rund 436 kJ/mol investiert werden (endotherme Reaktion). 436 kJ/mol sind 4,52 eV Quantenenergie und entsprechen einer elektromagnetischen Schwingung mit der Frequenz 10,93 mal 10^{14} Hertz, also der Wellenlänge 276 Nanometer. Das ist UV-Licht.

(1) $H_2 + 436\ kJ/mol \leftrightarrow H^{\cdot} + H^{\cdot}$

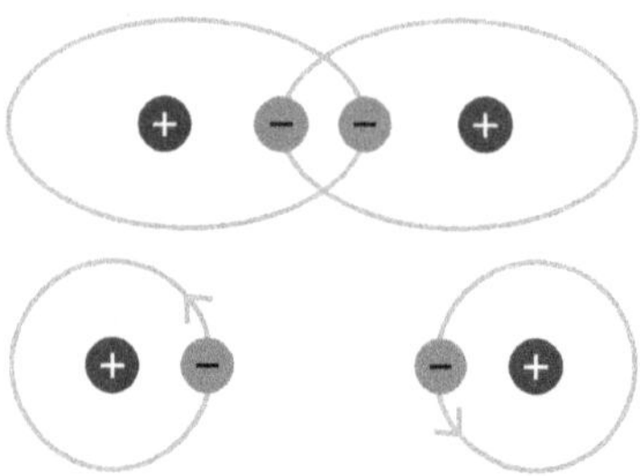

Als Ergebnis der Energieinvestition haben wir jede Menge angeregter Wasserstoffatome $H^{\cdot}$ als Wasserstoffradikale erzeugt.

Für weitere Reaktionen brauchen wir Sauerstoffatome. Die Sauerstoffatome müssen aus Sauerstoffmolekülen O_2 hergestellt werden. Dafür muss eine mittlere Energie von 197 kJ/mol (2,04 eV oder 4,93 mal 10^{14} Hertz, was Rotlicht entspricht) bis zu maximal 498 kJ/mol (5,16 eV als UV-Licht) investiert werden, je nachdem, welche Elektronen in der Schale des Sauerstoffs erreicht werden sollen.

(2) $O_2 + 197\ \text{kJ/mol} \leftrightarrow O + O$

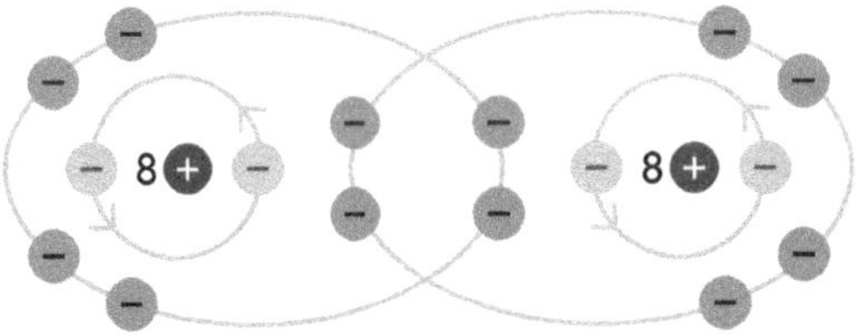

O_2

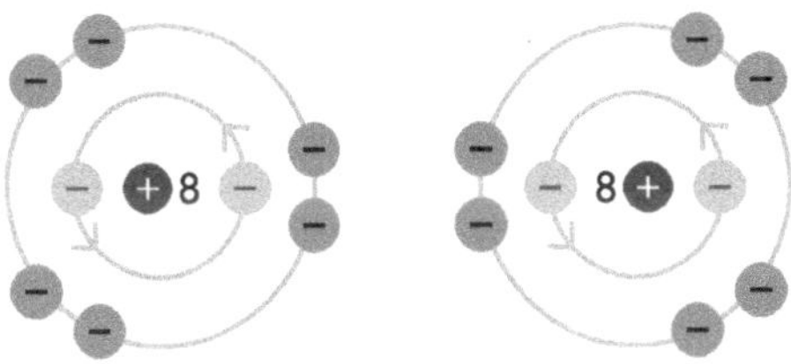

2 O

Wenn wir diese ersten zwei wichtigen Schritte erledigt haben, dann reagieren die Wasserstoffradikale $H^{\cdot}$ mit den Sauerstoffatomen O und umgekehrt. Es entstehen dabei immer Hydroxidradikale $HO^{\cdot}$, wobei – wenn wir das jeweilige Ausgangsmolekül als H_2 und O_2 betrachten – ein Sauerstoffatom beziehungsweise ein Wasserstoffradikal übrig bleibt. Diese können also weitere Reaktionen eingehen.

(3) $H^{\cdot} + O + O \rightarrow HO^{\cdot} + O$ **(endotherm)**
(4) $O + H^{\cdot} + H^{\cdot} \rightarrow HO^{\cdot} + H^{\cdot}$ **(endotherm)**

Ein Hydroxidradikal hat nur sieben statt acht äußere Elektronen wie beim Wassermolekül. Deshalb versuchen Hydroxide mit hoher Aggressivität, dieses fehlende Elektron zu ersetzen, und greifen dafür andere Moleküle an.

Als Nächstes reagieren die frisch gebildeten Hydroxidradikale mit weiteren Wasserstoffatomen aus Wasserstoffmolekülen unter Wasserbildung. Auf den Radikalcharakter vom Wasserstoff kommt es nun nicht mehr an, da die Hydroxide als Partner bereits Radikale sind.

(5) $HO^{\cdot} + H + H \rightarrow H_2O + H$ (schwach exotherm)

Wenn wir uns die formale Gesamtbilanz für die Reaktion von H_2 mit O_2 nun ansehen (die Bildung der Hydroxidradikale muss laut Gleichung 3 und 4 doppelt gezählt werden), so gewinnen wir formal bereits etwas Energie:

(6) $3\,H_2 + O_2 \rightarrow 2H_2O + 2H^{\cdot}$ mit 48 kJ/formalen Molekülumsatz

Dies sind umgerechnet 0,50 eV Quantenenergie, entsprechend eine elektromagnetische Hochfrequenz von 1,209 mal 10^{14} Hertz beziehungsweise rund 2480 Nanometern Wellenlänge als Infrarotstrahlung.

Diese 0,50 eV sind auf den ersten Blick gesehen eine enttäuschend geringe Ausbeute. Dennoch kann man bereits mit 0,42 eV als Aktivierungsenergie die Leitfähigkeit von Wasser erhöhen (18 °C: Widerstand 2,60 mal 10^5 Ωm; 25 °C: Widerstand 1,75 mal 10^5 Ωm). Die Ausbeute *scheint* aber nur gering, denn man muss sich klar darüber sein, dass die meiste Energie des Systems noch in den übrig gebliebenen $H^{\cdot}$-Radikalen steckt, und diese stehen nach jedem Reaktionsdurchlauf immer wieder zu einer neuen Reaktion zur Verfügung.

(7)

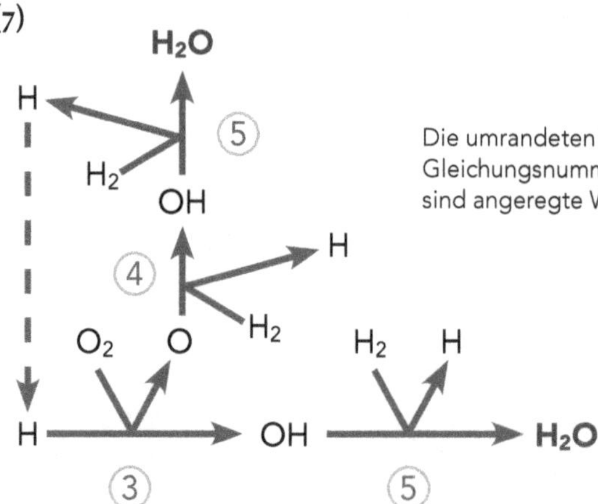

Die umrandeten Zahlen geben die Gleichungsnummer wieder. Alle H sind angeregte Wasserstoffatome.

Man sieht im Reaktionsschema (7): Bei jedem gebildeten Wassermolekül bleibt ein noch unbenutztes Wasserstoffatom H übrig (das auch ein Wasserstoffradikal H˙ sein kann), welches erneut in eine Reaktion eingeschleust wird. Hier wirken die Wasserstoffatome und besonders die H˙-Radikale wie Katalysatoren. Ein Katalysator ist ein Helferstoff, der die Reaktionsgeschwindigkeit erhöht, aber im Prozess nicht verändert wird. Katalysatoren erniedrigen die Energiebarriere zwischen den Reaktanzen und dem Produkt, das sich bildet. Und weil diese Katalysatoren erst während der Reaktion anfallen, haben wir es mit einer Autokatalyse zu tun. Die Reaktionen laufen so immer wieder neu an. Man spricht nun von einer Kettenreaktion, und die Wasserstoffradikale sind somit zu Kettenträgern geworden. Die Ketten verzweigen sich mit lawinenartigem Reaktionsverlauf. Und die ehemals kleine Energieausbeute im Kettenstart steigert sich nach dem Durchlauf zu ansehnlichen Energiemengen (8).

(8)

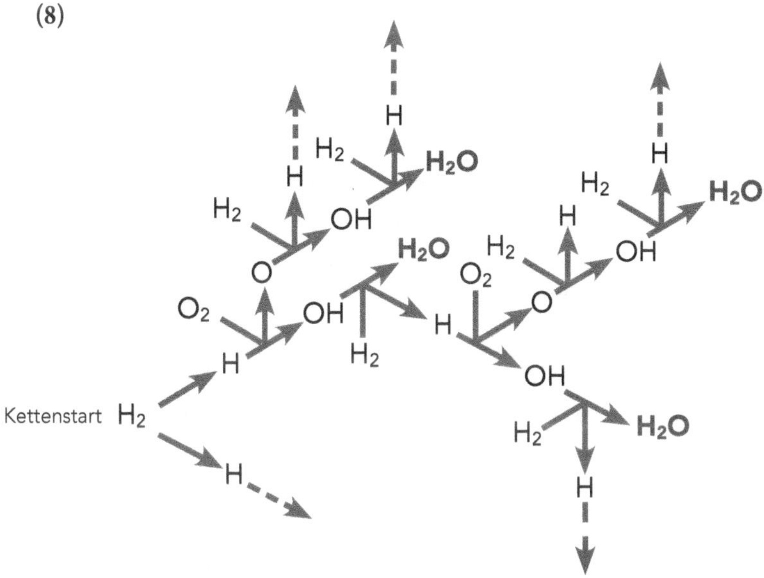

Und wann stoppt die Kettenreaktion? Wenn die reagierenden Atome von Wasserstoff und Sauerstoff nicht mehr zueinanderfinden, weil sie örtlich aufgebraucht und dann zu weit voneinander entfernt sind. Wie man im Reaktionsschema sehen kann, scheint der Mangel eher das Sauerstoffatom zu betreffen, denn dieses wird nicht wie beim Wasserstoffatom andauernd neu gebildet. Aber die Wasserstoffradikale werden auch zur Mangelware, weil sie sich selbst eliminieren. Zwei $H^{\cdot}$-Radikale setzen sich zu einem H_2-Molekül zusammen, und auch ein $H^{\cdot}$-Radikal bildet zusammen mit einem $HO^{\cdot}$-Radikal ein H_2O-Wassermolekül.

Im oben geschilderten Geschehen haben wir bisher nur eine mögliche Reaktion dargestellt, die bei der Zusammenkunft von H und O Energie freisetzt. Aber es gibt einen wichtigen zweiten Teil der Master-Reaktion – und dieser zeigt eine erstaunlich hohe Energiebilanz: Zuerst reagiert $H^{\cdot}$ mit Sauerstoff zu einer stabilen und langlebigen Verbindung, die mit dem $HO_2^{\cdot}$-Radikal zusammen »Hydroperoxid« genannt wird:

(9) $H^{\cdot} + O_2 \rightarrow HO_2^{\cdot}$ mit 197 kJ/Formelumsatz (exotherm)

Immerhin entstehen dabei 197 kJ pro formalen Molekülumsatz (2,04 eV oder 4,932 mal 10^{14} Hertz beziehungsweise rund 608 Nanometer Rotstrahlung). Das ist exakt diejenige Durchschnittsenergie, die wir – wie oben beschrieben – brauchen, um Sauerstoffmoleküle in notwendige Sauerstoffatome zu zerlegen. Wie günstig. Schon hier sei verraten, dass auch die Energieausbeute in den Zellenergie-Produktionszentralen jeder Zelle – den Mitochondrien – 197 kJ/mol erbringt.

Obwohl stabil, können sich zwei der $HO_2^{\cdot}$-Radikale zusammenlegen und bilden dann Wasserstoffperoxid und Sauerstoff.

(10) $2\ HO_2^{\cdot} \rightarrow H_2O_2 + O_2$ mit 178 kJ/Formelumsatz (exotherm)

Und immerhin, auch hier werden wieder nennenswerte Energiebeträge freigesetzt: 178 kJ pro formalen Molekülumsatz (das entspricht 1,85 eV oder 4,47 mal 10^{14} Hertz beziehungsweise rund 670 Nanometer Rotlicht mit Grenze zum nahen Infrarotlicht). Wichtig ist hier neben der Energiefreisetzung auch die Freisetzung von Sauerstoff.

Wieder muss man die Gleichung 9 für eine Gesamtbilanz doppelt nehmen, da in Gleichung 10 das Hydroperoxidradikal zweimal eingesetzt wird. So ergibt sich in der zweiten Reaktion zwischen Wasserstoff und Sauerstoff als Gesamtbilanz die formale Summenenergie:

(11) $2\ H^{\cdot} + O_2 \rightarrow H_2O_2$ mit 572 kJ/Formelumsatz (exotherm)

Das entspricht 5,93 eV oder 14,335 mal 10^{14} Hertz, also 209 Nanometer UV-Licht. In der Summe ist das bereits ein sehr ansehnlicher Energiebetrag. Dazu kommen noch die 48 kJ (0,50 eV) aus dem ersten Teil der Master-Reaktion (Reaktion 6), die mit unzähligen Vervielfältigungen in diversen Kettenreaktionen abläuft. Und alle Energie kommt aus dem Wasserstoff unter unbedingter Beihilfe des Sauerstoffs. Letztlich werden – wie gesagt – Wasserstoffmoleküle oxidiert (Elektronabzug) und Sauerstoffatome reduziert (Elektronanreicherung). Die Elektronen haben also das Sagen.

Wenn wir nun die bei den Endprodukten (Wasser und Wasserstoffperoxid) gewonnene Energie pro Mol verrechnen und alle energieverbrauchenden Prozesse einbeziehen, dann bleiben als Nettogewinn circa 286 kJ (2,96 eV oder 7,167 mal 10^{14} Hertz, 419 Nanometer Violettlicht) übrig. Wir haben es hier also mit einer typischen exothermen Gesamtreaktion zu tun. »Exotherm« ist ein Bilanzbegriff. Das bedeutet, dass es sich um eine Reaktion handelt, bei der die Aktivierungsenergie kleiner ist als die frei werdende Energie.

Wichtig ist bei allen aufgezeigten Reaktionen, dass Wasserstoff zu einem energetisch angeregten Wasserstoffradikal $H^{\cdot}$ aufgeladen wird. Das geschieht durch die anfangs investierte Dissoziationsenergie des H_2-Moleküls. Mit dem nun existierenden $H^{\cdot}$ entstehen dann weitere angeregte Radikale wie die Hydroxidradikale $HO^{\cdot}$.

Es sind noch weitere Reaktionen mit Energiefreisetzungen möglich. Statt mit O_2 können auch Reaktionen mit H^+ und Elektron stattfinden, und sie werden je nach Nähe der Reaktionspartner auch ablaufen. Nur der Vollständigkeit halber erwähnen wir sie, da die jeweiligen Reaktionsprodukte auch beliebig in die oben beschriebenen exothermen Reaktionen erneut eingebunden werden können.[2]

Wir hatten in Gleichung 9 festgestellt, dass sich Hydroperoxid-Radikale bilden, und variieren hier die Gleichung, indem wir das Elektron mitberücksichtigen:

(12) $O_2 + e^- + H^+ \rightarrow HO_2^{\cdot}$ (Hydroperoxid)

Diese Radikale können mit einem Wasserstoffion und Elektron reagieren, wobei wieder Wasserstoffperoxid entsteht:

(13) $HO_2^{\cdot} + e^- + H^+ \rightarrow H_2O_2$ (Wasserstoffperoxid)

Wasserstoffperoxid kann ebenfalls mit Wasserstoffion und Elektron zu Wasser und einem weiteren Hydroxidradikal reagieren:

(14) $H_2O_2 + e^- + H^+ \rightarrow H_2O + HO^{\cdot}$ (Hydroxidradikal)

Wenn dann ebenfalls das Hydroxidradikal mit Wasserstoffion und Elektron reagiert, bekommen wir wieder Wasser:

(15) $HO^{\cdot} + e^- + H^+ \rightarrow H_2O$

Hydroxidradikale reagieren auch miteinander, und es entsteht Wasserstoffperoxid und erneut Sauerstoff, aber auch freiwerdende Energie:

(16) $2\,(HO_2^{\cdot} + HO_2^{\cdot}) \rightarrow 2\,H_2O_2 + 2\,O_2$ + Energie

Und Wasserstoffperoxid hat zwei Seiten, es ist sowohl Elektronengeber als auch Elektronennehmer; deshalb reagieren zwei dieser Moleküle liebend gern, wobei wieder Wasser entsteht und nochmals Energie freigesetzt wird:

(17) $H_2O_2 + H_2O_2 \rightarrow 2\,H_2O + O_2 +$ Energie

Wir können die oben detailliert aufgezeigte Energiefreisetzung aus Wasser letztlich zurückführen auf die Reduktion von Sauerstoff durch eine jeweils Ein-Elektron-Übertragung, wobei der Sauerstoff und die Elektronen aus dem Wasser stammen.

Und wie viel Energie insgesamt kommt dabei zustande? Man glaubt es kaum, es sind etwa 772 kJ/mol oder rund 8 eV Quantenenergie.[3]

(18) $4\,O_2 + 4e^- + 4\,H^+ \rightarrow 2\,H_2O + 3\,O_2 + \sim 8$ eV

Das also ist die vollständige Master-Reaktion.

Die rund 8 eV Quanten-Summenenergie entspricht einer elektromagnetischen Wellenfrequenz von 1,934 mal 10^{15} Hertz, das wären als Wellenlänge rund 155 Nanometer als harte UV-Strahlung, nahe an der weichen Röntgenstrahlung. Wenn hier kein Rechenfehler zugrunde liegt, was ich nicht annehme, dann muss man sich fragen, wie ein so hoher Energiebetrag, der letztlich aus Wasser gewonnen werden kann, bisher so wenig beachtet wurde. Allerdings absorbiert Wasser selbst in diesem Bereich recht stark und ist als Quantenenergie geeignet, das Wasser zu splitten. Wir hätten mit diesem Betrag die Anfangsenergie zur Master-Reaktion. Andererseits kann die Anregung durch diese Energie auch bestens über die Wasserphase weitergeleitet werden zu Biomolekülen. Der Begriff »Phase« steht hier für einen räumlichen Bereich mit gleichartigen chemischen und physikalischen Eigenschaften (vom griechischen *phásis* [Erscheinung, Aufgang eines Gestirns]). Die Abbildung »Übersicht der Master-Reaktion« verdeutlicht, was die Aktivierungsenergie bewirkt.

Das Allerwichtigste, quasi als Geheimnis für die Nutzung durch Pflanze, Tier und Mensch, ist die Ausgangssituation: Wir brauchen im Wasser möglichst viel und möglichst lange *atomaren* Wasserstoff und möglichst lange viel *atomaren* Sauerstoff und eine Menge freigesetzter Elektronen.

Übersicht der Master-Reaktion

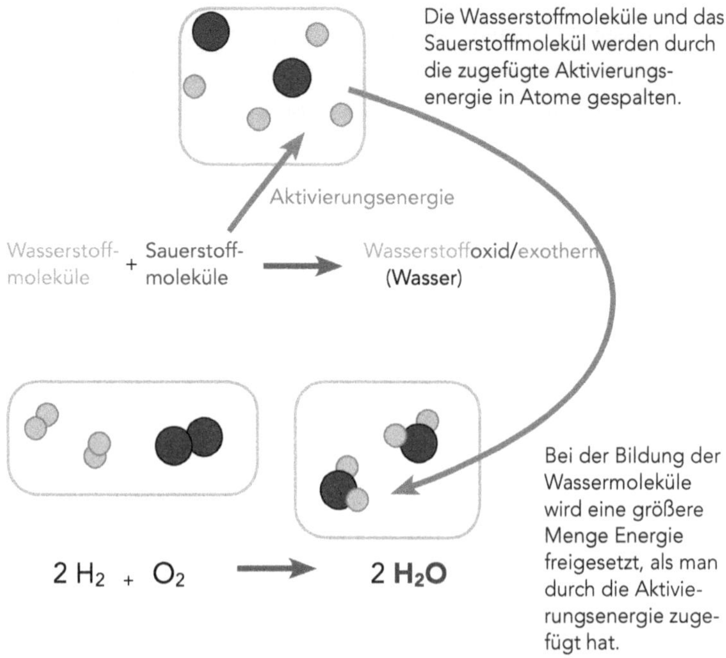

Wichtig ist also der Beginn des ganzen Reaktionsgeschehens, wo nicht nur eine entsprechende Dissoziationsenergie für Wasser und Wasserstoffmoleküle aufgebracht werden muss, sondern die Elektronen der Moleküle auch angeregt werden müssen. Wäre der Wasserstoff nicht aufgeladen und gäbe es keine weiteren Katalysatoren, dann würde zwar trotzdem eine Reaktion mit Sauerstoff stattfinden, aber außerordentlich langsam und für uns ineffektiv. Gleiches passiert, wenn sich ein Wasserstoffion H^+ mit dem Hydroxid OH^- zusammentut, es wird daraus ebenfalls Wasser plus Freisetzung einer geringen Neutralisationsenergie. Aber der wirkliche Energiebooster würde fehlen.

Und eine weitere Bedingung gibt es: Wenn ein aufgeladenes Wasserstoffradikal als Katalysator so wirksam arbeitet, liegt das allein daran, dass der Transfer von Elektronen und Protonen (H^+) synchronisiert verläuft. Auch bei anderen Katalysatoren für die

Wasserbeeinflussung – und es gibt mehrere – ist diese Synchronisierung ein einzigartiger Schlüssel zum Erfolg.

Nun stellen sich folgende Fragen:

1. Woher bekommen wir ausreichend viel Wasserstoff im Trinkwasser und auch im Körperwasser? Denn wir können ihn nicht einatmen wie Sauerstoff.
2. Wie bekommen wir möglichst viel Sauerstoff in das Wasser?
3. Woher bekommen wir ausreichende Mengen freier Elektronen?
4. Woher kommt die Energie zur Wasserstoffmolekülzerlegung in Wasserstoffatome? Sie beträgt immerhin 436 kJ/mol, das sind 4,52 eV Quantenenergie beziehungsweise 274 Nanometer UV-Licht.
5. Woher kommt die Energie zur Sauerstoffmolekülzerlegung in Sauerstoffatome? Sie beträgt durchschnittlich 197 kJ/mol, also etwa 2,04 eV Quantenenergie beziehungsweise 608 Nanometer Rotlicht.

Wie die Natur die notwendige Energie beschafft

Wieder einmal weiß die Natur, wie diese Moleküle und Energien beschafft werden können, und sie weiß auch, wie diese Funktionen dann ungestört abzulaufen vermögen. Diese Fragen werden also beantwortet, wenn wir uns das »Naturwasser« ansehen; und wir können dieses Naturwasser aufbereiten als bionisches Wasser, wie es in unserem Organismus und in Tieren und Pflanzen geschieht. Wir müssen uns Wissen darüber aneignen, wie die Natur diesen fantastischen Ablauf hinbekommt.

Die am meisten genutzte Energie in der Natur ist die Wasserzerlegung (»Wassersplitting«). Fast alles Leben baut auf dem Mechanismus der Wasserzerlegung auf. Sie ist auch die Quelle der Elektronen. Den fantastischen Mechanismus mithilfe der Bionik nachzubauen (Bionik ist ja ein Kofferwort [Akronym] aus den Begriffen »Biologie« und »Technik«) wird die Energieprobleme der Zukunft lösen. Hydroelektrik, neue Batterien, neue Autoantriebe sind heute schon fast serienreife Entwicklungen, aber nur der Anfang eines neuen technischen Zeitalters.

Folgende Fakten sind Ausgang unserer Überlegungen:

1. Atmung ist eine der Hauptquellen für Energie in lebenden Systemen.
2. Ein wichtiger Teil des genutzten Sauerstoffs bei der Atmung wird durch eine »Ein-Elektron-Übertragung« reduziert, wobei Wasser oxidiert wird.
3. Der Elektronengeber dafür ist neben der Nahrung hauptsächlich das Wasser. Damit wird Wasser zu einem notwendigen Katalysator im Verbrennungsprozess.
4. Das Prinzip der Energieerzeugung durch Atmung kann auch ohne Atmung im strukturierten Wasser ablaufen.
5. Wasser ist in allen Lebewesen der bedeutendste Stoff mit der höchsten Moleküldichte (wie gesagt sind 99 Prozent aller Moleküle im Menschen Wassermoleküle).

Wir müssen in unseren Betrachtungen die beiden folgenden Reaktionsmilieus auseinanderhalten:

1. Wasser, das wir trinken wollen und das auf irgendeine Weise mit Wasser- oder Sauerstoff beziehungsweise Elektronen angereichert ist,
2. Wasser respektive wasserreiche Flüssigkeiten in unserem Körper, die wiederum zwei Reaktionsräume ausfüllen: Bereiche mit geordneten Wassermolekülen (EZ- oder CD-Wasser [die Definition der Begriffe folgt in Kapitel 2]) und daneben ungeordnete Wassermoleküle (Bulkwasser).

In allen Reaktionsmilieus läuft die oben beschriebene Master-Reaktion ab. Allen ist gemeinsam, dass am Start der Energiebildung immer die Wasserstoffatome mit Elektronen und Sauerstoff, am besten auch als Atome, stehen müssen. Die Atome zu bilden erfordert im Wasser aber erst einmal die beschriebene Energiezufuhr.

Die Bildung von Wasserstoff und Sauerstoff im Wasser

Substanzen, die Lebewesen aufbauen, haben meistens einen Sauerstoffüberschuss. Zu viel Sauerstoff kann toxisch wirken. Wenn der überschüssige Sauerstoff entsorgt werden soll, was am besten in der Bildung von Wasser geschieht, braucht das System zwei Wasserstoffatome pro Sauerstoffatom. Schon aus dieser Sicht ist eine starke Wasserstoffquelle notwendig.

Tatsächlich stammt der erforderliche Wasserstoff wiederum aus Wasser, das dafür aber – wie wir immer wieder betonen – unter Einsatz von Energie zerlegt werden muss. In der Pflanze wird diese Aufgabe mithilfe des Chlorophylls erledigt. Hier wird mit Sonnen-UV-Licht Wasserstoff vom Wasser abgetrennt. Dieser Wasserstoff wird durch die UV-Strahlungsabsorption auf ein hohes Elektronenenergieniveau gebracht, damit er im Stoffwechsel wichtige Aufgaben erfüllen kann. Der Wasserstoff vertreibt dann auch den Sauerstoff aus dem Kohlendioxid und dem Nitrat und nimmt seine Stelle ein.

Andererseits kann die beschriebene Master-Reaktion stattfinden, wobei überschüssiger Sauerstoff bestens entsorgt werden kann, während sich Wasserstoff innerhalb der Reaktion selbst immer wieder regeneriert, wie die obigen Reaktionsgleichungen (7) und (8) gezeigt haben.

Ein weiterer wichtiger Vorgang zur Wasserstofferzeugung ist höchst einfach: Im reinen Wasser zerfällt etwa eines unter zehn Millionen Molekülen spontan von H_2O zu Wasserstoffionen (H^+) und Hydroxidionen (OH^-). Das bedeutet, dass in einem Teelöffel Wasser mehr als 10^{15} Protonen und Hydroxidionen sind. Man kann nun Wasserstoff aus Wasser gewinnen, wenn man zu den vorhandenen H^+ Elektronen liefert.

Wenn es freie Elektronen gibt, können diese leicht für zusätzliche Energie sorgen. Dafür kommt eine »Ein-Elektron-Aufnahme«

vom Wasserstoffion als Proton infrage ($H^+ + e^- \rightarrow H$), was zum Wasserstoffatom führt, und eine weitere »Ein-Elektron-Aufnahme« vom atomaren Wasserstoff mit dem Endprodukt H^- ($H + e^- \rightarrow H^-$).

Das H^- wird uns später noch intensiver beschäftigen. Denn es ist ein ausgezeichneter Elektronentransporter und gibt Elektronen dort ab, wo sie dringend gebraucht werden. Diese H^--Ionen als sogenannte Hydride interessieren uns auch bei den Erörterungen zur Gesundheit später noch eingehender. Denn wenn Wasser mit H^--Ionen dem nahen Infrarotlicht ausgesetzt wird, gibt es das jeweils zusätzlich am Wasserstoffatom gebundene Elektron wieder ab. Die Sonne ist durchaus dafür geeignet. Die dabei frei werdende Energie von 73 kJ/mol entspricht der Quantenenergie von 0,76 eV und der elektromagnetischen Frequenz von 1,839 mal 10^{14} Hertz beziehungsweise 1631 Nanometer Wellenlänge. Diese Strahlung gehört spektral noch zum nahen Infrarot, das wir im Körper zur milden Anregung auch von Elektronen gut gebrauchen können.

Woher kommen Elektronen und Wasserstoff?

Die beste Elektronenquelle ist das Wasser selbst, und zwar – wie wir noch genauer beschreiben werden – das strukturierte Wasser, was wir in Kapitel 2 »EZ-« und »CD-Wasser« nennen. Aber es gibt weitere Elektronenquellen.

Eine wichtige Elektronenquelle sind eisenhaltige wässrige Lösungen: Im Zentrum stehen Eisenatome in zweiwertiger Ionenform (Fe^{2+}), also mit zwei positiven Ladungen. Wenn dieses Ion von einem Photon mit UV-Lichtenergie angeregt wird, gibt es ein Elektron ab und geht in die dreiwertige Form (Fe^{3+}) über. Das frei gewordene Elektron verbindet sich mit einem positiven Wasserstoffion (H^+) und bildet dadurch Wasserstoff. Voraussetzung für diese »Bergauf«-Reaktion ist, dass die Elektronen durch das UV-Licht vorher auf ein hohes Energieniveau gehoben wurden. Wie wir gesehen haben, sind derartige UV-Lichtquanten sogar in unserem Körper keine Seltenheit. Sie blitzen unentwegt auf.

Aber es geht auch ohne Licht mit Schwefelwasserstoff (H_2S). Sulfidionen (S^{2-}) bilden im Wasser Schwefelwasserstoff und in Gegenwart von zweiwertigem Eisen unter Freisetzung von Wasserstoff Disulfidionen (SH_2^{2-}). Eisen spendet hier kein Elektron, sondern forciert die Reaktion durch Bindung des Disulfids zu Eisendisulfid (FeS_2). Dies ist dann praktisch nicht mehr lösbar.

Der eigentlich toxische Schwefelwasserstoff wird mit adäquater Dosis über die Wasserstoffbildung überraschenderweise in vielen Organen und im Kreislauf zu einem Gesundheitsfaktor. Wie Wasserstoff die Gesundheit fördert, wird später noch erörtert. Es gibt eine »Wasserstoffmedizin«, die viel in Asien und den USA, aber wenig in Europa angewendet wird.

Wasserstoff ist recht gut löslich sowohl in Fett als auch in Wasser. Gasförmiger Wasserstoff kann sich bei 20 °C zu 1,7 mg/l in Wasser lösen (Sauerstoff zu 45 mg/l). Nicht nur deshalb, sondern auch wegen seiner Winzigkeit und Leichtigkeit (ein Molekül Wasserstoff wiegt etwa 3,2 mal 10^{-21} Milligramm) durchdringt Wasserstoff jede Zellmembran, sogar die Blut-Hirn-Schranke. Auch ein quantenphysikalischer Tunneleffekt wurde für Wasserstoff als Proton nachgewiesen. So gelangt Wasserstoff überallhin.

Die gesunden Effekte von Schwefelwasserstoff sind erst in den letzten Jahren so richtig erkannt worden: Ob das nun alles reine Wasserstoffeffekte sind oder ob auch die Schwefelkomponente eine Rolle spielt, ist bisher nicht untersucht worden: Im Gehirn erhöht H_2S die Ansprechbarkeit neuronaler Schaltkreise. Lernen und Gedächtnis werden gefördert. Es steigert auch die Produktion des natürlichen Antioxidans Glutathion und schützt damit die Neuronen. Im Blutkreislauf weitet es die Gefäße und wirkt gegen Bluthochdruck. Im Penis und in der Klitoris wird dadurch die Erektion unterstützt, dies in Zusammenarbeit mit dem Gas Stickstoffmonoxid (NO). In den Lungen öffnet es die Atemwege. Im Darm entspannt es die glatte Muskulatur, was eine wellenförmige Kontraktion zur Förderung der Kotabgabe erst möglich macht, also das Gegenteil von Verstopfung.

Eine weitere Wasserstofferzeugung ist der Zusammenschluss von Wasser, Magnesium und einer Säure im Wasser. Schlucken wir zum Beispiel reines Magnesium, dann bildet sich in der Magensäure Wasserstoff. Man kann ebenso Vitamin C (Ascorbinsäure) mit Magnesium im Wasser zusammenmischen, auch dabei entsteht Wasserstoff ($Mg + 2H^+ \rightarrow Mg^{2+} + H_2$).

Die Wasserstoffproduktion ist nicht nur auf Wasser angewiesen. Wasserstoff wird auch freigesetzt nach oraler Zufuhr von Curcumin, Laktulose, Milch, Acarbose, Korallen-Calcium-Hydriden oder Medikamenten wie Alpha-Glukosidase-Inhibitoren zur Zusatzbehandlung von Diabetes mellitus Typ 2. Oder über endogene Bakterien beim Konsum von Zucker, Laktose, Sorbitol, Mannitol oder Chitosan.

Einige Bakterien im Intestinaltrakt, zum Beispiel Escherichia coli (E. coli), produzieren Wasserstoff bei der Zerlegung unverdaulicher Fasern. Eine Nahrung, die reich an Faserstoffen ist, wird als gesund gepriesen, was wohl mit dem adäquaten Mikrobiom und der Wasserstoffproduktion zusammenhängt.[4]

Die pharmakologischen Statine wirken medizinisch auch dadurch, dass sie methanproduzierende Bakterien inhibieren, die Wasserstoff brauchen, um Methan zu erzeugen. Durch den geringeren Wasserstoffverbrauch sammelt sich vermehrt Wasserstoff für unseren Organismusnutzen an.

Immer spielen die Elektronen zusätzlich zur Produktion von Wasserstoff eine wichtige Rolle, und immer ist es notwendig, dass die Elektronen mit einem hohen Energieniveau angeliefert werden. Wie können Elektronen ein hohes Energieniveau erreichen? Am einfachsten durch eine Strahlungsquelle wie Licht. *Gebundene* Elektronen schießen durch Energieaufnahme auf eine neue, weiter entfernte Umlaufschale um ein Atom. Beim Zurückfallen geben sie Botenteilchen als Photonen ab, die als Energie genutzt werden können. *Freie* Elektronen nehmen ebenfalls Energie aus Strahlungsquellen auf und werden dadurch beschleunigt. Auch diese Beschleunigung der Bewegung ist immer mit der Aufnahme von Botenteilchen verbunden, also von Photonen. Versiegt die Strahlungsenergie wieder, wird das Elektron in seiner Bewegung abgebremst. Diese Veränderung der vorher gleichförmigen Bewegung ist wieder mit der Abgabe von Photonen verbunden.

Photonen übertragen also Informationen über Energieverhältnisse zur Umgebung und geben damit bekannt, dass ein Elektron energiereicher, beschleunigt und wieder abgebremst wurde. Die Codierung der Information geschieht in der spezifischen Frequenz einer elektromagnetischen Schwingung, was sich als Quantenenergie des jeweiligen Photons äußert. Decodiert wird an einem die Information »verstehenden« Masseteilchen. Mit genau diesem Mechanismus sehen wir Bilder unserer Umgebung, weil die Photonen der Elektronen bis zu unserer Retina in den Augen gelangen und dort ihre Boteninformation an Rezeptoren in Kräfte umgewandelt wird. Dies führt dann zum Eindruck unterschiedlicher Farben.

Wirkungen körpereigener extrem starker elektrischer Felder

Gut bekannt ist die Elektrolyse von Wasser, wobei mithilfe eines elektrisch negativen und eines positiven Pols ein elektrisches Feld im Wasser entsteht und durch die Kräfte des Feldes dann Bindungen auseinandergerissen werden können. Wir denken bei dem Begriff »Elektrolyse« sofort an einen technischen Aufbau mit Polelektroden und übersehen dabei, dass negative und positive Pole auch im Organismus eigentlich überall auftreten können. Das elektrische Berührungspotenzial ist so ein Fall. Wenn sich zwei Phasen verschiedener Materie eng berühren, werden immer Elektronen ausgetauscht, und es entsteht eine Seite mit weniger Elektronen als Pluspol und die gegenüberliegende Seite mit mehr Elektronen als Minuspol. Dazwischen ist ein elektrisches Feld. So auch bei der Berührung von Wasser, das im Organismus nicht selten ein stromtragender Elektrolyt ist.

Auch im Bach oder Fluss gibt es diesen Effekt. Das Berührungspotenzial mit einem anderen Material kann an einem Stein oder mit Sand auftreten, wobei es etwa in einem sprudelnden Bach regelmäßig neu entsteht. Der Berührungseffekt ist besonders intensiv bei der Reibung, wobei ebenfalls viele neue Berührungspunkte auftauchen. Bekannt ist die »Reibung« der Schuhe beim Laufen auf dem Plastikboden oder von früher das Abstreifen eines Polyesterhemds beim Ausziehen und, als Folge davon, die elektrische Aufladung des Hemds sowie unseres Körpers, wobei das entstandene elektrische Feld sogar zum Funkenüberschlag führt, wenn zum Beispiel nun eine metallene Türklinke angefasst wird.

Ähnliches passiert, wenn Wasser in einem Fluss oder Bach über Steine mit Mineraloberflächen fließt. Die elektrische Ladung des Minerals und des Wassers ändert sich dabei drastisch, weil viele Ionen sich im Wasser lösen und ein Elektronenaustausch stattfindet. Der Mineraltyp und der pH-Wert des fließenden Wassers entscheiden, wie stark die Oberflächen elektrisch negativ oder positiv aufgeladen werden. Dieses elektrische Verhalten der Steinformationen wirkt natürlich influenzierend auf die Wassermoleküle zurück.[5] Im Organismus sind die Verhältnisse nicht anders.

Wenn das elektrische Berührungspotenzial innerhalb des Organismus an einer Stelle einen relativen Überschuss an Elektronen als einen Minuspol hat, befindet sich in kurzer Entfernung dazu immer ein Gebiet mit relativem Elektronenmangel, was ja den positiven Pol ausmacht. Dazwischen kann sich auf kurzer Distanz ein durchaus starkes bis sehr starkes elektrisches Feld entwickeln. Und ist das Berührungsmedium eine Wasserphase, dann zerrt das Feld an den Wassermolekülen.

Innerhalb des Organismus ergeben sich weit mehr Gelegenheiten zur »Elektrolyse«, weil zusätzlich zu dem Berührungspotenzial auch noch aktiver Ionentransport stattfindet und zum Beispiel an Membranen negativ geladene (Elektronenüberschuss) und positiv geladene (Elektronenmangel) Ionen separiert werden. Dabei können gewaltige elektrische Feldstärken auftreten. Das ganz normale Zellmembranpotenzial oder das Ruhepotenzial einer Neuronmembran oder einer Muskelzelle hat maximal 90 mV elektrischen Spannungsunterschied an 100 Å Membrandicke. Das bedeutet in der üblichen Feldgrößenangabe als elektrische Spannung pro Meter 9 000 000 V/m, also nahe von 10 Millionen Volt pro Meter – ein unerwartet hoher Wert. Wenn in diesem Feld Moleküle vorkommen, findet zweifellos eine Orientierung, Separierung und Ordnung beziehungsweise Ausrichtung statt. Man spricht nun allerdings nicht von Elektrolyse, sondern eher von Elektrophorese, die als Mikroelektrophorese lokal unterschiedlich arbeitet. Bei jeder Beschleunigung und Abbremsung von elektrischen Ladungen in einem derartigen Feld wird häufig Energie als elektromagnetische Frequenzen von 4,2 bis 9 MHz freigesetzt. Maximale Auswirkungen dieser Emission wurden in der Mitose (indirekte Kernteilung) festgestellt.[6]

Positiv geladene Hydroniumionen (H_3O^+), die einen Großteil des Wassers im Organismus ausmachen und den Säuregehalt bestimmen, wandern im elektrischen Feld zum negativ geladenen Pol (Kathode), wo sie jeweils ein Elektron aufnehmen. Dabei entstehen Wasserstoffatome, die sich mit einem weiteren, durch Reduktion entstandenen H-Atom zu einem Wasserstoffmolekül (H_2) vereinigen. Übrig vom Hydroniumion bleibt ein normales Wassermolekül ($2\ H_3O^+ + 2\ e^- \rightarrow H_2 + 2\ H_2O$). Wichtig ist, dass hierbei – wie oben gefordert – Wasserstoff entsteht, und der ist kurze Zeit nach der Herstellung noch atomar, kann also in die Master-Reaktion einfließen.

Zum positiv geladenen Pol (Anode) wandern negativ geladene Hydroxidionen OH^-, die in der Wasserphase immer in geringer Menge vorhanden sind. Jedes Hydroxidion gibt zwei Elektronen an den Pluspolmolekülen (mit Elektronenmangel) ab, sodass Sauerstoffatome entstehen, die sich allerdings relativ schnell zu Sauerstoffmolekülen vereinigen. Die übrig bleibenden H^+-Ionen werden umgehend von Hydroxidionen zu Wassermolekülen neutralisiert ($2\ OH^- \rightarrow \frac{1}{2}\ O_2 + H_2O + 4e^-$).

Fassen wir zusammen: Aus H_3O^+-Ionen bildet sich also an Orten hoher Feldstärken atomarer Wasserstoff und aus OH^--Ionen Sauerstoff. Auch dieser Sauerstoff liegt erst einmal atomar vor und ist außerordentlich reaktiv. Unsere im Organismus natürlich abgelaufene »Elektrolyse« hat dann die Gesamtreaktionsgleichung:

$$\mathbf{4\ H_3O^+ + 4\ e^- \rightarrow 2\ H_2 + O_2 + 6\ H_2O}$$

Das Verhältnis von Wasserstoff zu Sauerstoff wird durch die Geschwindigkeit der Gasbildung bestimmt, und die wiederum ist von den übertragenen Elektronen abhängig. Die übertragenen Elektronen hängen von der elektrischen Spannung (U) und dem Widerstand (R) ab, also von der Stromstärke (I). Wo Wassermoleküle geordnet sind, ist der Widerstand sehr gering und die Elektronenweitergabe entsprechend groß. Die Gasbildung für Wasserstoff verläuft fast doppelt so schnell wie die Gasbildung bei Sauerstoff, sodass häufig das ideale Verhältnis von Wasserstoff zu Sauerstoff von 2 zu 1 entsteht, ideal für die maximale Energiefreisetzung bei der Reaktion von diesen beiden Gasen. Jedenfalls gilt dieses Verhältnis für die Reaktion in Luft, im Wasser sehen die Verhältnisse noch etwas anders aus.

Man sieht an dem Beispiel der Stärke von elektrischen Feldern an Membranen recht gut die Folgen eines ATP-(Adenosintriphosphat-) Zellenergiemangels: Die Ionenpumpen, die letztlich die elektrische Spannung und das elektrische Feld aufbauen, erlahmen, da Ionenpumpen auf ATP angewiesene Enzyme sind. Bei zu geringer Ionenpumpenaktivität kommt es nicht nur zu einem geringeren elektrischen Potenzial an Membranen, sondern auch zu einer niedrigeren elektrischen Polarisierung und letztlich dadurch auch zu weniger Wasserstoff- und Sauerstofferzeugung aus Wasser. Dies beschränkt auch die Master-Reaktion.

Natürlich kann man sich nun fragen, ob diese Gasentwicklung in sehr starken elektrischen Feldern in der reinen Wasserphase für unsere oben aufgezeigte Energiebildung mengenmäßig ausreicht. Leider gibt es dazu keine Messergebnisse. Wenn man aber die unzählig vielen Membranen im Organismus berücksichtigt, kann man von ebenso unzählig vielen »Batteriezuständen« ausgehen mit unentwegter Gasentwicklung überall. Natürlich wird das Gas sich nicht mit makroskopischen Gassammelblasen wie zum Beispiel im Enddarm als Stoffwechselprodukt durch Bakterien bemerkbar machen, weil diese Gase an Membranen als Atomansammlung nur Bruchteile von Sekunden im Status Nascendi vorhanden sind und weil sie sofort mit umgebenen Partnern unter Energiefreisetzung reagieren.

Wir werden später sehen, dass diese Energieproduktionsverhältnisse vollkommen unerwartet durch ein anderes Wasserverhalten offensichtlich mengenmäßig weit übertrumpft werden. Die Frage, die vorerst geklärt werden soll, ist, wo genau die Energien des Wassers versteckt sind.

Bindungsenergien werden genutzt

Wie gesagt, die sehr reaktiven Wasserstoffatome existieren unmittelbar nach ihrer Entstehung nur für Sekundenbruchteile. Innerhalb dieser Zeit reagieren je zwei der H-Atome dann meistens zum H_2-Molekül, das sich aber nach dem Zusammenschluss für kurze Zeit noch weiterhin in einem angeregten Zustand befindet. Das fördert Reaktionen in dieser Zeitspanne und führt zu weiteren Energiespitzen. Wenn sich nämlich diese zwei H-Atome zusammenschließen, wird die Energie, die vorher für ihre Dissoziation notwendig wurde, also für die Trennung der Bindung, wieder freigesetzt. Es sind immerhin 436 kJ/mol oder etwa 4,52 eV (eine elektromagnetische Schwingung mit der Frequenz 10,881 mal 10^{14} Hertz oder der Wellenlänge 274 Nanometer, also schwache UV-Strahlung). Die Energie steckt somit in den Bindungen und wird durch die eingebauten Elektronen vermittelt, die sich – wie oben beschrieben – anregen lassen und ihre Botenstoffe (Photonen) aktivieren. An der Bindungslänge einer Verbindung kann man ihre Bindungsenergie abschätzen: Je kürzer die Bindungslänge, desto höher ist der Energieinhalt.

Die Energien von Bindungen zwischen Atomen von verschiedener Elektronegativität (ein Begriff, der die Anziehung respektive Abstoßung von Elektronen beschreibt) sind ziemlich hoch. Zum Beispiel wird die durchschnittliche Bindungsenergie von O-H im H_2O allgemein mit 464 kJ/mol angegeben. Dieser *durchschnittliche* Wert kommt aber dadurch zustande, weil man die H-OH-Bindung des Wassers durch Zuführung von 498,7 kJ/mol auseinanderziehen kann, während die O-H-Bindung nur 428 kJ/mol dafür braucht. Man bildet dann aus diesen beiden Erfahrungswerten den Durchschnitt:

498,7 kJ/mol + 428 kJ/mol : 2 = 464 kJ/mol

Aus quantenenergetischer Sicht ist diese rein rechnerische Bilanzierung unwirksam. Denn bei Quantenprozessen ist nicht die durchschnittliche Energie effektiv, sondern nur diejenige, die tatsächlich am Ort existiert. Bei den Angaben ist deshalb bei der praktischen Umsetzung Achtsamkeit geboten. Die Größe für die Bindungsenergie O=O ist 485 kJ/mol, also etwa 5 eV Quantenenergie (schwaches UV-Licht mit 247 Nanometern).

Die Reaktion in Zellenergiezentralen und Brennstoffzellen

Alles, was wir bisher hinsichtlich der Energieerzeugung durch Wasserstoff, Sauerstoff und Elektronen beschrieben haben, gibt es auch in unseren Zellenergiezentralen, also in den Mitochondrien lebender Zellen.

Wir müssen Wasser und Nahrung zu uns nehmen, um daraus Wasserstoff und Elektronen zu extrahieren, um beides dann mit eingeatmetem Luftsauerstoff zur Energieerzeugung reagieren zu lassen. Daraus wird schnell ganz deutlich: Je mehr Wasserstoff, Elektronen und Sauerstoff wir haben, desto mehr Energie wird neu gebildet und freigesetzt aus »exergonen« oder »exothermen« Reaktionen.

Kohlenhydrate und Fette aus der Nahrung werden in der Körperzelle im sogenannten Zitronensäurezyklus so zerlegt, dass der enthaltene Wasserstoff und die Elektronen genutzt werden können. Wasserstoff wird dann mit zwei Elektronen versehen (Hydridform), und dieser Komplex wird an NAD^+-Moleküle angehängt, wodurch NADH-Moleküle für die Speicherung des Wasserstoffs entstehen. NADH steht am Ausgangspunkt der sogenannten Atmungskette. Enzyme als Dehydrogenasen setzen den Wasserstoff frei, und dieser reagiert dann zusammen mit den freien Elektronen über mehrere Komplexstufen in der Atmungskette mit Sauerstoff als finaler Akzeptor, wobei Wasser entsteht. Jede Stufe entspricht einer Energieportion von etwa 0,5 eV, was einem langwelligen IR-Photon entspricht, also einer Rotations- und Vibrationsenergie.

Im sogenannten Komplex IV der Atmungskette kommt es zu einer analogen, aber strikt kontrollierten exergonen Reaktion, quasi einer biologischen »Knallgasreaktion«. Die dabei gewonnene Quantenenergie dient der Energiegewinnung der Zelle, indem damit Energiespeichereinheiten als ATP-Moleküle aufgebaut werden. Die biologische »Knallgasreaktion« sieht so aus:

$$O_2 + 4\,e^- + 4\,H^+ \rightarrow 2\,H_2O + \textbf{frei werdende 193 kJ/mol}$$

Die frei verfügbare Energie aus der Reaktion (Enthalpiedifferenz) ergibt sich aus ihrem Redoxpotenzial (+ 0,5 Volt) und beträgt bei physiologischen Bedingungen (pH 7) 193 kJ/mol, rund 2 eV Quantenenergie (620 Nanometer Orangelicht). Wir kennen diesen Energiebereich bereits aus der Wasserenergiefreisetzung, die wir eingangs beschrieben haben.

Bei dem Oxidationsvorgang wird das Wasserstoffgas ionisiert zu zwei Elektronen und zwei Protonen. Die Schreibdarstellung für die Sauerstoffreduktion ist weit komplizierter. Denn Sauerstoff kann reduziert werden durch entweder ein, zwei oder vier Elektronen ($4\,e^- + 4\,H^+$).

Bei der Zwei-Elektronen-Reduktion entsteht Wasserstoffperoxid. Der zelluläre Organismus muss strengstens darauf achten, dabei die richtigen Weichen zu stellen, da Wasserstoffperoxid mit zwei ungepaarten Elektronen ein machtvolles Oxidans ist und bei mangelnder Kontrolle zu einem Zytotoxin werden kann. Allerdings ist H_2O_2 nicht in jedem Fall toxisch. Zu den außerordentlichen gesundheitlichen Vorteilen von Wasserstoffperoxid haben wir später ein Extrakapitel eingestellt. Der Organismus braucht die reaktiven Sauerstoffspezies (ROS), zu denen auch H_2O_2 gehört, unbedingt und baut sie zahlreich auf. Rund 10 bis 15 Prozent des gesamten inhalierten Sauerstoffs werden für die Bildung von ROS verwendet, und in der Aorta (im Versuch war es die Aorta von Ratten) wird 26 Prozent des vorhandenen Sauerstoffs direkt reduziert, also mit Elektronen angereichert (Superoxidbildung), was für eine hohe Energieproduktion spricht. Die Blutzellen (Neutrophile und

Eosinophile) selbst nutzen praktisch allein reduzierten Sauerstoff, um ihre Arbeit zu erledigen. ROS können Krebszellen sogar umwandeln in Nichtkrebszellen.[7]

Alle überschüssigen ROS werden durch geeignete Enzyme neutralisiert. Immer wird im gesunden Organismus der richtige ROS-Level eingehalten – nicht zu viel und nicht zu wenig. Allerdings greift die technisch veränderte Umwelt des Menschen zum Beispiel auch mit dem überall vorhandenen Mobil- und Kommunikationsfunk massiv in dieses Gleichgewicht ein und zerstört die Balance.[8]

Auch in den technisch genutzten Brennstoffzellen findet eine analoge Reaktion von Wasserstoff, Sauerstoff und Elektronen statt. Die dabei frei werdende Energie wird zum Teil als elektrischer Strom und zum Teil als Wärme freigesetzt. Da auch Autobatterien ständig Reaktanzen für Knallgas abgeben, müssten Werkstätten mit vielen derartigen Batterien ständig die Luft kontrollieren. Ansonsten kann es zu verheerenden Explosionen kommen. Bekannte Explosionen unter Mitwirkung von Knallgas sind die Katastrophe von Tschernobyl und der Fehlstart der »Challenger«-Raumfähre oder auch der Brand des Luftschiffs »Hindenburg«.

Bisher haben wir unseren Fokus streng auf Reaktionen zwischen Wasserstoff und Sauerstoff im reinen Wassermilieu begrenzt. Wenn wir uns aber im Organismus bewegen, gibt es weitere Reaktionen mit Energieproduktion, so zum Beispiel zwischen Chlor und Wasserstoff (in der Luft würde die Chlor-Knallgas-Reaktion ablaufen), was zu Chlorwasserstoff führt. Im Wasser gelöst, ergibt sich nun Salzsäure.

Oder die Verbrennung von Ammoniak mit Sauerstoff. Oder die Reaktion zwischen Schwefelwasserstoff und Sauerstoff, deren plötzlicher Energieschub im Laborjargon mit »bellender Hund« bezeichnet wird. Auch die explosive Energiefreisetzung bei der Reaktion von Silizium-Wasserstoff mit Sauerstoff ist gut bekannt. Schließlich haben wohl viele Leser schon von explodierenden Gasfreisetzungen aus dem Dickdarm gehört, wo Methan mit Sauerstoff der Luft nach Zündung reagiert. Methan entsteht durch Wasserstoff und den Zusatz von Kohlenstoffdioxid (CO_2).

Wasser als Elektronenquelle

Überraschenderweise weiß man bereits seit dem Jahr 1794 durch die schottische Chemikerin Elizabeth Fulhame (Daten unbekannt, aktiv zwischen 1780 und 1794), dass Kohle zur Verbrennung Spuren von Wasser braucht. Der Grund dafür ist laut Mrs. Fulhame, dass »Wasser die einzige Quelle von Sauerstoff ist, was verbrennungsfähige Stoffe oxigeniert«.[9] Nach den neuesten Erkenntnissen ist das richtig, sodass die bekannte Formel $C + O_2 \rightarrow CO_2$, die ja die Verbrennung von Kohle beziehungsweise Karbon andeutet, umgeschrieben werden muss:

$$C + 2\,H_2O \rightarrow CO_2 + 4\,H$$
$$4\,H + O_2 \rightarrow 2\,H_2O$$

Was wir hier festhalten sollten: Wasser ist verbrennungsfähig, weil es Elektronen spendet, um Sauerstoff zu reduzieren.

Wasser als Elektronenquelle wurde bisher ausgeschlossen, weil die Ionisationsenergie für Wasser überall mit hohen 12,6 eV angegeben wird. Umgerechnet entspricht das einer Temperatur von viel zu hohen 29 177 °C.

Diese Annahme gibt aber nicht die wahren Verhältnisse wieder. Wasser ist nicht gleich Wasser; es kann in sehr unterschiedlichen Zuständen vorhanden sein. Ein Wasser, das innerlich besondere Strukturen aufweist, ist bereits durch den Einfluss geringster Energien zur Abgabe von Elektronen bereit. Mit »besonderen Strukturen« sind kohärente Wassermolekülzustände gemeint. Diese kohärenten Molekülzustände können als Domänen innerhalb jeden beliebigen Wassers durch verschiedene Ursachen ganz plötzlich entstehen und wieder verschwinden. Aber immer entstehen sie, wenn Wasser die Oberflächen anderer Stoffe berührt. Das können anorganische Materialien sein wie Gesteinsoberflächen, aber auch organische Substanzen wie Algen, Proteine, Teile von Membranen von Zellen.

Um ein quasi freies Elektron aus der Wasserphase energetisch wirksam werden zu lassen, braucht es einen Akzeptor. Dieser ist immer als Sauerstoff vorhanden. Wasser ist innerhalb von Lebewesen auch noch die wichtigste Quelle von Sauerstoff. Bisher dachte man, die biologische Photosynthese wäre der einzige Weg, um Sauerstoff zu produzieren. Heute ist akzeptiert, dass durch geringfügige Einwirkungen aufs Wasser wie

- Strudel oder Umrühren,
- Anregung mit Klangwellen,
- leichtes Angefrieren,
- Verdunstungskondensation,
- Durchfluss durch enge Kapillaren oder
- Lichteinwirkungen

das strukturiert aktive Wasser so aufgebrochen werden kann, dass Wasserstoff plus Elektronen und in einigen weiteren Fällen ebenfalls Sauerstoff freigesetzt werden.[10]

Das Wassersplitting verläuft in folgender Reaktion:

$$\mathbf{8\,H_2O \rightarrow 4\,O_2 + 16\,H^{\cdot}}$$

Vier Wasserstoffatome werden gebraucht, um ein Sauerstoffmolekül komplett zu reduzieren. Wir sehen hier wieder unsere Master-Reaktion mit hoher Energieproduktion, wie bereits geschildert:

$$\mathbf{4\,O_2 + 4\,H^{\cdot} \rightarrow 2\,H_2O + 3\,O_2 + Energie}$$

Die übrigen Wasserstoffatome rekombinieren zu H_2-Molekülen und reichlich Energie:

$$\mathbf{12\,H^{\cdot} \rightarrow 6\,H_2 + Energie}$$

Diese jeweils frei werdende Energie kann beispielsweise zur Sauerstoffanregung dienen, also der Umwandlung von reaktionslosem Triplett-Sauerstoff zu reaktionsfreudigem Singulett-Sauerstoff.

Dieser angeregte Sauerstoff kann dann mit weiteren Wassermolekülen reagieren, und es entsteht Wasserstoffperoxid:

$$3\,O^{\bullet}_2 + 6\,H_2O \rightarrow 6\,H_2O_2$$

Was mit allen diesen Reaktionen deutlich wird, ist, dass Wasser kleine Energiebeträge wie Gefrieren, Evaporationskondensierung, Klangenergie, Scherkräfte, Wasserfiltrierung, Vortexbildung und weitere Wasserbeeinflussung in hohe Energiedichte transformieren kann. Diese hohe Energie wird dann in weitere Funktionen investiert oder auch in Form der H_2O_2-Erzeugung zwischengespeichert.[11]

Ein gleiches Wassersplitting als Ausgang dieser Kaskade passiert, wenn Wasser mit feinem Pulver aus Nickeloxid (NiO), Kupfer(I)-oxid (Cu_2O), Tri-Eisen-Tetraoxid (Fe_3O_4) gerührt wird.[12]

Die Frage lautet nun: Können diese Reaktionen zur Freisetzung von Elektronen aus dem Wasser, also quasi die Wasseroxidation und die folgende Sauerstoffreduktion, regelmäßig auch in unseren Körpern stattfinden, und was braucht es dafür?

Im Jahr 2000 wurde eine unerwartete Entdeckung gemacht: Alle Antikörper als Immunglobuline (zum Beispiel Beta-Galactosidase, Beta-Lactalbumin, Ovalbumin) haben eine Katalysatorfunktion. Sie bewirken die Oxidation von Wasser (»Wasserverbrennung«), wobei angeregter Sauerstoff (Singulett-Sauerstoff) eine Rolle spielt, und erzeugen dann Wasserstoffperoxid (H_2O_2).[13]

Nochmals: »Wasserverbrennung« heißt, dass Wasser der Elektronenspender für eine Sauerstoffreduktion ist. Innerhalb der Immunglobuline sind in einem aktiven Zentrum ein bis zwei Wassermoleküle so eingelagert und angeordnet, dass im Kollektiv die Sauerstoffreduzierung durch die Elektronen des Wassers gewährleistet ist, wobei für das Immunsystem wertvolle Energie entsteht.[14]

Der wichtigste Enzymkatalysator zur Sauerstoffreduzierung im Organismus ist aber die in jeder Zelle befindliche NADPH-Oxidase:

$$NADPH + 2\,O_2 \rightarrow NADP^+ + 2\,O_2^- + H^+$$

Hierbei entstehen Hyperoxid-Anion-Radikale (früher hieß es Superoxid-Anionen), die aber sofort durch Neutralisierungsenzyme wie Superoxiddismutase (SOD) eliminiert werden können. Das Folgeprodukt ist dann wiederum Wasserstoffperoxid H_2O_2, welches – wie gesagt – in niedrigen Dosen durchaus nützlich und notwendig ist. Ungebrauchtes H_2O_2 wird mithilfe der Enzyme Katalase und Glutathion-Peroxidase zu Wasser metabolisiert.

Wie die Hauptreaktion zur Elektronenfreisetzung aus dem Wasser funktioniert, sehen wir uns im Folgenden an; sie läuft unerwartet anders ab.

FAZIT: Jede Wasserquelle enthält große Mengen von Energie. Wie können wir die Energie nutzen? Der erste Schlüssel bei der Behandlung des Wassers zwecks Energiefreisetzung ist die Zerlegung des Wassermoleküls in *atomaren* Wasserstoff und *atomaren* Sauerstoff. Die Natur nutzt dafür verschiedene Mechanismen. Danach gibt es eine Reaktion – eine *Master-Reaktion* –, von der fast alles Leben abhängt: Es ist die Elektronenzufuhr zum Sauerstoff, was als »Reduktion« bezeichnet wird. Wasserstoff gibt dabei Elektronen ab, wird also oxidiert; es entsteht Wasserstoffoxid (Oxibihydrogen), was wir letztlich »Wasser« nennen. Dieser elementare Naturprozess findet in Pflanzen statt und auch in Tieren und Menschen, aber ebenfalls – und das ist eine neue Erkenntnis – in allem Wasser außerhalb der Organismen, also in Bächen, Flüssen, Seen, Grundwasser. Die Energieausbeute ist mit 8 bis mehr als 12 eV relativ hoch, was umgerechnet dem Bereich des harten UV-Lichts bis weicher Röntgenstrahlung angehört.
Das Allerwichtigste, quasi als Geheimnis für die Nutzung durch Pflanze, Tier und Mensch, ist die Ausgangssituation: Wir brauchen im Wasser möglichst viel und möglichst lange *atomaren* Wasserstoff und möglichst lange viel *atomaren* Sauerstoff und eine Menge freigesetzter Elektronen. Das Kapitel nennt dazu die wichtigsten Vorgänge und Voraussetzungen.

2. Der bionische Wasser-Energie-Brüter

»Das Wasser ist ein freundliches Element für den,
der damit bekannt ist und es zu behandeln weiß.«

JOHANN WOLFGANG VON GOETHE

Wir wollen uns nun den nächsten wichtigen Schritt ansehen. Es geht darum, wie die Natur es schafft, nicht nur die Energie zur Anfangszerlegung von Wasser zu atomarem Sauerstoff und atomarem Wasserstoff bereitzustellen, sondern auch noch mehr Energie zu entwickeln, als zu investieren. Gleichzeitig wird mit diesem Prozess eine vollkommen unerwartete höchste Empfindlichkeit für kleinste Außenenergien im Organismus entwickelt. Das geht so weit, dass Veränderungen durch Sonneneruptionen oder Mondphasen vom Wasser detektiert werden können und der Organismus Kenntnis davon erhält.

Wasser als kohärenter Strahler elektromagnetischer Felder

Schon sehr lange ist in vielen Traditionen die Rede davon, dass Wasser ein Strahler von Energie darstellt. Tatsächlich fluktuiert jedes Wassermolekül ununterbrochen zwischen einem Grundzustand und einem angeregten Zustand. Das bedeutet, jedes Wassermolekül ist ein Sender elektromagnetischer Strahlung.

Neben dieser Schwingung gibt es eine weitere Strahlungsursache. Wassermoleküle sind Wasserstoff-Bindungsnetzwerke mithilfe mehrerer Elektronenwolken. Jede dieser H-Bindungen »flackert«

mit einem An-aus-Zustand. Die Dauer der Bindung ist abhängig von der Temperatur. Bei einer Temperatur von T = 240 K (–33,15 °C) hält eine Bindung 20 Pikosekunden (Piko = 10^{-12}), bei T = 300 K (26,85 °C) sind es nur noch 2 Pikosekunden. Wird die Bindung geschlossen, dann wird jeweils Energie als elektromagnetische Schwingung freigesetzt, die vorher investiert werden musste.

Wasser als elektrisch unsymmetrisch gebautes Molekül spricht auf die verschiedensten schwingenden Felder an und liegt dann meistens in zwei unterschiedlichen Strukturen vor. Der Unterschied besteht in dem Grad der Ordnung, die sich als Kohärenz ausgibt.

Immer dann, wenn das Energieniveau im Wasser eine bestimmte Schwelle überschreitet, beginnen die Moleküle, kohärent, also in exakt gleicher Phase zu schwingen. Das hat natürlich zur Folge, dass ein kohärentes elektromagnetisches Feld aufgebaut wird, und das Wasser wird durch die Aufaddierung der Schwingungsamplituden zum Sender elektromagnetischer Schwingungen relativ hoher Leistungsflussdichte.

Welche Auswirkung hat dieser besondere Wasserzustand? Eine italienische Gruppe von Quantenfeldtheoretikern (Del Giudice, Vitiello, Preparata, Arani) entwickelten eine Theorie der Quanten-Bio-Elektrodynamik des Wassers, die sich durch Experimente bestätigen ließ und sehr weitreichende Konsequenzen hat, wie wir noch sehen werden.[1] Sie baut auf den Theorien des englischen Physikers H. Fröhlich auf.[2]

Es zeigt sich, dass Wasser bei einer bestimmten Dichte seiner Moleküldipole einen Zustrom freier Energie aus dem Quantenvakuum erfährt und dadurch die Schwingungen der Einzelmoleküle zu einem gemeinsamen Schwingungszustand zusammengefügt werden. Das bedeutet, dass sich das elektromagnetische Feld des einzelnen Wassermoleküls zu einem einzigen Feld vieler Millionen Wassermoleküle zusammenschließt und sich dann wie ein einziges Teilchen zu verhalten beginnt.

Die kollektive Dynamik erstreckt sich über eine Region, deren Größe die Wellenlänge $\lambda = hc/\Delta E$ des elektromagnetischen Schwingungsmodus ist und deren Frequenz im freien Raum $\nu = \Delta E/h$ ist (h = Planck-Konstante, 6626 mal 10^{-34} J/s, c ist die Lichtgeschwindigkeit, ΔE ist die Quantenenergie des angeregten Zustands). Die Wellenlänge ist groß genug, um mit ihrem elektrischen Feld viele Millionen Moleküle in einer Oszillationskohärenz zu vereinigen. Das bedeutet, alle Moleküle, die von diesem Feld betroffen sind, haben die gleiche Schwingungsphase. Wenn also eine große Anzahl von Molekülen, wie bei Wassermolekülen, ein Potenzial zur internen Kopplung hat und dann mit einem elektromagnetischen Feld beaufschlagt wird, werden die Moleküle eine Phasenveränderung erleben: Alle Moleküle oszillieren nun unisono. Genau diese kohärenten Schwingungsregionen wurden von Preparata 1995 erstmalig mit dem Namen »Kohärenzdomänen (*coherent domains*, CDs)« bezeichnet.[3]

Liegt das System als Dampf vor, was bedeutet, dass die Menge der Wassermoleküle pro Volumeneinheit geringer ist, dann ist die Kohärenzdauer sehr kurz. Aber wenn die Moleküldichte einen bestimmten kritischen Wert überschreitet, was beim normalen Wasser der Fall ist, und wenn gleichzeitig die Temperatur unter einen kritischen Schwellenwert fällt, was ebenfalls in unserem Körper und in der natürlichen Umgebung allgemein zutrifft, kann eine CD längerfristig erhalten bleiben.

Kohärenz ist immer etwas Besonderes. Da Moleküle in diesem Zustand sowohl im Raum als auch in der Zeit in exakt gleicher Phase schwingen, ergeben sich – wie gesagt – sehr hohe Verstärkungen der Schwingungsamplituden als ein Summenfeld mit entsprechend hohen Leistungsflussdichten.

Im Wasser wird die Frequenz durch die Wechselwirkung mit den Wassermolekülen zu einem niedrigeren Wert renormiert. Die Konsequenz davon ist, dass die Photonen innerhalb der CDs eine imaginäre Masse bekommen (die Masse der Photonen im Vakuum ist null), was einerseits einer Vermehrung der Photonen entgegensteht und andererseits zu einer Kohäsionsenergie der Moleküle innerhalb der CDs genutzt wird. Denn die betroffenen Wassermoleküle einer CD werden durch ihre Kohärenz von Ladungsbewegung und Dipolschwingungen und dem damit verbundenen elektromagnetischen Feld untereinander angezogen und sitzen wie in einer Falle, keines der Moleküle kann aus dem Ensemble entweichen.

Dieser Neuzustand, verglichen mit dem Bulkwasser, hat insgesamt einen niedrigeren Energielevel als vorher im nichtkohärenten Zustand, denn die Reibung der Moleküle aneinander fällt weg, und damit fehlt die Komponente »Reibungsenergie«. Diese fehlende Reibungsenergie schützt den Kohärenzzustand vor der Zerstörung durch thermische Kollision. Die Differenz von den beiden Energieniveaus Bulkwasser und kohärentes Strukturwasser wird »Energielücke« genannt.

Damit wird jede CD zu einer selbstproduzierten Kavität für das elektromagnetische Feld, das mit dem Materiefeld eines erregbaren Ensembles von Wassermolekülen verschmilzt. Das Ergebnis ist ein einzigartiges Summenfeld, das die kollektive Dynamik der Moleküle so steuert, als wäre es ein einzelnes Objekt. Eine besondere Eigenschaft der Quantenfeldtheorie ist, dass sie den kohärenten Zustand als stabil bei niedriger Energie und gleichzeitig geordnet bei niedriger Entropie beschreibt. Die kohärenten Schwingungen der Moleküle innerhalb der CDs benötigen keine externe Energieversorgung. Die Ursache der Kohärenz ist ein selbst erzeugtes und innerhalb der CD gefangenes elektromagnetisches Feld bei einer jeweils pro CD genau definierten Frequenz.[4]

Wasser unter normalen und natürlichen Bedingungen ist immer eine Mixtur von kohärenten Inseln (CDs) und inkohärenten Regionen. Bei den inkohärenten, also ungeordneten Strukturen im Bulkwasser gibt es Molekülkollisionen, die innerhalb der CD unmöglich sind. Beide Molekülgruppen, CD-Moleküle als Kohärenzphase und Nicht-CD-Moleküle im Bulkwasser, sind ineinander überführbar. Das nicht geordnete Bulkwasser besteht aus Molekülen mit den gewohnten Wasserstoffbindungen (und tetrahedralen Aggregaten), die durch die enge Kommunikation mit den CD-Molekülen energetisch angeregt werden können. Etwa die Hälfte ihrer Lebensdauer verbringen die Wassermoleküle in der kohärenten Domain.

Eine Wasser-CD hat eine Größe von circa 0,1 Mikrometer als

Sammlung von circa einer Million flüssiger Wassermoleküle, die alle in gleicher Phase (räumlich und zeitlich) oszillieren. Voraussetzung dafür ist allgemein nach quantenelektrodynamischer Regel, dass eine bestimmte Menge von polaren Molekülen sich ansammelt und eine bestimmte Temperatur nicht überschritten wird. Wenn dann einzelne dieser polaren Moleküle in eine besondere Schwingung geraten, ziehen sie die anderen polaren Moleküle nach und nach mit, bis alle in der gleichen Frequenz schwingen und eine Einheit bilden.

Sehen wir uns die Verhältnisse aus energetischer Sicht an: Im Falle des ungeordneten Bulkwassers bei Raumtemperatur ist die durchschnittliche Energie in etwa 1,53 eV pro Molekül (810 Nanometer). Der Hauptfrequenzbereich entspricht dabei also einer Nahen Infrarotstrahlung. Dazu kommt nun die induzierte Energie aus dem elektromagnetischen Feld einer CD mit durchschnittlich 3,55 eV pro Molekül (UVA mit 349 Nanometern). Zusammen sind das durchschnittlich 5,08 eV (244 Nanometer), womit wir im UV-Strahlungsbereich liegen. Diese Eigenenergien des Moleküls sträuben sich gegen eine Unterordnung unter das Regime etwa einer CD. Wenn aber das elektromagnetische Feld der CD energetisch größer als dieser Energiebetrag ist, werden die ungeordneten Moleküle in die Kohärenz gezwungen. In CDs wurde die interaktive Energie zwischen Feld und Molekül mit 5,34 eV (232 Nanometer) kalkuliert. Das heißt, gegenüber der nichtkohärenten Wasserphase besitzt die CD einen Nettoüberschuss an Energie von 0,26 eV (Differenz von 5,34 eV und 5,08 eV). Dieser Bereich, der einer mittleren Infrarotstrahlung gleicht, reicht aus für eine Unterordnung der Wassermoleküle, die sich in der Bulkphase befinden, unter das CD-Regime.

Nichtkohärente Wassermoleküle haben als elektromagnetische Effekte aus ihren Dipolinteraktionen nur eine sehr geringe Reichweite von einigen Nanometern, dagegen schaffen die kohärenten Moleküle mehrere 100 Nanometer Reichweite.

Auch Bulkwasser kann strukturiert sein. Cluster von wenigen 10 Nano- bis zu Millimetern konnten mit verschiedenen Verfahren wie Transmissionselektronenmikroskop (TEM) und dem Atomkraftmikroskop (AFM) nachgewiesen werden. Zuerst geschah dies in Shui-Yin Los Labor am Institut für Quantum Medicine im kalifornischen Pasadena.[5] Ob diese Cluster nun Eigenschaften ähnlich denen von CDs aufweisen, ist nicht genügend abgeklärt. Auf jeden Fall sind auch sie – wie jede Raumstruktur – zu Resonanzen fähig.

Matrixstrukturen

Dadurch, dass im Bulkwasser immer wieder CD-Inseln auftauchen und längere Zeit stabil bleiben, bildet die Verteilung des einzigartigen kohärenten Feldes über die gesamte Wasserphase die Form eines filamentösen Netzwerks aus. Dieses filamentöse Feld als zentrale Einheit sorgt zum Beispiel innerhalb der wässrigen Organismuszelle für Ordnung und Koordination von physikalisch-chemischen und mikromechanischen Prozessen.

Wenn die Schwingung des Feldes resonant mit den Eigenschwingungen benachbarter Moleküle übereinstimmt und eine »Resonanzinduktion« stattfindet, werden diese Moleküle im Feldfilament angelagert und die Energie für chemische Reaktionen zur Verfügung gestellt. So entstehen entlang des Feldes materielle Raumstrukturen. Zum Beispiel kann dieses Feld dann die Grundlage für die auffällige Struktur der Mikrotubuli sein. Diese seltsamen Mikrotubuligebilde stellen das Zellskelett dar. Sie werden aufgebaut und zerfallen wieder, je nach Bedarf, gesteuert durch die Feldfilamente. Auch andere Mikromassenstrukturen entstehen mithilfe des übergeordneten Feldes und können dann sogar bewegliche (lokomotorische) Organellen bilden.

Aus welcher Energie sich das Feld rekrutiert, ist nicht vollständig geklärt. Natürlich hat es elektromagnetische Anteile, aber über die Kohärenzschwingung sind auch Energien des Quantenvakuums beteiligt, also ebenso die geheimnisvolle Dunkle Materie und Dunkle Energie sowie die schwache Wechselwirkung als eine der vier Urkräfte der Natur.

Hier ergibt sich eine Auffälligkeit: Das filamentöse Netzwerk, das sich im Kleinsten innerhalb der Zelle ausbildet, ist auch im Größten innerhalb des Universums zu finden. Das Universum besteht ja ebenfalls aus Dunkler Materie, Dunkler Energie und normaler Materie. Die normale Baryonenmaterie macht dabei nur etwa 5 Prozent aus. Und diese 5 Prozent verteilen sich laut Fabrizio Nicastro vom Astrophysikalischen Observatorium in Rom in kosmischen Filamenten. Es handelt sich dabei um energiereiche feine Gasteilchen als Materieansammlungen, die sich durch übergeordnete filamentöse Felder gruppieren. Ganz so wie in der Organismenzelle.

Der vermutliche Begründer der Alchemie Hermes Trismegistos, der »Dreimal Größte«, wohl identisch mit dem »sagenhaften Pharao«, übermittelte der Welt mit seiner Hieroglyphenschrift auf der *Tabula Smaragdina*: »In Wahrheit, gewiss und ohne Zweifel: Das Untere ist gleich dem Oberen und das Obere gleich dem Unteren, zu wirken die Wunder eines Dinges.« Und später heißt es: »Das ist die Kraft aller Kräfte, denn sie siegt über alles Feine und durchdringt alles Feste … Also wird die kleinste Welt nach dem Vorbild der großen Welt erschaffen … Daher und auf diese Weise werden wunderbare Anwendungen bewirkt.«[6] Zumindest passen die Sätze inhaltlich auf das Wirken der filamentösen Felder im Kleinsten wie im Größten.

Bisher dachten die Forscher, chemische Reaktionen basierten auf zufälligen Kollisionen. Jetzt wird deutlich, dass Wasser als Vermittler zwischen Quantenvakuum und Massen ein kohärentes Regime aufbaut, was durch gegenseitige Langstreckenanziehung und aufgrund von Resonanzen eine spezielle Molekülauswahl gewährleistet und wodurch fehlerfreie hohe Raten von selektiven Reaktionen eingeleitet werden.[7]

Das Kohärenzverhalten betrifft ebenso die Elektronenschwingungen, so wie wir es vom Laser her kennen. Die schwingenden Felder einer elektromagnetischen Welle veranlassen auch Elektronen zu Schwingungen. Freie, also ungebundene Elektronen schwingen besonders stark und erzeugen ihrerseits ein elektrisches Feld. Auch eingebundene Elektronen schwingen mehr oder weniger, je nach der Elastizität und der Eigenschwingzahl der Bindung.

Befinden sich die Elektronen noch im Atom, dann kann die Energie in der Elektronenhülle gespeichert werden, indem die Elektronen sich weiter vom Kern entfernen und damit das Volumen des Atoms vergrößern; bildlich stellen wir uns vor, sie springen auf eine äußere Umlaufbahn.

Bei Kohärenz von Elektronenzuständen muss immer auch die Kommunikation mit dem Quantenvakuum einbezogen werden, was noch besprochen wird.

Eigenschaften der kohärenten Domänen

Die besonderen Eigenschaften der CDs ergeben weitreichende Konsequenzen. Die Moleküle innerhalb der CDs oszillieren zwischen dem energetischen Grundzustand und einem angeregten Zustand mit erstaunlich hohem Energieniveau von circa 12,06 eV (entsprechend rund 103 Nanometern harter UV-Strahlung, nahe an weicher Röntgenstrahlung). Dieser angeregte Zustand liegt nur gering unter dem ersten Ionisationspotenzial von Wasser, das im Bereich von 12,56 bis 12,62 eV liegt.

Was heißt das? Das bedeutet, dass Elektronen innerhalb der CDs energetisch kurz vor dem Auslösezustand stehen. Folglich enthält jede CD ein Ensemble von fast freien Elektronen, die auch noch kohärent agieren wie ein Laser. Um völlig frei zu werden, brauchen sie nur noch wenig zusätzliche Energie; es ist die Differenz von dem angeregten Zustand und dem Ionisierungszustand mit dem relativ geringen Betrag 0,5 eV.[8]

Dieser Quantenenergiebetrag von rund 0,5 eV ist uns vorher bereits begegnet. Er wurde freigesetzt bei einem der beiden Teile der Master-Reaktion zwischen atomarem Wasserstoff und atomarem Sauerstoff. Also könnte der vorher als enttäuschend gering bezeichnete Energiebetrag aus dem ersten Teil der Master-Reaktion nun prinzipiell sogar zu einer entscheidenden Größe werden. Er kann die Elektronen der kohärenten Wasserphase freisetzen, um Sauerstoff zu reduzieren und Energie in einem großen Umfang zu produzieren.

Die freigesetzten Elektronen können noch mehr. Sie vereinen sich zu kohärent angeregten Wirbelstrukturen (Vortices), die in der Lage sind, Umgebungsrauschen mit hoher Unordnung (hoher Entropie) einzusammeln und zu hochgradiger Energie (niedriger Entropie) umzuwandeln, was den meisten Reaktionen im Organismus, besonders den Enzymaktivitäten, zugeführt werden kann. Die spezifischen räumlichen Strukturen bestimmen diejenigen Frequenzen, die letztlich die Resonanzinduktion bewirken. Die Moleküle kommen dadurch über einen Frequenzcode zusammen und können neue Materiekombinationen entstehen lassen.[9]

Alles zusammen erzeugt eine weitere wichtige Besonderheit des filamentösen Feldes in einer Zelle. An den seitlichen Begrenzungen der Fäden wird ein elektrischer Strom ohne Verlust (wie in Supraleitern) festgestellt. Derartige elektrische Ströme sind mit lokal starken Magnetfeldern verbunden. Die winzigen magnetischen Strukturen wechselwirken empfindlich mit Außenenergien. Und dies könnte eine Grundlage für die bereits erkannte Überempfindlichkeit verschiedener Organismen gegenüber sehr schwachen Magnetfeldern oder anderen physikalischen Größen sein, bei denen die Energien eigentlich zu klein sind, um das Phänomen klassisch zu erklären.[10]

Ziehen wir ein Fazit: Der Ursprung des materiellen Lebens und das Lebensszenario, beruhend auf der Organisation biochemischer und biophysikalischer Prozesse, sind damit immer auf die Organisation durch Wasser als ein Dipol-Laser angewiesen. Davon war die italienische Forschergruppe um Emilio Del Giudice überzeugt, und alle bisherigen Experimente geben ihr recht.[11]

Bereits hier sei erklärt: Gleiches Verhalten wie in den CDs zeigt das Wasser, das Oberflächen benetzt und neuerdings »EZ-Wasser« genannt wird. Früher sprach man von Clathrat-Wasser und verstand darunter kristalline Wasserstrukturen mit Einschlüssen von Fremdmolekülen. EZ-Wasser ist weit stabiler als CDs.

Selbstenergetisierendes Wasser

Das Besondere der kohärenten Domänen ist, dass circa 13 Prozent ihrer gesamten Elektronen freigesetzt werden. Elektronen haben eine mehrere tausend Male geringere Masse als Atomkerne, und diese Elektronen werden über die Grenze der CDs hinaus in die Umgebung gelangen, während die Wasserstoffprotonen innerhalb der CDs verbleiben. Dadurch verhalten sich CDs wie riesige Atome, innen Protonen, außen Elektronen.

Somit funktionieren CDs (genauso wie EZ-Wasser) als Elektronenspender. Wiederholen wir hier nochmals, was wir einige Abschnitte vorher bereits vermerkt hatten: Die kohärente Oszillation wechselt zwischen dem energetischen Grundzustand der Wassermoleküle, wo alle Elektronen fest eingebunden sind, und dem Anregungszustand (12,07 eV), wo das Elektron im Molekül nur noch ganz locker eingebunden ist. Durch geringste zusätzliche Energiezufuhr kann das Elektron dann ganz abgelöst werden. Folglich kann CD-Wasser, dessen Inselgröße der übergeordneten Wellenlänge der elektromagnetischen Schwingung entspricht (> 100 Nanometer), ein Reservoir freier Elektronen sein, die durch geringe Zusatzenergien freigesetzt werden können.[12]

Welche geringen Zusatzenergien kommen dafür infrage? Wir hatten schon einige Einflüsse aufgezählt. Das Reservoir freier Elektronen kann besonders leicht durch Außenenergien wie Vortices im Fall von Strudeln oder durch Licht oder beim Durchfluss enger Kapillaren angeregt werden. Die kohärenten und hoch angeregten Zustände sowohl der Elektronen als auch der Moleküle verstärken sich dabei immer mehr, werden zunehmend stabiler und halten sich deshalb über eine lange Zeit. Damit werden sie als Energiespeicher tätig, die auch zur beschriebenen Master-Reaktion fähig sind und rückwirkend, also als Feedback, die Strukturen stabilisieren.

Es konnte auch nachgewiesen werden, dass die Energieeinwirkungen zu einer Zerlegung des Wassers in seine Einzelteile führen, womit unsere Anfangsbedingung der Master-Reaktion erfüllt ist. Wir suchten ja nach der Anfangsenergie, die das Wasser in seine Bestandteile splittet und das Wasserstoffmolekül in Wasserstoffatome zerlegt. Mit der CD-Energie (und der EZ-Energie) ist genügend Energie dafür ausgebrütet worden. Die Folge dieser Energiereaktionen ist dann eine Anhebung des H_2O_2-Levels im Wasser. Der H_2O_2-Gehalt des Wassers kann geradezu als Indikator für energiereiches Wasser gelten.[13] Über die teilweise sehr positiven gesundheitlichen Auswirkungen von niedrig dosiertem H_2O_2 lesen wir später mehr.

Von der ungeordneten Bulkwasser-Phase mit hoher Entropie und niedriger freier Energie hinein in die kohärenten Wasserphasen mit niedriger Entropie und hoher freier Energie wirkt ein Energiegradient. Dieser Gradient ist geeignet, Arbeit zu verrichten.

Eine thermische Zerstörung der gespeicherten Energie ist aufgrund der Kohärenz nicht so einfach möglich. Aber es gibt eine andere Option, CDs in den Zerfall zu zwingen. CDs können als Schwingungsgebilde in Resonanz zu den Schwingungen fremder Moleküle liegen. Ist das der Fall, dann werden diese Moleküle angezogen und schließlich in die CDs geradezu hineingesogen. Sie werden dann »Gastmoleküle«. Diese Gastmoleküle teilen sich die Energie mit den CD-Wassermolekülen, wodurch die Eigenfrequenz verändert wird. Zusammen bilden sie einen Multimode-Laser ganz so wie technische Laser, die mit einem Zusatzstoff dotiert wurden.

Wenn die ursprünglich gespeicherte Energie der CDs mit der Aktivierungsenergie des gesamten Arrays der Gastmoleküle übereinstimmt, dann entlädt und komprimiert das System seine Oszillationen, und wir sehen eine chemische Reaktion. Daraus kann man schließen, dass chemische Reaktionen im Organismus bevorzugt dort stattfinden, wo es kohärente Wasserphasen mit Gastmolekülen als Plaques gibt.

Exklusionszone – Das EZ-Wasser

Fast vollkommen identische Verhältnisse wie in CDs zeigt dasjenige Wasser, das andere Materieoberflächen berührt. Die Arbeitsgruppe um Gerald H. Pollack, Professor für Bioengineering an der University of Washington in Seattle, hat dieses Wasser eingehend untersucht. Eine der Eigenschaften ist die Aussonderung von jeglichen Molekülen, die nicht Wassermoleküle sind, deshalb wurde diesen Berührungswasserschichten der Name »Exklusionszonenwasser«, abgekürzt EZ-Wasser, gegeben.[14] Was passiert beim Berühren von Wassermolekülen mit Oberflächen anderer Materialien?

Schon früher war bekannt, dass bei Berührung zwischen Flüssigkeit und fester Wandung eine elektrische Spannung entsteht, genannt »Zeta-Potenzial«. Weiterhin war bestens bekannt, dass sich im Fall von Wasser besondere kristalline Strukturen bilden (Clathrat-Wasser). In erster Näherung werden die besonderen Wasserstrukturen weitgehend durch Wechselwirkungen mit biomakromolekularen Oberflächen und ihren ausstrahlenden elektromagnetischen Feldern bedingt. Diese ergeben dann ausgedehnte Netzwerke für Elektronen und ermöglichen eine besondere Protonenleitfähigkeit. Mit den Methoden der Spektroskopie, mit NMR (*nuclear magnetic resonance*, Kernspinresonanz) oder ganz einfach unter einem Mikroskop, das mit polarisiertem Licht arbeitet, kann diese besondere Form von Wasser – eben das EZ-Wasser – nachgewiesen werden. Es hat die Summenformel H_3O_2, aufgeschlüsselt als $HO^-(O^+)-H_2$, sogenanntes Dioxidanium, Dioxidanylium oder Hydroperoxonium. Damit erweitern sich die Wassereigenschaften auf vier Zustandsphasen von Wasser:[15]

1. Festphase (Eis),
2. Flüssigphase,
3. gasförmige (richtig muss es heißen: dampfförmige) Phase und
4. Exklusionszonenphase (EZ).

Wie gesagt: Die von Pollack und seinen Mitarbeitern beschriebenen Eigenschaften von EZ überschneiden sich teilweise mit denen von den Coherence Domains (CDs), die von Del Giudice et al. basierend auf der Quantenfeldtheorie-Berechnungen beschrieben werden.[16] EZs können als längerfristige Ensembles von CDs angesehen werden, und einige Forscher verwenden diese beiden Begriffe austauschbar. Beweise für das Vorhandensein von stabilen Wasserclustern bis zu mehreren hundert Mikrometern Größe basieren auf der Atomkraftmikroskopie sowie auf Infrarot- und ramanspektroskopischen Untersuchungen.

Zusammengefasst hat dieser besondere Aggregatzustand des EZ-Wassers folgende Eigenschaften:[17]

- Er formt bis zu 500 Mikrometer breite Gebilde.
- Er ist streng geordnet, während das angrenzende Bulkwasser ungeordnet ist. Das zeigen Messungen der Viskosität und des NMR-Verfahrens.
- Er hat eine elektrische Ladung. Die Polarität negativ oder positiv richtet sich nach der Ladung der soliden Oberfläche, die das Wasser benetzt. Im Fall einer positiven Oberflächenladung wird auch das EZ-Wasser positiv geladen. Ist die Oberfläche negativ geladen, wie häufig bei hydrophilen Oberflächen, dann ist auch das EZ-Wasser negativ geladen, und der elektrisch positive Pol wird an den Rand zum angrenzenden Bulkwasser gedrängt. Diese positive Ladung besteht dann aus Wasserstoffprotonen. Die elektrische Spannung zwischen dem negativ geladenen EZ-Wasser und der positiv geladenen Wasserstoffansammlung beziehungsweise dem weniger negativ geladenen Bulkwasser wirkt wie eine Batterie. Das negative elektrische Potenzial beträgt bis zu –150 mV. Zwischen den elektrischen Polen spannt sich ein elektrisches Feld.
- Er absorbiert UV-Licht mit einem Peak bei 270 Nanometern (4,59 eV). Wird dieses Wasser mit Lichtenergie rund um 270 Nanometer angeregt, dann fluoreszieren die Wassermoleküle.[18] Die Effekte können mithilfe von quantenelektrodynamischen Feldern plausibel erklärt werden.[19]
- Er schließt über Krafteffekte Fremdmoleküle aus, die nicht in Resonanz mit den eigenen Schwingungen liegen (deshalb die Bezeichnung »Exklusionszone«).
- Die EZ-Phase wird durch Infrarotlicht mit etwa 3000 Nanometer Wellenlänge bis zum Dreifachen vergrößert.

- Die Wassermoleküle bauen in der EZ-Phase ein hexagonales Strukturmuster auf, das stabil ist – eine Art flüssiges Eis mit höchster Ordnung.
- EZ-Wasser ist zehnmal viskoser als Bulkwasser, und der Refraktär-Index sowie die Dichte sind um 10 Prozent höher. Die hohe Dichte ist begleitet von der tetrahedral gerichteten eisähnlichen Wasserstoffbindung.
- Das Verhältnis von Wasserstoff zu Sauerstoff beträgt in der EZ-Phase nicht wie im Wasser üblich 2 zu 1 (H_2O), sondern 3 zu 2 (H_3O_2).
- Die weitreichende Wirkung der elektrischen Felder dieses EZ-Wassers beruht auf kollektiven Eigenschaften der kohärent ausgerichteten Wassermoleküle, deren Elektronen und Moleküle ein Plasma bilden.[20]

Plasmen – an ein Atom oder Molekül gebunden – sind teilweise ionisierte Gase, in denen ein bestimmter Anteil von Elektronen frei ist. Das Plasma ist elektrisch leitend, sodass es stark auf elektromagnetische Felder anspricht. Die Plasmabildung müssen wir uns im Abschnitt über »Browns Gas« nochmals vornehmen. Das sehr energiereiche Browns Gas, auch »HOH« genannt (mit vielen anderen Namen), ist ebenfalls eine besondere Wasserphase, die aber mit den hier beschriebenen Besonderheiten des EZ-Wassers und der CDs viele Ähnlichkeiten aufweist.

Unabhängig von Pollack haben Wissenschaftler des Max-Planck-Instituts für Metallforschung in Stuttgart mithilfe hochbrillanter Röntgenstrahlung beobachtet, dass Eiswasser an der Grenzfläche zu einem Mineral, in diesem Fall war es Siliziumdioxid, 20 Prozent kompakter ist als normales Wasser (mit einer Dichte von etwa 1,2 g/cm^3). Dieses Wasser beginnt schon bei –17 °C zu schmelzen, also weit unterhalb des Gefrierpunkts von ungebundenem Wasser. Man kann sich vorstellen, dass derartige Grenzflächenwasser auch in Organismen einen deutlich niedrigeren Gefrierpunkt als 0 °C haben, was ein Schutz vor Eiskristallbildung ist.

Wir haben oben erwähnt, dass die EZ-Wasserschicht durch IR-

Licht im Bereich von 3000 Nanometern äquivalent um 0,413 eV verstärkt werden kann. Dieser Energiebetrag entspricht ziemlich gut der Differenz der Ionisierungsenergie von Wasser mit 12,56 eV und der EZ- und CD-Wasser-Energie von 12,06 eV; die Differenz beträgt ja 0,5 eV, was äquivalent zu 2479,7 Nanometer IR-Licht ist.

Dieses Licht mit 0,5 eV Quantenenergie entsteht auch, wenn atomarer Wasserstoff und atomarer Sauerstoff in der oben beschriebenen ersten Master-Reaktion zu Wasser werden. Wenn die Master-Reaktion abläuft, wird folglich die EZ-Bildung gefördert, und bestehende EZ-Schichten werden stabilisiert. Dann allerdings werden Energieproduktionen möglich, die alle bisherigen Erwartungen bei Weitem übersteigen. Zusätzlich entstehen Sensibilitäten, die man ebenfalls nicht für möglich gehalten hatte. Das sehen wir uns noch genauer an.

Die EZ-Cluster bestehen aus Millionen bis Milliarden von Wassermolekülen und können, falls keine massiven Störungen einwirken, bis zu Monaten bei Raumtemperatur und normalen Druckverhältnissen stabil sein.

Aus dem Labor von Alexander Konovalov (Russische Akademie der Wissenschaften) kommt der wichtige Hinweis, dass hochverdünnte Lösungen spontan Cluster von 100 bis 300 Nanometer Durchmesser formen, mit elektrischen Oberflächenpotenzialen von −2 bis −20 mV. Aber, und das ist ein neuer Aspekt, diese spontanen Cluster werden nicht gebildet, wenn alle elektromagnetischen Felder total abgeschirmt werden.[21] Das bedeutet, dass bestimmte elektromagnetische Schwingungen für die spontane Clusterbildung essenziell sind, was die Quantentheorie bereits vorhergesagt hat. Bei dieser induzierten Clusterbildung im Bulkwasser fehlt aber eine entscheidende Eigenschaft des EZ-Wassers und der CDs: Es ist die Kohärenz. Damit fehlen, bildlich gesprochen, dem Tiger die Zähne.

Das elektrische Feld sowohl des EZ-Wassers als auch der CDs dagegen wird durch die Kohärenz gleichsam gefangen und bildet dadurch am Übergang zu Bulkwasser einen starken Gradienten, was – wie bereits gesagt – einer Potenzialdifferenz von 50 bis 120 mV entspricht. An dieser Übergangsstelle macht sich ein Batterieeffekt bemerkbar, und es entsteht eine kondensatorgleiche elektrische Speicherkapazität von 20 $\mu F/m^2$.

Die in diesen Zonen freigesetzten Elektronen haben die Fähigkeit, Barrieren zu durchtunneln und Redoxprozesse zu starten. Energiebarrieren von bis zu 0,5 eV werden leicht überwunden. Ziel der Elektronen ist bevorzugt der Sauerstoff. Es entstehen angeregte Ionenpaare als $H_2O^{+\cdot}$ und $O_2^{-\cdot}$ als Starterionen für diverse weitere energetische Reaktionen.[22]

Fassen wir zusammen: In dem eben beschriebenen Wasser liegen also mindestens zwei Zustände vor: zum einen die kohärenten Domänen EZ- und CD-Wasser, zum anderen das gewöhnliche Bulkwasser. Zwischen beiden findet ununterbrochen ein Austausch statt: Elektronen gelangen vom kohärenten EZ-Wasserteil in das gewöhnliche Bulkwasser und landen auf Sauerstoff. Dabei werden erhebliche Mengen von Energie frei:

2 H_2O (EZ-Wasser) + $O_2 \rightarrow O_2$ + 2 H_2O (Bulkwasser) + n hv (Photonenenergie)

Es ist verständlich, dass dieser Fakt lange übersehen wurde. Denn wenn man den linken EZ-Wasserteil in der Gleichung vergleicht mit dem rechten Bulkwasserteil, so sieht man rein formal keinen Unterschied, beide Male steht dort 2 H_2O plus O_2. Das Wasser der linken Seite ist aber angeregt und befindet sich nicht im Gleichgewicht, während das Wasser der rechten Seite energetisch im Grundzustand ist. Und nun kommt das Entscheidende: Die linke Seite hat ein Elektronenplasma und kann bei Destrukturierung des organisierten Wassers viel Energie erzeugen. Jeweils ein freigesetztes Elektron der linken Seite reduziert dann jeweils ein im Wasser gelöstes Sauerstoffmolekül der rechten Seite.

Für jedes vollkommen reduzierte O_2-Molekül können bis zu enormen 8 eV Quantenenergie im Bulkwasser entstehen. Auch wenn diese Summenenergie nicht mit einem Schlag frei wird, reichen die Energien der Zwischenschritte bei Weitem aus, um diverse

Wassermoleküle schwingen bei Erreichen einer kritischen Dichte kohärent, erzeugen dann energetisch quasifreie Elektronen und geben elektromagnetische Strahlung analog zu einem Laser ab

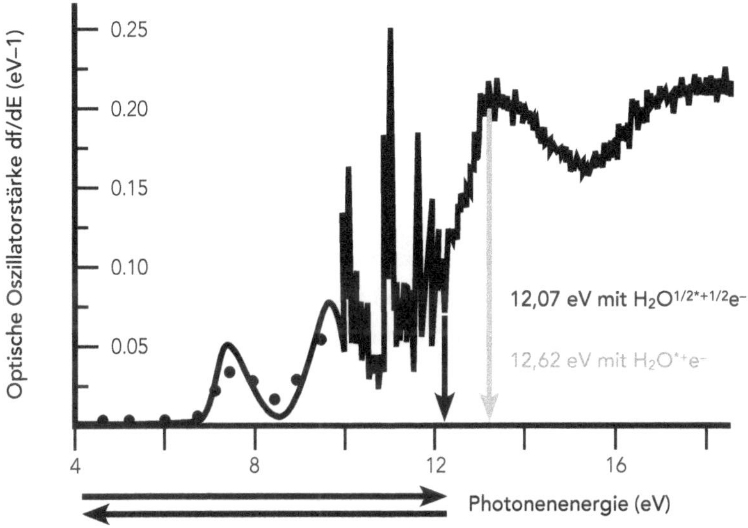

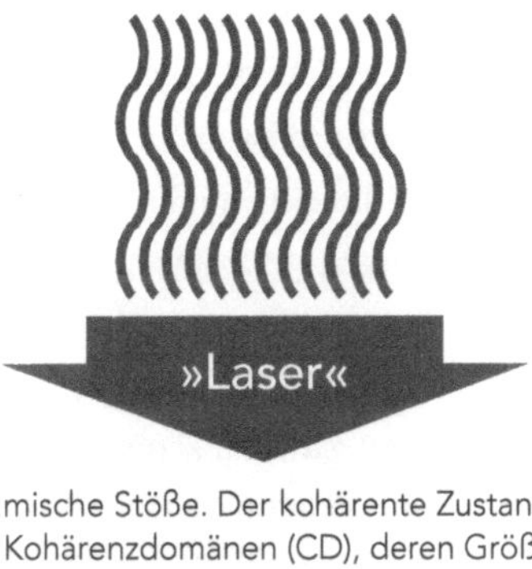

Die Bildung der Multimode-Lasereigenschaften begründet einen Pumpmechanismus. Dieser Prozess führt zu synchronisierten Anregungs- und Relaxationsmustern zwischen dem Grundniveau und der Anregung bei 12,07 eV der beteiligten Wassermoleküle, indem ein Elektron pro Molekül so locker gebunden ist, dass es als fast frei gilt. Der Unterschied wird als »Energielücke« bezeichnet und schützt den kohärenten Zustand vor Zerstörung durch thermische Stöße. Der kohärente Zustand erstreckt sich in einer Region namens Kohärenzdomänen (CD), deren Größe die Wellenlänge des für die kohärenten Oszillationen verantwortlichen elektromagnetischen Modus ist. Folglich werden Wasser-CDs zu einem Reservoir quasifreier Elektronen, und gleichzeitig entstehen auch entsprechende quasifreie Protonen. Im Prinzip gleiche Mechanismen laufen im EZ-Wasser ab.[23]

Chan, W. F., Cooper, G., Brion, C. E.: »The Electronic Spectrum of Water in the Discrete and Continuum Regions. Absolute Optical Oscillator Strengths for Photoabsorption (6–200 eV)«, Chemical Physics 178, 1993, S. 387–400.

Reaktionen und Aktivierungen zum Beispiel von Enzymen in Gang zu setzen.

Außerdem können – gemäß unserer Anfangsforderung – atomarer Wasserstoff und atomarer Sauerstoff entstehen, was beim Zusammenschluss dieser Reaktanten in unserer Master-Reaktion neue Energie hervorbringt. Voeikov und Del Giudice[24] nennen diesen Vorgang ja angemessen ein »Wasserbrennen«. Wasserbrennen funktioniert allerdings nur, wenn ein gewisser Schwellenwert einer Sauerstoff- und Elektronendichte überschritten und ein zusätzlicher kleiner Energiebetrag als Triggerimpuls von außen eingebracht wird. Dies kann bereits durch Lichteinfall oder Reibung und Scherung passieren, also unterschiedliche Bewegung einzelner Wasserschichten wie beim Strudel oder durch Schalleinwirkung, elektromagnetische Hochfrequenz und vieles mehr.

EZ-Wasser, zum Beispiel als Verbindung zwischen einer hydrophilen Oberfläche und dem Bulkwasser, kann über Tage, Wochen oder Monate als Kohärenzstrahler existieren.[25] Wir müssen also Wasser zumindest immer als Zweiphasensystem betrachten. Diese beiden Phasen unterscheiden sich in ihren thermodynamischen Parametern: Während die eine Phase infolge des Chaos einen hohen Rauschpegel aufweist, repräsentiert die andere Phase niedrige Entropie mit hoher Kohärenz der Moleküle als Inseln im Bulkwasser oder als Berührung von Oberflächen. Dieses System kann Arbeit leisten und verstärkt sich selber. Die in den kohärenten Zentren eingebundene elektromagnetische Welle kann eine repulsive Kraft quasi als Rückstoß erzeugen, die proportional zum elektromagnetischen Feldgradienten ist und umgekehrt proportional zur Masse der Moleküle beziehungsweise Quantenteilchen.[26] Bei diesem Vorgang kann auch die Bulkphase energetisiert werden, wobei durch Elektronenanlagerung der Sauerstoff reduziert wird, was als »Wasseratmung« oder eben »Wasserbrennen« bezeichnet wird. Dadurch wiederum verkleinert sich das Gradientenpotenzial zwischen geordnetem und ungeordnetem Wasser, und das gesamte System geht in einen niederenergetischen Zustand über. Wenn sich aber mithilfe der durch die Energie geleisteten Arbeit dann geordnete molekulare Aggregate bilden, vergrößern sich damit die Oberflächen, die zu EZ-Wasser führen, und das System wandelt sich erneut zu höherenergetischen Strukturen. Dieses Auf und Ab an Energie führt zu gut messbaren extrem niederfrequenten Schwingungen.

Wassermoleküle in verschiedenen Phasen

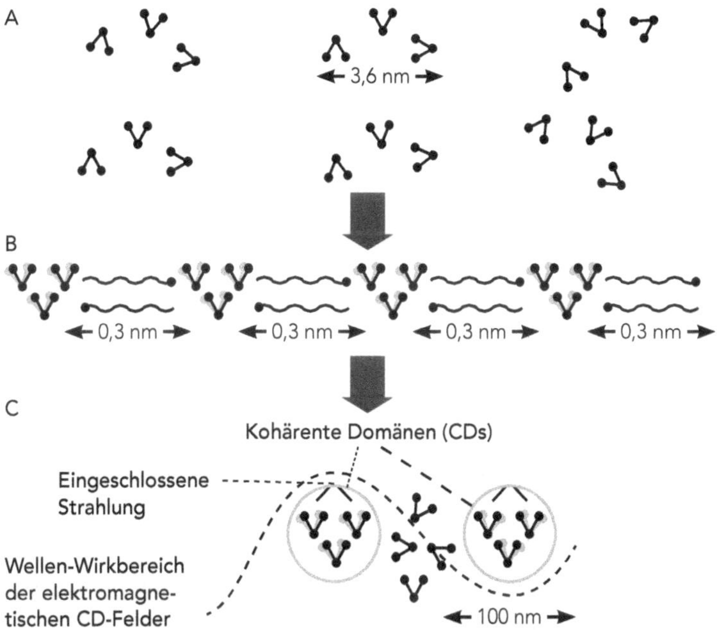

A. Wassermoleküle als Dampf oszillieren unabhängig voneinander und nicht kohärent, weil die Dichte der Moleküle unter dem kritischen Wert ist.
B. Wenn Dampf in Wasser zur Flüssigkeit kondensiert, beginnen Wassermoleküle in der Phase zu schwingen, aber nur dann, wenn die Dichte der Moleküle einen Schwellenwert überschreitet (0,31 g/cm³, Abstand ≤ 0,3 Nanometer [nm]) und die Temperatur unterhalb eines Schwellenwertes sinkt (Minimum an Energie).
C. Kohärent oszillierende Wassermoleküle, eingeschlossen in einem selbsterzeugten elektromagnetischen Feld als kohärente Domänen (Coherent Domains [CDs]). Dazwischen befindet sich nichtkohärentes Wasser (Bulkwasser). Das Verhältnis von nichtkohärentem zu kohärentem Wasser (CD) in der Flüssigphase hängt von der Temperatur ab.[27]

Del Giudice, E., Voeikov, V.L., Tedeschi, A., Vitiello, G.: »The Origin and the Special Role of Coherent Water in Living Systems«, in Fels, D., Cifra, M., Scholkmann, F. (Hg.): Fields of the Cell, Institute of Botany, Basel 2015, S. 95–111.

Wenn die Wassermoleküle hydrophile Oberflächen benetzen, geschieht die Ordnung durch Interaktion mit den Elektronen und elektrischen Feldern der Oberflächen und führt zur Kohärenz. Die Attraktion der Wassermoleküle zur Grenzfläche schützt sie vor Zerstörung durch Kollision. Da Fremdmoleküle in dieser Phase nicht mit der elektromagnetischen Schwingungsfrequenz des angelagerten Wassers resonieren, werden sie ausgelagert und verschwinden aus der Region. Wie gesagt: Deshalb gaben Pollack und seine Mitarbeiter dieser Wasserschicht den Namen »Exklusionszone«. Erst die QED-(Quantenelektrodynamik-)Theorie konnte diesen Effekt erklären, nicht so die konventionelle Theorie.

Transferierte Elektronen, Wasserstoff und Sauerstoff im Bulkwasser reagieren miteinander, setzen Energie frei und bilden dann wieder Wasser. Dieses Wasser setzt sich erneut an Oberflächen und rekrutiert weiteres EZ-Wasser – ein vollkommen selbstständig ablaufender Vorgang eines quasi unerschöpflichen Energiegenerators. Es wurde auch messtechnisch gefunden, dass die frei werdende Energie die EZ-Schicht vergrößert und den Generator dadurch zu immer größerer Leistung antreibt. Dabei werden noch mehr Elektronen freigesetzt, die weitere Sauerstoffmoleküle reduzieren. Auch die Anzahl verfügbarer Sauerstoffmoleküle erhöht sich durch ein induziertes Wassersplitting, wodurch das »Wasserbrennen« verstärkt wird. Der ganze Vorgang spielt sich in immer wiederkehrenden Wellen oder Impulsen ab, läuft also oszillatorisch.[28] Auch alle daran gebundenen Stoffwechselprozesse nehmen diese Oszillation auf, was wir in unseren Versuchen mit Hefezellen im wässrigen Milieu bereits im Jahr 1989 feststellen konnten (siehe Abbildung).

Nicht alle Elektronen landen auf Sauerstoff, einige suchen sich die Wasserstoffionenschicht am Übergangsrand des EZ-Wassers zum Bulkwasser. Landet ein Elektron auf einem Wasserstoffion (H^+), wird das Proton zu einem elektrisch neutralen Wasserstoffatom und schließlich zum Wasserstoffmolekül. Auch Hydride können entstehen, wenn sich an das elektrisch neutrale Wasserstoffatom ein weiteres Elektron dranhängt und das negative Wasserstoffion H^- entsteht.

Eine Zell- und Mitochondriensuspension von Hefezellen zeigt in ihrem Lichtabsorptionsverhalten im Kollektiv rhythmische Minutenoszillationen als Kohärenzverhalten

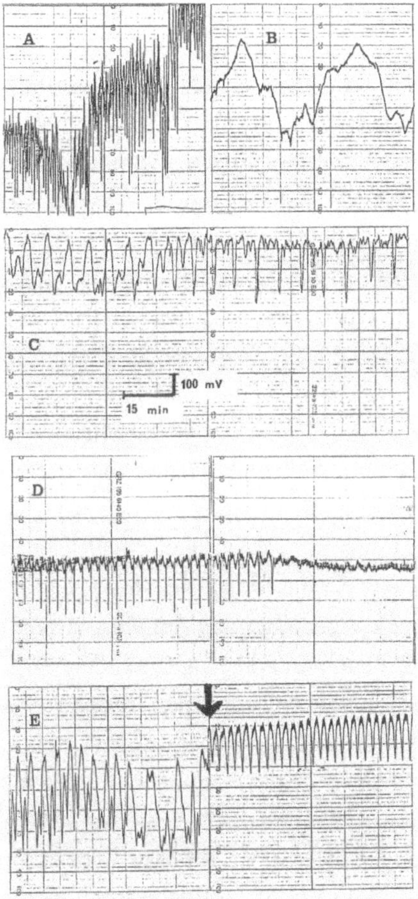

A: Aufzeichnung über circa 4 Stunden; B: Aufzeichnung über circa 10 Minuten; C: eingezeichnete Zeitachse 15 Minuten; D, E: ebenso. Verschiedene rhythmische Formen sind zu sehen. Bei D wird die Rhythmik plötzlich unterbrochen; die Zellen haben im Kollektiv den kohärenten Stoffwechsel beendet. In E (untere Aufzeichnung) wird beim eingezeichneten Pfeil ein Laserlicht mit 900 Nanometer Infrarotlicht eingestrahlt. Als ob die Zellen und Mitochondrien darauf gewartet hätten, wird schlagartig eine überraschend ausgeprägte Kohärenzoszillation erneut hergestellt, nachdem vor der Einstrahlung die Rhythmik etwas unregelmäßig geworden war.[29]

Warnke et al., 1989.

Viel Wasserstoff verdrängt Sauerstoff, der zur Reduktion dringend gebraucht wird. Dabei kann die Sauerstoffdichte unterhalb des Schwellenwertes sinken, wodurch der Energiegenerator gestoppt wird. Wasserstoff ist ein Gas; es kann das wässrige System auch verlassen und macht dann wieder Platz für Sauerstoff; zumal die Löslichkeit für Wasserstoff im Wasser geringer ist als für Sauerstoff. Sorgt man für das Abgasen des Wasserstoffs, steigt die

Sauerstoffdichte, und das »Wasserbrennen« startet erneut. Sind alle Elektronenschalen des Sauerstoffs gefüllt, ist das ein weiterer Grund für ein Abbremsen der Reaktionsfreudigkeit der Energieproduktion.

Interessant ist die Rolle der Elektronen. Bei den CDs hatten wir sie bereits als quasi frei erwähnt, die im Kollektiv eine Art Plasma bilden. In der EZ-Phase passiert dasselbe, aber hier kommen nun noch die Elektronen der benetzten Grenzfläche dazu, sodass sich die Plasmaschwingung ausdehnt und die Phase stabiler wird. Denn die Ausdehnung der Plasmaschwingung ist proportional zur Quadratwurzel der Ladungsdichte.

Bei einer positiv geladenen Oberfläche, was gleichbedeutend mit weniger Elektronen ist, werden die Protonen an die Berührungsstelle von Wasser und Oberfläche gedrängt. Das hätte man früher nicht für möglich gehalten, da ja gleichartige Polaritäten – hier plus – sich laut elektrostatischen Gesetzmäßigkeiten abstoßen sollten. Aber die kohärenten Verhältnisse mit ihren eigenen elektromagnetischen attraktiven Eigenschaften überdecken die elektrostatischen Kräfte. Andererseits bewirkt der konzentrierte Pluspol nun, dass die Elektronen nicht nach außen über den Außenrand der Domain hinausgepusht, sondern nach innen gezogen werden.

In einem natürlichen Wasserfluss eines Baches oder Flusses mit seinen Turbulenzen sind alle soeben beschriebenen Kohärenz- und Ladungsverhältnisse anzutreffen, was wiederum immer wieder neue Gradienten für Energie und Kräfte schafft – eine Art »lebendiges« Wasser. Überraschend sind EZ-Wasser-ähnliche Formationen auch an der Grenzfläche von Wasser zur Luft beobachtet worden. Identisch zum EZ-Wasser gibt es hier eine flüssig kristalline Anordnung der Moleküle. Kohärente Domänen werden also durch Oberflächen wie Membranen und Makromoleküle stabilisiert. Durch Messung der Schwingungsresonanzrate wurde festgestellt, dass innerhalb des Grenzflächenwassers eine Energieübertragung von den Elektronenschwingungen zu den Wasser-Hydroxid-Streckschwingungen innerhalb des Wasserdipols stattfindet. Es erstaunt deshalb nicht, wenn Bestrahlung mit Infrarotschwingungen als Resonanzschwingung die Ausmaße der Grenzflächenwasserschicht um den Faktor 2 bis 3 erhöht werden kann. Denn die erhöhten Streckschwingungen brauchen mehr Platz.[30]

Wenn das Wasser zusätzlich zum Beispiel durch Licht angeregt wird, oszillieren die Wassermoleküle zwischen einem Grund- und einem angeregten Zustand. Es wurde gezeigt, dass der angeregte Zustand die Quelle von supraleitfähigen Protonen ist. Wenn sich das auch für die Körper der Organismen bestätigt, wäre es eine Sensation, denn das würde bedeuten, dass eine quasi instantane Interkommunikation innerhalb des gesamten Körpers stattfindet, da alle sich berührenden kohärenten Wasserfilamente den gesamten Körper durchziehen. Laut der Biologin Mae-Wan Ho (1941–2016) aus Hongkong könnte dieser Effekt die Grundlage des Akupunkturnetzes sein, und dieser Verdacht ist sehr plausibel.[31]

Kohärente Domänen und EZ-Bereiche wirken wie Fallen für von außen eingestrahlte elektromagnetische Frequenzen. Wasser-CDs und EZ-Wasser können also leicht umgebende elektromagnetische Felder einfangen und dann kohärente Schwingungen in der Frequenz der Außenfelder produzieren, woraus über Resonanzmomente spezifische biochemische Reaktionen entstehen und sogar die Regulation von Genen stattfindet.

Eigentlich haben alle Moleküle ihre individuelle Vibrationsfrequenz. Wenn einzelne Moleküle in ihrem Repertoire die spezifischen Frequenzen der CD- und EZ-Schwingungen als Möglichkeit implizieren, fallen sie in Resonanz und werden aufgrund der elektrodynamischen Theorie von CDs beziehungsweise EZ-Schichten angezogen. Sie werden schließlich ein Teil der CD- und der EZ-Struktur als Gastmoleküle und verändern damit die Resonanzen. Nichtresonierende Moleküle werden dagegen abgewiesen und regelrecht ausgesondert. Über die physikalischen speziellen Kohärenzeffekte der CDs kommt es deshalb zur Ansammlung ausgesuchter resonanzfähiger Moleküle in der Umgebung der CDs. Man spricht hier von einem selektiven dynamischen Regime, wo Moleküle zueinanderfinden und dann mithilfe eines Frequenzcodes reagieren. Elektromagnetische Felder ermöglichen es den Molekülen zu interagieren, und die Moleküle regulieren die Frequenz des Feldes über ihre Reaktionsenergie.[32] Durch die Energieanregung dieser Gastmoleküle können dann chemische Reaktionen eingeleitet werden. Das dadurch entstehende neue Produkt hat nun eine andere Schwingungsfrequenz und wird von der Kohärenzzone (CD und EZ) freigelassen und sogar ausgestoßen.

Man stellt sich auf diese Weise auch die Enzymaktivitätseffekte vor. Dies ist eine wichtige Erkenntnis, denn Enzyme regeln sozusagen alles Wichtige im Körper. Man wusste bisher nur nicht, wie sie das energetisch und ferngesteuert vollbringen. Dass Wasserdomänen und EZ-Wasser hier mitspielen, ist zwar erstaunlich, aber wiederum sehr plausibel. Zumal ebenso die notwendige Energiezufuhr zu Enzymen offensichtlich aus dem Wasser kommt. Auch die Gedächtnisfunktion des Wassers wird mithilfe der CDs und EZs erklärt, die elektromagnetische Wellen speichern.[33] Für die Gedächtnisfunktion des Wassers haben wir unten ein Extrakapitel eingestellt. Emilio Del Giudice und seine Frau erklären in ihren wichtigen Ausführungen, wie diese Domänen mit den sensiblen Wirkungsmechanismen auch sogenannte okkulte Phänomene zu produzieren vermögen, also wie wir Menschen hochempfindlich für winzige Energiemengen werden können.[34]

Eine offensichtliche Anwendung der Energieverwertung der »Ein-Elektron-Reduktion« von Sauerstoff mithilfe von Wasser ist der Moment, in dem ein Spermatozoid eine Eizelle befruchtet. Dies ist der Startmoment für neu gebildetes Leben. Und dieser Startpunkt äußert sich durch einen drastisch vergrößerten Sauerstoffverbrauch. Wenn sich dann die Vorstufen eines Embryos ausbilden, wobei es noch keine Energieproduktionszentren als Mitochondrien gibt, wird die für die Entwicklung des Wesens notwendige Energie aus dem Wasser und der Reduktion des Sauerstoffs gezogen. In dem Moment, da sich dann Mitochondrien zur Atmung ausbilden, ist die Entwicklung mit erhöhtem Energieverbrauch so weit fortgeschritten, dass die zusätzliche Energiebildung über den kanalisierten Weg der drei Elektronen-Wasserstoff-Komplexe der Mitochondrien hochwillkommen ist.[35]

Das Wasser-Elektronen-Plasma als Browns Gas

Die geschilderten Verhältnisse im EZ- und CD-Wasser erinnern stark an das phänomenale Browns Gas, das ebenfalls aus dem Wasser stammt. Neben der Bezeichnung »Browns Gas« sind inzwischen in der Literatur, hauptsächlich in der populärwissenschaftlichen, viele Namen für dieses Gas bekannt (»Stoichiometric Mixture H_2 and O_2«, »HHO Gas« als »Atomic Hydrogen Oxygen«, »Hydroxy«, »Oxy-Hydrogen«, »Electrically Expanded Water« oder »Charged Water Gas Clusters«).

Dieses besondere Gas aus Wasser wurde erstmalig von dem amerikanischen Ingenieur William A. Rhodes in den Sechzigerjahren gefunden. Der Name »Browns Gas« geht aber zurück auf den Bulgaren Ilya Velbov (1922–1998), einen Elektroingenieur, der sich nach seiner Emigration nach Australien 1957 mithilfe des Geheimdienstes der US-Armee »Yull Brown« nannte. Berühmt wurde er durch seine Experimente, die er als »Feuer aus Wasser« bezeichnete. Inspiriert dazu wurde er angeblich durch die Prophezeiung im Zweiten Brief des Petrus, wonach die Erde irgendwann einmal in einem Feuerball untergehen werde. Da der Planet aber zu 70 Prozent aus Wasser besteht, fragte sich Yull Brown, wie Wasser zum Feuerball werden soll. Am 22. Mai 1998 verstarb der »Erfinder der unerschöpflichen energetischen Nutzung von Wasser« im australischen Auburn, ohne detailgenaue Rezepte zu hinterlassen. Brown konnte den Erfolg seiner Erfindung jedoch in aller Öffentlichkeit zeigen, auch in mehreren TV-Sendungen, indem er einen Pkw vom Typ Ford Perfect V8 mit seiner Generatorerfindung bestückte und fortan mit Wasser betankte. Als Beweis, dass aus dem Auspuff wiederum reines Wasser kam, trank er die kondensierte Flüssigkeit nach der Abkühlung. Laut Brown konnte das Fahrzeug mit 3,79 Litern (1 Gallone) rund 1600 Kilometer (1000 Meilen) fahren. Herzstück des Generators waren zwei Batterien, die das Wasser in einer Elektrolyse aufbereiteten. Heute werden seine Experimente vor allem in asiatischen Ländern nachvollzogen und auch bei YouTube gezeigt. Immer wieder wird demonstriert, wie Autos mit reinem Wasser fahren.

Aber das Gas ist vielfältig einsetzbar. Mit einer nahezu farblosen Gasflamme von nur 100 bis 200 °C werden Löcher in alle möglichen Materialien gebrannt, auch in Bleche und Eisenstücke. Die notwendige Hitze entsteht erst beim Kontakt des Gases mit den bearbeiteten Zielstoffen. Wolframelektroden werden aufgelöst, was eine Temperatur von 6000 °C verlangt, Aluminium mit Messing verschweißt, Eisenstäbe mit Ziegel verschmolzen. Die entstehende Hitzetemperatur ist bei jedem Material verschieden und entsteht in Abhängigkeit von Schmelz- und Dampfdruck, elektrischer Leitfähigkeit, Dichte- und Wärmekapazität. Verantwortlich ist letztlich die Interaktion der Elektronen, die mit einer Driftgeschwindigkeit von meistens 1 mm/sec eindringen, atomare Bindungen auflösen und neu kombinieren können – daher die Verschmelzungen.

Der Kanadier George Wiseman war von den Erfindungen so begeistert, dass er sie zu seinem Lebenszweck machte; die zahlreichen Ergebnisse aus Browns-Gas-Experimenten wurden und werden heute noch in die Weltgemeinschaft gebracht. Dafür gründete Wiseman im Jahr 1984 die Organisation Eagle Research, die seitdem sozusagen eine Mission verfolgt. Unzählige Versuche führten zu neuen Erkenntnissen, sie alle wurden nicht patentiert, keine »Geheimnisse« werden zurückgehalten – alles ist allgemeines Wissen.

Dennoch ist der weltweite Durchbruch des Verfahrens aus mehreren Gründen bis heute nicht gelungen. Natürlich stehen zuerst einmal Interessen von Großorganisationen dagegen, die um ihre Pfründe fürchten. Pures Wasser als Energiegenerator bringt kein Geld. Aber ein weiterer Grund ist, dass die Ursache für den einzigartigen Erfolg der Elektrolyse, wie sie Yull Brown angewendet hat, immer noch nicht so richtig verstanden ist. Eine ganz normale physikalische »Bilderbuchelektrolyse« reicht jedenfalls nicht aus, um die hohe Energie aus etwa 4 Litern Wasser herauszuholen, die Autos 1000 Kilometer fahren lässt.

Erst die Untersuchungen einer effektiven Wasserprobe im Jahr 2009/10 durch den Studenten Chris Eckman, damals von der Idaho State University in Pocetello mithilfe der Gaschromatografie-Spektroskopie, brachten Einzelheiten des Verfahrensmechanismus auf die richtige Spur. Unter dem Titel »Plasma Orbital Expansion of the Electrons in Water« veröffentlichte er seine Theorie zur Funktion der Energieerzeugung.[36] Im Vordergrund steht hier das Elektronenplasma, das wir von der kohärenten Wasserphase des EZ- und CD-Wassers her kennen. Dieses Plasma speichert offensichtlich deutlich mehr Energie als die übrigen Wasserbestandteile, wie wir oben ausführlich beleuchtet haben.

Energiestatus verschiedener Wassertransformationen

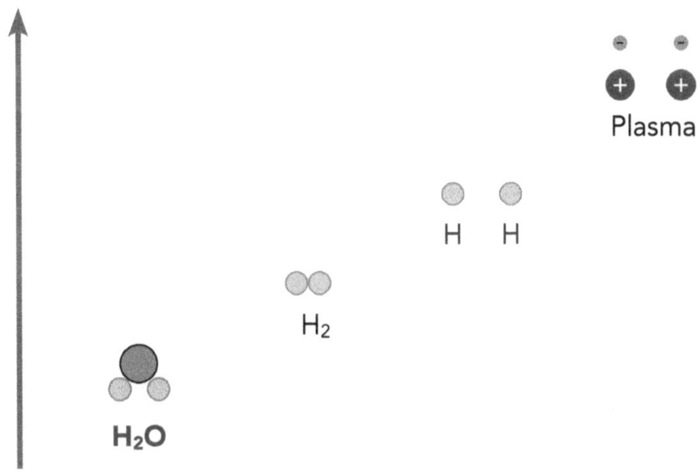

Ganz unten befindet sich der Energiegehalt des normalen Wassermoleküls H_2O. Etwas mehr Energie entwickelt das Wasserstoffmolekül H_2 und noch mehr der atomare Wasserstoff H. Die höchste Stufe nimmt das Plasma von Elektronen und Protonen ein, das sich aus kohärenten Domänen heraus bildet.[37]

Powerpoint: King, Moray B.: Water. The Key to New Energy. Cavitating Electrolyzers & Zero-Point Energy, Adventures Unlimited Press, Kempton, Illinois, 2017.

Obwohl Eckman an keiner Stelle seiner Abhandlung von der Notwendigkeit der Kohärenz spricht, findet man in der Darstellung seiner spektroskopischen Analyse den besonders hohen Peak einer Wasserdampfbildung und einen kleineren Peak, den er als plasmabedingte Wasserausdehnung identifiziert. Am Atomgewicht ist abzuleiten, dass es sich hier ebenfalls um Wasserdampf handelt, aber schwerer und angereichert mit Elektronen, deshalb stark negativ geladen. Es sammelt sich hier neben einer Erzeugung von Wasserstoff und Sauerstoff auch ein Wassermolekül-Isomer-Gemisch an. Und dieses Isomer als Wasserdampf ist selbst brennbar. Wie kann das sein?

Eckman hat sich eingehend Gedanken gemacht, und diese sind nachvollziehbar. Drei Merkmale dieses Zustands existieren, wobei die Wassermoleküle verschiedene Energiezustände haben:

1. Der Bindungswinkel in dem Wasserdipolmolekül (H_2O) zwischen den beiden H (normal ist ein Winkel von 104 bis 105 Grad) ist verändert. Es war schon vorher bekannt, dass Energie des Wassers in diesem Bindungswinkel gespeichert werden kann. Je höher die Energie des Wassermoleküls, desto stärker weiten sich die normalen 104,5-Grad-Bindungswinkel auf: zu 109 Grad und mehr.
   Mit 109 Grad 28 Sekunden werden dann die immer wieder erwähnten hexagonalen Strukturen erzeugt, die die Struktur von CDs und EZ-Wasser ausmachen, die ebenfalls beim Gefrieren des Wassers auftreten, die also das Gletscherwasser auszeichnen, was angeblich gesund für den Organismus ist. Unter Berücksichtigung der Tatsache, dass energetisiertes Wasser den Dipolwinkel auf circa 109 Grad und mehr spreizt und nur mit diesem Winkel hexagonale Strukturen entstehen, sind die stabilen Hexagone letztlich als Charakteristikum einer Energiespeicherung anzusehen. Auf das Paradox, dass gefrierendes Wasser, was durch Abzug der Wärme eine Energieerniedrigung darstellt, dennoch den 109-Grad-Winkel einnimmt, der ja eigentlich einer Energieerhöhung entspricht, kommen wir später. Zugrunde liegen Energieverschiebungen zwischen Sauerstoff und Wasserstoff, die sich in ihrem lokalen Energieniveau innerhalb des Wassermoleküls gegenseitig beeinflussen.
   Eckman postuliert nun eine Aufweitung der Dipole durch Energetisierung von bis zu 180 Grad, das heißt, die Wasserstoff- und Sauerstoffmoleküle sind in einer geraden

Reihe aneinandergebunden: H-O-H. Ein linear gestrecktes statt gebogenes Wassermolekül entsteht. Damit verliert das Wassermolekül seinen elektrischen Dipolcharakter. Aber genau dieser Dipolcharakter macht Wasser zu einer Flüssigkeit, weil die Wasserstoffbindung mit der Dipolpolarisierung die einzelnen Wassermoleküle oszillatorisch zusammenbindet und zusammenhält. Ohne Dipole verliert sich der Zusammenhalt, und die Flüssigkeitsphase wird zu einer Wasserdampfphase und im Besonderen zu einem Plasma. Denn ein Wassermolekül, das frei von seiner natürlichen Wasserstoffbindung ist, verlässt das Kollektiv als Dampf, was nun hier trivial als »Gas« bezeichnet wird.
Wassermoleküle, die noch nicht bis zu 180 Grad aufgespreizt sind, also nur »Um-die-109-Grad-Winkel« haben, können auf ihren normalen 104,5-Grad-Winkel zurückfallen und geben dabei die gespeicherte Energie wieder frei. Das passiert auch bei normaler Elektrolyse.

Plasma-Orbital-Expansions-Theorie von Eckman

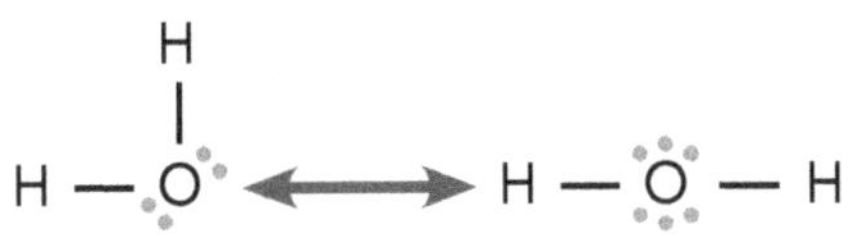

In der Plasma-Orbital-Expansions-Theorie von Eckman wird postuliert, dass sich durch Energieverschiebungen zwischen Sauerstoff und Wasserstoff der Wassermoleküldipol bis auf 180 Grad aufspreizt. Das bedeutet, die Wasserstoff- und Sauerstoffmoleküle sind in einer geraden Reihe aneinandergebunden: H-O-H. Damit verliert das Wasser seinen Halt zu anderen Umgebungsmolekülen und seinen Flüssigkeitscharakter. Einzelne Moleküle werden zu Wasserdampf und im Besonderen zu einem Plasma.

2. Ein weiterer Aspekt von Browns Gas ist, dass das Wassermolekül zwei zusätzliche Elektronen aufnehmen kann. Dafür müssen dann die Elektronenbahnen um das Wassermolekül zunehmen. Man muss dazu wissen, dass ein normales Wassermolekül Elektronendichten auf zwei, maximal drei Umlaufschalen (N1, N2, maximal N3) hält. Nun wird vermutet, dass durch Elektroneneinbau diese N3-Umlaufbahn bestückt wird

und sogar eine N4-Bahn dazukommen kann. Jede dieser Formationen ist in weitere zwischengelagerte Umlaufbahnen unterteilt (in s für *sharp* und p für *principal*). Je weiter das Elektron vom Zentrum entfernt kreist, desto mehr Bahnen sind möglich (wie d für *diffuse* und f für *fundamental*). Jede Umlaufbahn steht für ein ganz bestimmtes Energieniveau. Auch mit diesem Prinzip kann im Wassermolekül Energie gespeichert werden. Das neue linear gestreckte Wassermolekül gewinnt also neue Elektronen. Die Elektronen eines normalen Wassermoleküls als Dipol existieren auf der Umlaufschale N2, aber das lineare Wassermolekül nutzt eine Zwischenstufe der Schale von N3, es ist die d-Schale, als Hybridstatus. Das erlaubt vorübergehend, dass ein zusätzliches Elektron kreisen kann.

Das Wassermolekül geht mit der Speicherung von zusätzlicher Energie von der normalen tetrahedralen gebogenen Form (vier Elektronenpaare, zwei davon genutzt, zwei ungenutzt) in eine trigonale und bipyramidale neue Form über (fünf Elektronenpaare, zwei genutzt, drei ungenutzt). Der Wasserstoff kann maximal zwei und der Sauerstoff maximal acht Elektronen aufnehmen. Sauerstoff ist elektronegativer und zieht deshalb die Elektronen stärker zu sich, als es Wasserstoff vermag. Allerdings gibt es eine Regel, die Oktettregel. Sie wird auch »Acht-Elektronen-Regel« genannt, und sie besagt, dass die Atome der Hauptgruppenelemente ab der zweiten Periode des Periodensystems in Molekülen maximal acht äußere Elektronen (Valenzelektronen) beziehungsweise vier Paare haben dürfen. Demnach wäre im Wassermolekül die zusätzliche Elektronenaufnahme durch Sauerstoff verboten. Aber die Oktettregel lässt Ausnahmen zu, wenn es sich um ein Isomer handelt, was hier der Fall ist. Ein Isomer ist jedes Molekül, das zwar die gleiche Anzahl einer Atomsorte hat, aber die Struktur oder Orientierung dieser Atome im Molekül verändert. Übrigens gilt diese Ausnahme von der Oktettregel auch bei Kältewirkungen.

Dieser neue Isomerzustand ist nicht sehr stabil, und die Extraelektronen können das System schnell wieder verlassen, falls nicht bestimmte Cluster, die Rydberg-Cluster (Punkt 3), das Geschehen stabilisieren.
Einige Forscher charakterisieren dieses energetisierte Wassermolekül nachvollziehbar als ein »Wasserisomer mit angeregtem Plasmazustand im ›linearen‹ Dipolmolekül«, weil es fähig ist, zusätzliche Elektronen in die Orbitalstruktur aufzunehmen. Kleinste energetische Einflüsse können die Elektronen dann aus den Umlaufbahnen des Wassermoleküls in alle Richtungen freisetzen, was letztendlich zum angesprochenen Plasma führt. So ähnlich verhielten sich bereits die EZ- und CD-Wasserstrukturen, die wir oben beschrieben haben.
Das genannte Brennen kommt durch die Reaktion dieser freigesetzten Elektronen zustande; und wenn Löcher in Eisen gebrannt werden, dann dadurch, dass diese Elektronen mit den Orbitalelektronen des Eisens reagieren.
Vor nicht allzu langer Zeit hat der US-amerikanische Radio- und Fernsehingenieur John Kanzius (1944–2009) Aufsehen erregt, indem er für alle sichtbar Wasser zur Feuerflamme machte, also Wasser verbrannte. Er hatte das Wasser mit einer elektromagnetischen Schwingung der Frequenz 13,56 MHz beaufschlagt und vermutete dann eine Zerlegung der Wassermoleküle in H und O und ihre stark exotherme Reaktion, wie wir sie oben geschildert haben. Warum dann sein Wasser brennen kann, blieb dennoch unerklärt. Man kann sich denken, dass genau wie bei Browns Gas der Bindungswinkel im Wassermolekül durch die Energieaufnahme so verändert wurde, dass die Flüssigkeit aufbricht und ein Gas (Dampf) mit Plasmacharakter aus den Molekülen entsteht.

3. Der energetisierte Zustand des Wassers kann für längere Zeit gehalten werden und somit Energie gespeichert werden, wenn das Geschehen isoliert von den anderen Molekülen in »Rydberg-Clustern« abläuft (nach dem schwedischen Physiker Johannes Rydberg [1854–1919]). Rydberg-Cluster sind Atome

und/oder Moleküle, die schwach durch die Elektronen und die elektromagnetischen Kräfte eines Plasmas gebunden sind. Sie setzen sich selbst aus Miniaturclustern zusammen. Die Elektronen im Plasma haben hohe Energien, aber die Moleküle oder Atome, die zusätzliche Elektronen halten, sind relativ niederenergetisch. In Rydberg-Clustern kann die neue Form von Wasser, also das beschriebene Isomer, deutlich länger existieren. Dadurch kann das Gas mehr Energie speichern als ein normales H_2- und O_2-Gemisch, und es kann leicht gezündet werden. Reines Wasser ist ja eigentlich ein guter Isolator, aber als »elektrischer Wasserdampf« wird es zum perfekten Leiter. Leiter heißt, Elektronen müssen die Möglichkeit zur Bewegung haben, was nur in einem Plasma perfekt funktioniert.

Eine Frage müssen wir noch beantworten: Wenn Wasser dermaßen energetisiert wird, wie wir es bereits bei dem EZ- und CD-Wasser feststellen konnten und es jetzt bei der besonderen Browns-Gas-Elektrolyse wiedererleben, warum brechen die Bindungen des Wassermoleküls dann nicht auf, und das Wasser zerfällt in Wasserstoff und Sauerstoff? Das wäre doch die eigentliche Erwartung, die wir bereits oben eingehend beschrieben haben. Sicherlich passiert das teilweise auch bei der besonderen Elektrolyse, aber einige Wassermoleküle bleiben mit ihrem veränderten Dipolwinkel erhalten und zerbrechen nicht, weil das Wassermolekül-Isomer von autarkem, nichtangeregtem Wasserstoff, Sauerstoff und Wasserdampf umgeben und alles durch ein Elektronenplasma zusammengehalten wird. Genau so ein Zustand zeichnet eben den Einfluss von Rydberg-Clustern aus.

Die Cluster können Hunderte bis Tausende von Atomen und Molekülen enthalten, ein Gemisch aus einigem einatomigem und mehr noch aus zweiatomigem Wasserstoff und Sauerstoff als Wasserdampf mit freien Elektronen. Das linear aufgebaute Wassermolekül macht etwa 3 bis 13 Prozent des gesamten Gases aus. Es kann sich

Rydberg-Cluster

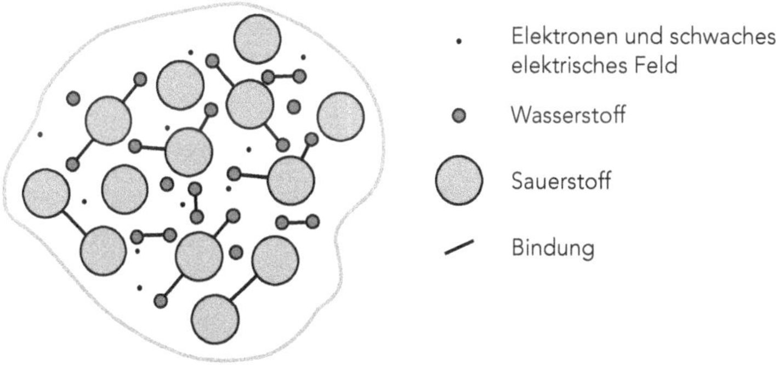

Im hier skizzierten Rydberg-Cluster stabilisieren sich die energiereichen H-O-H-Moleküle und die normalen Wassermoleküle zusammen mit freien Elektronen, atomarem und molekularem Wasserstoff und Sauerstoff gegenseitig in einem Verbund.[38]

Eckman, C.: »Plasma Orbital Expansion of the Electrons in Water«, Proceedings of the NPA 6 (2), 2010, http://www.naturalphilosophy.org/pdf/abstracts/abstracts_5440.pdf, Zugriff 10.9.2018.

auch mit anderen linearen Wassermolekülen zu einem Ring zusammensetzen, der bei einem Durchmesser von <0,5 Mikrometer stabil bleibt. Größere Ringgebilde zerfallen wieder. Es wird spekuliert, dass die stabilen Ringe Torsionen durchführen, wobei Mikroturbulenzen in der Wasserphase ausgelöst werden, die quantenenergetische Vakuumkopplungen auslösen – eine spannende Angelegenheit, aber sehr spekulativ. Nichts spricht bisher dagegen, dass diese Verhältnisse auch in jedem lebendigen Organismus auftreten können. Denn Browns Gas sollte eigentlich auch dort auftauchen, wo sich EZ- und CD-Wasser bildet. Dieser relativ stabile Clusterzustand mit ungewöhnlich erhöhter Energie hält durchschnittlich etwa elf Minuten an, wie Eckman messen konnte.

Die aufgezählten Punkte sind plausibel, weil Browns Gas zu schwer ist, um ein- oder zweiatomig zu sein, also aus Wasserstoff- oder Sauerstoffgas zu bestehen. Es misst aber genau die richtige Schwere für Wasserdampf, was ja nichts anderes als eine unzusammenhängende Verdichtung von Wasserdipolmolekülen ist. Da dieser Wasserdampf aber offensichtlich brennbar ist, muss er mit hochenergetischen Elektronen versetzt sein. Browns Gas ergibt 1851 kJ/mol (19,18 eV), während Knallgas 481 kJ/mol (4,99 eV) freisetzt; somit ist die Energiemenge der Bruttoreaktion beim Wasserumsatz im Fall der Browns-Gas-Elektrolyse um das 3,85-Fache herum größer.

Der Unterschied zwischen normaler Elektrolyse (mit Trennmembran zwischen den elektrischen Polkammern) und Browns-Gas-Elektrolyse (ohne Trennmembran) ist die Master-Reaktion mit Kohärenzauslösung der Wassermoleküle. Nur sie erzeugt, wie wir bei der Beschreibung des EZ-Wassers und der CDs gesehen haben, ein Elektronenplasma. Nur sie erlaubt die enge Zusammenführung und das Triggern von Elektronen- und Wasserstoffübertragungen. Allein dadurch entsteht die Dipolspreizung im Wassermolekül.

Im Organismus sind Kohärenzphänomene durch die Oberflächenbenetzung immer gegeben, sodass wir davon ausgehen können, dass eine Wasserenergetisierung wie bei Browns Gas auch im Organismus stattfinden kann, allerdings nur in Grenzen.

Über Folgen von getrunkenem Wasser mit Browns Gas gibt es meines Wissens keine verfügbaren wissenschaftlichen Untersuchungen. Aber die anekdotischen Erzählungen darüber fordern diese ein. Die betroffenen Menschen sprechen von geistiger und körperlicher Vitalisierung, ähnlich wie nach dem Genuss von Kaffee, aber ohne dessen Nebenwirkungen. Natürlich ist Browns Gas nicht toxisch und kann deshalb auch als Atemgas verwendet werden, zum Beispiel beim Tauchen. Die Erfahrung der Taucher zeigt, dass sie mit der Atmung von Browns Gas schneller aus der Tiefe wieder auftauchen können. Wenn Browns-Gas-Wasser auf die Haut aufgetragen wird, so werden angeblich der Wasser- und der Sauerstoff absorbiert. Über das Blutsystem gelangen sie zu den Muskeln und Gelenken, wo vorhandene Schmerzen und Schwellungen länger anhaltend verschwinden. Wir vermuten eher, dass die Elektronenenergie des Sauerstoffs Enzyme stimuliert. Auch die Wundheilung der Haut und die Zellregenerierung sollen deutlich verbessert sein. Die mit dem speziellen Wasser gegossenen Pflanzen gedeihen besser. Die Früchte enthalten mehr Nährstoffe und verderben viel später, verglichen mit unbehandelten Pflanzen.

Aber am nötigsten wäre der wissenschaftliche Beweis für folgende Aussage: Angeblich reproduzierbar, kann radioaktiver Abfall in kürzester Zeit neutralisiert werden. Da dieses direkt im Kernkraftwerk am Reaktor durchführbar werden kann, würden alle Zwischen- und Endlager sowie die Transporte dahin wegfallen.

Wie speichert Wasser die gewonnenen Energien?

Browns Gas ist die Krönung aller Wasseraufbereitungen. Aber auch ohne Browns Gas wurden mit Elektrolysewasser hervorragende Ergebnisse zum Beispiel beim Pflanzenwachstum erzielt und nachweislich Gesundheitsoptimierungen ausgelöst. Denn jede Elektrolyse generiert Wasserstoff und Sauerstoff durch Wassersplitting und mehr oder weniger unsere Master-Reaktion.

Wenn wir mithilfe von Elektroden, also technisch, die Master-Reaktion erzeugen, ergibt sich eine wichtige Frage: Wird bei diesem für das Trinken aufbereitete Wasser die sich bildende Energie so abgespeichert, dass sie nach der Aufnahme in den Körper, der Inkorporation, genutzt werden kann? Oder verfliegt diese Energie sofort als Wärme und ist nicht nutzbar?

Schon die Mechanismen der Browns-Gas-Entstehung und der hexagonalen Strukturen geben die Antwort: Diese Energien gehen nicht verloren, sie können gespeichert werden.

Wir hatten bereits erwähnt, dass die Energie in Bindungen von Molekülen gespeichert ist; je kürzer die Bindungsstrecke, desto mehr Energie steckt darin. Bindungen sind Elektronenaktivitäten; höhere Energie heißt höhere Elektronenanregung. Der Wassermolekülverband hat als Netzwerk mehrere Bindungsarten: Wasserstoff- und kovalente Bindungen. Energien, die innerhalb einer Wasserstoffbindung gespeichert werden, haben auch Auswirkungen auf die kovalenten Bindungen. Insgesamt sind die Interaktionsverhältnisse recht kompliziert.

Einen gewissen Hinweis gibt die hexagonale Struktur des Eises. Wir sprachen bereits von einem Paradoxon. Denn Eis ist ein Zustand niedriger Energie, und trotzdem entsteht eine Molekülumstrukturierung im Wasserdipol, die ansonsten bei der Energiezufuhr auftaucht. Das Paradoxon ist auflösbar: Die normalen intermolekularen Vibrationen, die in den Wasserstoffbindungen existieren, werden bei niedriger Temperatur herabgesetzt. Weniger Vibration ergibt mehr Festigkeit; die energetischen Bindungen werden dann stärker. Die Wasserstoffbindungsstrecken zwischen den Wassermolekülen werden deshalb trotz oder wegen des Verlustes der Vibrationsenergie kürzer. Nun kommen sich bei den kürzeren Bindungen aber im Wasserdipol auch die beiden Wasserstoffatome näher und stoßen sich zunehmend mehr ab; die Dipolwinkel spreizen sich dabei auf. Das Aufspreizen geschieht also, weil sich die Elektronen und Protonen innerhalb des Dipols bei Bindungsverkürzung exponentiell verstärkt abstoßen. Genau diese Umformung führt zur hexagonalen Struktur.

Prinzipiell Gleiches passiert, wenn Wasser Energie aufnimmt. Der Dipolwinkel des Wassermoleküls, der normal etwa 104 bis 105 Grad beträgt, wird nach Energieaufnahme aufgespreizt, weil die Wasserstoffbindungsstrecke auch zu anderen Molekülen bei höherer Energie kürzer wird. Diese Dipolspreizung und vermehrte Dichte der Moleküle ist geradezu Voraussetzung beziehungsweise Merkmal für die Bildung der hexagonalen Strukturen im Verband der Moleküle. Das aber bedeutet, dass die Hexagonalstrukturen einen Indikator für vorherige Energiespeicherung darstellen. Tatsächlich befindet sich EZ-Wasser, das ja eine besondere Energie- und Elektronenquelle darstellt, immer im Zustand der Hexagonalstruktur.

Bereits hier sei erwähnt, dass es nicht verwundert, wenn dem hexagonal strukturierten Wasser ein gesundheitlich wertvolles Potenzial zuerkannt wird. Da es immer auch durch seinen Elektronenreichtum negativ geladen ist, wirkt es vordergründig schon mal als ein guter Neutralisator für die in unseren Körpern weit verbreiteten und in Überzahl gefährlichen radikalen Hydroniumionen (H_3O^+). Denn reines Wasser ist ein schwacher Elektrolyt, der in Hydronium- und Hydroxidionen dissoziiert (»Hydroxylionen« ist der veraltete Begriff). Hydroniumionen sind verantwortlich für die bei Menschen häufige Übersäuerung und für Radikaltätigkeiten. Die Hydroniumionen bilden sich, wenn freie Wasserstoffionen sich an Wassermoleküle binden ($H^+ + H_2O = H_3O^+$).

Im reinen Wasser gibt es bei 25 °C auf ein H_3O^+-Ion circa 550 Millionen H_2O-Moleküle, dies entspricht dann pH 7. Genauer: pH 7 bedeutet 10^{-7} mol H_3O^+- und OH^--Ionen pro Liter, was einer Konzentration von 6,03 mal 10^{19} pro Kubikmeter H_3O^+- und OH^--Ionen entspricht. Diese Zahlen sind nicht besonders aussagekräftig und dienen nur der Orientierung. Denn eigentlich existiert das kleine H_3O^+-Ion immer nur im Verbund mit drei angehängten weiteren Wassermolekülen. Daraus wird dann $H_9O_4^+$. Dennoch, die positiv geladenen Hydroniumionen sind sehr beweglich und können verheerende Schäden anrichten, weil sie dauernd und überall Elektronen rauben. Hexagonale Wasserstrukturen neutralisieren Hydronium zu Wasser.

Wir müssen uns dieses Vermögen hexagonaler und kohärenter Strukturen genauer ansehen, indem wir auch die Anomalien des Wassers einbeziehen. Alles hängt mit den Bindungen zusammen, einerseits im einzelnen Wassermoleküldipol mit den beiden kovalenten Bindungen und andererseits in der Wasserstruktur als Zusammenbau von vielen Wasserdipolmolekülen durch Wasserstoffbrückenbindungen.

Einzigartige Eigenschaften des Wassers

Dieses Kapitel wiederholt auch im Allgemeinen noch einmal einige der »Aha-Momente« zum Thema »Wasser«, um uns die Besonderheiten dieses elementaren »Stoffs« noch einmal bewusst zu machen. Kundige werden hier sicher auch ihnen bereits Vertrautes finden.

Wasser ist der »anomalste« bekannte Naturstoff: Bisher sind insgesamt 69 Anomalien des Wassers bekannt. Es hat seine eigenen physikalischen Gesetzmäßigkeiten, die bei anderen Stoffen so nicht zu finden sind. Es ist, als ob die Natur sich hier etwas ganz Besonderes »ausgedacht« hätte, um das Leben zu ermöglichen und um dem Leben Komfort zu geben. So zieht Wasser sich beispielsweise bei Abkühlung unter 4 °C nicht weiter zusammen wie andere Körper, sondern es dehnt sich sogar wieder um 9 Prozent gegenüber der vorherigen maximalen Dichte aus (das nennt man »negative thermale Expansion«). Eis mit 0 °C hat etwa die gleiche Dichte wie 8 °C warmes Wasser. Das widerspricht den allgemeinen thermischen Gesetzmäßigkeiten. Da das 4 °C warme Wasser am schwersten ist, lagert es sich immer am Grund jedes Gewässers ab, unabhängig von den atmosphärischen Temperaturen.

Wasser ist im festen, also im Eiszustand, nicht schwerer, wie wir es von allen anderen festen Körpern kennen, sondern leichter als flüssiges Wasser, das circa 9 Prozent schwerer als Eis ist. Folglich schwimmt Eis. Genau diese beiden Eigenschaften – höchste Dichte bei 4 °C und schwimmendes Eis – erlauben das Leben im tieferen Wasser auch bei niedrigen Gefriertemperaturen im Winter. So können Fische nicht im Eis stecken bleiben, sondern unterhalb der Eisschicht weiter ihre Runden drehen. Dazu kommt noch, dass Eis ein schlechter Wärmeleiter ist und das Wasser vor Wärmeverlust schützt. Da Eis darüber hinaus gut die Sonnenstrahlung reflektiert, eben auch die Wärmestrahlung der Sonne, taut es nur sehr langsam, und der Vorteil der Wärmekonservierung im darunterliegenden Wasser bleibt länger erhalten.

Hoher Druck kann sowohl das Einfrieren von Wasser als auch das Schmelzen von Eis bewirken. Weitere Anomalien zeigen sich bei der Kombination von Druck und Temperatur: Wird die Temperatur des Wassers erhöht, kann es leichter zusammengepresst werden. Wird die Temperatur kontinuierlich weiter gesteigert, erhöht sich nicht mehr diese Zusammenpressbarkeit bis zu einem bestimmten Punkt der Temperaturerhöhung, wo wiederum das Zusammenpressen zunimmt. Zeichnen wir dieses Verhalten von Druck und Temperatur auf, sehen wir in der Kurve zuerst ein starkes Ansteigen, dann ein längeres Verweilen auf einem Niveau und danach wieder ein stärkeres Ansteigen. Das Leben von Säugetieren hat sich nun so eingerichtet, dass es beim längeren Verweilen genau im Temperaturbereich von 37 bis 41 °C existiert. Die Kerntemperatur des Körpers und die Temperaturerhöhung bei Anstrengung und Fieber verlaufen deshalb ohne wesentliche Störung der Wasserphase ab. Wäre es anders, dann könnte das Wasser nicht seine Aufgaben in uns erfüllen.

Außerdem hat Wasser eine sehr hohe Wärmekapazität, die verantwortlich dafür ist, dass sowohl Organismen als auch die Umgebung lebensfreundlich thermisch stabil bleiben. Kaum bekannt ist aber, dass das Minimum der spezifischen Wärmekapazität bei 36 °C liegt, also ganz in der Nähe unserer Körperkerntemperatur. Ansonsten wäre Fieber keine Option, um Viren zu bekämpfen, und Unterkühlung keine Möglichkeit, um den Stoffwechsel abzusenken. Beides dient langfristig gesehen der Vitalität.

Reines flüssiges Wasser lässt sich bei vorsichtiger Abkühlung bis auf circa –50 °C unterkühlen, ohne zu gefrieren. Wasser kann auch überhitzt werden, ohne dass es siedet. Beide Temperatureffekte nutzt die Natur innerhalb von Organismen in Extremzonenbelastungen immer wieder aus.

Wasser ist für sehr viele Substanzen ein ausgezeichnetes Lösungsmittel und gewährleistet lebenswichtige chemische Reaktionen.

Die beiden flüchtigen Gase Wasser- und Sauerstoff reagieren miteinander, und es entsteht ein zur Flüssigkeit befähigter Dampf als Dipolmolekül H_2O – auch das ist einzigartig. Denn das Dipolmolekül ist erst einmal nicht flüssig, auch nicht gasförmig, sondern eben Wasserdampf. Erst wenn mehrere Dipolmoleküle sich über Wasserstoffbrücken verbunden haben, entsteht das, was wir »flüssig« nennen. Das ist keineswegs selbstverständlich. Das Hydrogensulfid ist chemisch dem Wasser sehr ähnlich, aber unter Standardbedingungen nicht flüssig, sondern gasförmig. Der Grund dafür ist der fehlende Dipol.

Ein Dipol zeichnet sich durch elektrische Plus- und Minuspole aus. Zwei Atome Wasserstoff lagern sich an ein Atom Sauerstoff über kovalente Bindungen. Kovalente Bindungen sind das Ergebnis von der Nutzung eines Elektronenpaares jeweils sowohl vom Sauerstoff- als auch vom Wasserstoffatom. Um diese Bindung zu ermöglichen, werden vom Sauerstoff nur zwei Elektronen von den sechs Elektronen seiner Außenschale verwendet. Diese zwei Bindungen werden so weit wie möglich voneinander entfernt. Dadurch entsteht der Dipol mit dem eigentlichen Bindungswinkel von 109 Grad. Die anderen vier Elektronen der Außenschale des Sauerstoffs sind dann frei, um weitere kovalente Bindungen mit weiteren Wasser- oder anderen Molekülen, etwa Mineralen, zu schließen. Wenn diese Bindungen geschlossen werden, stehen sie näher zum Sauerstoffatom und drücken mit ihrem elektrischen Feld auf die bereits existierenden Dipolbindungen. Diese rücken jetzt näher zusammen. So kommt dann der allgemein für das Wasserdipolmolekül typische Winkel von 104 bis 105 Grad zustande, der ohne die Umgebung eigentlich bei 109 Grad läge.

Wird in einer Wasserstruktur nun Energie gespeichert, dann verändert sich die Bindungsgeometrie zwischen Sauer- und Wasserstoff – wie wir oben bereits ausgeführt haben –, und der Winkel des Dipols kann sich erneut mehr und mehr aufspreizen. Ist dies der Fall und werden etwa 109 Grad erreicht, dann entsteht beim Zusammenbau mehrerer Wasserdipole die verbreitete hexagonale Verbundstruktur. Als »Hexagomer« (ein Kofferwort, gebildet aus den Begriffen »Hexagon« und »Hexamer«) könnte man dann das kleinste Einheits-Aggregat zum Beispiel vom hexagonalen Eisverbund oder vom Grenzflächenwasser bezeichnen.

Das Sauerstoffatom ist sehr elektronegativ aufgrund der starken Anziehung zwischen dem Atom und den Elektronen. Diese Anziehung ist stärker als die zwischen Elektron und Wasserstoffatom. Deshalb haben wir einen elektrisch negativen Pol auf der Sauerstoffseite und einen weniger negativen Pol, man sagt dann positiven Pol, auf der Wasserstoffseite. Das resultierende Dipolmoment produziert eine elektrostatische Anziehungskraft auf die Wassermoleküle in der Nähe, weil jedes Sauerstoffatom zwei freie Elektronen für die Anziehung eines anderen Wasserstoffatoms in unmittelbarer Nachbarschaft hat. Diese Anziehungskraft wird »Wasserstoffbindung« genannt. 80 Prozent der Wassermoleküle innerhalb einer Wasserphase sind mit vier anderen Wassermolekülen verbunden.

Die Wasserstoffbindung ist relativ stark und bewirkt, dass Wasser erst bei einer Temperatur von 100 °C sieden kann. Der Siedepunkt ist allerdings abhängig vom Umgebungsdruck. Auf dem Mount Everest in fast 9000 Meter Höhe beträgt er nur noch etwa ein Drittel des Normaldrucks. Wasser siedet dann schon bei 70 °C.

Nicht alle Wassermoleküle sind miteinander fest verbunden. Es gibt in der flüssigen Phase auch viele unverbundene Aggregate, ansonsten könnte Wasser nicht fließen. Auch die kurze Bindungszeit der Wasserstoffbrücken von Bruchteilen einer Sekunde bewirkt in den Bindungspausen ein minimal räumliches Fortkommen der Wasserstruktur, was ebenfalls zur Fließfähigkeit beiträgt.

Der Durchmesser vom H_2O-Dipol wird mit 2,8 Å angegeben, groß und elektrisch stark genug, um von Membranen aufgehalten zu werden und nur durch Poren (Aquaporine) hindurchzugelangen. Damit kann Wasser innerhalb des Organismus in entsprechende Räume separiert werden.

Hier eine kurze Beschreibung, wie Aquaporine funktionieren: Sie sind ein weiteres Beispiel dafür, wie intelligent die Natur Systeme für den Nutzen konstruiert hat. Der Kurzstreckentransport von einer Zelle zur anderen verläuft über Wasserporen. Man kennt in Säugetieren inzwischen dreizehn Isoforme von Aquaporinen, die untereinander alle etwas unterschiedliche Durchströmungen aufweisen. Antrieb für den Transport der Wassermoleküle durch diese Aquaporine ist der osmotische Gradient. Die Richtung ist nicht festgelegt; das heißt, Wassermoleküle können sich in beide Richtungen, also hin- und zurückbewegen. Die Aquaporine lassen keine anderen Moleküle außer Wasser und seine Redoxformen durch. So gibt es auch Poren für die Wasserstoffperoxid-Diffusion (Peroxiporine), was für die Wichtigkeit von H_2O_2 spricht, zum Beispiel für die Krebsbekämpfung, die Immunfunktion oder für die Wundheilung.

Wie wird der selektive Transport bewerkstelligt? Aquaporine durchziehen als Pore die gesamte Membran. Die Weite der Pore ist auf die Größe des einzelnen Wasserdipols abgestimmt. Auf halber Strecke wird das elektrische Feld der Porenwände umpolarisiert. Es verläuft dann entgegengesetzt. Der Wasserdipol innerhalb der Pore folgt in seiner Orientierung diesem Feld. Das heißt, dass nach dem Durchdringen bis zur Mitte der Pore das Dipolmolekül um 180 Grad gedreht wird. Was vorher oben war, ist jetzt unten. Diese Drehung des Dipols bei gleichzeitiger spezieller Porengröße ist nur mit dem Wassermolekül möglich. Der Drehpunkt wirkt wie ein Pförtner, andere Moleküle können deshalb nicht passieren und werden aussortiert. So ein fein regulierter Mechanismus ist störanfällig, zum Beispiel sind die Aquaporine von spermienproduzierenden Zellen in ihrer Funktion empfindlich gegen Hitzestress. Allgemein kann oxidativer Stress die Wasserporenfunktion für die Diffusion von Wasser und Wasserstoffperoxid stoppen, was im Hinblick auf die Wirkung von zu viel H_2O_2 in der Zelle sinnvoll sein kann. Andererseits haben natürliche Polyphenole wie Curcumin aus der Pflanzenwurzel *Curcuma longa* einen Effekt auf die Regulierung der Wasserporen. Während Curcuma die Permeabilität hemmt, wirken andere Pflanzenstoffe fördernd. Dazu gehören Flavonoide (Quercetin) aus Zwiebeln, Tomaten und Kapern, Terpenoide (Marubilin) aus diversen Pflanzen, Flavone (Naringenin) aus Zitrusfrüchten, Tomaten und vielen anderen Pflanzen.[39]

Dass Pflanzenstoffe für einen optimierten Wasserhaushalt des Organismus und damit auch für Maßnahmen gegen Krebserkrankung und für die Altersprävention sorgen, war früher so nicht bekannt, ist aber folgerichtig, wenn wir uns die Konstruktionen der Natur betrachten. Auch wir Menschen wurden ja in eine bereits vorhandene Pflanzenwelt hineinevolutioniert. Das Thema haben wir in unserem Buch *Bionische Regeneration. Das Altern aufhalten mit den geheimen Strategien der Natur*[40] konsequent verfolgt.

Wir wollen uns weitere besondere Wassereigenschaften ansehen: Nehmen wir 1 Kubikzentimeter Wasser, so müsste nach Rechnung das spezifische Gewicht der Dipolmoleküle 1,84 Gramm ausmachen, was aber nicht zutrifft: Gewogen ist es genau 1 Gramm. Der Siedepunkt wäre laut Rechnung 63,5 °C; aber auch das trifft nicht zu, sondern unter Normalbedingungen liegt er bei 100 °C. Das weist darauf hin, dass Wasser einen besonderen Aufbau besitzt, der nicht einfach aus Dipolmolekülen besteht, sondern irgendwie auch dipolfreie Räume aufweist. Tatsächlich gibt es immer wieder im Wasser freie H^+- und OH^--Ionen. Sie bestimmen zusammen mit den Hydroniumionen (H_3O^+) letztlich auch den pH-Wert des Wassers. Außerdem gibt es im Wasser Hohlräume, in denen sich Sauerstoff ansammelt.

Wenn wir hoch gereinigtes 25 °C warmes Wasser betrachten, dann sind pro Liter etwa 550 Wassermoleküle zerlegt in ein Wasserstoffatom ohne Elektron (positives Proton) und in ein Gebilde aus einem Wasserstoff- und einem Sauerstoffatom, das ein Elektron zu viel, also eine negative Überschussladung hat (Hydroxidgruppe). Normal ist eine Menge von 3 Prozent derartiger Ionen. Bei 100 °C dissoziieren siebenmal mehr Moleküle.

Mit diesen Ionen sind viele Verbindungen möglich: $H^+ + H_2O$ ergibt – wie gesagt – H_3O^+ (Hydroniumionen). Die Wechselwirkung mit drei Wassermolekülen wird zu einem $H_9O_4^+$-Komplex. Ein OH^--Ion wird ebenfalls mit drei Wassermolekülen zu einem $H_7O_4^-$-Komplex. Innerhalb beider Komplexe sind die positiven oder negativen Überschussladungen längs aller H-Brücken frei beweglich.

Natürliches Wasser besteht zwar im Wesentlichen aus $H_2{}^{16}O$, doch kommen auch Verbindungen mit Deuterium und Tritium und den Sauerstoff-Isotopen vor. Dann entstehen Moleküle wie $H_2{}^{17}O$, $H_2{}^{18}O$, $D_2{}^{16}O$, $D_2{}^{18}O$. Schweres Wasser (Deuteriumoxid D_2O) ist in gewöhnlichem Wasser zu etwa 0,02 Prozent enthalten. Beim Deuteriumoxid D_2O sind beide Wasserstoffatome durch Deuterium D ersetzt. Ein D-Atom enthält im Kern ein Proton und ein Neutron. Höherprozentig schweres Wasser innerhalb der Wasserphase ist für die meisten Organismen hochtoxisch.

Das Dipolmolekül ist bereits ein Kunstwerk, aber nur ein Bauelement für die weitere Architektur, die uns mit ihren diversen wundersamen Eigenschaften – auch hinsichtlich der Gesundheit – in diesem Buch beschäftigt.

Wasser ist immer ein Zweiphasensystem, wie wir bereits erklärt haben, das einerseits aus stark verdichteten Molekülen besteht und andererseits nichtverdichtete Moleküle aufweist. Die wichtigste Phase mit starker Verdichtung ist dabei als »kristallin« zu bezeichnen. Heute sind bereits fünfzehn verschiedene kristalline Phasen des Wassers bekannt, die allerdings nicht alle in der Natur vorkommen, also teilweise technisch erzeugt sind.

Starke Verbindungen zwischen den Einzelmolekülen (Wasserstoffbrücken), die ununterbrochen aufgelöst und sofort wieder verfestigt werden, sind das Merkmal des Flüssigen. Die Wasserstoffbrücken leben nur Bruchteile von Sekunden (durchschnittlich 10^{-12} Sekunden), brechen dann auf, setzen Energie frei, um sich unmittelbar danach unter Energieverbrauch neu zu verbinden, eventuell mit nuancierten räumlichen Veränderungen, was eben ein Fließen erlaubt. Ohne diese alternierenden starken Bindungen würde sich Wasser weiter als Dampf (gasartig) benehmen und verflüchtigen. Die Bindungen aber bauen nicht nur das elementare Dipolmolekül, sondern auch Konglomerate aus Hunderten dieser Dipole als Gitterstruktur. Es entstehen damit sogenannte Assoziate als Clusterstrukturen, die sich unentwegt neu formieren.

So wie das Dipolmolekül das Aufbauelement der Wasserflüssigkeit ist, so ist der Tetraeder das Aufbauelement von Clustern der Wasserkristalle. Ein Tetraeder ist eine dreiseitige Pyramide, ein Vierflächner. Diese Tetraeder setzen sich zu den unterschiedlichsten Formen zusammen. Aber eine Konstruktion taucht am häufigsten auf – es ist die hexagonale, also sechseckige Ringstruktur. Das Hexagon ist die Hauptstruktur vom Zellwasser aller Lebewesen, es befindet sich an allen Grenzflächen, die mit Wasser in Berührung kommen. Alle Zellwände, alle Membranen, alle Proteine, alle Minerale und vieles mehr sind mit derartigen Wasserstrukturen überzogen. Ohne sie könnte keins der Konstrukte bestimmungsgemäß funktionieren.

Die hexagonale Anordnung ist die Hauptstruktur von geschmolzenem Gletscher- und vom Schneewasser, weil es ebenso die Grundstruktur von Schneeflocken und Eis ist. Bei geschmolzenem Eis bilden sich zusätzlich drei- (Trimer), vier- (Tetramer) und fünfteilige Gebilde (Pentamer), die Hexameren des Wassers sind aber in der Überzahl.

Neu ist der Nachweis, dass sich innerhalb von Spalten der Cluster natürliche Gasmoleküle einnisten können und dadurch Kristallohydrate gebildet werden. Sie sind durchaus als Brennstoff nutzbar. Kristallohydrate mit dem Kohlenwasserstoffgas Methan wurden im Dauerfrostboden, aber auch auf dem Meeresgrund gefunden. In diesen kalten Regionen halten sich die Gase innerhalb der Wasserstruktur. Wenn Wasser wärmer wird, ist diese Art von »Wasserlöslichkeit von Gasen« geringer.

Grundbaustein für das Hexamerkristall ist – wie gesagt – das Tetraeder. Es wird jeweils von vier Wasserstoffbrücken gebildet, die in die Ecken des Tetraeders ausgerichtet sind. Ihr Bindungswinkel ist genau auf 109 Grad 28 Sekunden festgelegt. Genau in der Mitte dieses Gerüsts ist das Sauerstoffatom des Wassermoleküls eingebettet, in zwei Ecken des Tetraeders befinden sich je ein Wasserstoffatom, die zwei anderen Ecken werden von jeweils zwei freien Elektronen (Valenzelektronen) des Sauerstoffs gebildet. Genau diese Elektronen binden mit schwächerer Kraft als die Innenbindungen (die kovalente Bindungen sind) ein weiteres Tetraeder an sich. So können kleinere, aber auch »riesige« Bauwerke gebildet werden.

Übersicht zu den üblichen Wasserstrukturen

	Aggregatzustände	
Gas	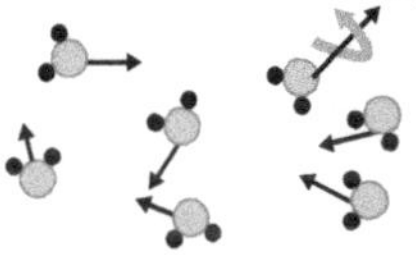	Die H_2O-Moleküle verlieren den Zusammenhalt und bewegen sich frei im Raum in Translations- und Rotationsbewegungen.
Flüssigkeit	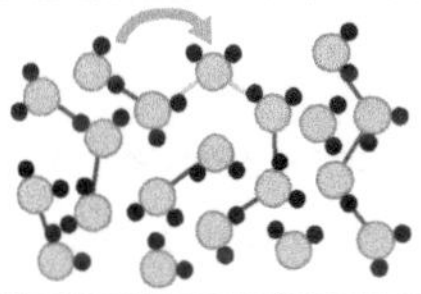	Die H_2O-Moleküle sind durch Wasserstoffbrücken aneinandergebunden. Diese Brücken werden unentwegt gelöst und erneut gebildet.
Eis	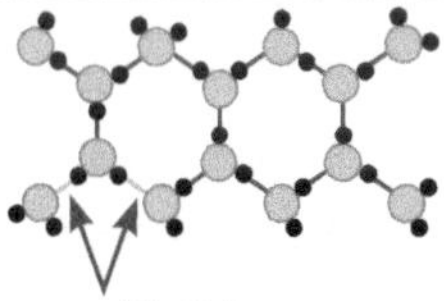	Die H_2O-Moleküle spreizen ihre Dipole von 104,5° auf etwas mehr als 109° auf. Dadurch entsteht bei der Wasserstoffbrückenbindung eine geordnete (kristalline) hexagonale Struktur.

Wasserstrukturen nach Brüesch, P.: Wasser – seine Bedeutung in der Wissenschaft, in der Natur und Kultur, in Weltreligionen und im Universum. ETH Zürich Research Collection. ETH Library 2011. https://doi.org/10.3929/ethz-a-006399935.

Zum Aufbrechen der Wasserstoffbrücken muss Energie absorbiert werden, und umgekehrt wird Energie frei, wenn sich Wasserstoffbrücken bilden. Wird also Energie vom Wasser absorbiert, dann wird der größte Anteil in das Aufbrechen der H-Bindungen gesteckt, erst danach wird mit der Restenergiemenge die Molekülbewegung erzeugt, was einer Wärmebildung entspricht. Umgekehrt, wenn Energie abgezogen wird, dann bilden sich zusätzliche H-Brücken, und die Moleküle kühlen in geringem Maße ab. Diese Energietransferverhältnisse sind ein Teil der Ursache der hohen Wärmekapazität von Wasser. Auch der Mpemba-Effekt, nach dem heißes Wasser schneller gefriert als kaltes Wasser, hängt mit den Energieverhältnissen der Wasserstoffbindungen zusammen (benannt nach dem »Wiederentdecker« dieses Phänomens, dem tansanischen Schüler Erasto B. Mpemba).

Jede Wasserstoffbindung besitzt zwischen 17 und 167 kJ/mol (0,18 eV und 1,73 eV) Bindungsenergie. Die kovalente Bindung dagegen hat relativ hohe 150 kJ/mol bis zu 500 kJ/mol (etwa 1,5 bis 5 eV) und bleibt bei der Temperaturerhöhung im Wassermolekül bestehen. Die Angaben in der Literatur sind nicht einheitlich. Aber die Unterschiede werden deutlich: Wasserstoffbrücken liegen im Photonenenergiebereich von nahem Infrarot und sichtbarem Licht, während kovalente Bindungen durchweg eher im UV-Bereich liegen.

Ein Teil der zugegebenen Energie lässt die nicht mehr gebundenen freien Moleküle verstärkt schwingen, wobei sich das Wasservolumen ausdehnt. Bei zunehmender Wärme werden die Schwingungen so stark, dass einzelne Wassermoleküldipole die Flüssigkeit verlassen. Einzelne Wassermoleküldipole sind immer Dampf, der aufsteigt. Erst bei circa 400 °C sind sämtliche Wasserstoffbrücken aufgebrochen und nur noch Einzelmoleküle vorhanden; das heißt, wir haben nur noch Wasserdampf. Die Wassertemperatur ist ein relatives Maß der Anzahl der Wasserstoffbrücken und der Bewegungsgeschwindigkeiten der schwingenden Moleküle.

Aber da ist noch eine Ungenauigkeit zu klären: Wie gesagt ist längst bekannt, dass die Lebensdauer einer Wasserstoffbrücke von

Natur aus sehr kurz ist, nur 10^{-12} Sekunden oder noch kürzer. Das jedoch bedeutet, eigentlich wird ununterbrochen die Bindung aufgebrochen, aber auch sofort danach wieder geschlossen. So ein System ist ein unentwegter Sender und Absorber von Energie im Bereich äquivalent mit der elektromagnetischen Schwingung von rund 4 mal 10^{11} Hertz, also mittleres Infrarot, bis 4 mal 10^{14} Hertz, was mit 717 Nanometern gerade noch Rot bedeutet. Diese Trägerfrequenz wird noch moduliert mit der Frequenz der Senderunterbrechung im Bereich 10^{12} Hertz. Was bei Gleichgang dieser beiden Frequenzen passiert, ist vollkommen unbekannt.

Die neueren Analysemethoden wie Refraktrometrie oder Protonenresonanz ergeben, dass *sauberes unbehandeltes Naturwasser* zu 80 Prozent aus Kristallstrukturen bestehen kann, zu 15 Prozent aus den Tetraedern und nur zu 3 Prozent aus einzelnen H_2O-Dipol-Molekülen. Tetraeder (und Dodekaeder, die sich ebenfalls bilden) sind »platonische Körper«, die mit dem »Goldenen Schnitt« verbunden sind. Leider ist das saubere unbehandelte Naturwasser heute sehr selten als Trinkwasser vorhanden.

Werden die Kristallstrukturen, also die Cluster, aufgebrochen – zum Beispiel durch höhere Strahlungswärme oder durch technisch-chemische Aufbereitung –, dann wird die für unsere Gesundheit wichtige Elektronenquelle und die damit verbundene Information abgeschaltet. Denn die Elektronenabgabe funktioniert nur im kohärenten Verbund der verdichteten kristallinen Wasserphase. Wenn vom Aufbrechen der Cluster die Rede ist, dann wird die Wasserstoffbrücke ganz aufgehoben, ohne an derselben Stelle neu aufgebaut zu werden.

Der bionische Wasserbrüter in der übergreifenden Sicht

Fassen wir hier noch einmal die Ergebnisse zur Wasserenergetisierung einschließlich der Auslösung der Kettenreaktion innerhalb der Wasserphase von atomaren Wasserstoffen oder Wasserstoffradikalen mit atomarem Sauerstoff zusammen. Vieles gilt für die Zustände innerhalb des Organismus, aber diese Zusammenfassung führt uns auch zu den wichtigsten Anforderungen an aufbereitetes Wasser zum Trinken und zum Bewässern von Pflanzen.

Die Energieausbeute aus dem strukturierten Wasser beträgt gewöhnlich rund 5 eV, kann aber unter kohärenten guten Bedingungen bei der Ein-Elektron-Übertragung auf Sauerstoff (Sauerstoffreduktion) und den nachfolgenden Kaskadenreaktionen auch rund 8 eV pro Molekülumsatz ausmachen. Das entspricht einer starken UV-Strahlung. Folgende Voraussetzungen müssen erfüllt sein:

1. Wasserstoffmolekül: H_2-Anreicherung.
2. Aufspaltung von dem Molekül H_2 zu den Atomen $H^\cdot + H^\cdot$. ($H^\cdot$ ist ein zum Beispiel durch Licht angeregtes Wasserstoffatom. Die Anregung macht sich im Spin bemerkbar.)
3. Wenn viel $H^\cdot$ vorhanden ist, muss zusätzlich für viel O gesorgt werden. Anfangs ergibt sich Wasserstoff zu Sauerstoff wie 2 zu 1; später aber kann zu viel Wasserstoffproduktion (zum Beispiel im Elektrolyseverfahren) den notwendigen Sauerstoff verdrängen. Als durchaus optimal (auch durch Wasserstoffverbrauch und Gasabdrift) hat sich das Verhältnis H zu O wie 1 zu 4 herausgestellt.
4. Die Master-Reaktion $H^\cdot + O$ als Kettenreaktion muss ausreichend lange ablaufen können; das heißt, die Vernichtung beziehungsweise Neutralisierung von $H^\cdot$ und O sollte eingeschränkt sein (wenn zum Beispiel ein Elektron durch ein Antioxidans abgezogen wird und H^+ übrig bleibt, verbindet sich dieses Ion sofort mit OH^- und ist für die Master-Reaktion verloren).
5. Aufbau von Kohärenz durch geordnete Wasserstrukturen an Grenzflächen (EZ-Phase) oder durch Bildung von möglichst vielen CDs für ein Elektronenplasma: EZ- und CD-Erzeugung ist nicht nur für die Kohärenz, sondern vor allem auch für die Trennung von Elektronen und Protonen notwendig. Dies führt wieder zu Punkt 1 und 2, aber vor allem zur Bildung eines höchst energiereichen Elektronenplasmas.

6. Synchronisierung des getrennten Transfers von Elektronen und Protonen im Raum und in der Zeit der Kohärenz.
7. Master-Reaktion Raum und Zeit geben.
8. Speicherung der freigesetzten Energien im Wasserdipolmolekül durch Aufspreizen des Dipolwinkels. Nimmt der Dipolwinkel 109 Grad 28 Sekunden ein, werden hexagonale Strukturen gebildet, die die Energiespeicherung stabilisieren.
9. Wird der Dipolwinkel durch Energiespeicherung größer, dann wird die Bildung von Rydberg-Zonen zur Elektronenplasma-Konservierung notwendig. In diesen Rydberg-Zonen wird die Speicherung der freigesetzten Energien in linear gestreckten Wasserdipolen stabilisiert.
10. CDs und Rydberg-Zonen sind als ineinander übergehende Domänen anzusehen, wie durch die unten erklärte Quantenelektrodynamik (QED) nahegelegt wird.
11. Der Abbruch der Master-Reaktionen und die Konservierung von Energien finden statt, wenn die atomaren Reaktionspartner zu weit voneinander entfernt und zu Molekülen verwandelt sind. Auch wenn die Elektronenschalen von H und O mit freien Elektronen vollständig aufgefüllt sind, wird eine Reaktion von H und O nicht mehr stattfinden.

Grundlegende Parameter des bionischen Wassers sind:[41]

1. Wenn die Zahl der Sauerstoffmoleküle gegenüber der Elektronen- und Wasserstoffionen-Anzahl im zweiten Teil einer Gesamtreaktion weniger als vierfach ist, gibt es keine »Verbrennung«, und die Zwischenstufen als ROS sammeln sich an. Diese können dann zur Gefahr für die organischen Strukturen werden und sie zerstören. Deshalb muss unbedingt ein ausreichendes Maß an Sauerstoff vorhanden sein (was wir oben in Punkt 3 bereits thematisiert haben).
2. Jede einzelne Reaktion wird von der Rekombination unpaarer Elektronen getragen. Derartige Reaktionen sind mit der Freisetzung von Energie verbunden, gleichbedeutend

> mit Elektronen-Anregungsenergien > 1 eV. Wenn beispielsweise zwei Superoxidradikale dismutieren, entspricht das einer Energiefreisetzung von IR-Photonen (Wellenlänge λ ~ 1269 Nanometer). Das ist ein Quantenenergiebetrag, der ausreicht, um Sauerstoff im Grundzustand (Triplettstatus wie unser eingeatmeter Sauerstoff) umzuwandeln in den angeregten und für Reaktionen verwendbaren Status; es entsteht hochreaktiver Singulett-Sauerstoff ($^1O_2$). Wenn dann zwei angeregte Sauerstoffmoleküle simultan zurückkehren zum Triplettstatus, was häufig vorkommt, wird wiederum Elektronenanregungsenergie frei, diesmal dann in doppelter Quantenenergie mit Wellenlängen von λ ~ 635 Nanometern, was rotem Licht entspricht.[42]

Was können wir damit anfangen? Wir wollen eine kurze Zwischenbilanz ziehen und Aussichten aufzeigen. Vieles ist noch spekulativ – wir befinden uns aber auf einem sehr wichtigen Forschungsweg, der die Gesellschaft verändern wird.

Wir erkennen, dass im Wasser mehrere Energiequellen verborgen sind, die sowohl für die Technik als auch für das Leben (eben bionisch) äußerst wertvoll sind. Wir erleben schnelle, also explosionsnahe Energiefreisetzungen. Wir erkennen, dass die freigesetzte Energie im Wasser gespeichert werden kann. Wir finden in den Molekülzusammensetzungen der Wasserstrukturen einen Multimode-Laser. Ein derartiger Laser ist aufgrund seiner Kohärenzstrahlung fähig, Hologramme aufzubauen. In Hologrammen kann eine riesige Informationsmenge gespeichert werden. Derselbe Laser, der die Information als Hologramm einprägt, kann die Information auch wieder auslesen. Das ganze System besitzt eine flüssig kristalline Hierarchie mit weiteren enormen Fähigkeiten zur Speicherung von großen Informationsmengen. Die bei dem gesamten Prozess entstehenden Quanten können Energie und Information aus dem universellen Vakuum abrufen. Bisher ungeahnte Memoryeffekte können hervorgebracht werden.

Schließlich werden wir erkennen, dass Wasser auf diese Weise die essenzielle Grundlage des Lebens ist.

Freisetzung der Energie

Wir hatten schon mehrfach dargestellt, dass prinzipiell die Energie in den Bindungen der Moleküle, auch in den Bindungen von Wasserstoff und Sauerstoff, gespeichert wird. Die Frage ist nun, wie die Bindungsenergien freigesetzt werden können. Um Energien freizusetzen, müssen nicht in jedem Fall Bindungen aufgebrochen werden. Das wäre unökonomisch, denn zum Aufbrechen muss ja erst einmal relativ viel Energie investiert werden. Nein – in den meisten Fällen kann Energie aus kovalenten Bindungen dadurch freigesetzt werden, dass die Elektronen innerhalb der Bindungsräume relativ zum Atomzentrum verrücken. So geschieht es auch im biologischen Organismus mithilfe vorhandener elektrischer Felder. Die durch das Verrücken von Elektronen freigesetzte Energie kann dann Arbeit verrichten. Wir nutzen diesen Mechanismus andauernd.

Wenn wir ein Gewicht heben, dann nutzen wir die freie Energie, die in den Bindungen der Nahrung gespeichert war, um eine Art Maschine arbeiten zu lassen – in diesem Fall unsere Skelettmuskeln. Wenn dementsprechend Zucker aus der Nahrung durch Sauerstoff verbrannt wird, dann werden die Elektronen letztlich näher am Zentrum des Sauerstoffmoleküls (im Wasser und auch in Mitochondrien mithilfe des Wassers) und dichter am Zentrum des Kohlendioxidmoleküls landen. Der umgekehrte Effekt ist bei der Photosynthese zu sehen: Pflanzen speichern Sonnenlicht und verwenden die Energie des Lichtes, um Elektronen vom Zentrum des Sauerstoffatoms wegzuziehen. Dadurch können sich Glukose und Fruktosemoleküle zu der Saccharose zusammenbinden.

Welche Arbeiten werden mit der Elektronenenergieverschiebung gewährleistet? Einige Umgebungsmoleküle innerhalb des Organismus warten sehnlichst auf die freie Energie aus dem Wasser infolge der Sauerstoffreduktion, also auf die Energie aus unsererer Master-Reaktion. Im natürlichen wässrigen Milieu gibt es zum Beispiel in Mengen Kohlendioxid (CO_2) und Stickstoff (N_2). Die elektronische Anregung durch Sauerstoffreduktion kann von beiden

Molekülen genutzt werden, um Karbonate, Nitrogene und Amine aufzubauen. Dadurch entstehen komplexe organische Moleküle, was als Amino-Carbonyl-Reaktion bekannt ist.[43]

Auch der Aufbau von Proteinen aus Aminosäuren und die Energetisierung dieser Proteine als Enzymaktivitäten benötigt die Energie aus der Sauerstoffreduktion. Alle so aufgebauten Molekülaggregate wirken mit ihren Grenzflächen zum Wasser wieder als EZ-Wasser-Bildner, wodurch erneute strukturierende Energie frei wird. Wenn wir das verstanden haben, verstehen wir auch die gewaltige Macht, die dieser Prozess als Gesundheit entfaltet.

Die Kooperation von Mitochondrien, Wasser und Quantenphysik

Wir haben bisher darüber gesprochen, dass wir unsere Energie für Lebensprozesse aus dem Wasser ziehen. Am besten sieht man das zum Beispiel nach der Eizellbefruchtung und bei dem Beginn der Embryogenese, wo nur das Wasser als Energiequelle in unmittelbarer Umgebung vorhanden ist. Der Organismus verlässt sich aber nicht allein auf nur eine Energiequelle, zumal der Energiebedarf zeitweise immens ist, sondern hat eine weitere wichtige Energieproduktionsstätte in jeder Zelle etabliert. Es sind die Energiezentren, die »Mitochondrien« genannt werden. Sie funktionieren allerdings wieder mit dem bewährten Prinzip der Master-Reaktion, und auch das Wasser ist unerlässlich.

Wie die bisher geschilderten Erkenntnisse im Organismus eine Anwendung finden, dazu hat die Arbeitsgruppe um Alistair Victor Nunn von der Universität Westminster, London, Abteilung Lebenswissenschaften und Zentrum für optimale Gesundheit, eine Zusammenfassung geschrieben. Es geht um die Quantenaktivitäten der Zellenergiekraftwerke, aus der im Folgenden einige Aspekte wiedergegeben werden.[44]

Wir hatten einleitend bereits dargelegt, dass der Prozess, Information zielgerichtet zu nutzen, als »Intelligenz« bezeichnet werden kann. Mit dieser Definition sind viele Funktionen im Organismus als intelligent zu sehen – so auch die unserer Mitochondrien. Ursprünglich waren die heutigen Mitochondrien selbstständige Organismen. In sehr frühen Zeiten schlossen sich auf dem Grund des Ozeans damals die Urbakterien Archaea und weitere Bakterien zusammen. Im Zuge einer Biosymbiose bauten sie dann das auf, wovon wir heute profitieren – einen zentralen Energieapparat als Elektronentransportkette (ETC). Erst mit dieser Konstruktion war die Entwicklung der Eukaryoten und des komplexen Lebens störungsfrei möglich. Zweifellos sind Mitochondrien durch ihre sehr hohe Informationsverarbeitung und ihre Informations- und Energiespeicherung eine zentrale Instanz für komplexes Leben.[45] Das Funktionsprinzip der Mitochondrien ist der Elektronentransport zum Sauerstoff. Das heißt, Sauerstoff wird reduziert, wie wir es bereits vom Wasser und seinen Strukturen her kennen.

Die Bakterien machen uns deutlich, wie sie Elektronen über selbstgebaute »Nanodrähte« zwischen sich und anderen Bakterien austauschen können. Das entspricht dem gezielten Austausch von Energie. Diese Nanodrähte können Elektronenenergien nicht nur konventionell fließen lassen, sondern die Energie kann gleichzeitig als Quanteneffekt tunneln.[46]

Derartige Nanodrähte zur Energieleitung wurden in unserem Organismus noch nicht gefunden. Bei uns ist dagegen die sogenannte Atemkette ein Elektronenleitsystem. Es besteht aus einer Reihe von eisenhaltigen Proteinen, den Cytochromen. Der Elektronentransport geschieht durch Ladungswechsel der Eisenionen; aus Fe^{3+} wird Fe^{2+}.

Die Elektronen kommen ursprünglich von NADH und werden durch die NADH-Dehydrogenase freigesetzt und zum Sauerstoff transportiert:

$$\tfrac{1}{2}\,O_2 + 2\,e^- \rightarrow O^{2-}$$

Auch das Wasserstoffion H^+ gelangt auf einem eigenen Weg zum Sauerstoff. Nun erst entsteht Wasser:

$$O^{2-} + 2\,H^+ \rightarrow H_2O$$

Die Gesamtreaktionsgleichung ist:

$NADH + H^+ + \frac{1}{2} O_2 \rightarrow NAD^+ + H_2O$
(Energieausbeute: 218 kJ/mol oder 2,26 eV)

Der reale Wert der nutzbaren freigesetzten Energie ist bei genauer Betrachtung geringer, weil NADH bereits eine oxidierte Form von Wasserstoff ist, es sei denn, man nimmt die ebenfalls vorhandene Fraktion $NADH^-$. Bei $NADH^-$ werden zwei Elektronen, aber nur ein Wasserstoffion H^+ an NAD angehängt. Von den 218 Kilojoule werden ungefähr 130 (1,35 eV oder 918 Nanometer [nahes Infrarot]) als freie Energie für den Aufbau von 3 mol ATP abgefangen. Die nicht zur Speicherung genutzte Energie wird dem Körper manchmal als Wärme, ein andermal als weitere Reaktionsenergie zugeführt. Der Wirkungsgrad ist demnach größer als 60 Prozent, was, verglichen mit technischen Einrichtungen, bereits ein guter Wert ist.

Ein weiterer Elektronengeber unter Umgehung der NADH-Dehydrogenase ist die Fettsäurenoxidation und die Flavin-$FADH_2$-Bildung. Der Elektronentransport funktioniert aber nur unter bestimmten Bedingungen. Eine der wichtigen Voraussetzungen ist die Kommunikation der beiden Kernzentren in der Zelle, die zu leicht übersehen wird. Die archaischen Gene der Bakterien wanderten nämlich teilweise in den Zellkern, andere Gene blieben als eigenständiges Genom im Mitochondrion als Mitochondrien-DNA. Noch heute ist ein andauernder Informationsaustausch zwischen diesen beiden ehemals zusammengehörigen Teilezentren essenziell. Wenn der Informationsaustausch gestört ist, wird der Elektronentransport über die Atemkette Richtung Sauerstoff erniedrigt und die ROS-Produktion erhöht. Damit ist die nutzbare Energieausbeute beeinträchtigt oder versiegt sogar. Schon hieran sehen wir, wie nützlich eine zweite Energieproduktion ist, nämlich die mithilfe des strukturierten Wassers.

Wie wichtig ein gesund funktionierendes Mitochondrien-Energiebereitstellungssystem für uns ist, soll kurz am Beispiel der Gehirnfunktion erörtert werden: Die Erinnerung an die Vergangenheit und die Planung der Zukunft ist eines der wichtigsten Merkmale der Evolution, besonders der des Menschen. Eine Erinnerung ohne Energie ist nicht möglich. Unser Gehirn verbraucht 20 Prozent der gesamten Körperenergie, die in Mitochondrien produziert wird. Die reine Aktion im Gehirn mit Aktionspotenzialen und Herstellung des Ruhepotenzials braucht davon nur die Hälfte, also 10 Prozent, die andere Hälfte wird in die Instandhaltung des Systems gesteckt, also etwa in Rezeptoren, Synapsen, Neurotransmitter, Recycling, Calcium-Homöostase, Autophagie sowie Apoptose und noch viel mehr.

Man kann sagen, dass menschliche Intelligenz, so wie wir sie kennen, an die Funktion der Mitochondrien gebunden ist, letztlich eben auch an ihre Informationsverarbeitung und Umsetzung in die Energieproduktion, die wir selbst bereits als »intelligent« bezeichnet haben.[47] Ein menschliches Gehirn hat etwa achtzig bis hundert Millionen Neuronen. Jede Neuronzelle hat im Durchschnitt circa 7000 Synapsenkontaktstellen. Insgesamt sind das etwa 1,5 mal 10^{14} Synapsen im ganzen Cortex. Solch eine gewaltige Menge muss energetisch entsprechend versorgt werden.[48] Jede Synapse arbeitet etwa mit 4,7 Bits.[49]

Weil ein Byte 8 Bits ausmacht, hält das Gehirn zwischen 58 und 580 Terabyte bereit. Diese sehr umfangreiche Information wird verwendet, um den Menschen mit allen Facetten an seine Umgebung anzupassen und so das Leben zu bewahren und zu optimieren. Die Energie für die komplexe Funktion wird zum großen Teil auf die Produktion von Molekülmassen ATP delegiert. Ein aktives Gehirn kann mit seinen Mitochondrien circa 30 µmol ATP pro Gramm und Minute herstellen, was nicht weit von der Energieherstellung eines menschlichen Beinmuskels beim Marathon entfernt ist.[50]

Die Anästhesie reduziert diesen Energieumsatz um 30 bis 70 Prozent, woran gut erkennbar ist, dass das, was wir »Tagesbewusstsein« nennen, direkt an der Energieproduktion der Mitochondrien hängt. Dennoch ist der Körper während der Anästhesie ja nicht tot, sondern er lebt relativ normal weiter. Auch das, was wir »Unterbewusstsein« nennen, ist vollständig erhalten, ebenso alle autonomen Versorgungsfunktionen. Die Energie dafür – so haben wir bereits nahegelegt – kommt aus dem Wasser. Und die Wasserenergieproduktion ist ja durch die Anästhesie nicht beeinträchtigt. Es wird durch die Anästhesie eben nur eine Barriere abgebaut, die das Tagesbewusstsein errichtet und gewährleistet. In diesem Mechanismus stecken aber auch alle bewussten Sinnesleistungen, eben die Schmerzperzeption. Ohne Barriere wechseln wir in eine andere Welt, die auch die Träume träumbar machen; ich nenne sie »Interwelt«. (Wer sich für diesen Punkt interessiert, dem empfehle ich meine Bücher über dieses Thema.[51])

Schauen wir uns die Mitochondrienleistung an: Pro Tag entsteht das Gleiche an ATP-Masse-Gewicht wie das eigene Körpergewicht. Damit die ATP-Herstellung funktioniert, muss die Quantenwelt tätig werden. Auch das Gehirn arbeitet mit Quantenphysik. Die Quantenneurophysik ist weit mehr als nur ein Computersystem, denn alle klug koordinierten Enzymaktivitäten sowie jedes menschliche Bewusstsein und Empfindungen (Gefühle) fehlen bisher in einem technisch aufgebauten Computersystem.[52] Wenn aber der Organismus und wir Menschen Quantensysteme sind, was nicht bezweifelt wird, dann müssen wir die Quantenwelt des Organismus auch in unsere Überlegungen zur Energie- und Informationsverarbeitung einbeziehen.[53] Immer wieder sind die Elektronen gefragt, um Energie aus dem Vakuum zu holen und zu den entscheidenden Energie benötigenden Orten zu transportieren. Dafür können Elektronen tunneln. Damit gibt es für Elektronen keine Barrieren mehr, so wie wir sie auffassen, zum Beispiel als Membranen oder Zellwände.

Das Tunneln beschreibt, wie Energiebarrieren überwunden werden können, ohne die notwendige Energie dafür zu erbringen, denn Quantenobjekte wie Elektronen existieren nicht nur als Teilchen, sondern auch als Möglichkeiten in einer Wellenfunktion. Quantenmöglichkeiten (Wellenfunktionen) können aus ihrer Sicht riesige Entfernungen, aus unserer Sicht kleine Wege, also schmale Barrieren, leicht durchdringen. Auch für Protonen und sogar für Enzyme wurde bereits im Jahr 1966 der Quantentunneleffekt vorgeschlagen.[54] Heute sind diese Prozesse bewiesen. Sehen wir uns dieses Gebiet genauer an, denn wieder spielt letztlich das Wasser eine entscheidende Rolle dabei.

Wir dürfen uns bei Quanteneffekten also keineswegs nur auf Elektronen beschränken. Wie gesagt, auch Protonen tunneln. Der Quanteneffekt des Wasserstoffnukleus, also des Protons, reduziert die Energie für den Transfer durch eine Barriere von 55 auf 15 meV.[55] Und dies wird heute als Schlüsselprozess der Enzymreaktionen angesehen.[56]

Elektronen durchqueren Energiebarrieren

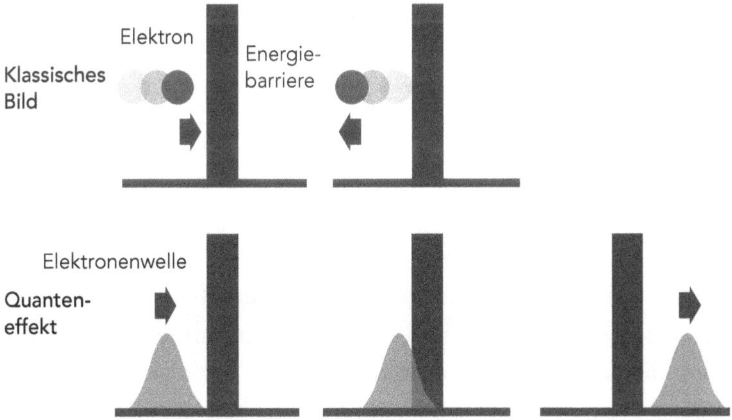

Zurück oder durch: In der klassischen Elektrodynamik würde ein Elektron von einer Energiebarriere zurückspringen, wenn seine Energie die Höhe der Barriere nicht übersteigt. Tatsächlich haben Elektronen eine endliche Wahrscheinlichkeit, die Energiebarriere zu durchqueren. Je dünner die Barriere ist, desto höher ist die Wahrscheinlichkeit, dass ein solches Tunnelereignis auftritt.[57]

Seabaugh, A.: »The Tunneling Transistor«, IEEE Spectrum, 30.9.2013, https://spectrum.ieee.org/semiconductors/devices/the-tunneling-transistor, abgerufen a, 2.11.2018.

Letztlich haben alle Moleküle eine Wellenfunktion, auch die wichtigen Ionen wie Calcium, Natrium oder Kalium. Das bedeutet, dass so elementare Funktionen wie Nervenruhe- und -aktionspotenzial oder Neurotransmitterfunktionen diese Quanteneffekte implizieren.[58]

Schon immer bestand die Frage, wie weit die Aktionen der Neuronzellen (Aktions- und Ruhepotenzial) nicht auch Kommunikationssignale mit dem Quantenvakuum sind. Nun sind wir der Antwort näher, denn auch kleine Moleküle wie Calcium, Natrium und Kalium können mit ihren Wellenfunktionen quantenphysikalisch bis ins Quantenvakuum hinein aktiv sein. Inzwischen kann das Aktionspotenzial der Neuronen quantenphysikalisch beschrieben werden.[59]

In den Siebzigerjahren galt in der Mainstreamwissenschaft noch die Annahme, dass die Quantenphysik für den menschlichen Organismus nicht infrage käme – was ich damals als Student nie akzeptieren konnte, denn jede chemische Reaktion beruht auf Quantenprozessen. Das teilweise stark ausgeprägte dogmatische Denken aufgrund mangelnden umfassenden Wissens ist heute noch eines der stärksten Hemmnisse des Fortschritts. Auch Schädigungen zum Beispiel der Umwelt und Natur haben oft genau dieselbe Ursache.

Ein Grund, warum man noch vor Kurzem meinte, Kohärenz gäbe es nicht in lebenden Organismen, war die relativ hohe Temperatur durch Stoffwechsel und Umgebungseinstrahlung. Die Temperatur ist ein Indikator für die Energie eines Partikels, im Fall der Moleküle ist das ihre Bewegung. »Zu warm« heißt »zu hohe Bewegungsamplitude«, und diese kann keine Kohärenz zulassen beziehungsweise zerstört jede Kohärenz – so war die Lehrmeinung. Das aber ist eine vollkommen falsche Schlussfolgerung. Kristalle und Magnete besitzen auch Kohärenzen, sonst gäbe es sie gar nicht – und sie existieren bei Raumtemperatur. Kristalle verlieren erst ihre Kohärenz bei einer Temperatur von etwa 3545 °C.

Auch weniger Wärme kann die Ordnung der Kohärenz selbstverständlich zerstören. Das ist aber im Organismus nicht automatisch der Fall, weil Leben die Kohärenzphasen stabilisieren kann, indem die thermische Vibration zum forcierten Kohärenzaufbau verwendet wird. Die Vibrationen werden genutzt, um Kohärenz quasi zu pumpen, was als »Quantum Beating« bezeichnet wird.[60] Erstmalig wurde dieser Effekt bei bakteriellen Lichtspeicherkomplexen gefunden. Inzwischen weiß man, dass alle Lichtanregungssysteme, eben auch die Photosynthese, den Effekt verwenden. Die Elektronenanregung durch Licht verursacht ein elektromagnetisches Rauschen. Aber dieses Rauschen vereinigt sich zu einer Kohärenz durch Unterordnung unter eine Schwingungshauptfrequenz, die alles mitzieht. Diese phasengleiche Hauptschwingung wiederum ermöglicht, dass sich die Energie dieser Lichtspeicher mit wellenartigen Resonanzen verbreitet, womit der Tunneleffekt greift. Tatsächlich ist das die Methode, um bestimmte Vibrationsmoden von Proteinen und Enzymen zu stimulieren, genannt »Exziton-Vibrationskopplung«. Enzyme, die ja fast alles in einem Organismus bedienen, werden auf diese Weise zur folgerichtigen Aktivierung gebracht.[61] Zum Beispiel wirkt dieser fantastische Mechanismus auch, wo man ihn nicht vermutete. Tubulin in den Mikrotubuli im Zellgerüst enthält chromophore Aromate wie Tryptophan. Und aus diesen Zentren heraus kann durch unterschiedliche Anregung kohärente Energie zu Enzymen oder Organellen der Zelle transferieren, indem freie Elektronen auch durch diverse Membranbarrieren tunneln.[62] Derartige Aromate sind auch Bestandteil von Oxido-Reduktasen, die wiederum Schlüsselenzyme der Atmung in Mitochondrien sind.[63]

Wenn Mitochondrien ehemals Bakterien waren, ist durchaus wahrscheinlich, dass auch Mitochondrien bei der Energieproduktion mit diesen Quanteneffekten des Elektronentunnelns arbeiten.[64] Die enge Verbindung zwischen Elektronen und Protonen beim Elektronenfluss innerhalb der Mitochondrien für die Energieerzeugung hat die Bezeichnung »Redox-Tuning« erbracht.[65] In Mitochondrien finden weit mehr Quanteneffekte statt, als früher bekannt war. Sie sind feinjustiert auf einen »Redox Sweet Point«. Dies bedeutet, dass die Elektronentransferkette (ETC) weder zu stark oxidiert (zu wenige Elektronen) noch zu stark reduziert (zu viele Elektronen) sein darf, um bei minimaler ROS-Produktion maximal Energie aufbauen zu können. Jede Abweichung von diesem Punkt vermehrt die ROS-Bildung und schwächt die ATP-Zellenergiebildung. Die Hypothese, die diesen Vorgang genau beschreibt, heißt »Redox-Optimized ROS-Balance« (R-ORB). Zwecks Erhalt der Balance haben Mitochondrien eine einzigartige Strategie zur Genese von eigenproduzierten Antioxidanzien aufgebaut. Diese Strategie wird zerstört durch die heute übliche Einnahme von Antioxidanzien als Nahrungsergänzungsmittel. Das zeigen die Experimente mit Sportlern. Die Kombination von ansteigenden ROS bei körperlicher Anstrengung und einem damit verbundenen verminderten ATP-Level (erhöhtes ADP/ATP-Verhältnis) ist ein sehr wirkungsvolles Signal zur Mitochondrienbiogenese beziehungsweise zur genetischen Erneuerung der Elektronentransferkette und darf nicht durch die Einnahme von antioxidativen Nahrungsergänzungsmitteln von außen her zerstört werden.[66] Wir haben dies ausführlich in unserem bereits erwähnten Buch *Bionische Regeneration* beschrieben. Die Bekämpfung der ROS durch Antioxidanzien kann sogar ernsthafte Erkrankungen auslösen. Wird das als Signal funktionierende Verhältnis ADP/ATP durch antioxidative Nahrungsergänzungsmittel auf Dauer zerstört, erleidet der Organismus mangels Mitochondrienaktivierung schließlich Schaden. Man sollte also nie vergessen: Eine moderat ansteigende ROS-Produktion innerhalb der Mitochondrien steigert die ATP-Synthese und bekämpft zu viele ROS in eindrucksvoller Weise mit Bordmitteln.

Wird der Elektronenfluss der Mitochondrien einmal falsch geleitet oder stoppt er vorübergehend, erniedrigt sich die ATP-Produktion und bewirkt entsprechend die Ansammlung von viel ADP. Mangelndes ATP lässt aber das elektrische Membranpotenzial der Mitochondrien absinken, weil die Ionenpumpen der Membranen nicht mehr genug Treibstoff bekommen. An diesen Membranen mit fehlendem Potenzialgradienten (elektrischem Feld) gerät nun die Kohärenz des Wassers in Unordnung. Das wiederum reduziert die Ausbildung eines Elektronenplasmas und die Quantentunneleffektivität. Was wie ein Defekt daherkommt, leitet einen heilenden Vorgang ein. Genau diese gekoppelten Funktionen wirken als gegenregulierende Hilfe in Gestalt eines Hormese-Effekts (vom griechischen *hormḗ* für »Antrieb, Drang, Eifer«). Denn ansteigende

ADP/ATP-Verhältnisse und die damit verbundenen besonders hohen Anstiege der ROS-Bildung sind über ihre Energieaussendung die stärksten Signalgeber für eine forcierte Elektronenaktivität bei der Reduktion von Sauerstoff und Wasser und gleichzeitig für die mitochondriale Biogenese.[67]

Heute ist weitgehend anerkannt, dass neben dem Tunneln der Quanten die Kohärenz bei der Zellenergieerzeugung durch Mitochondrien eine entscheidende Rolle spielt. Eine wichtige Rolle bei der Firmierung der Kohärenz spielt die Wassermolekülordnung, womit wir wieder beim Thema sind. Sie verhindert die Dekohärenz durch diverse Einflüsse.[68]

Die notwendige Kohärenz in Mitochondrien entsteht durch Wasser

Wir haben bereits dargestellt, dass sich an allen Membranen im Organismus eine kohärent schwingende Wasserstruktur ansammelt. Wir haben auch erklärt, dass die Elektronenfreisetzung aus dieser Wasserstruktur sich ein Ziel sucht, was beim Wasser der Sauerstoff ist. Freigesetzte Elektronen landen auf Sauerstoff. Diese verstärkte Reduktion von Sauerstoff und Wasser setzt dann selbst verstärkt Quantenenergie frei, die unter anderem zum Aufbau organischen Materials, also zur Biogenese führt. Und verstärkte Biogenese von Mitochondrien gewährleistet eine forcierte Energiebildung in einer Zelle. Letztlich steht insgesamt mehr Energie zur Verfügung als vor dem Prozess, und es entsteht im Organismus optimale Gesundheit und Vitalität.

Am Beispiel der Mitochondrien sieht man die durchaus nützliche Doppelfunktion des Wassers. Das Wasser bietet nicht nur Kohärenz, sondern auch reaktive oxigene Spezies (ROS) für die Mitochondrien an. Wir haben bereits deutlich gemacht: ROS sind keineswegs nur negativ, wie allgemein geglaubt wird. Wenn die Kohärenz von Wasser für eine längere Zeit zerstört wird – die Betonung liegt auf *längere Zeit*, sagen wir über einen Zeitraum mehrerer Monate – und sich entsprechend die elektrischen Parameter der Mitochondrien langfristig ändern, ohne dass der Selbstuntergang (die Apoptose) greift, entstehen Krankheiten wie Krebs. Wenn dann eine Zelle durch Krebs im Anfangsstadium entartet, ändern sich die Wellenfunktion und das elektrische Feld der Zelle. Das wiederum beeinflusst die Ordnung der Wassermoleküle und folglich die Kohärenz. Ändert sich die Kohärenz der Wasserstruktur, dann ändern sich auch die elektrischen Membranpotenziale der Mitochondrien und ihre Elektronentransferkette, was – wieder auf lange Zeit betrachtet – offensichtlich der Krebserkrankung nun Tor und Tür öffnet.[69] Es ist seit einigen Jahren bereits bekannt, dass Krebs mit der Veränderung der Mitochondrien kausal korreliert ist.[70] Man wusste nur noch nicht die Gründe dafür. Dass ein Quantenkohärenz-Kontrollsystem verantwortlich sein könnte, war damals noch undenkbar. Heute vermutet man: Eine mangelnde Kohärenz reduziert den Quantentunneleffekt von Elektronen und Protonen. Damit sinkt die Energieausbeute der Mitochondrien, und die ROS steigen auf ein lang anhaltendes schädigendes Niveau an. Ein zu hoher ROS-Level entsteht auch, wenn die eigene Antioxidationseffektivität infolge mangelnder eigenproduzierter Antioxidanzien durch falsche Ernährung und gleichzeitigen übermäßigen Stress verhindert wird. Aber offensichtlich ist auch das Trinken des falschen Wassers ungünstig.

Wenn das Mitochondrienpotenzial dagegen wiederhergestellt wird und das Quantentunneln deshalb funktioniert, somit also die Produktion von ATP und Antioxidanzien wieder hochgefahren wird, können alle Faktoren, die eine Krebserkrankung forciert haben, gestoppt werden.[71] Auch die allgemein in unserer Gesellschaft immer mehr ansteigenden Entzündungen im menschlichen Körper können mit dem geschilderten Mechanismus erklärt werden. Denn Entzündungen sind Reparaturversuche des Organismus, die bei zerstörter Kohärenz aber erfolglos bleiben.

Resonanzauswirkungen

Resonanzen im Wasser sind vielfältig. Kaum jemand denkt daran, dass Wasser sogar auf die erdmagnetischen Felder reagiert. Das geschieht aber an jedem Ort und auch in unserem Körper auf folgende Weise: Die Zyklotronresonanz bezieht sich auf das Phänomen der Energieübertragung auf ein geladenes, sich kreisförmig bewegendes Teilchen in einem Magnetfeld. Auf das Teilchen wirkt dann die Lorentzkraft. Das ist die Kraft, die eine Ladung in einem magnetischen oder elektrischen Feld erfährt (benannt nach dem niederländischen Mathematiker und Physiker Hendrik Antoon Lorentz [1853–1928]). Die sogenannte »Zyklotronresonanzfrequenz« dieser Kreisbewegung hängt von der Ladung und Masse des Teilchens und der Stärke des Magnetfelds ab. Im geomagnetischen Feld aktiviert dieser Zyklotronresonanzeffekt den Protonentransport im Wasser, was »Magneto-Protonics« genannt wird.[72]

Auch Wasserstrukturen unterliegen der Zyklotronresonanz. Wenn Wassercluster auf diese Weise resonieren, erhöht sich die Protonenleitfähigkeit mit einer ganzen Reihe von weiteren Wirkeffekten. Neben der Beeinflussung der Eigenschaften des Grenzflächenwassers wurden auch Veränderungen in den vielen biologischen Signalgebungssystemen gefunden, die mit Ca^{2+} arbeiten. So fand im Jahr 2002 die Arbeitsgruppe um Masanori Fukushima und Kaneo Mohri eine verbesserte Phagozytenimmunaktivität und erhöhte intrazelluläre Ca^{2+}-Spiegel in Neutrophilen.[73] Vor allem Magnetfelder mit der Resonanzfrequenz des Raumes zwischen Erdoberfläche und Ionosphäre von 7,0 und 8,4 Hertz (Schumann-Resonanz), die gleichzeitig in die Nähe der Zyklotronresonanz mit einem Peak von 6 Hertz kommt, ergaben eine Anregung von hexameren beziehungsweise pentameren hydromolekularen Clustern.[74] (»Schumann-Resonanz« nennt man das Phänomen, dass elektromagnetische Wellen bestimmter Frequenzen entlang des Erdumfangs stehende Wellen bilden, benannt nach dem deutschen Physiker und Elektroingenieur Winfried Otto Schumann [1888–1974].)

Die 7-Hertz-Magnetfelder mit geringsten Leistungsflussdichten von 1 bis 500 Nanotesla sind im Jahr 2007 wieder dadurch aufgefallen, weil sie den Nachwuchs von schwangeren Wistar-Albinoratten bereits pränatal ungünstig beeinflussten. Es ergaben sich Defizite im Verhalten, die bis in das Erwachsenenalter anhielten. Dabei spielte – wie so oft in Versuchen mit Magnetfeldern – das Radikal Stickstoffmonoxid (NO) eine Rolle.[75] Dieses Radikal wird durch das Enzym Stickstoffmonoxidsynthase (NOS) gebildet. NOS braucht dafür die Bindung von Calcium an Calmodulin. Es war schon länger bekannt, dass schwache Magnetwechselfelder die Zyklotronresonanz von Calcium anregen können. Dadurch können die Enzyme wie NOS stimuliert werden. Das passiert in roten Blutkörperchen (erythrozytisches NOS) und in Blutgefäßwänden (endotheliales NOS).[76] Unsere Arbeitsgruppe konnte diesen Effekt der Stimulierung von Stickstoffmonoxid durch pulsierende Magnetfelder bereits im Jahr 1998 nachweisen.[77]

Im Jahr 2005 berichtete die Arbeitsgruppe um Fukushima und Mohri über einen weiteren außergewöhnlichen Befund: 40 °C warmes reines Wasser wurde einem sehr schwachen (0,0001 Millitesla [das Erdmagnetfeld hat 0,05 Millitesla]), extrem niederfrequenten (6 Hertz) AC-Magnetfeld ausgesetzt und gleichzeitig mit Licht bestrahlt. Gab man nun die von Glühwürmchen bekannten Stoffe Luziferin-Luziferase hinzu, zeigte das Wasser ein relativ starkes Lumineszenzleuchten. In der Glühwürmchennatur benötigt ein solcher Effekt die Zellenergiesubstanz ATP, die hier aber nicht vorhanden war. Irgendwie muss die Kombination von Licht und der 6-Hertz-Zyklotronresonanzfrequenz die protonierten hexameren Wassercluster so angeregt haben, dass Luziferase und Luziferin ohne zusätzliche ATP-Energie zur Lumineszenz reagiert haben.[78] Die Autoren spekulierten, dass die magnetische Energie und die Lichtenergie, die auf das reine Wasser übertragen wurde, in den Wasserclustern mit stabiler Wasserstoffbrückenresonanz gespeichert und auf den Luziferin-Luziferase-Komplex übertragen wurde. Dies bewirkte dann die Bildung von Oxi-Luziferin und erbrachte Lumineszenz auch in Abwesenheit von ATP.

Die Ordnungstätigkeit von eingestrahltem Licht und Magnetfeldern auf das Bulk- und Oberflächenwasser ist inzwischen häufig bestätigt worden.[79] Im Jahr 2011 beschrieben die Forscher George Czerlinski und Tjalling Ypma, dass die kohärente Aktivität lang lebender Wasserdomänen in Nanobereichsgrößen vom Erdmagnetfeld kontrolliert wird. Diese kleinsten Wasserdomänen (wohl identisch mit CDs) können dann Licht in Form von sogenannten Biophotonen absenden, was auf die Bildung freier Radikale hinweist. Sie verweisen in diesem Zusammenhang auch auf Mechanismen der Homöopathie.[80]

Im Grunde genommen lassen sich alle diese Effekte mit den vorher von uns beschriebenen energetischen Wassermechanismen bestens erklären. Die in Wasserclustern gespeicherte Energie aus äußerst subtilen Quellen wird durch die Resonanz- und Kohärenzeffekte stark leistungsverstärkt und schließlich für diverse chemische Reaktionen verantwortlich gemacht. Mit diesem Wirkmechanismus sind wir tatsächlich nicht mehr weit davon entfernt, die Homöopathie erklärbar zu machen. Auch stand schon lange die Frage im Raum, woher Enzyme die Energie nehmen, um ihre Arbeit an Substraten zu erledigen. Dass Wasser letztlich dafür verantwortlich ist, überrascht einerseits zwar, wird aber andererseits nicht mehr infrage gestellt.[81] Dennoch wird dieser Fakt in der wissenschaftlichen Gesellschaft kaum zur Kenntnis genommen. Schließlich wies die Arbeitsgruppe um Xiao-Feng Pang nach, dass Proteinmoleküle (auch Enzyme sind Proteine) Biophotonen mit Wellenlängen von <3 Mikrometern und 5 bis 7 Mikrometern absorbieren können, wobei schwache Magnetfelder den Effekt ständig modulieren.[82] Eine weitere Überraschung ist der Befund, dass die Enzyme durch die vom Wasser abgegebene Energie angetrieben werden, um sich zu den Orten hoher Substratdichte hinzubewegen. »Substrat« nennt man diejenigen Stoffe, die durch Enzyme zerlegt werden.[83]

Beim Resonanz-Schwingkreis-Verfahren wird das Wasser mittels Schwingung auf ein höheres Energieniveau angehoben, sodass nur noch minimale zusätzliche Energien zur Wasserspaltung notwendig sind. Genau das hatten wir bei der Beschreibung der kohärenten Zonen bereits erwähnt: Erreichen die Wasserstoffmoleküle also eine energetische Vorspannung, die nah an die Elektronenauslösung und an das Energieniveau für die Wassermolekülzerlegung (Splitting) heranreicht, kann man mit einem nur sehr geringen weiteren Energieaufwand das Wasser spalten. Um sich das vorstellen zu können, wird oft der Vergleich mit einem vorgespannten Holzstab gemacht, bei dem schließlich die kleinste Kraft ausreicht, ihn zu brechen.

Mehrere Patente gibt es zu diesem Verfahren in den USA. Die von Stanley Meyer (US-Patent 4936961), Stephen Camber (US-Patent 6126794) und Henry Pucharich (US-Patent 4394239) sind im eingeweihten Kreis allgemein bekannt. In Deutschland sind es Heinz Hartkorn (Deutsche Offenlegungsschrift 2416993) und Joachim Scheuermann (Deutsche Offenlegungsschrift 4025803). Mit diesen Methoden konnten Autos 200 Kilometer pro Stunde schnell angetrieben werden, wobei sie angeblich mit nichts außer 1 Liter Wasser fuhren. Der US-Amerikaner Carl Cella entschloss sich, seine Erfindung unter anderem im Internet zu veröffentlichen.[84] Er spricht dabei ebenfalls von »Wasserbrennen«, was sehr nah an den Mechanismus von Browns Gas herankommt.

Wer sich immer noch nicht mit den geschilderten Fakten anfreunden kann, sollte sich den Korrosionsprozess genauer ansehen. Letztlich beruht auch dieser gut erforschte Vorgang auf ganz ähnlichen Kraftmechanismen, wobei die Energie aus der Reaktion von einem Wasserstofffilm auf Metallen mithilfe von Sauerstoff Arbeit leistet und das Metall auflöst. Eine derartige Reaktionszelle wurde ebenfalls erfolgreich bei Autotestfahrten eingesetzt, wobei zusätzlich ein erhöhter Druck aufgebaut wurde, analog einem Kolbendruck, um die Verbrennungsreaktion zu forcieren.

Die Quantenelektrodynamik (QED) als Ursache von Kohärenz und Information aus dem Vakuum

Wir wollen jetzt im Zusammenhang die bisherigen Ideen darstellen, die klären, warum das energetisierte Wasser so außerordentlich wichtig für unser Leben und das Leben aller Organismen ist. Teilweise wiederholen wir, was bereits beschrieben wurde, um sich das Neue besser einprägen zu können.

Die Grundlage für das Verständnis von Leben beginnt mit der Quantenfeldtheorie als Quantenelektrodynamik (QED). Diese Theorie erklärt, wie eine makroskopische Erscheinung, zum Beispiel Magnetismus oder Supraleiter, aus mikroskopisch kollektiven Eigenschaften von Einzelkomponenten entsteht.

Die moderne Quantenfeldtheorie enthüllt das Leben als zutiefst energetisches, insbesondere elektromagnetisches Phänomen. Auf Organismen bezogen, spielen elektrische Dipole eine wichtige Rolle. Dipole sind in einer bestimmten Richtung der Raumstruktur asymmetrisch, und Asymmetrie spielt eine entscheidende Rolle in der Kommunikation mit dem Quantenvakuum. Ab einer bestimmten Dichte dieser Dipole in einem betrachteten Volumen werden die Schwingungen der polaren Moleküle kohärent, und es kommt zu einem Zustrom von freier Energie.

Flüssigkeiten einschließlich Wasser haben derartige Dipole und deshalb spezielle elektromagnetische Eigenschaften, die selbstoptimierend zur Kohärenz führen, wie wir es vom Laser her kennen. Dies ist wichtig für den Ursprung des Lebens, da Wasser als eine grundlegende Substanz zur Organisation biochemischer Prozesse gesehen wird. Die bisherigen Theorien zur Evolution haben diese Mechanismen nicht bedacht.[85]

Das Besondere der Quantenfeldtheorie ist, dass man das Verhalten der vielen Moleküle mit dem gemeinsamen elektromagnetischen Feld als ein Gesamtteilchen ansehen kann. Das Gesamtteilchen besteht zwar aus den Einzelmolekülen, die aber ihre Individualität abgestreift haben. Die Teilchen in Gemeinschaft bilden in jeder unserer Zellen einen feinen Faden mit winzig kleiner Masse und erzeugen eine Struktur als sehr dünnes filamentöses Netzwerk. Wenn wir eine Zelle im Organismus betrachten, dann ist das darin gebaute Netzwerk sehr stabil. Und nun kommt eine weitere erstaunliche Besonderheit: Selbst dann, wenn die verursachenden Dipole zerstört sind, hält sich das Netzwerk erstaunlicherweise noch einige Zeit aufrecht. Irgendwie ist das übergeordnete elektromagnetische Feld abgespeichert und weiterhin wirksam.

Das filamentöse elektromagnetische Feld in Organismen ist kein Epiphänomen, sondern eine zentrale Einheit, die alle aktiven Prozesse steuert und koordiniert. Mikrofilamente wie das Zellskelett und die Mikrotubuli sowie lokomotive Organellen sind der materielle Abdruck dieser Felder. Diese Strukturen entstehen durch resonante Anziehung zahlreicher schwingender Moleküle, die sich dadurch aneinanderreihen und die filamentöse Struktur aufbauen.

Es war der bereits genannte Albert Szent-Györgyi, der zuerst in den Fünfzigerjahren darauf hinwies, dass das in der Nähe der biologischen Oberflächen vorhandene organisierte Wasser eine sehr lang anhaltende elektronische Anregung der verschiedenen vorhandenen molekularen Spezies induzieren konnte, wodurch ihre Aktivierung und selektive gegenseitige Anziehung möglich wurde.[86] Er kam auf dieses Thema, weil tatsächlich die meisten biochemischen Reaktionen im Organismus Redoxreaktionen sind, die eine Zufuhr und dann den Transfer von Elektronen erfordern. Aber er fragte sich: Woher kommen die freien Elektronen dafür? Sowohl die meisten Biomoleküle als auch isolierte einzelne Wassermoleküle sind keine Elektronendonatoren, da Elektronen fest an Muttermoleküle mit Bindungsenergien von mehreren Elektronenvolt gebunden sind. Wir hatten ja schon mehrfach erwähnt, dass das Ionisationspotenzial eines Wassermoleküls 12,60 eV und mehr beträgt, was einer Energie starker UV- und weicher Röntgenstrahlen entspricht.[87]

Szent-Györgyi erkannte, dass die Elektronen für Redoxreaktionen trotz der hohen Bindungsenergien nur aus einem besonderen Verhalten von Wassermolekülen an Grenzflächen kommen konnten. Wasser in lebenden Organismen ist größtenteils als Grenzflächenwasser zu betrachten, da es im Organismus fast keinen Punkt gibt, der weiter als einen Bruchteil eines Mikrometers von einer Oberfläche entfernt ist (Zellmembranen, makromolekulare Strukturen und so weiter). Er vermutete, dass es in lebenden Organismen zwei verschiedene Elektronen-Energieniveaus von Wassermolekülen gibt, den angeregten Zustand und den Grundzustand. Gemäß diesem Vorschlag sollte eine elektrische Spannung an der Grenze zwischen Grenzflächen- und Bulkwasser auftreten. Er schlug auch vor, dass diese Eigenschaft zur Energieübertragung in biologischen Systemen und zu lang anhaltenden elektronischen Anregungen führen kann. Welch unglaubliche zukunftsweisende Intuition er damit Mitte des vorigen Jahrhunderts bewies, wird erst in unserer heutigen Zeit deutlich. Leider wurden seine Anregungen und Ideen damals nicht aufgegriffen. Wir wären heute schon viel weiter.

Die theoretischen Untersuchungen auf der Grundlage der Quantenelektrodynamik legen das spontane Auftreten von Kohärenz in flüssigem Wasser nahe. Es ist einigen italienischen Forschern zu danken, die Grundlagen für das Phänomen überzeugend dargestellt zu haben.[88] Damit ergibt sich, dass das kohärente elektromagnetische Feld für die kohärenten Molekülstrukturen im Wasser verantwortlich ist, die sich auch in anderen Molekülaufbauten fortsetzen, wie zum Beispiel Mitochondrien und Chloroplasten in Pflanzen, wie inzwischen bestätigt wurde. Die dabei frei werdende Energie ergibt eine zusätzliche Polarisationswelle, die das System als kohärentes Regime energetisch versorgt und stabilisiert.[89]

Wie wir bereits gesehen haben, besteht die Kohärenz des Wassers aus einer genau definierten Phase, in der alle Moleküle in bestimmten Konfigurationen einheitlich schwingen. Die kollektive Dynamik erstreckt sich über eine bestimmte Region, deren Größe von der Wellenlänge der Schwingung abhängig ist ($\lambda = hc/\Delta E$ des elektromagnetischen [EM-]Modus mit h als Planck-Konstante und c als Lichtgeschwindigkeit; ΔE ist die Differenz des Energieniveaus in der kohärenten Wasserphase, verglichen mit dem Energieniveau in der Bulkwasserphase).

Man muss sich Emilio Del Giudice zufolge dabei auch Folgendes klarmachen: Die Größe eines Atoms liegt in der Größenordnung von 1 Å, während die Größe des Photons, das das Atom anregen kann, von seiner Wellenlänge $\lambda = c/\nu$ abhängt, die im Falle einer Anregung im Bereich von 10 eV in der Größenordnung von etwa 1000 Å liegt. Daher ist die Größe des »Objekts«, das in der Lage ist, einen Übergang in einem Atom zu induzieren, etwa tausendmal größer als das Atom selbst.

Die Summe aller Photonen und der von ihnen überstrichene Bereich ist der, den wir weiter oben mit »Kohärenzdomäne« (CD- und EZ-Wasser) bezeichnet haben. Die Schwingungsfrequenz im freien Raum ist $\nu = \Delta E/h$. Sie wird innerhalb der CD durch die Interaktion zwischen den einzelnen Molekülen erniedrigt, aber insgesamt entspricht sie dem Energiegehalt der Photonen und der Masse.

Eine ganz entscheidende Bedingung bei der Organisation kohärenter Domänen spielt das Vakuum, also der räumliche massefreie Bereich zwischen den jeweiligen Massen der Elektronen und den Atomkernen. Man sollte sich daran erinnern, dass ein Elektron ja unentwegt einen elektrischen Potenzialfluss ohne jeden beobachtbaren Energieinput erzeugt. Das ist auch der Fall, wenn Elektronen energetisch angezapft werden wie immerfort in den chemischen Abläufen. Wie kann ein Elektron aber andauernd energetisch belastet werden, ohne jemals seine Einheitsladung zu verlieren? Mit einer Batterie wäre das vergleichsweise nicht möglich.

Wenig Beachtung findet die Tatsache, dass die Energie für die Erzeugung des permanenten elektrischen Potenzialflusses aus dem Quantenvakuum stammt. Das Potenzial des Quantenvakuums ist wie eine virtuelle Energieform. Das heißt, dass die messbaren Energieanteile eines Elektrons nicht direkt von der Masse stammen, sondern aus dem Quantenvakuum. Die frühere Aussage, dass Energie nicht einfach so aus dem scheinbar leeren Raum heraus erzeugt werden kann, stimmt nicht mehr. Wenn Elektronen mit dem Quantenvakuum in Resonanz treten, dann wird aus dem Quantenvakuum heraus eine beobachtbare Energie erzeugt, die Arbeit leisten kann, zum Beispiel die Vibration der Massen. Massenvibrationen sind ursächlich Quantenfluktuationen, die bei einer bestimmten Teilchendichte und einem bestimmten Energieniveau Kohärenz zeigen können. Kohärenz wiederum führt zu einer zusätzlichen Energetisierung von den beteiligten Elektronen (Hyperenergetisierung).

Die Schwingungen einer CD-Insel sind prinzipiell im Einklang mit dem umhüllenden elektromagnetischen Vakuumfeld (VEM-Feld). Wenn einige Bedingungen erfüllt sind, kann das VEM-Feld in Flüssigkeiten die kohärente Phase starten. Welche Erklärung gibt es dafür? Das Vakuum besteht aus vielen Bereichen. Einer dieser Bereiche, das sogenannte »körperliche« Vakuum, besteht aus bestimmten Formen und Strukturen, die softwareartig vorgebildet sind und dabei eine Art Superfluid bilden.[90]

Was wir eben »Software« nannten, beruht im »körperlichen« Vakuum auf kalkulierenden Teilchen und Antiteilchen, die durch die Informationsteilchen Bosonen repräsentiert werden. Da die Temperatur nahe 0 K (–273,15 °C) ist, können die Paare ein Bose-Einstein-Kondensat erzeugen, das im Vakuum als eine Art superflüssiges Medium erscheint.[91]

Auch der sogar von Einstein postulierte Äther als besonderer Feldzustand sollte laut damaliger Forderung eigentlich diese Eigenschaften aufweisen. Diese Idee wurde aber wieder verworfen, weil es lange ein gravierendes Missverständnis gab, nämlich dass eine sich auf makroskopische Objekte beziehende Quantenphysik nur bei niedrigsten Temperaturen existieren könnte. Heute dagegen reklamieren einige Physiker erneut die Existenz des Äthers, weil sie erkennen, dass Quanteneffekte überall in uns und unserer Umgebung auftreten.

Welche Rolle spielt das Vakuumfeld im Zusammenhang mit Wasser? Grundlegend in der Quantenphysik ist bekannt, dass das Vakuum Energien und Impulse mit Materie austauschen kann, wie beim Casimir-Effekt und der Lambda-Verschiebung leicht erkennbar. Deshalb verschmilzt das VEM-Feld mit dem Materiefeld eines angeregten Wassermolekül-Ensembles. Es entsteht ein einzigartiger Mischzustand der Felder.

Erstaunlich ist, dass bereits im Jahr 1916 der deutsche Physiker und Chemiker Walther Nernst (1864–1941), der 1920 den Nobelpreis für Chemie erhielt, einen im Prinzip ähnlichen Effekt proklamierte: Er meinte, dass die Schwingungsfelder des Quantenvakuums und die davon abhängigen Systemfluktuationen im Organismus ursächlich und in gemeinsamer Phase ablaufen könnten.[92] Tatsächlich kann ein (virtuelles) Photon, das aufgrund von Heisenberg-Quantenfluktuationen aus dem Quantenvakuum ausgestiegen ist, ein Atom mit einer bestimmten Energie anregen. Das angeregte Atom wird nach seiner typischen energetischen Zerfallszeit in den nichtangeregten Grundzustand zurückkehren und das Photon zurückgeben, das alternativ durch das Vakuum resorbiert werden könnte oder ein anderes Atom anregen kann. Die relativen Wahrscheinlichkeiten der zwei Ereignisse hängen von der Dichte der Atome ab, die innerhalb des Volumens des beeinflussenden Photons vorhanden sind. Wenn die Dichte einen bestimmten Schwellenwert überschreitet, wird das Photon niemals in der Lage sein, das Vakuum wieder zu erreichen, und es wird für immer innerhalb des Volumens von einem Atom zu einem anderen springen. Daher hat das Vakuum zu der Materie (eigentlich wäre die richtige Bezeichnung »der Masse«) nun Energie in Form des Photons übergeben. Dieser Prozess wird weitergehen, bis viele Photonen eingeschlossen sind und ein beträchtliches elektromagnetisches Feld (EMF) in dieser Region aufgebaut ist. Das ist genau der Fall, den wir als »quantenelektrodynamische Regel für die selbsttätige Kohärenzentwicklung« bezeichnen.

Der Mischzustand der Felder hat mehrere Konsequenzen: Im Vakuum mit seinem VEM-Feld haben Photonen Nullmasse. Diese Nullmasse-Photonen wechselwirken mit den CD-Photonen der Wassermoleküle und geben ihnen dann eine virtuelle Masse, die resonante Attraktivität zeigt. Das hindert diese Photonen daran, aus der CD-Begrenzung zu entweichen. Die CD ist somit eine selbstproduzierte Kavität für die Photonenenergie.

Und damit wird ein weiterer Effekt wirksam: Die entstehende virtuelle Masse wirkt als Kohäsionsenergie zwischen den Molekülen und zu weiteren Atomen und Molekülen in der CD-Umgebung. Die am meisten betroffenen Atome und Moleküle sind die co-resonierenden, die natürlich die Atome und Moleküle der gleichen Spezies sind, was eine zunehmende Dichte reiner Wassermoleküle bewirkt und den QED-Effekt – wie oben beschrieben – immens verstärkt. Die Sättigungsdichte entspricht dem Atomabstand, bei dem die Abstoßung der Kernkräfte (Nahbereichskraft) Wirkung zeigt.

Alles Beschriebene zusammen macht die kollektive Dynamik der Moleküle aus, die sich innerhalb von blitzartigen Momenten (in 10^{-14} Sekunden) wie ein einziges Objekt verhalten und die inzwischen »CD-« und »EZ-(Exklusionszonen-)Wasser« genannt wird, wie bereits erklärt wurde. Diese gemeinsame Phase der Oszillation stimmt nicht mit der ursprünglichen Phase des freien Photons überein, da die Schwingungsdauer des Photons, das an der gemeinsamen Oszillation mit Atomen beteiligt ist, durch die in Atomen in Form von Anregungsenergie verbrachte Zeit ergänzt werden muss. Die Frequenz und damit die Energie ändern sich, und deshalb haben in diesem Prozess Atome und Photonen ihre ursprüngliche Identität verloren, wodurch angeregte Materie entstanden ist, die aus Quasiteilchen besteht. Die Quasiteilchen haben laut Berechnung im Gegensatz zu freien Teilchen wegen des Anstiegs der Schwingungsperiode und der entsprechenden Abnahme der Frequenz einen negativen Massewert. Das ist letztlich der entscheidende Faktor, warum diese Photonen die CDs und das EZ-Wasser nicht mehr verlassen können. Damit sind sie in die CDs und E-Zonen verstrickt, solange diese existieren. Dadurch wird die Stabilität des Systems garantiert, das ansonsten ständig Energie verlieren würde.

In diesen kohärenten Domänen und Zonen ist insgesamt, verglichen mit einem gleich großen Raum im Bulkwasser, dennoch die Energie abgesenkt. Der Grund dafür liegt darin, dass die Moleküle in der Kohärenzphase keine Reibungsenergie überwinden müssen. Man spricht von der Energielücke. Die Stabilität des Objekts CD und EZ wird also durch ein insgesamt niedrigeres Energieniveau gegenüber dem Bulkwasser aufrechterhalten.

Die Energielücke verhindert das Auftreten eines Perpetuum mobile. Die ursprünglich durch das Quantenvakuum verliehene Energie wird durch einen gewissen Energieabfluss zurückgegeben (dies kann auch als latente Wärme des Phasenübergangs angesehen werden). Die Energieerhaltung und der Zweite Hauptsatz der Thermodynamik sind folglich erfüllt.

Im Bulkwasser haben wir zusätzlich die thermische Energie der Kollision zwischen den Molekülen. Diese entfallen im kohärenten Teil des Wassers, was wichtige Effekte nach sich zieht.[93] Kohärent schwingende Teile der Wasserphase überwinden offensichtlich das kT-Problem, auch »Thermodiffusionsproblem« genannt. Der Term kT besteht aus der Boltzmann-Konstante k und der Temperatur T (in Kelvin), die sich im Allgemeinen auf die Temperaturabhängigkeit von chemischen Reaktionsraten bezieht. Mit kT wird im Prinzip die durchschnittliche Energie der Atome und Moleküle als grundlegende Bewegungsenergie – auch als Energie des Wärmechaos – angesehen. Letztlich beschreibt der Term die Notwendigkeit, biologischen Molekülen in Zellen trotz des allgemeinen thermisch-energetischen Rauschens genügend Energie zuzuführen, die aber immer oberhalb der thermischen Energie kT und der damit überall stattfindenden thermischen Diffusion liegen muss, um gezielte Reaktionen bei physiologischen Temperaturen auszulösen. Wenn also ein Reiz gesetzt wird, der energetisch niedriger als kT liegt, verschwindet dieser im thermischen Rauschen und kann nicht beantwortet werden. So wurden von der Mainstream-Wissenschaft regelmäßig alle subtilen Reize wie zum Beispiel Handystrahlung, Wünschelruteneffekt oder Homöopathie aussortiert und als physikalisch unwirksam deklariert. Aber so einfach ist das nicht.[94]

Die thermische Energie des Organismus überspannt einen breiten elektromagnetischen Wellenlängen- beziehungsweise Frequenzbereich (Quantenenergiebereich). Die thermische Energie des Menschen bei 37 °C (310 K) beträgt im Mittel 0,0267 eV, identisch mit 6,46 mal 10^{12} Hertz (6,46 THz). Viele Bereiche im Körper haben nur die Energie von 27 °C (300,15 K) mit 0,0259 eV und

6,26 mal 10^{12} Hertz (6,26 THz). Aber bei 37 °C hat die Wellenlänge von 10 Mikrometern die höchste Leistung. Die Leistung oder Amplitude einer Schwingung entspricht der Anzahl von Quanten mit gleicher Energie. Außerhalb des Maximums, spektroskopisch gesehen also rechts und links vom Peak von 10 Mikrometern, befinden sich Wellen mit laufend geringeren Amplituden und Leistungen. Einige Aggregate, die von thermischen Bereichen mit niedrigen Leistungsamplituden betroffen sind, lassen sich relativ leicht von schwächeren Signal-Impuls-Energien beeinflussen. Dies aber umso mehr, je kohärenter die Umgebungssignale sind.

Kohärente Wasser-CDs und das EZ-Wasser können deshalb eine begründete physikalische Grundlage zur Überwindung des kT-Problems bieten. Durch die Fähigkeit, Elektronen an den Auslösezustand zu führen und elektromagnetische Energie zu speichern und zu verstärken, bieten Wasser-CDs und EZ-Wasser eine Art Werkzeug, um kleinste Energien in biologischen Systemen wirksam werden zu lassen. Da CD- und EZ-Wasser im angeregten Zustand bei ihren kohärenten Schwingungen Quantenenergien von 12,06 eV aufweisen, sich also knapp unter der Ionisationsenergie von 12,60 eV befinden, enthält das CD- und EZ-Ensemble immer quasifreie Elektronen, die besonders leicht weiter erregbar und dann auslösbar sind.

Ein weiteres Mal wiederholt, da dieses Prinzip verstanden werden sollte: Das CD- und EZ-System kann ohne jede Energiezufuhr von außen leistungsstark schwingen. Aber nur wenig zusätzlich einfließende Energie, die als individuelle Einheit kleiner als die Energielücke sein kann, dann aber von der ganzen CD- und EZ-Phase einheitlich absorbiert und gespeichert wird, setzt die angeregten Elektronen nun vollständig frei. Dazu genügen die Wirbelbildung in der Wasserphase, der Lichteinfall, elektrische Luftionen, sogar der Durchfluss durch Kapillaren oder eine starke Abkühlung des Wassers. Auch die elektromagnetischen Schwingungen des technisch etablierten Mobil- und Kommunikationsfunks gehören sicherlich dazu, die uns inzwischen ständig von außen kommend bombardieren.

Sogar äußerst schwache Energieeinwirkungen können gesammelt und aufaddiert werden, bis es dann plötzlich zur massenhaften Elektronenfreisetzung kommt. Die Elektronen bilden dann sogenannte kalte Wirbel, die nicht ohne weiteres zerfallen können. Wir haben nun quasi ein physisches System vorliegen, eine angeregte Kohärenz als Reservoir unzähliger Elektronen, die vom Organismus genutzt werden. Das aber bedeutet, dass CD-Inseln des Wassers und die EZ-Schichten energetisches Rauschen mit hoher Unordnung (hohe Entropie) aus der Umgebung aufnehmen können und diese nach Aufsummierung umwandeln in hohe Ordnung (niedrige Entropie), womit letztlich elektrochemische Arbeit geleistet werden kann.[95] Zum Beispiel können auch sehr schwache Magnetfelder durch die beschriebene Ionen-Zyklotronresonanz (ICR) als vollkommen temperaturunabhängige Reize Effekte auslösen. Die ICR-Hypothese wurde 2006 von dem amerikanischen Physiker Abraham R. Liboff und schon 2002 von Emilio Del Giudice et al. unter Verwendung der Prinzipien der Quantenelektrodynamik (QED) aufgestellt.[96]

Die Möglichkeit der Speicherung wird durch die Kopplung der magnetischen Momente der kalten Elektronenwirbel mit dem Erdmagnetfeld erhöht, das sie im Raum ausrichtet. Kleinste Reize können in so einem System Effekte haben; und durch die neu erkannte Speicherfähigkeit von Informationen in kohärenten Inseln im Wasser rücken auch Effekte der Homöopathie erklärbar wieder in den Vordergrund.[97] Dennoch, das wichtigste Merkmal von CDs ist ihre Fähigkeit, alles an Energie, Atomen, Molekülen bis zu einem gewissen Maß zu absorbieren, auch die umgebende freie Energie, die dann umgewandelt werden kann in nützliche Arbeit ohne thermische Verluste.[98]

Das Spektrum der angeregten Zustände eines Wassermoleküls ist zwar durch die Energielücke nach oben begrenzt, die 0,26 eV pro Molekül beträgt; aber da es in einer CD etwa sechs Millionen Moleküle gibt, ist es offensichtlich, dass das Spektrum einer isolierten Wasser-CD praktisch keine Obergrenze hat. Dies bedeutet, dass es innerhalb der CDs möglich ist, Quantenenergiemengen mit hoher Leistungsflussdichte zu speichern. Die aufaddierbaren Quantenenergien können sogar das Energieniveau des sichtbaren und ultravioletten Lichtes erreichen. Auf diese Weise würde die Wasser-CD zu einer Vorrichtung werden, die in der Lage ist, die von der Umgebung kommende Energie zu sammeln und sie in Energie umzuwandeln, die dann elektronische Anregungen in den Biomolekülen, die die CDs umgeben, induzieren kann.

Den Erfolg dieses Mechanismus sehen wir bei der Blitzbildung in einer Wolke, die nichts anderes als Wasserdampf mit CD-Inseln darstellt, in denen sich gewaltige Quantenenergien mit hohen Leistungsflussdichten ansammeln und zur Entladung über das Elektronenplasma kommen. Die CDs in den Wasserwolken entstehen durch Verdichtungen der Moleküle bei thermisch angeschobenen Konvektionsdrücken nach den beschriebenen Gesetzmäßigkeiten der QED. Im kleineren Maßstab können wir diesen Mechanismus auch in jeder Zelle unseres Organismus sehen, wobei die frei werdende Energie im Gegensatz zum Blitzverhalten der Wolken sofort genutzt werden kann. Das System kann man deshalb »physisch« nennen, weil es kein für uns gewohntes Leben ohne diesen Mechanismus geben kann.

Ein natürlicher Störer der Kohärenz ist das Bestreben der Wassermoleküle zu Einzelschwingungen und Kollisionen untereinander, wobei die thermische Dynamik entsteht. Bei den für uns üblichen Temperaturen, die flüssiges Wasser als Trinkwasser annimmt (gewöhnlich 5 bis 40 °C) oder als Körperwasser aufweist (gewöhnlich 20 bis 37 °C), gibt es immer einen Anteil von Wassermolekülen mit kohärenten Domänen und einen weiteren Teil mit Bulkwassereigenschaften. Ab einer bestimmten Temperaturschwelle, zum Beispiel wenn das Wasser kocht, gibt es mehrheitlich keine CD-Inseln oder EZ-Wasser mehr.

Dass unser Wasser immer beide Phasen aufweist, also sowohl die kohärente und nebenan die nichtkohärente, ist ein wichtiger Faktor des Lebens. Wir brauchen die Kooperation beider Phasen. Nur diese Kooperation gewährleistet Lebensfunktionen. Denn wenn alles kohärent verliefe, hätten wir eine Art glasigen Überallzustand in uns ohne jede Viskositätsdifferenz, also auch ohne Fließmöglichkeit. Leben wäre schon deshalb nicht möglich, weil bei Berührung auch nur eines Moleküls innerhalb dieser Gleichschaltung alle anderen Moleküle simultan reagieren würden.

Es ist sehr sinnvoll, wenn diese CD- und EZ-Eigenschaften immer nur lokal innerhalb eines ungeordneten Bulkwassers auftreten. Vor allem findet man diese Eigenschaften wie gesagt an Grenzflächen. Intrazelluläres Wasser ist also direkt an der Bildung amorpher Matrizes mit glasartigen strukturellen und dynamischen Eigenschaften beteiligt.[99] Del Giudice schlägt vor, dass diese Wasserglasigkeit, geometrisch begrenzt durch intrazelluläre Oberflächen, als Schlüsselmerkmal von der Natur verwendet wird, um einen Mechanismus zu schaffen, der in der Lage ist, verschiedene Zeitskalen der Protein- und Lösungsmitteldynamik aneinander anzupassen. Nur mit einem derartigen Mechanismus sind biologische Funktionen und Rhythmen aufrechtzuerhalten. Je nach Temperatur und nach Molekülmengen würden Wassermoleküle analog zu einem Multimode-Laser über Frequenzänderungen, also über einen Frequenzcode, die elektrisch-chemischen Reaktionen steuern, insbesondere die Redoxreaktionen. Noch wichtiger ist, dass der gleiche Mechanismus verwendet werden kann, um biologische Prozesse als Schutz gegen extreme Bedingungen wie niedrige Temperaturen oder Austrocknung vollständig zu stoppen oder zu verlangsamen.

Das alles ist sehr plausibel, denn Polymere, die zwischen den CD-Inseln schwimmen, werden von den Ausläufern der elektromagnetischen Schwingungen der CD berührt. Ein Regelsatz der Elektrodynamik sagt, dass Moleküle, die in der Lage sind, mit gleicher Frequenz wie das elektromagnetische Feld zu schwingen, angezogen werden und dann chemisch reagieren können.[100] Bisher dachten wir, Moleküle, die miteinander reagieren, kommen durch Diffusion zusammen. Jetzt erkennen wir, dass um CD-Inseln und EZ-Phasen herum selektiv Moleküle mit einer Fernanziehungskraft herangeholt und mit einem Frequenzcode ausgewählt werden. Der Frequenzcode ermöglicht die selektive Attraktion durch Resonanz und steuert gleichzeitig die Reaktionsenergien. Was für eine fantastische Konstruktion!

Die Abwesenheit von gelösten Stoffen in vollständig kohärenten Wasserphasen (glasartiger Zustand), was besonders beim EZ-Wasser bereits früh erkannt wurde, ist schon deshalb gegeben, weil Wassermoleküle so dicht wie möglich aneinandergepackt sind. Dennoch ist die absolute Dichte von kohärentem Wasser niedriger als die von normalem Wasser, da kohärente Moleküle mit ihrer ausgedehnten energetischen Anregung räumlich dicker sind als nichtkohärente Moleküle. Konsequenterweise ist kohärentes Wasser eine Flüssigkeit mit niedriger Dichte, aber seine Moleküle sind gleichzeitig innen so gepackt, dass der Eintritt von externen Molekülen fast unmöglich ist, sie können sich nur auf der Oberfläche drängen. Die seltsame Eigenschaft des Ausschlusses von gelösten Stoffen aus dem Grenzflächenwasser wird somit im QED-Rahmen verständlich.

CD-Inseln können auf bis zu 25 Mikrometer Durchmesser wachsen und in der Zelle den energetischen Stoffwechsel einleiten.[101] Die Bandbreite der Anregung von CDs ist sehr reich, sodass vielfältigste Reaktionen möglich sind.[102] Sogar die geometrische Struktur der CD kann sich für optimale Frequenzaussendung ändern, was zur Fraktalarchitektur führt und zum Beispiel im Gehirn weitere energetische Beziehungen erlaubt.[103]

Das Wasser in Organismen als Detektor geringster Energiemengen

Das vorangegangene Kapitel hat noch einmal deutlich gemacht, dass mit dem beschriebenen Wassermechanismus kleinste Energien zur Wirkung kommen. Aber ist es möglich, diese kleinsten Energien auch zu bemerken, also mit einem Sinn zu perzipieren? Wir müssen uns klarmachen, dass das EZ-Wasser gleichsam eine Phase zusammengeklebter CDs ist. Deren Kohärenz wird erweitert auf nichtwässrige Gastmoleküle im Wasser. Diese Eigenschaft verleiht dieser Flüssigkeit die Fähigkeit, mit der Umgebung zu kommunizieren. Und in der Umgebung gibt es auch jede Menge Rezeptoren, die angeregt werden können.

In den Jahren nach dem Zweiten Weltkrieg bis in die Sechzigerjahre hinein berichtete der florentinische Chemiker Giorgio Piccardi (1895–1972), dass signifikante Veränderungen der physikalischen Eigenschaften von molekularen Systemen, die in flüssigem Wasser suspendiert sind, gleichzeitig mit kosmischen oder umweltbedingten Ereignissen auftreten. Das war für mich, damals Schüler und Student, der seine Doktorarbeit über die elektrische Wetterfühligkeit von Bienen verfasst hat, also ihre Empfindlichkeit für aufziehende Gewitter und elektrisch geladene Luftionen, eine sehr faszinierende Lektüre.[104] Zum Beispiel entdeckte Piccardi Änderungen der Bildungsraten von Kolloiden (wasserummantelten Stoffen), die der zeitlichen Entwicklung von Sonnenflecken oder klimatischen Ereignissen folgten. In der Tat erschien Wasser als eine genaue Sonde für eine große Anzahl von externen Ereignissen. Diese Eigenschaft wirft ein Licht auf die Fähigkeit von Lebewesen mit einem dominierenden Wassergehalt, subtile äußere Ereignisse tatsächlich wahrzunehmen und – früher absolut unerklärlich – sehr feine Ereignisse auch unterhalb der Auflösungsgrenze technischer Geräte registrieren zu können. Wiederholt möchte ich darauf hinweisen, dass 99 Prozent der Moleküle in unseren Körpern Wassermoleküle sind und dass alle diese Moleküle untereinander kommunizieren. Das aber bedeutet, wir haben eine vergleichsweise riesige Messsonde in unseren Körpern, die technisch nicht so einfach nachgebaut werden kann. Insofern sind wir – unter Einbeziehung der beschriebenen Kohärenzprinzipien der Wasserstrukturen – »einmalig« empfindlich für diverse Reizmomente.

Interessante Beispiele aus neuerer Zeit veröffentlichten Vladimir L. Voeikov und seine russischen Kollegen. Geomagnetische Stürme beeinflussen zum Beispiel die Sedimentationsrate von roten Blutkörperchen bei Patienten. Oder: Sonnen- und Mondfinsternisse beeinflussen die Menge von Photonen, die vom Wasser freigesetzt werden, das mit Bikarbonaten oder Luminol versetzt wurde. Auch

Erdbeben, die weit vom Moskauer Forschungslabor entfernt stattfanden, waren in den wässrigen Systemen zu detektieren.[105] Wichtig ist dabei, dass reines Wasser ohne Gastmoleküle keine derartige Empfindlichkeit für die physikalischen Geschehen der Erde und des Komos aufweist, sondern nur Wasser, das gelöste Stoffe oder suspendierte Teilchen enthält, wie kolloidale Lösungen. Del Giudice zufolge besteht daher eine Kopplung zwischen dem von den Wasser-CDs erzeugten Vektorpotenzial und dem aus der elektromagnetischen Dynamik in der Umwelt hervorgehenden Vektorpotenzial wie der elektromagnetischen Strahlung von Sonnenflecken, anderen kosmischen Ereignissen, atmosphärischen Phänomenen und Bewegungen in der Erdkruste. Diese Situation ist genau das, was die Ursache für den vielzitierten Aharonov-Bohm-Effekt sein könnte, bei dem die Phase des Systems durch ein magnetisches Vektorpotenzial verändert wird.[106]

Als Folge dieses Effekts sind allgemein kohärente Systeme und besonders wässrige Systeme, auch in lebenden Organismen, sehr empfindliche Detektoren von schwachen magnetischen Potenzialen. Diese magnetischen Potenziale spielten offensichtlich schon immer eine entscheidend wichtige Rolle bei der Organisation von Ökosystemen, bei der Navigation, bei der Zeitdetektion, bei zirkadianen Rhythmen und auch bei der Kommunikation zwischen lebenden Organismen.[107]

Die seit vielen Jahren gesammelten Beweise über die Auswirkungen von schwachen elektromagnetischen und magnetischen Feldern auf wässrige und lebende Systeme, die bisher ungeklärt waren, könnten damit eine Erklärung bekommen. Auch das mit dem Beginn des technischen Mobil- und Kommunikationsfunks sich deutlich verbreitende Bienensterben wurde von mir in einer vielbeachteten Broschüre (Schrift in Deutsch, Englisch, Französisch, Spanisch) kausal verknüpft, ebenso die seitdem rapide steigende Burn-out-Inzidenz beim Menschen.[108]

Im Jahr 2009 veröffentlichte die Gruppe um den französischen Virologen und Nobelpreisträger Luc Antoine Montagnier die Ergebnisse ihrer Forschung, wonach experimentell das Vorhandensein elektromagnetischer Signale nachgewiesen werden konnte, die aus dem Wasser in der Umgebung von Biomolekülen, sogar von Genen der Bakterien stammen.[109] Können Signale von Substanzen auf Wasserstrukturen übertragen, dort gespeichert und danach beliebig wieder abgerufen werden? Können Substanzen nach einer Verdünnung, die kein Molekül der Substanz mehr zulässt, noch eine Wirkung haben? Gibt es eine Kommunikation der Wasserstrukturen als Grundlage der Homöopathie? Wenn diese Fragen mit Ja beantwortet werden, dann muss es einen überzeugenden Mechanismus geben. Ein schwaches Signal hat es immer schwer, sich gegen ein energetisch übermächtiges Rauschen im Hintergrund und in der Umgebung durchzusetzen. Wie schafft es das? Darüber sprechen wir später.

Die Quantenfeldtheorie hat eine Vision von flüssigem Wasser als Medium hervorgebracht, wobei sich die Besonderheit des Molekül-Elektronenspektrums als essenzielles Werkzeug für die Fernkommunikation entpuppt. Wasser ist deshalb in der Lage, mit seiner supramolekularen Organisation das Leben an die Wechselwirkungen mit der Umwelt optimal anzupassen.

FAZIT: Wasser ist ein starker Sender elektromagnetischer Wellen. Das ist besonders dann der Fall, wenn sich Wassermoleküle in kohärenter Weise zusammenschließen. Sie bilden dann eine laserähnliche Einheit. Jede Berührung mit Oberflächen eines Materials forciert diese Eigenschaften (EZ-Wasser), aber auch im gewöhnlichen Bulkwasser entstehen bei höherer Dichte der Moleküle immer sogenannte kohärente Domänen (CD). Das Besondere dieses kohärenten Verhaltens der Wassermoleküle ist, dass sie ein Elektronen- und Protonenplasma ausbilden. Dadurch wird die im Kapitel 1 beschriebene Master-Reaktion stark forciert. Die Energie wird in hexagonalen Wasserstrukturen gespeichert. Die kohärenten Wasserstrukturen bilden filamentöse Netzwerke. Diese Netzwerke wirken als Matrix für chemische Reaktionen und die Herstellung neuer Moleküle. Es wird nun deutlich, dass Wasser als Vermittler zwischen Quantenvakuum und Massen ein kohärentes Regime aufbaut, was durch gegenseitige Langstreckenanziehung und aufgrund von Resonanzen eine spezielle Molekülauswahl gewährleistet und wodurch fehlerfreie hohe Raten von selektiven Reaktionen eingeleitet werden. Eine weitere wichtige Besonderheit des filamentösen Feldes wird deutlich. An den seitlichen Begrenzungen der Fäden wird ein elektrischer Strom ohne Verlust (wie in Supraleitern) festgestellt. Damit ergibt sich ein höchst empfindliches Messwerkzeug für kleinste von außen einwirkende Energien. Dieser Mechanismus findet auch innerhalb und außerhalb jeder Zelle unseres Körpers statt.

3. Wasserstrukturbildner und Stressoren

»Es ist wohl ausgemacht, dass nächst dem Wasser das Leben das Beste ist, was der Mensch hat.«

GEORG CHRISTOPH LICHTENBERG

Lebensfördernde Eigenschaften von Wasser

Vorweg ein kurzer Überblick darüber, wie unser Körperwasser gestaltet ist: Das Wasser in uns, aber genauso in Tieren und Pflanzen, befindet sich sowohl zwischen den Zellen der Gewebe und Organe als auch innerhalb der Zellen. Deshalb sind – wie gesagt – 99 Prozent aller Moleküle in uns Wassermoleküle. Wenn diese Räume eng sind, haben wir es fast ausschließlich mit EZ-Wasser zu tun: eine hoch geordnete flüssigkristalline Phase als enormes Energiereservoir. Diese Energie versorgt die Zellen mit ihren physikalisch-chemischen Reaktionen, und durch die umfassende Kommunikation bescheren uns die Wassermoleküle das, was das Lebendige der Materie ausmacht. Auch Proteine, die Gene, die Kapillaren mit ihren funktionellen Membranen, die Organellen innerhalb der Zelle, die Neuronen, die Transmitter und vieles mehr, alle sind von dem sich an den Oberflächen bildenden Grenzflächenwasser als EZ-Wasser abhängig. Gerade die Gelenke, die ja keine Blutgefäße aufweisen, sind auf das EZ- und CD-Wasser als Synovialflüssigkeit in ganz besonderem Maße angewiesen. Wird das EZ-Wasser zerstört, hört nach und nach das Leben auf. Folglich ist EZ-Wasser der Motor des Lebens. Die Erhaltung des EZ-Wassers ist die zentrale Forderung für einen gesunden Organismus. Aber wie erhalten wir dieses besondere Wasser, das unseren Körper beherrscht?

Gutes Wasser ist in diesem Sinn durch nichts zu ersetzen. Ohne die tägliche Extraration guten Wassers sind die geläufigen Getränke wie Limonaden, Alkoholika, koffeinhaltige Getränke keinesfalls zum täglichen Gebrauch geeignet. Sie führen allesamt zum Wasserverlust entweder über die Stoffwechselanregung (Koffein) oder durch Wasserbindung infolge osmotisch wirksamer Zuckerkonzentrationen. Darüber hinaus zerstören sie teilweise die Grenzflächenwasserstruktur; allen voran der Alkohol, der bereits die Membranen, die als häufigste Grenzflächen fungieren, in ihrer Struktur verändert.

Gelangt reines Wasser in unseren Körper, bilden sich die vielfach erwähnten Sechseckstrukturen als Grenzflächenwasser automatisch um unsere wichtigsten organischen Aggregate, wie Proteine und Nukleinsäuren. Die hexagonalen Strukturen sind der Indikator für Wasser, das Energie umgesetzt hat. Das so an diversen Oberflächen anliegende kristalline EZ-Wasser übt Kräfte auf die vielen Aggregate aus und steuert dann durch Energetisierung die Funktion dieser Gebilde.

Je älter wir werden, desto mehr verschwinden Proteine und Nukleinsäuren, desto mehr verschwindet aber auch das EZ-Wasser im Körper. Das wurde mit der Methode des bildgebenden Magnetresonanzverfahrens eindrucksvoll in japanischer Forschung gezeigt. Die gute Nachricht ist, dass wir durch das Trinken energiereichen Wassers und seiner hexagonalen Strukturen den Schwund in gewissem Rahmen stoppen können. Weiter unten beschreiben wir die Verfahren zur Herstellung gesunden Trinkwassers.

Ergebnisse von Untersuchungen mit sehr eleganten Methoden wie der inelastischen inkohärenten Neutronenstreuung zeigen an mehreren Zellen und Gewebetypen, dass circa 30 Prozent des gesamten Wassers innerhalb und außerhalb der Zellen von Organismen CD- und EZ-Wasser ist, das heißt Wasser, das sich innerhalb von 1 bis 4 Nanometern an Grenz- beziehungsweise Oberflächen befindet oder spontan Inseln bildet und dann strukturiert ist. Entsprechend machen die übrigen 70 Prozent Wasser das ungeordnete Bulkwasser aus.[1]

Es gibt andere Untersuchungen, die sehen das Verhältnis genau umgekehrt: Demnach ist die Mehrheit des Wassers in einer strukturierten kohärenten Phase in uns. Allerdings hatten wir schon mehrfach angedeutet, dass die Struktur und Kohärenz etwa durch Umwelteinflüsse, Medikamente, Pestizide und Schwermetalle generell zerstört werden kann. Das hat eine Menge negativer Konsequenzen, denn Struktur und Kohärenz des Wassers steuern die biologischen Prozesse des Lebens. Fällt diese Steuerung aus, wird der Organismus krank.

Eigentlich wissen wir bereits aufgrund der bisherigen Ausführungen, warum Grenzflächenwasser und Ensembles von Wasser-CDs unsere Gesundheit steuern. Aber die Erklärung des Wirkmechanismus ist inzwischen so gut fundiert, erstaunlich und überwältigend, dass wir in diesem Kapitel nochmals auf Details und Konsequenzen eingehen. Zumal diese Erkenntnis in keiner Weise die allgemeine Öffentlichkeit erreicht hat und schon gar nicht die Medizin. Es gab bisher auch keine zusammenhängende Literatur zu diesem Thema.

Die besonderen Eigenschaften des Wassers von Grenzflächen und CDs ergeben offensichtlich die molekulare Selbstorganisation der Zellen. Es entsteht ein weitreichendes Netzwerk für Elektronen- und Protonenübertragung, die einen einzigartigen Energiestoffwechsel möglich machen. So stehen quasi freie Elektronen für Redoxreaktionen zur Verfügung, wie der Forscherverbund Marchettini, Del Giudice, Fuchs, Vitiello und Voeikov im Jahr 2010 nachvollziehbar beschreibt.[2] Im Vordergrund der Redoxprozesse stehen die Elektronenaufnahme durch Sauerstoff, also die Sauerstoffreduktion, und die dabei erzeugte Energie. Das entspricht unserer Master-Reaktion.

Die Elektronenbewegung in Wasser-Kohärenzdomänen scheint ähnlich der freien Elektronenbewegung in Metallen oder sogar Supraleitern zu sein.[3] Wie experimentell gezeigt wurde, können Elektronen sogar in Wasserhohlräumen bis zur weiteren Verwendung eingefangen werden.[4] Mit der Elektronenübertragung auf Sauerstoff im Wasser werden Reaktionen in Gang gesetzt, die selbstregulierend befähigt sind, Aufnahme, Speicherung und Abgabe von elektromagnetischer Energie und Information zu steuern. Wasser-CDs und EZ-Grenzflächenwasser können elektromagnetische Energie absorbieren und emittieren und somit auch Information speichern und übertragen.[5] Sogar der für das Leben so wichtige Membranspannungsgradient der Zelle mit ihren enormen elektrischen Feldstärken von bis zu 10^8 V/cm wird dadurch aufrechterhalten, was auch an intrazellulären Organellen den Stoffwechsel möglich macht. Gleichzeitig ist die elektrische Ionenleitfähigkeit an biologischen Grenzflächen erhöht, gepaart mit dem Aufbau eines örtlich durchaus sehr starken Magnetfeldes. Denn die in allen Organen an Membranen versammelten Gase wie Sauerstoff (O_2) und Stickstoffmonoxid (NO) sind paramagnetisch. Die in geringem Abstand zur Umgebung extrem starken Magnetfelder können Spins von Wasseratomen und -elektronen ausrichten und bereits dadurch die räumliche Kohärenz auslösen. Sauerstoff erzeugt in nächster Umgebung im Abstand von 1 Å eine magnetische Flussdichte von erstaunlich hohen 3,714 Tesla. Mit dem Abstand verringert sich die magnetische Feldstärke natürlich dann stark (siehe die Tabelle).

MAGNETISCHE FELDSTÄRKEN VON PARAMAGNETISCHEN SAUERSTOFF- UND STICKSTOFFMONOXIDGASEN IM MENSCHLICHEN KÖRPER[6]

Distanz (Å)	**O2 (Tesla)**	**NO (Tesla)**
1,0	3,714	1,857
2,0	0,464	0,232
3,0	0,138	0,069
4,0	0,058	0,029
5,0	0,030	0,015
10,0	0,004	0,002

Um sich diesen Wert anschaulich zu machen, können wir zum Vergleich die heute möglichen technischen Feldstärken ansehen.

Ein modernes Magnetresonanztomografie-(MRT-)Gerät arbeitet als klinischer Standard gewöhnlich mit 1,5 Tesla, aber immer öfter auch mit 3 Tesla (Marktanteil circa 20 Prozent). Kohärente Ausrichtungen von Spins durch diese Magnetfelder – sowohl technisch induziert als auch natürlicherweise – beeinflussen Wasserstoffbindungen und den Wasserstofftransfer. Dadurch werden Konformationsbeweglichkeiten von Proteinen beeinflusst.

Wichtig dabei ist, dass Domän-Spin-Konfigurationen Informationsträger sind und laut Huping Hu und Maoxin Wu zum »Memoryeffekt« beitragen.[7] Bei dem Wasserstoff ^{1}H haben wir vergleichsweise geringe magnetische Feldstärken; in einer Distanz von 1 Å sind es 0,003 Tesla und in der Distanz von 10 Å nur noch 0,000003 Tesla. Aber der Wasserstoff bedingt das, was wir im Organismus als Säure und Base betrachten, also die Wasserstoffionenkonzentration, gemessen als der pH-Wert. Nun ist es notwendig, dass Organellen wie Mitochondrien einen stark basischen und Lysosomen (mit Enzymen wie Lysozym zum Abbau und Recyceln von defekten Zellaggregaten) einen stark sauren pH-Wert aufrechterhalten müssen.

Wie kommen die unterschiedlichen pH-Werte zustande? Denn beide Organellen, also Mitochondrien und Lysosomen, schwimmen ja im gleichen wässrigen Zytoplasmamilieu. Wer also reguliert das System auf kurzen Abständen? Wenn diese Organellen nicht in der Lage sind, ihre differenzierten pH-Werte zu halten, können sie nicht funktionieren, und die Zelle wird deaktiviert. Es ist bereits Stand des Wissens, dass das Aktin-Zytoskelett, also die Microtubuli, sowohl mit Lysosomen[8] als auch mit Mitochondrien[9] integral verbunden sind. Der Ionentransport im Zytoplasma von und zu den beiden Organellen wird über das Zytoskelett aufrechterhalten. Und alles deutet darauf hin, dass die Grenzflächenwasser die entscheidende Regulation der Wasserstoffionen-Konzentration für diese beiden Organellen durchführen.

Das Forscherkollektiv Robert M. Davidson vom Technology Center in Longview, USA, Ann Lauritzen und Stephanie Seneff vom Artificial Intelligence Laboratory, MIT, in Cambridge schlägt in Kenntnis der diversen Fähigkeiten kohärenter Wasserstrukturen vor, die dynamischen nano- bis mikromolekularen Wasser-CDs als »Nanomotoren« zu bezeichnen. Diese speichern Energie und übertragen sie dann über lange Distanzen, auch an die DNA und die Proteine.[10] Wenn die CDs durch das Elektronenplasma elektrisch geladen sind und wenn sich diese Motoren bewegen, dann fließt ein elektrischer Strom. Und ein derartiger wasserabhängiger elektrischer Strom ist bereits früher in Verbindung mit Proteinen,[11] Cellulose,[12] Mikrotubuli[13] und DNA[14] nachgewiesen worden.

Wie Wasser die Funktion von Proteinen beziehungsweise Enzymen steuert

Atomgruppen, die selbst Brücken zu den Wassermolekülen bilden, verformen die Wasserstrukturen. Meist handelt es sich bei den Brückenbindungen um N-H- (Eiweiß-) und C=O-(Carbonyl-) Gruppen. Auch das Wasser wirkt zurück auf die Sekundär- und Tertiärstruktur der Fremdmoleküle. Unpolare Gruppen von Fremdmolekülen wechselwirken dagegen nicht mit Wasser, sondern wirken nur als Grenzflächen. Hydrophobe Oberflächen erzeugen zusammen mit Wasser Kräfte, die extrem wichtig für die Proteinfaltung und strukturelle Konformationsänderung sind. Ein Eiweißmolekül ist von etwa 15 000 bis 70 000 Wassermolekülen umgeben, die drei Schichten mit jeweils verschiedenen Strukturen bilden.

Die innere Z-Schicht ist durch Ionenbindung relativ fest an das Proteinmolekül gebunden. Die Relaxationszeit, also die Zeit, die diese Schicht braucht, um sich dem stationären Zustand als einem Gleichgewichtszustand anzunähern, beträgt 10^{-6} Sekunden. Die Y-Schicht ist wichtig für Enzymaktivitäten und somit für den gesamten Gesundheitsstatus im Organismus. Diese Y-Schicht hat eine eigene Relaxationszeit von 10^{-9} Sekunden. Am niedrigsten ist die Relaxationszeit der lose angehängten X-Schicht: Sie beträgt 10^{-12} Sekunden.

Wasserhüllen der Proteine sollten im gesunden Zustand in der Y-Schicht mehrheitlich hexagonale Struktur haben. Die Messung bei einem basischen Dipeptidmolekül zeigt, dass diese Schicht zu 62 Prozent aus hexagonalen, zu 24 Prozent aus pentagonalen und zu 14 Prozent aus anderen Strukturen besteht.

Schematische Darstellung der drei Wasserhüllen (Z, Y, X) eines Proteins

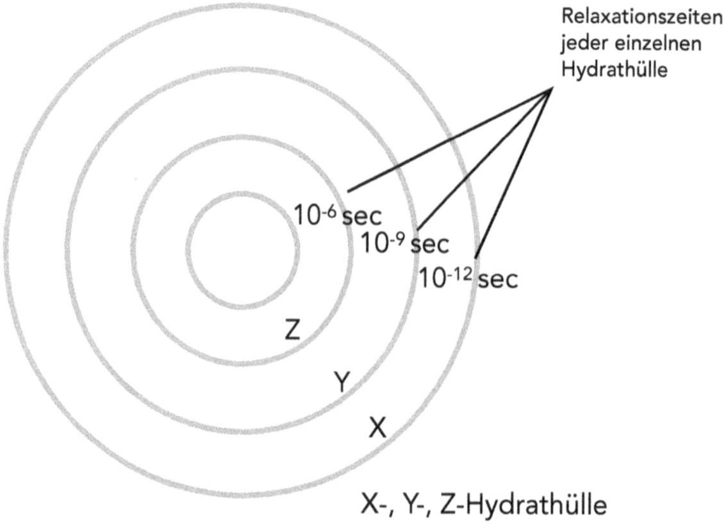

Alle organischen Gebilde sind von Wasserschichten ummantelt, so auch Gene und Mitochondrien. Die Schichten, besonders die mehrheitlich hexagonal organisierte Y-Schicht, sind wesentlich an der Funktion der Organellen beteiligt.[15]

Jhon, M. S., Pangman, M. J.: Hexagonales Wasser. Der Schlüssel zur Gesundheit, Mobiwell, Potsdam 2008.

Wenn eine Zelle übersäuert, verliert die Y-Schicht ihre hexagonalen Strukturen. Dadurch können Zucker und andere Stoffe oder Bakterien eindringen und in direkten Kontakt mit dem Protein kommen, wodurch die adäquate Konformation zerstört wird. Das Protein »klumpt« dann und ist Abfall. Wasser, das einen bösartigen Tumor umschließt, besitzt in der Y-Schicht nur sehr wenige Strukturen.[16]

Der Zusammenhang von Zellmembranstabilität und Wasser

Zellmembranen dürfen keinesfalls verhärten. Sie verlieren dann ihre Funktionen. Ein krasses Beispiel verhärteter Membranen sind die Blutgefäßwände älterer und alter Menschen. Die notwendige Windkesselfunktion, die nur bei hochflexiblen Gefäßwänden richtig funktioniert, um den Kraftaufwand des Herzens ökonomisch einzustellen, fällt mit der Starre der Wände aus. Der sogenannte essenzielle Bluthochdruck wird damit etabliert.

Flexibler werden Membranen, indem die Wasserspannung an den Membranoberflächen erniedrigt wird. Dafür sind Biosulfate notwendig. Hervorzuheben ist hier SO_4^{2-}. Mit der Methode der Infrarot-Photodissoziation (IRPD) wurde ermittelt, dass ein einziges Sulfation 36 bis 43 Wassermoleküle bindet, die sich dann in drei Hydrationslagen stabil anordnen.[17]

Die Membranen werden tatsächlich flexibler, also weniger »steif«, wenn sie mit Biosulfaten angereichert sind. Infrage kommen Cholesterinsulfat (Ch-S), Vitamin-D_3-Sulfat, Dehydroepiandrosteron-(DHEA-)Sulfat, Östronsulfat sowie die sulfatierten Neurosteroide und den Membranen aufgelagerte Heparan-Sulfat-Proteoglykane (HSPGs), die in den Außenraum ragen. Ähnliche Aufgaben haben bioaktive Polyphenole und Polyketone. Sie wirken als Surfactant-Mimetika, deren Bioaktivität und Bioverfügbarkeit durch die Sulfatierung signifikant verbessert wird. Die Bezeichnung »Surfactant« ist eine Art Akronym aus dem Begriff »surf*ace* act*ive* agent« und bezeichnet eine grenzflächenaktive Substanz, wobei meistens die Regelung der Oberflächenspannung gemeint ist. Wir kennen das von Tensiden im Waschmittel.

Die in unserem Buch *Bionische Regeneration* immer wieder favorisierten Polyphenole Resveratrol und Curcumin und viele weitere gesundheitsfördernde Phenole, auch die in Kaffee und Schokolade, können im Organismus sämtlich sulfatiert werden. Tatsächlich zeigen Studien zum Resveratrolmetabolismus, dass dieses Polyphenol vor der Resorption im Darm sulfatiert werden muss, damit die

Bioverfügbarkeit gewährleistet ist.[18] Genau dies könnte der Schlüssel zu ihren biologischen Vorteilen sein, wie in unserem genannten Buch ausführlich dargestellt ist.

Bei In-vitro-Experimenten mit Knorpelzellen (Chondrozyten) zeigte sich, dass Vitamin C die Biosynthese von sulfatierten Proteoglykanen um 70 Prozent stimulieren kann.[19] Dies gelingt, weil Vitamin C als Träger von Sulfat funktioniert.[20] Und Sulfat strukturiert das Wasser, was, wie beschrieben, die Biogenese fördert. Hierin liegt ein wichtiger positiver Wirkeffekt von Vitamin C.

Eine Reihe von mittelkettigen Fetten wirkt ebenfalls membranflexibilisierend. Kofaktoren in diesem wichtigen Prozess sind funktionelle Säuren wie Laurin-, Caprin-, Ascorbin-, Pantothen-, Alpha-Liponsäure und Niacin. Interessant sind die Auswirkungen von diesen besonders flexiblen und stabilen Membranen auf die anliegenden Wasserschichten. Derartige flexible Zellmembranen sind aufgrund diverser, auch fetthaltiger Einlagerungen an ihrer Oberfläche etwas hydrophober, stoßen also Wassermoleküle eher ab. Damit werden die EZ-Wasserschichten geringer ausgeprägt. Was wie ein Nachteil klingt, gerät sogar zu einem unerwarteten Vorteil. Denn im Gegenzug zu dem wasserabstoßenden Verhalten entstehen nun innerhalb der angrenzenden Wasserphase vermehrt stabile CDs mit ihren besonderen physikalischen Effekten; es sind die Grotthuß- und Josephson-Effekte. Der Grotthuß-Effekt (von dem baltisch-deutschen Naturwissenschaftler Theodor von Grotthuß [1785–1822] gefunden) beschreibt die besonders hohe elektrische Leitfähigkeit von Protonen (H^+) und Hydroxidionen (OH^-) in wässrigen Lösungen. Der Josephson-Effekt (von dem Nobelpreisträger für Physik 1973 Brian D. Josephson 1963 theoretisch vorausgesagt und später experimentell vielfach verifiziert) beschreibt den Tunnelstrom zwischen zwei Supraleitern. Tunnelstrom ist bekanntlich der elektrische Strom, der durch den quantenmechanischen Tunneleffekt zustande kommt und isolierende Barrieren durchdringen kann.

Die Felder dieser CDs haben dann unmittelbare Auswirkungen auf die Aktivität von Proteinen (Enzymen), und sogar die DNA profitiert davon.[21] Die an den Grenzflächen anliegenden Wasserschichten nehmen meistens die negativen Ladungen der Grenzfläche an. Warum sind Biomembranen als Grenzflächen negativ geladen? Die negativen Ladungsdichten werden gespeist von den Hyaluronat-, Phosphat- und Biosulfat-Anteilen in der wässrigen Interphase.

Eine stabile negative Wasserbeschichtung von Grenzflächen bietet neben den bereits aufgeführten energetischen Parametern den großen Vorteil, dass sie andere negativ geladene Molekülaggregate abstoßen und keine Zusammenballung (Koagulation oder Agglomeration) zulassen. Das Blut mit seinen Zellen könnte nicht durch die Blutgefäße fließen, wenn die negativen Zetapotenziale nicht ausgebildet würden. Wenn sich die Innengrenzflächen der Blutgefäße (Endothelien) zu einem elektrisch positiven Pol umladen, wie es bei Verletzungen und Entzündungen passieren kann, werden die negativ geladenen Blutzellen sich anheften und das Gefäß verstopfen (Thrombus), was bei einer Verletzung sinnvoll ist.

Auch die meisten biologischen Kolloide bilden ein Netz negativer Oberflächenladung, was die gesunde Funktion gewährleistet. In dem Moment, in dem eine Umladung von elektrisch negativ auf elektrisch positiv entsteht, »weiß« der Organismus, dass eine Verletzung oder eine Dysfunktion vorliegen muss, und sendet sämtliche Faktoren zur Heilung (Immun- und Wachstumsfaktoren) an den Ort des Geschehens.

Eine alternative Sichtweise auf die Ätiologie von Krankheiten

Inzwischen wird innerhalb von Wissenschaftlerkreisen ernsthaft diskutiert, ob eine der Hauptursachen für chronische Entzündungen und Krankheiten die Störung der normalen Wasserstruktur an Grenzflächen ist. Was sich unwirklich anhört, hat durchaus eine plausible Basis. Eine Störung der Wasserstruktur verursacht nämlich unweigerlich pathologische makromolekulare Funktionseinbußen. Zugrunde liegt dabei ein Mangel an Energie und an Funktion, wodurch wichtige Arbeiten in den Zellen des Organismus nicht geleistet werden können.

Es ist leicht einzusehen, dass alle lebensnotwendigen Ionen, die sich durch starke elektrische Ladungen auszeichnen wie Ca^{2+}-, Mg^{2+}-, Zn^{2+}-, Co^{2+}- oder Mn^{2+}-Ionen, Grenzflächenwasserschichten beeinflussen. Durch eine vom Organismus geregelte und angepasste Dosierung der Ionen ist diese Modifizierung der Wasserschichten durchaus physiologisch. Dann aber gibt es auch einen in der wissenschaftlichen Literatur sogenannten »exogenen Grenzflächenwasserstress« (EIWS, *exogenous interfacial water stress*), der eine nicht zielführende, also pathologische Veränderung der Wasserstruktur hervorruft. Meistens sind daran weit verbreitete Umweltnoxen schuld. Dazu gehört ganz besonders das Aluminiumkation Al^{3+}, aber auch Quecksilber, Blei, Glyphosat, Ammoniak, Formaldehyd, Arsen, Fluorid und andere. Alle diese gering gelösten Stoffe können die ausgedehnten Wasserstrukturnetzwerke und damit die Elektronen- und Protonenleitfähigkeit unterbrechen.[22] Das kann zu einer akuten und schädlichen Veränderung der Grenzflächenspannung führen, wobei alle lebensnotwendigen Signale aus den Wasserschichtungen ausfallen.[23] Eine pathologische Zunahme der Wasserformationsstörung an biologischen Grenzflächen wie Zelloberflächen ist laut dem Modell der US-Forscher Robert M. Davidson und Stephanie Seneff der gemeinsame Weg für das Anfangsstadium von Entzündungen und Gerinnungsproblemen (thrombohämorrhagischen Phänomenen), was sogar den plötzlichen Tod herbeiführen könnte.[24] Die Autoren argumentieren folgendermaßen: Wenn biologische Wassersysteme als erweiterte elektrische Schaltkreise gelten, die Energie speichern und übertragen können, dann werden exogene Grenzflächenwasserstressoren die Energie aus diesen Netzwerken schwächen und entladen.

Die Energiearmut durch Grenzflächenwasserstress konnte mithilfe der Intravitalmikroskopie bereits gemessen werden.[25] Dazu gehört auch die Messung der Entladung der Zelloberflächenladung zum Beispiel durch kationische Arzneimittel.[26] Durch die entstandenen »Lecks« oder Kurzschlüsse erzeugen sie einen Pfad mit geringerem Widerstand für eine schnelle Energieentladung.

Die zu erwartenden Kollateralschäden sind gewaltig: eine Störung von Membran-, Protein- und Nukleinsäuresystemen, eine Protein-, Zell-Zell- und Mikroben-Zell-Aggregation. Im Vordergrund steht dabei die Proteinentfaltung oder -fehlfaltung sowie eine DNA-Fehlfaltung und schließlich auch die Überproduktion von reaktivem Sauerstoff mit einer Flutwelle freier Radikale (ROS). Mit dem Grenzflächenwasserstress sind deshalb neurologische Erkrankungen, Infektionskrankheiten, Brustkrebs und Alzheimer-Erkrankung kausal verbunden.

Wir hatten als massiven Störer der Wasserstruktur bereits das Aluminiumkation erwähnt, das wir andauernd mit der Industrienahrung und den Nahrungs- und Pillenverpackungen aufnehmen. Das Modell – auch hinsichtlich Aluminiumionen – ist nicht neu. Die Arbeitsgruppe um Kurt E. Geckeler hat bereits 1997 eine Pathologiekaskade durch Wasserstörungen vorgeschlagen, die folgendermaßen argumentiert:[27]

- Die Vernichtung lebensvermittelnder Wasserstrukturen in der wässrigen Phase der Zellen führt lokal zu mangelnder Wasserbenetzung und erhöhter Wasserspannung. Diese Unterbrechung der geschlossenen Struktur stört die Membranfunktionen.
- Exogene Grenzflächenwasserstressoren sind zum Beispiel Aluminiumkationen.
- Wo die Wasserstruktur keinen Schutz mehr bietet, bindet kationisches Aluminium an die Heparansulfat-Proteoglykane (HSPGs), die der Zellmembranoberflächen anliegen, und neutralisiert deren Ladung. Bei fehlender Ladung zerfällt die Verbindung der extrazellulären Matrixkomponenten zum intrazellulären Zytoskelett.
- Die daraus resultierende Trennung des Zytoskeletts von der Plasmamembran hat mehrere Nachteile: Die elektrische Leitung hin zu den Mikrotubuli wird gehemmt. Das Zytoskelett

sucht eine neue Ausrichtung zum Zellkern, was die Pathologie einer Mitose beschleunigen kann, die für Krebs charakteristisch ist.

- Zusätzlich kann nun der Grenzflächenwasserstressor (zum Beispiel die Aluminiumkationen) in die Zelle eindringen und dort den gleichen Wasserstrukturschaden anrichten.
- Die Folgen sind entfaltete Proteine, ungefaltete DNA, überschüssige ROS-Produktion. Die Mitochondrien können nicht mehr arbeiten und entarten zur Mitochondriopathie.

Die Schädigung der biologischen Wasserstruktur ist demnach eine Ursache und nicht ein Biomarker der Krankheit.

In der interessanten Übersicht von Davidson et al.[28] werden diese Veränderungen – wie bereits erwähnt – mit Entzündungen und sogar plötzlichem Tod in Verbindung gebracht, was die lebensbestimmende Funktion der Wasserstruktur unterstreicht.

Sehen wir uns dieses Problem deshalb etwas genauer an: Als potenzielle exogene Grenzflächenwasserstressoren fungieren neben dem heute allgemein verbreiteten Ion Al^{3+} auch weitere Kationen wie Hg^{2+} sowie verschiedene kationische und nichtionische Surfactants wie Tenside. Aluminiumionen werden bei unzureichender Alkalität und einem entsprechend niedrigen pH-Wert sehr gut gelöst und treiben dann ihr Unwesen.[29]

Es gibt reichlich Literatur, die die große Bandbreite der toxischen Effekte von Aluminiumkationen in biologischen Systemen dokumentiert, die wir auch in unserem Buch *Bionische Regeneration* dargestellt haben. Beschrieben wird die Verdrängung von lebenswichtigen Kationen, die normalerweise in notwendige Biomoleküle eingebaut sind und durch Al^{3+} vertrieben werden. Das Biomolekül funktioniert dann nicht mehr. Weitere pathogene Effekte sind die Verringerung der Bioverfügbarkeit von Schwefel, der selbst ein wichtiger Strukturbildner für Wasser ist, eine koagulierende Wirkung und die Induktion von oxidativen, genotoxischen Effekten.

Höhere Al^{3+}-Konzentrationen können sogar die Ionenpumpen der Membranen, Na^+/K^+-ATPase, Ca^{2+}-ATPase und H^+-ATPase, hemmen, was letztlich den Tod der Zelle bedeutet. Hierin sehen einige Forscher die Ursache von Alzheimer.[30]

Es ist gut dokumentiert, dass Al^{3+} das für fast alle neuralen und muskulären Zellsignale und für den Aufbau des Skeletts notwendige Ca^{2+} verdrängt. Es wurde gezeigt, dass Al^{3+} das Ca^{2+} aus den Heparan-Sulfat-Proteoglykanen (HSPGs) in der Rattenleber ausmanövriert.[31] Heparan-Sulfat-Proteoglykane bilden physiologischerweise die Oberflächen von Zellwänden, in die alle Rezeptoren, Transmitter und Poren eingebettet sind und die das strukturierte Wasser binden.

In Analogie zu den gemessenen Effekten bei der Rattenleber scheint es wahrscheinlich, dass Al^{3+} auch Ca^{2+} von den HSPGs im gesamten menschlichen Körper aus wichtigen Organen verdrängen könnte. Dazu gehören Magen, Dünndarm, Pankreas, Muskel. Angegriffen werden dann auch Organellen wie Lysosome (Abbau und Recyceln von defekten Zellaggregaten), Golgi-Apparate (Vervollständigung von Proteinneuproduktionen und Verpackung von diesen in Transportvesikel) und die Glykokalyxschicht an der Außenfläche von Zellmembranen, ohne die eine Zelle nicht funktionieren kann. Wenn die Mitochondrien und neuronalen Membranen des menschlichen Gehirns davon betroffen sind, ist Demenz etabliert.

Daten des israelischen Forschers Yizhak Marcus weisen darauf hin, dass Al^{3+} einen direkten Effekt auf die Grenzflächenwasserspannung ausübt.[32] Das ist eine weitere Unterstützung für die beschriebene EIWS-Hypothese, wonach Krankheiten mit diesem Effekt ausgelöst werden. Besonders das Wasser des extrazellulären Raumes, das die negativ geladene Zellmembran umgibt, ist anfällig für die Wechselwirkung mit einem kationischen Kosmotrop wie das Aluminiumion oder Surfactant wie die Tenside aus Spül- und Waschmitteln. Dies auch, weil Sulfat-, Phosphat- oder Carboxylatgruppen angebunden und die angeschlossenen lokalen Wassersysteme unterbrochen werden.

Und das kationische Aluminiumion hat noch weitreichendere Auswirkungen. Es bindet im Blutstrom an die Aminosäure Cystein des Serumalbumins. Dies hat dann eine massive Wirkung auf das

Berührungspotenzial (Zetapotenzial) zwischen Blutphase und Gefäßwänden. Wieder spielt Wasser dabei eine Rolle, denn die anliegende Wasserschicht vermittelt eine Ladungsänderung.[33]

Wie bereits gesagt: Normalerweise muss das Zetapotenzial elektrisch negativ sein, um die Blutkörperchen, die ebenfalls negativ geladen sind, abzustoßen; ansonsten würden sie an der Gefäßwand anhaften. Schon bei ganz normalem pH-Wert des Blutes kann die mengenmäßig hohe Absorption der dreiwertigen positiven Aluminiumionen das Zetapotenzial auf elektrisch positive Werte umformieren, was einer Katastrophe für den lokalen Blutkreislauf gleichkommt. Im Labor dienen aufgrund dieses Effekts Aluminiumsalze als Koagulanzien. Das aber darf im Organismus nicht auftreten.

Wir hatten bereits erwähnt, dass die negative Ladung der Grenzfläche von den anliegenden kohärenten Wasserschichten übernommen wird. Und als Gegenpol bildet sich an der Grenze zum Bulkwasser eine Protonenansammlung mit positivem Pol heraus, was einer Zone mit niedrigem pH-Wert entspricht. Gerade in diesem sauren Milieu entfaltet sich besonders gravierend die Toxizität der Aluminiumionen, zum Beispiel des Aluminiumsulfats. Die Folge ist ein Verfall der Ladungsschichten und der Verfall des quantenphysikalischen Josephson-Phänomens der Wasserschichten.[34]

Von allen Metallsulfaten zeigt Aluminiumsulfat bei Weitem die größte Fähigkeit, um intrazelluläre reaktive Sauerstoffspezies (ROS) zu induzieren und ROS-vermittelte neurologische Dysfunktion auszulösen.[35] Zuerst fiel die extreme toxische Wirkung von Aluminium bei Pflanzen auf mit ROS-Bildung und NADH-Peroxidase-Aktivierung in der Zellwand, was schließlich die DNA der Zellen schädigt.[36] Auch wurde nachgewiesen, dass Aluminium Mikrotubuli in Pflanzen zerstört.[37] Da die Toxizität von Aluminiumionen in einer allgemeinen Zellenschädigung besteht, sollte man in diesem Fall nicht den Fehler machen, Pflanzenzellen als etwas anderes als Menschen- oder Tierzellen anzusehen.[38]

Die Schädigungsmerkmale, die wirkungsmechanistisch über die Wasserphase laufen, sind durchaus übertragbar und gelten für jede

Art von Biozellen. In diesem Zusammenhang soll daran erinnert werden, dass einige gegenwärtig vermarktete Impfstoffe als Adjuvanzien Aluminiumsalze in nahezu Milligrammmengen enthalten.[39] Schon länger bekannt ist, dass durch Aluminium die Proteinbildung gestört[40] und die Hexokinase (der erste Schritt in der Glykolyse) gehemmt ist.[41] Aluminium verstärkt die durch Fluorid verursachten neurotoxischen Gefahren synergistisch.[42]

Eine Reihe von Studien hat Brustkrebs mit Aluminiumkationen verknüpft. Allgemein ist die Grenzflächenwasserstruktur von Krebsgewebe geringer als bei gleichem Wasser im gesunden Gewebe. Dies konnte am menschlichen Brustgewebe überzeugend nachgewiesen werden.[43] Auffällig ist beim Krebsgewebwasser auch eine veränderte Vibrationsschwingung, besonders betroffen sind die OH-Streckschwingungen. Je weniger strukturiert das Wasser ist und je beweglicher die einzelnen Wassermoleküle sind, desto größer ist der Krebszustand des Gewebes.[44] Wird die Kohärenz zerstört, zerfallen die Strukturen, und eine energetische Einflussnahme auf die Aktivitäten der Zelle erlischt. Hochinteressant sind in diesem Zusammenhang die Ausführungen von M. Plankar et al. zur Entstehung von Krebserkrankungen.[45] Die Meinung, dass die Zerstörung kohärenter Wasserphasen Tumoren hervorruft, nimmt auch die Arbeitsgruppe um Davidson ein.[46] Inzwischen meinen mehrere Wissenschaftler aufgrund ihrer MRT- und AFM-Studien (Rasterkraftmikroskop, Atomic Force Microscope [AFM]), dass nicht die genetische Mutation die Ursache von Krebs ist, sondern der erste Schritt zur Krebszelle sei die ungünstige Veränderung des Grenzflächenwassers durch umweltmäßige und ernährungsbedingte Außeneinflüsse. Derartige Außeneinflüsse als Grenzwasserstress summieren sich. Von Aluminium als Auslöser von Krebs weiß man schon länger. Daneben stehen die Metalle Antimon, Arsenit, Barium, Cadmium, Chrom (Cr [II]), Kobalt, Kupfer, Blei, Quecksilber, Nickel, Selenit, Zinn und Vanadate im Verdacht, da sie an Rezeptoren für Östrogen andocken.[47]

Auch bei den Metallen liegt der geschilderte Wassermechanismus nahe. Gerald H. Pollack schreibt richtig: Wenn Mitose

(Teilung des Zellkerns für zwei Tochterzellen) und Zytokinese (Trennung der Tochterzellen durch eine Membran) außer Kontrolle geraten, ist das Ergebnis leider oft Krebs. »Eine gestörte wässrige Umgebung kann die Mitose erleichtern – die Zelle wird dann in Richtung Replikation orientiert sein.« Er meint, wenn wir die Wasserordnung wiederherstellen, können wir die Tumorproliferation hemmen.[48]

Das bildgebende Verfahren »Diffusion Tensor Imaging (DTI)« ist eine kürzlich entwickelte MRI-Technik, die molekulare physikalische Eigenschaften von Grenzflächenwasser in vivo nichtinvasiv messen kann. Damit wurde gezeigt, dass eine ungestörte Grenzwasserstruktur für die Permeabilität der Zellmembranen und für die Ausbildung der Schutzschichten um die Nerven (Myelinisierung) eine zentrale Voraussetzung ist. Nun zeigt sich außerdem, dass bei Autismus, Schizophrenie, Alzheimer-Krankheit und Multipler Sklerose Grenzflächenwasser relativ früh im Krankheitsverlauf destrukturiert werden.[49]

Nach allen diesen Hinweisen ist es nicht mehr verwunderlich, wenn ein Zusammenhang zwischen Grenzflächenwasserstress und Infektionskrankheiten gefunden wird. Der Grund dafür liegt darin, dass Grenzflächenwasser auch für die dreidimensionale Struktur der funktionellen Proteine verantwortlich ist.[50] In Messungen fiel auf, dass das Wasser innerhalb der Zelle stärker strukturiert bleibt und eng mit dem Zytoskelett korrespondiert, während das Wasser außerhalb der Zelle durch diverse Angriffe weniger strukturiert wurde.[51]

Ist die Wasserstruktur ganz zerstört, dann ist auch die Proteinstruktur zerstört, denn die Wasserstruktur ist die Matrix für die Proteinstruktur. Es kommt zu Proteinfehlfaltungen und zur Aggregation von Proteinen. Liegen diese falsch geformten Proteine in den Membranen als Porenwächter vor, dann können sie nicht mehr als Tore fungieren, und die Poren bleiben offen. Auf diese Weise haben pathogene Bakterien und Viren oder auch Prionen, die selbst falsch gefaltete Proteine sind, ein leichtes Spiel, in die Zellen einzutreten.

Aluminium und Schwermetalle stehen in der vordersten Reihe der Zerstörung von Wasserstrukturen und dadurch der Auslösung von Krankheiten. Wenn wir unten in einem Extrakapitel unser Trinkwasser besprechen, kommen wir auf das Problem Aluminium nochmals zurück, denn Trinkwasser aus Oberflächenwasser wird zwecks Säuberung und in Unkenntnis des hier Geschriebenen extra mit Aluminium versetzt.

Bei dem Thema »Grenzflächenwasser-Strukturzerstörung« sollte auch bedacht werden, dass bei der Nahrung, die in der »Mikrowelle« erhitzt wird, schnell Wasserstrukturen zerstört werden. Die »Mikrowelle« in der Küche definiert sich geradezu über den Rotations- und Vibrationseinfluss der elektromagnetischen Schwingung auf Wasser, wobei Hitze erzeugt wird und die Bindungen zerreißen. Allerdings ist beim normalen Kochen der Nahrung ebenfalls, aber nicht vollständig mit der Strukturzerstörung zu rechnen, die sich jedoch beim Abkühlen teilweise wieder reformiert. Zur vollständigen Zerstörung sind 400 bis 600 °C nötig. Der Mensch ist das einzige Lebewesen, das sein Nahrungswasser über das Kochen weitgehend zerstört, bevor er es aufnimmt.

Der therapeutische Ansatz

Zuallererst müssen die Ursachen der Wasserstrukturzerstörung (EIWS) stark verringert werden. Dann sollten Maßnahmen ergriffen werden, die Strukturformung zu erhöhen. Bewiesen ist, dass eine Verstärkung der Struktur durch nahe Infrarotstrahlung erfolgt. Es ist sinnvoll, das Sonnenlicht dafür zu nutzen (siehe unser Buch *Bionische Regeneration*). Darüber hinaus ist die immer wieder vorzunehmende Biosulfatierung der Heparan-Sulfat-Proteoglykane (HSPG) ein wichtiger Anker der Wasserstrukturierung. Dafür eignet sich Methylsulfonylmethan (MSM), was als Nahrungsergänzung zahlreich angeboten wird.

Des Weiteren sind einige anionische ambiphile, das heißt sowohl hydro- als auch lipophile Oberflächenstoffe notwendig wie Pantothenat, Ascorbat, Resveratrol, Curcumin aus Curcuma, Caprinsäure aus ätherischen Ölen, aus Palm- und Kokosöl oder aus Ziegenmilch, Laurinsäure aus Lorbeer, Kokosnüssen und -öl sowie Alpha-R-Liponsäure. Auch Silberhydrosole heben das negative Zetapotenzial an (Vorsicht jedoch vor einer Überdosierung!), Gleiches passiert bei der Aufnahme von Kolloiden, zum Beispiel als Tonminerale oder mikronisiertes Vulkangestein Klinoptilolith-Zeolith, wie sie von meinem hochverehrten Bekannten Professor Karl Hecht seit langer Zeit mit gutem Grund propagiert werden. Ich verweise auf seine hervorragenden Bücher zu diesem Thema. Klinoptilolith besitzt eine stabile Gitterstruktur mit dem Silizium-Aluminium-Verhältnis von 5 zu 1, was als ideal bezeichnet werden kann. Diese Struktur kann im Organismus normalerweise nicht aufgebrochen werden, und deshalb kann auch kein Aluminium zusätzlich freigesetzt werden. Das oft verwendete Bentonit dagegen enthält als Schichtsilikat Aluminium, das im Magen freigesetzt wird. Klinoptilolith kann außerdem sowohl Säuren als auch toxische Stoffe adsorbieren und zur Ausscheidung bringen.

Strukturbildende Ionen haben eine positive Interaktionsenergie, was bedeutet, dass sie Wassermoleküle festhalten. Die Wassermoleküle nehmen Energie auf und bilden dann vermehrt hexagonale Strukturen. Die Molekülbewegung, die einen Bruch der Bindungen herbeiführen kann, wird dadurch schwieriger.

Strukturbrechende Ionen dagegen bewegen sich vermehrt durch die Wasserphase, ohne die Wassermoleküle ordnend an sich zu binden. Die Interaktionsenergie wird dann negativ, und es entstehen vermehrt pentagonale Wasserstrukturen, die gesundheitlich ungünstiger wirken, weil sie geringere Energiespeicher sind. Je größer die Interaktionsenergie, desto größer ist die Strukturkapazität. In der Tabelle sind einige Beispiele von verbreiteten Ionen aufgeführt.

BEISPIELE VON VERBREITETEN STRUKTURBILDENDEN UND -BRECHENDEN IONEN[52]

Strukturbildende Ionen			**Strukturbrechende Ionen**		
Name	*Ion*	*E (kJ/mol)*	*Name*	*Ion*	*E (kJ/mol)*
Eisen	Fe^{3+}	51,9	Aluminium	Al^{3+}	–313,4
Zink	Zn^{2+}	50,6	Beryllium	Be^{3+}	–184,5
Kupfer	Cu^{2+}	49,8	Fluor	F^-	–18,0
Mangan	Mn^{2+}	42,3	Magnesium	Mg^{2+}	–8,8
Calcium	Ca^{2+}	32,2	Iod	I^-	–7,9
Lithium	Li^+	27,2	Chlor	Cl^-	–7,5
Natrium	Na^+	3,3	Kalium	K^+	–3,8

Wenn man eine allgemeine Regel für die Interaktion von Ionen mit Wassermolekülen aufstellen möchte, kann man sagen: Starke Ladung und gleichzeitig kleines Ionenvolumen wie bei Aluminium zerstört die hexagonale Struktur von Wasser. Genauso gilt umgekehrt: Wenn die Ladung relativ gering ist und die Größe der Ionen zunimmt, werden vermehrt hexagonale Strukturen gebildet.

Als Ergänzung zur Tabelle sollen noch Germanium, Silizium und Vitamin C genannt werden, alle stabilisieren die Wasserstruktur ebenfalls. Aber die für alle Menschen, Tiere und Pflanzen anwendbare einfache Methode zur Erhöhung der Wasserstruktur im Organismus wäre das unverfälschte Gletscherwasser. Die bionische Umsetzung muss noch auf den Markt kommen. Das beste Mittel im Hausgebrauch wäre leicht angefrorenes Wasser aus dem Tiefkühlfach, das aber wegen seiner Kälte ungesund sein kann, wenn zu große Mengen davon auf einmal getrunken werden.

Nochmals sei wiederholt: Strukturwasser ist Elektronengeber zur Reduktion von Sauerstoff, begleitet von Energiefreisetzung. Ohne diesen Vorgang gibt es kein gesundes Leben. Die Wasserzerlegung in die Bestandteile H und O ist nur ein Umweg zur immer wieder neuen Energiebildung. Der Wasserstoff wird dabei als Elektronentransporter genutzt. Die Wasserzerlegung geschieht im Organismus vor allem durch die frei werdende Energie im Grenzflächenwasser. Der wichtigste Außeneinfluss für die Splittung des Wassers ist das UV-Licht. So bei der Photosynthese und beim Gletscherwasser und überraschenderweise auch durch Bräunung der Haut.

Melanin zerlegt Wasser in Wasserstoff und Sauerstoff

Schon immer war Melanin als ein besonderer Stoff bekannt mit einzigartigen physikalischen Eigenschaften. Nun aber erstaunt, dass zu den Eigenschaften von Melanin auch gehört, Wasser in seine Ausgangsgase zu zerlegen.[53] Melanin wird gebildet, indem die Aminosäure Tyrosin enzymatisch oxidiert wird. Die Biosynthese von Melaninen findet bei Wirbeltieren in der Basalzellschicht der Epidermis und in der Netzhaut der Augen sowie in Teilen des Gehirns statt. Die produzierenden Zellen heißen »Melanozyten« und transportieren die Pigmente über ihre Ausläufer (Dendriten) in die umliegenden Keratinozyten. In der Haut bildet sich Melanin unter dem Einfluss von UV-Strahlung und absorbiert diese. Die so entstandene Bräunung der Haut ist ein natürlicher Schutz vor zu hohen Dosen der Sonnenstrahlung.

Beim Menschen gibt es Melanin in zwei verschiedenen Varianten, die sich dann auch in der Haarfarbe äußert: das Phäomelanin mit bräunlich roter Färbung und das bräunlich schwarz gefärbte Eumelanin. Bei Bakterien, Pilzen und Pflanzen gibt es weitere Varianten, die Allomelanine.

Wenn Melanin gebildet wird, kann es ein Teil des Gewebewassers in Wasserstoff und Sauerstoff zerlegen. Wenn mithilfe von Melanin bei UV-Strahlung Wasserstoff entsteht, ist das erst einmal deshalb sinnvoll, weil molekularer Wasserstoff ein Antioxidans ist und die übermäßig freigesetzten Radikale, die bei UV-Strahlung entstehen, neutralisieren kann. Im Gehirn kann deshalb durch

Melanin die exzessive Oxidation, die zur Parkinson-Krankheit führt, abgeschwächt werden. Darüber hinaus kann in der Reaktion von atomarem Wasserstoff mit atomarem Sauerstoff zusätzliche Energie für Regenerationen erzeugt werden.[54]

FAZIT: Die kohärenten Wasserstrukturen können durch Aluminium und viele andere Noxen zerstört werden. Da die Wasserstrukturen bei allen Organellen wie Mitochondrien, Nukleinsäuren und Genen wichtige Einflüsse auf die Funktion ausüben, sind zerstörte Wasserstrukturen die Ursache für diverse Erkrankungen. Durch Stabilisierungen der Wasserstruktur mithilfe verschiedener Stoffe und Maßnahmen kann gegenreguliert werden.

4. Welches Wasser brauchen Mensch und Tier?

> »Wenn man Wasser in einem Teich umrührt, wird es trüb, aber die Natur des Wassers ist deshalb nicht schmutzig.«
>
> DALAI LAMA

Alles Leben, ob wir den Samen der Pflanzen oder den tierischen und menschlichen Organismus betrachten, beginnt im Wasser. Schauen wir uns kurz die Situation beim Menschen an. Zu Beginn unseres Lebens schwimmen wir im Fruchtwasser (amniotische Flüssigkeit), was fast – zu 98 bis 99 Prozent – pures Wasser ist. Als Säugling bestehen wir zu etwa 80 bis 85 Gewichtsprozenten aus Wasser. Unser Gehirn behält bis ins hohe Alter diesen erstaunlich hohen Anteil. Im übrigen Körper nimmt der Wassergehalt mit dem Älterwerden laufend ab, ganz parallel zur Vitalität. Als Kind besitzen wir durchschnittlich 70 bis 80 Prozent Wasseranteil beim Gewicht, als Erwachsener 65 bis 75 Prozent und im Alter nur noch 48 bis 56 Prozent.

Ohne Wasser hätten wir keinen Stoffwechsel. Nur das Wasser führt Nährstoffe und Sauerstoff zu den Körperzellen und dann die Stoffwechselendprodukte und überschüssige Salze zur Ausscheidung. Tatsächlich strömen dafür täglich bis zu maximal 2000 Liter Blutwasser durch die Nieren. Und nun haben wir in diesem Buch erfahren, dass Wasser uns auch noch nennenswert Energie gibt. Im übernächsten Hauptkapitel werden wir Hinweise kennenlernen, dass Wasser auch mit unserer Seele und unserem Bewusstsein korrespondiert.

Damit dies alles wie vorgesehen ablaufen kann, müssen täglich etwa 2,5 Liter neues Wasser aufgenommen werden – und es muss das von der Natur für uns vorgesehene richtige Wasser sein. Wie viel es genau ist, hängt von der Größe des Stoffwechsels, vom Körpergewicht, von der Umgebungstemperatur und von unseren Anstrengungen ab. Besteht im Körper Wassermangel, werden, auch durch Wegfall notwendiger Energieproduktion, alle Stoffwechselprozesse als Notmaßnahme reduziert. Die Warnzeichen von zu wenig Wasseraufnahme sind Müdigkeit, Kopfschmerzen oder zumindest Konzentrationsschwäche. Der Durst ist nicht immer ein guter Mangelmelder, denn bei älteren Menschen bleibt er oft aus, obwohl akuter Wasser- und Energiemangel herrscht, weil auch die Osmorezeptoren im Alter immer mehr abgebaut werden. Besteht ein absoluter Wassermangel über einige Tage, dann wird es schnell lebensbedrohend, denn alle Funktionen sind beeinträchtigt und brechen schließlich ziemlich abrupt zusammen.

Bisher war die offizielle Lehrmeinung, dass wir Wasser brauchen, weil es unter anderem mit seinen elektromagnetischen Eigenschaften ein perfektes Lösungsmittel und für die Ausscheidung der nierenpflichtigen Substanzen unentbehrlich ist. Das stimmt vollkommen, aber der Energieaspekt steht hierarchisch immer am Beginn aller Maßnahmen, und hier wurde Wasser bislang vollkommen unterschätzt. Schon bei der Konstanthaltung der Körperkerntemperatur von circa 37 °C, was eine der wichtigsten Voraussetzungen der Gesundheit ist, spielt das viele Wasser in uns eine wichtige Rolle: Es hat ein Wärmespeichervermögen von 4,18 kJ/kg Körpergewicht und ermöglicht eine Verdampfungswärme von 2480 kJ/kg. Die Verdampfungswärme ist notwendig, um aus dem flüssigen einen gasförmigen Aggregatzustand zu machen und damit zu kühlen. Denn die zusammenhängenden flüssigen Wassermoleküle absorbieren die Wärmestrahlung unseres Körpers, werden damit angeregt und verlassen dadurch als unzusammenhängende Wassermoleküle, also als Wasserdampf, die Körperoberfläche. Die Wärmequanten nehmen sie mit, was wir als Kühlung spüren.

Schauen wir uns an, wo das Wasser hingeht, wenn wir trinken.

Nach dem Trinken sammelt es sich nur kurz im Magen und fließt bereits durch die Schwerkraft in den Darm. Dort gelangt es durch die Darmwände in den Blutstrom und wird nun über die Pfortader zuerst in die Leber gebracht. Die Leber braucht wegen ihrer extrem hohen Stoffwechselaktivität, auch für die Entgiftung, dringend die Energie des Wassers zusätzlich zu ihrer besonders hohen Dichte an Mitochondrien. Es wurde nachgewiesen, dass auch Nervenzellen in der Leber durch unser Wassertrinken aktiviert werden.

Aber welches Wasser sollten wir trinken, damit alles optimal abläuft? Die Frage ist leicht zu beantworten: Wir brauchen genau das Wasser, das bei der Evolution des Menschen vorhanden war, denn dieses Wasser war Parameter unserer Evolution und auch der Tiere und sogar der Pflanzen.

Das Wasser der Evolution

Der Mensch wurde in eine Natur hinein evolutioniert, die dafür sorgte, dass die organische Konstruktion funktionierte und erhalten blieb. Ausführlich haben wir diesen Fakt in unserem Buch *Bionische Regeneration* beleuchtet. In dem hier vorliegenden Buch wird deutlich, dass diese Menschkonstruktion und alle anderen lebenden Naturkonstruktionen ohne das in der Natur vorhandene Wasser kein Leben hätten.

Welche Wasserquellen gab es im Evolutionsprozess? In Urzeiten gab es noch keine photosynthetisierenden Organismen – weder Bakterien noch Pflanzen. Dementsprechend gab es auch keinen atmosphärischen Sauerstoff aus dem Pflanzenstoffwechsel. Da es mit dem fehlenden Sauerstoff auch kein Ozon als Schutzschicht vor harter UV-Strahlung gab, konnte sich Leben nicht auf der Erdoberfläche, dafür aber tief unten im Meer entwickeln. Die Wasserschichten filterten das UV-Licht durch die Absorption von UV-Strahlung unterhalb 250 Nanometern Wellenlänge ab. Aber durch die Einwirkung der UV-Strahlung von 100 bis 200 Nanometern auf die vorhandenen Wassermoleküle wurde das Wassermolekül zerlegt in Sauerstoffatome, Wasserstoffatome und Hydroxidionen, wobei durch die starke Anregung der Elektronen auch Hydroxidradikale und angeregter Wasserstoff entstanden:

$$H_2O \rightarrow OH^\cdot, H^\cdot \text{ und } O$$

Diese Atome und Ionen konnten entweder miteinander zu hoher Energiefreisetzung reagieren oder als Gase das Wasser verlassen. Die Wasserstoffradikale verschwanden schnell im Weltraum, aber die Sauerstoffatome bildeten schwerere Sauerstoffmoleküle und blieben in der Erdatmosphäre. Die $OH^\cdot$-Radikale bildeten H_2O_2, und daraus wurde erneut Wasser und wiederum Sauerstoff:

$$2\,H_2O_2 \rightarrow 2\,H_2O + O_2$$

Wasserdampf bildet in der Höhe die Wolken. Wasserdampf ist nach Wasserstoff und Helium das drittleichteste »Gas«. Wenn die harte UV-Strahlung die Wassermoleküle in der Höhe spaltet, entsteht Ozon (O_3), und der abgespaltete Wasserstoff entfernt sich wegen seiner Leichtigkeit immer mehr von der Erdatmosphäre in den Weltraum.

Das Ozon in hohen Schichten der Atmosphäre verhindert mit seiner Absorption der UV-Strahlung zwischen 210 und 280 Nanometern mit dem Maximum bei 250 Nanometern, dass die Erdoberfläche außerhalb des Wassers lebensfeindlich ist. Denn auch dünne Wolkenschichten hätten zum Schutz nicht ausgereicht, sie lassen über 90 Prozent der UV-Strahlung durch.

Empfindlich ist vor allem das Wichtigste der Fortpflanzung, die genetische DNA. Sie absorbiert selbst das ganze Spektrum der UV-Strahlung von 200 bis 300 Nanometern mit einem Maximum um 260 Nanometer und kann deshalb durch UV-Licht zerstört werden.

Kommen wir nun zurück auf das Wasser der Evolution. Damals war der Schutzschild in der Atmosphäre mithilfe von Ozon so perfekt, dass sich das Leben aus dem Wasser auf das Land traute und Pflanzen, Tiere, Menschen sich entwickeln konnten. Wenn die

Ozonschicht auch das UV-C-Licht mit Wellenlängen von 200 bis 280 Nanometern abfangen konnte, blieb doch das UV-B-Licht mit 280 bis 320 und das UV-A-Licht mit 320 bis 400 Nanometern wirksam. Die Natur erfand immer wieder in der Evolution Schutzmöglichkeiten gegen eine zu aggressive UV-Strahlung. Um zum Beispiel das Sperma mit seiner empfindlichen DNA vor UV-Licht zu schützen, wurde die Konstruktion eines Kopulationsapparats (Penis und Vagina) notwendig, in dem die Samen im Dunkeln, also ohne jede UV-Strahlungsberührung, übertragen werden.

Aus dem Wasser kommend, fehlte den Tieren und Pflanzen auf dem Land aber das energiereiche Wasser der Meere zum Leben. Pflanzen verließen sich nun auf das Wasser im Boden, das immer wieder durch Regen ergänzt wird. Tiere und der Mensch waren auf Quellen, Bäche und Flüsse angewiesen – wie im Prinzip heute noch. Gespeist werden diese Wasseransammlungen oft vom Schmelzwasser verschneiter und vereister Bergkuppen.

Wir Menschen haben mittlerweile die dünne Ozonschicht durch freigesetzte schädliche Gase (besonders FCKW) so stark geschädigt, dass sich inzwischen bestimmte sensible Algen wieder in größere Wassertiefen zurückziehen mussten. Nur dort sind sie vor der aggressiven Strahlung (UV-B) noch ausreichend geschützt. Als Folge davon sinkt die Photosynthese an der Meeresoberfläche, und die Fixierung des Treibhausgases CO_2 nimmt rapide ab.

Und noch ein menschlicher Eingriff in die bestens organisierten Naturverhältnisse macht Sorge: Wie bereits beschrieben, ist das Wasser ein guter Absorber von elektromagnetischen Schwingungen. Nur das Teilspektrum elektromagnetischer Schwingung des für uns sichtbaren Lichtes ist davon ausgespart. Dies aus gutem Grund: Wäre es anders, könnten wir nichts sehen; denn unsere Augäpfel, die zu 90 Prozent aus Wasser bestehen, würden dieses Licht nicht durchlassen – wir wären weitgehend blind für die Lichtphotonen.

Eine besonders starke Wechselwirkung mit den Wasser-Dipolfeldern haben die elektromagnetischen Strahlungen im Bereich der Mikrowellen, wie von dem Mikrowellenherd in der Küche wohl jedem bekannt sein dürfte (mit Frequenzen von 2,45 Gigahertz). Mit der Mikrowelle wird die Rotationsfrequenz von Wasser angeregt. Wir sind dabei energetisch zwar noch weit von der Zerstörung einer kovalenten Wasserstoff-Sauerstoff-Bindung entfernt, aber das Wasser nimmt Energie als Wärme auf. Auch unser technischer Kommunikationsfunk verwendet identische elektromagnetische Frequenzen (2,45 Gigahertz), zum Beispiel beim W-LAN. Was in der Küche funktioniert als Erwärmung von Speisen, funktioniert auch draußen. Die elektromagnetischen Felder können bei Aufsummierung der Schwingungsamplituden und hoher Leistungsflussdichte in unmittelbarer Nähe von Basis-Sender-Stationen den umgebenden Wasserdampf erwärmen und damit in die Höhe treiben.

Hat diese Erwärmung etwas mit dem Treibhauseffekt zu tun? Die Frage wird bisher nicht gestellt. Aber das Anwachsen der technisch bedingten elektromagnetischen Aktivität der Atmosphäre, also das technisch bedingte Anwachsen der Luftelektrizität, ist tatsächlich korreliert mit der steigenden Erwärmung der Erde seit 1980, doch die *kausale* Korrelation ist nicht bewiesen, allerdings auch nicht auszuschließen. Es lohnt sich deshalb, einen kritischen Blick auf den Wasserdampf als ungebundenes H_2O-Molekül zu werfen, weil es das wohl wichtigste »Treibhausgas« ist. Denn seine Konzentration in der Atmosphäre ist im Mittel mindestens 25-mal größer als die von dem heute überall genannten Kohlendioxid-(CO_2-)Gas. Und sicher ist, dass ohne Wasserdampf (mit absorbierender Infrarotstrahlung) die globale Erwärmung nur circa 50 Prozent der totalen Erwärmung ausmachen würde.

Und wie sieht die Korrelation des Treibhauseffekts mit dem »klassischen« Treibhausgas CO_2 aus? Sie ist vorhanden, allerdings nicht allzu scharf. Während die Erderwärmung erst seit 1980 wirklich dramatisch zunimmt, steigt die CO_2-Konzentration bereits seit 1900 regelmäßig an (in den letzten zehn Jahren im Mittel um 1,9 ppm/Jahr, davor 1,4 ppm/Jahr). Auch Methan (CH_4) als weiteres Treibhausgas nimmt seit vielen Jahren deutlich zu, gleichermaßen Stickstoffoxid (N_2O), das ebenso Treibhausgaseigenschaften besitzt. Es ist zu befürchten, dass alle Treibhausgase zusammen, einschließlich technisch erhitzten Wasserdampfs, am Problem der rapiden Erderwärmung zusammenwirken und durch Schnee- und Eisschmelze der Abkühlungseffekt durch Lichtreflexion immer geringer wird (Abnahme der Albedo).

Und noch eine Gaskonzentration ist im Fokus der Beobachtung: der Sauerstoffpartialdruck. Er sinkt in der Atmosphäre seit dreißig Jahren kontinuierlich weiter. Das alles sind keine schönen Aussichten für kommende Generationen.

Gletscherschmelzwasser

Das oben beschriebene EZ-Wasser hat wie gesagt weitgehende Ähnlichkeiten mit dem Gletscherwasser. Dieses Wasser hat den größtmöglichen Gehalt an hexagonalen Strukturen. Dies deshalb, weil es den höchsten natürlichen Energiegehalt aufweist. Die UV-Strahlungsintensität war und ist in großen Höhen am stärksten, wenn auch nur als energetisch weiche UV-Strahlung. Pro 1000 Meter Höhe nimmt sie um 10 Prozent zu, sodass sie auf 3000 Meter hohen Bergen etwa 30 Prozent mehr gegenüber der Strahlung auf einer Wiese im Tal auf Meereshöhe hat. Schnee und Eis verstärken die Strahlung sogar auf 40 bis 90 Prozent. Das Wasser kann teilweise durch die Energie der UV-Strahlung unterhalb 250 Nanometern gesplittet werden, und durch den hohen Ionisationsgrad in der Höhe wird es auch elektrisch polarisiert. Deshalb hat strukturiertes Wasser aus einem Gletscher quasi ein Elektronenplasma, und es trägt deshalb nach außen eine elektrisch negative Ladung. So hatten wir auch das EZ-Wasser beschrieben.

Wissenschaftlich robuste Forschung zu den Wirkungen speziell dieses Wassers auf Organismen gibt es kaum; man weiß bisher nur, dass es bestimmte Enzyme wie Dehydrogenasen, die Wasserstoff abspalten, aktivieren kann. Die Forschung am hexagonalen Wasser geht auf den im Jahr 2004 verstorbenen Koreaner Mu Shik Jhon zurück. Als Direktor des Molecular Science Research Center und Chairman des Board of the Korean Academy of Science and

Technology wurde er mit wissenschaftlichen Preisen für seine Forschungen überhäuft und schrieb das Buch *The Water Puzzle and the Hexagonal Key. Scientific Evidence for the Existence of Hexagonal Water and its Positive Influence on Health!*, das 2004 aus dem Koreanischen ins Amerikanische übersetzt wurde. Inzwischen gibt es auch eine deutsche Ausgabe.[1] Sein Fazit lautet, dass hexagonales Wasser sehr gesund ist und vor vielen Erkrankungen schützen kann.

Schmelzwasser von Gletschern gibt es als Trinkflaschen auf dem Markt zu kaufen. Aber hier muss man achtsam sein: Ein derartiges Wasser ist ohne hexagonale Strukturen nur ein ganz normales Mineralwasser und lohnt keinen Aufpreis. Erfahrungsgemäß verschwinden hexagonale Strukturen fünf Stunden nach der Abfüllung, auch deshalb, weil dieses Wasser beim Aufbereiten nicht angemessen behandelt wird. Einen eindeutigen Beweis für eine haltbare Hexagonalstruktur erhält man durch UV-Spektroskopie. Wenn Wasser bei 270 Nanometern einen zusätzlichen hohen Absorptionspeak hat, sind hexagonale Strukturen vorhanden, und das Wasser kann als energiehaltig deklariert werden.

Eine in seinen Aussagen nicht besonders überzeugende Studie mit Sportlern wurde von Kuno Hottenrott et al. mit abgefülltem Grönland-Gletscherwasser vorgenommen und gegen handelsübliches Mineralwasser getestet.[2] Die Studie überzeugt deshalb nicht, weil eine in Versuchen gefundene Leistungssteigerung der Versuchsprobanden mit der Alkalität des Gletscherwassers erklärt wird, die angeblich die Laktatazidität von sportlich aktiven Menschen neutralisiert. Gemessen wurde dies nicht. Es ist allerdings nicht möglich, mit alkalischem (basischem) Wasser die Säurewerte des Blutes bedeutend zu beeinflussen, weil alkalisches Wasser selbst nicht gepuffert ist und sich deshalb leicht in Säure überführen lässt. Denn gibt man in eine Säure von pH 3 ein basisches Wasser von pH 10 zu gleichen Teilen, dann entsteht kein weitgehend neutraler pH-Wert wie bei Zugabe einer Lauge, sondern die Säure bleibt mit minimalen Veränderungen bestehen. Dieser Fakt wird regelmäßig bei der gesundheitszugewandten Argumentation von basischem

Wasser übersehen. Es gibt aber eine andere Erklärung dafür, dass dieses Wasser gesund ist.

Das magische Sechseck

Wir haben mehrfach das hexagonal strukturierte Wasser erwähnt, wobei sechs H_2O-Wasserdipole sich zu einem Ring mit sechs Kanten verbinden. Aber damit nicht genug; diese Ringstruktur verbindet sich weiter mit exakt gleichen Ringstrukturen zu einem dreidimensionalen Netz, das einem Kristall gleichkommt. Die Struktur ähnelt aufeinandergelegten Bienenwaben (wo haben Bienen diese Architektur gelernt?) oder den Schaumblasen, die sich eng zusammendrängen. Und es gibt weitere Beispiele für analoge Sechseckformen in der Natur, zum Beispiel die Facettenaugen der Libelle, die aus fast 20 000 Sechsecken bestehen, deutlich weniger Sechsecke bilden das Fliegenauge. Sechseckkonstruktionen, so scheint es, sind Lieblingsfiguren der Natur, aber warum?

Die Schneeflocke erregte schon früh das Interesse. Johannes Kepler (1571–1630) fertigte 1611 eine Schrift an mit dem Titel *Vom sechseckigen Schnee*. Darin fragt er: »Wer hat das Kernchen, bevor es zu fallen anfing, mit sechs Eishörnchen versehen?« Und seine Antwort verrät in hohem Maße Intuition: »Da also eine äußere Ursache, nämlich die Kälte, dies nicht bewirken kann, muss es eine innere sein, und zwar eine, die mit dem Wasserdampfe zusammenhängt.«[3] Womit er schon damals exakt die richtige Richtung wies. Nur der besonders große Winkel des Dipols eines Wasserdampfmoleküls H_2O erzeugt die stabile hexagonale Struktur auch der Schneeflocke.

Dass im Sechseck etwas Besonderes verborgen ist, kann jeder sofort nachprüfen. Man schlage mit dem Zirkel einen beliebigen Kreis. Dann setzt man den Zirkel mit derselben Spreizung, also mit dem Radius, auf einen Punkt des Kreises und wandert mit der Zirkelspreizung über den Kreisumfang. Man kommt immer nach sechs Schritten genau wieder zum Anfangspunkt. Das Sechsfache des Radius zeichnet so den Umfang eines Sechsecks. Platon (etwa

428–347 v. Chr.) erkannte die Besonderheit, und heute noch werden derartig geometrisch auffällige Konstrukte »platonische Körper« genannt. Die Natur verwirklicht sie immer wieder. Ein Sechseck zeichnet auch den Zusammenbau von Kohlenstoffatomen aus wie im Benzol als Ring oder wie im Diamanten als Fläche. Verwundert ist man auch über die erstarrten Basaltsäulen in Vulkanschloten, die so genaue Sechseckformen bilden, dass man meint, sie sind gemeißelt.

Jedes natürliche Wasser enthält in Abhängigkeit der internen Energie mehr oder weniger dieser hexagonalen kristallinen Schichten und Inseln. Schmelzwasser oder Quellwasser ist besonders reich an diesem »Kristallwasser«. Je mehr hexagonale Strukturen im Wasser abgebildet werden, desto größer sind sein Energieinhalt und seine Energiekapazität.

Der Vorteil des EZ-Wassers mit der Hexagonalstruktur ist – wir müssen es immer wieder betonen – die durch kleinste Energien induzierbare Bildung eines Elektronenplasmas, das der Reduktion (Elektronenanreicherung) von O_2 dienen kann, vielfältige Kettenreaktionen auslöst und sehr hohe Energien bis zu 8 eV/mol rekrutiert. Diese Energie reicht aus, um Wasser zu zerlegen in atomaren Wasserstoff und Sauerstoff. Es ist die Anfangsenergie, um die Master-Reaktion zu starten.

Selbst beim Zerfall einer hexagonalen Gesamtstruktur ohne Master-Reaktion wird Energie gewonnen. Dies geschieht durch das geometrische Verlängern der Wasserstoffbindungen, wobei Energie in unterschiedlichem Ausmaß frei wird. Gleichzeitig rutschen die Dipole des Wasserdampfmoleküls H_2O wieder in die ursprüngliche circa 105-Grad-Spreizung, und dabei wird nochmals Energie mit unterschiedlichem Ausmaß freigesetzt.

Eine bestimmte Dosis von IR-Energie (3000 Nanometer) kann auch EZ-Strukturen vergrößern, wie oben erklärt wurde. Das ist dann der Fall, wenn Resonanzen im engen Frequenzbereich stehende Wellen hervorrufen und dadurch die Strukturen stabilisieren oder aber bei Aufaddierung reflektierter Strahlung durch zu hohe Amplituden zerbrechen (Resonanzkatastrophe). In beiden

Fällen werden für den Organismus verwertbare Energien freigesetzt.

Im Buch von Mu Shik Jhon wird erwähnt, dass das Trinken von energetisiertem hexagonal strukturiertem Wasser der Gesundheit dient und Pflanzen besser wachsen. Oft ist Altern mit Übergewicht verbunden, und Jhon behauptet, dass diese Zunahme an Gewicht durch Mangel an geeignetem Wasser zustande kommt, was bis zu 20 Prozent gegenüber dem bei Jugendlichen fehlt. Altern, Metabolismus und Wassergehalt des Körpers sind direkt miteinander verbunden. Füllt man das im Alter fehlende Wasser täglich mit dem Trinken von hexagonalem Strukturwasser auf, wird Jhon zufolge das überflüssige Fett nach und nach verbrannt. Der gesamte Alterungsprozess kann angeblich abgebremst werden.[4]

Erklärt werden positive Gesundheitseffekte hexagonal strukturierten Wassers auch mit einer Erinnerung an Eigenschaften innerhalb der Wasserphase, dem sogenannten »Memoryeffekt« von Wasser, den es tatsächlich gibt, wie wir weiter unten erfahren werden. Andererseits ist sehr wahrscheinlich, dass die hexagonale Struktur selbst nicht der Wirkeffekt ist, sondern die in der Struktur gespeicherte Energie. Wie oben mehrfach angesprochen, ist die hexagonale Struktur lediglich als Indikator energiereichen Wassers anzusehen.

100 Prozent hexagonale Strukturen findet man in einem Wasser, das sich im »supergekühlten« Zustand befindet. Dieses Wasser hat dann Eigenschaften, die sich ähnlich auch im Grenzflächenwasser einstellen. Wasser im supergekühlten Zustand ist weit unter dem üblichen Gefrierpunkt von 0 °C noch flüssig. Wolken im Winter können diese Wasserdampfeigenschaften im Verbund aufweisen. Fallen aus diesen Wolken dann Tropfen und prallen sie auf irgendeine Oberfläche, gefrieren sie schlagartig. Das bringt Probleme für Flugzeuge. Genutzt wird dieser Effekt, wenn Wolken mit Chemikalien »geimpft« werden, damit sie Eiskristalle bilden und Hagel abwerfen.

Das gesunde Flusswasser und Wasserfallelektrizität

Mehrere Flusswasser werden noch heute als Heilquellen verwendet. Was ist das Besondere dieser Wasser? Nehmen wir als Beispiel die Quellflüsse im Hunzatal, die traditionell ein Wasser für ein langes Leben bieten. Das Tal befindet sich in einer Region, die Indien, Pakistan und China gleichermaßen beanspruchen (der Karakorum-Region). Das Quellwasser kommt aus Berghöhen von 7000 bis 8000 Metern, was auf Effekte hoher UV-Strahlung schließen lässt. Das Wasser verfärbt sich schnell grau bis bräunlich. Das liegt an den aufgenommenen Mineralen und Kolloiden, die so fein sind, dass sie im Wasser schweben. Die Folge davon ist eine riesige sich bildende Oberfläche innerhalb der Wasserphase, was reiche Formation von EZ- und CD-Wasser bedeutet. Außerdem zeichnen sich diese Flüsse durch hohe Strömungen und zahlreiche Turbulenzen aus, was die Sauerstoffanreicherung und Energieproduktion innerhalb des Wassers anregt. Die gewonnene Energie kann dann zum Wassersplittig verwendet werden. Und ein Teil der Energie wird im fließenden Wasser gespeichert. Auch die mitgeführten Siliziumminerale haben ihre Aufgabe: Sie speichern innerhalb eines käfigartig gebauten Aggregats negativ geladenen Wasserstoff, der so unbeschadet über weite Strecken transportiert wird.

Schmelzwasser und Regenwasser speisen unsere Flüsse. Haben diese Flüsse einen hohen Kohärenz- und Energiegehalt, dann äußert sich das als Wasserfallelektrizität: so die Aussage eines Forscherteams rund um den Österreicher P. Madl. Das heißt, ein gewisser Indikator für gutes EZ- und CD-reiches Wasser ist, wenn die Wasserfallelektrizität ein hohes Niveau hat. Dass Wasserfälle Wassercluster mit negativer Aufladung freisetzen, ist im Prinzip schon sehr lange bekannt,[5] wurde aber erst in unserem Jahrhundert eingehender untersucht.[6] Die Frage ist, woher die negative Aufladung kommt. Bisher gab die Wissenschaft den sogenannten Lenard-Effekt als Erklärung an. Der österreichisch-ungarische Physiker Philipp Lenard (1862–1947) machte um 1890 Versuche zur elektrischen Wasseraufladung. Demnach laden sich die Wassertropfen durch das mechanische Zerreißen und die Reibung auf, wobei die schweren Tropfen die positive Ladung beim Fallen zum Boden mitnehmen und die negative Ladung länger in kleineren Tropfen erhalten bleibt. Die alten Arbeiten haben den Kern des Problems offensichtlich nicht herausarbeiten können und lieferten lediglich theoretische Erwägungen. Erst die erwähnte Forschergruppe aus der Universität und der Paracelsus Medical Universität in Salzburg zusammen mit weiteren Forschern unter anderem aus der Lomonosov Moscow State University und dem Physikalischen Institut in Belgrad erbrachte als Ergebnis der Wasserfalluntersuchungen einen neuen Mechanismus auf quantenmechanischer Basis als Erklärung der begleitenden Elektrizität. Demnach sind nur 15 Prozent der Tropfen positiv geladen, der Rest von 85 Prozent negativ. Einige Tropfen haben eine Größe von mehreren hundert Nanometern und sind erstaunlich stabil. Sie können an beiden Seiten des Wasserfalls bis zu Entfernungen von 500 Metern noch nachgewiesen werden, während die kleinen Tropfen sich mit Durchmessern um 0,6 bis 2,5 Nanometer schnell verlieren.[7]

Die Interpretation der Forschergruppe ist nun, dass die größeren Tropfen mit mehr als 100 Nanometer Durchmesser identisch sind mit den CDs des Wassers. Damit besitzen sie Energielevel bis zu 12,07 eV, haben ein Reservoir quasi freier Elektronen und gleichzeitig quasi freier Protonen. Diese Tropfen unterliegen den quantenelektrodynamischen Prinzipien, wie sie von Raffaela Arani et al. und von Giuliano Preparata beschrieben wurden.[8] Das erklärt ihre Stabilität und die hohe Reichweite. Es erklärt aber vor allem die gesundheitlich positiven Auswirkungen auf die Menschen und andere Lebewesen.[9] Und man versteht, warum Traditionen empfehlen, die Übungen Tai-Chi-Chuan und Qi Gong in der Nähe von Wasserfällen zu vollziehen.[10] Die Wassertropfen-CDs haben ein selbsterzeugtes elektromagnetisches Feld, das an der Grenze der Tropfen eine abstoßende Kraft bildet, die proportional zu dem Feldgradienten und umgekehrt proportional zu der Masse des Tropfens ist.[11] Die mehrere tausendfach leichteren Elektronen sammeln sich am Außenrand der Tropfen, und die entsprechend schwereren Protonen bilden das Zentrum der mehr oder weniger kohärenten Wasserphase. Wie oben bereits beschrieben, entsprechen diese Wassertropfen damit einem gigantischen Atom.

Die CDs, die im Wasserfall freigesetzt werden, haben ihren Ursprung im fließenden Wasser, wo es auch jede Menge EZ-Wasser gibt, das sich am Flusssand, an Algen und an kleinsten Lebewesen wie Protozoen und Prokaryoten bildet. Ein Fluss ist somit ein Ensemble fließender kohärenter CDs, die zu elektrisch geladenen Aerosolen, also Ionen, bei mechanischer Aufspaltung der Wasserphase werden. Die kleineren Wasserteilchen in der Gischt des Wasserfalls, die schnell verschwinden, entsprechen vermutlich den nichtkohärenten Teilen des Bulkwassers und sind deshalb instabil. Die Energie der kohärenten CDs ist geringer als die Energie in der nichtkohärenten Bulkwasserphase, denn die Kohärenz eliminiert die Reibungsenergie mit anderen Molekülen und die thermische Eigenbewegung. Die Wassertropfen verwenden auch die Infrarotkomponente des Sonnenlichts, um die kohärente Phase, die einem Laser gleicht, zu stabilisieren. Es reichen dann 0,5 eV Energie aus, um die Elektronen freizusetzen. Im Wasserfall reichen die üblichen Turbulenzen dafür aus. Die Einatmung dieser Elektronenenergie ist offensichtlich möglich und gesundheitlich von hoher Bedeutung. Leider gibt es heute viel zu wenig neuere Forschung zu diesem Thema, während in meiner Jugend mehrere wissenschaftliche Lehrbücher über Aerosoltherapien verbreitet waren.

Das Nutzwasser heute

Regenwasser ist zweifellos das natürlichste Direktwasser. Es ist weitgehend mineralstofffrei, was sonst in der Natur nicht vorkommt. Sind die Wolken von der Erde aus gesehen hoch genug, dann ist der Wasserdampf zu Eiskristallen gefroren, und wir haben stabile hexagonale Strukturen. Schnee und Regen sind Wasserdampfkonglomerate mit CD-Inseln, die sich gern an Kondensationskeimen anlagern und schließlich so schwer werden, dass sie von der Gravitation der Erdmassen angezogen werden.

Die Regentropfen nehmen beim Fallen aus den Wolken durch einen reinen, also unbelasteten Luftraum die üblichen Luftgase, aber vor allem Kohlendioxid auf. Dieses CO_2 reagiert im Wassertropfen zu Kohlensäure H_2CO_3. Dadurch sinkt das pH-Niveau um ein bis zwei Einheiten. Aufgrund der schwachen Pufferung von Wasser (es fehlen Minerale) bedeutet der erniedrigte pH-Messwert des Regenwassers von 5,5 bis 6,0 keineswegs, dass das Wasser wirklich sauer reagiert, sondern das pH-Messgerät spricht lediglich direkt auf die Kohlensäuremoleküle an.

Eigentlich ist das Regenwasser das Natürlichste, was uns die Erdatmosphäre bieten kann und was in der Evolution entsprechend eingesetzt wurde: ein sauerstoffreiches, mineralarmes, gut nutzbares Wasser. Aber Regenwasser, das zum Beispiel über Dachflächen gesammelt wird, kann man in unseren westlichen Industrieländern nicht mehr trinken, weil zu viele Umweltschadstoffe darin angesammelt werden. Anders sieht es in den industriefreien Bereichen der Tropen und Subtropen aus und in den Wüsten zur Regenzeit.

Regen wird zu Quellwasser und dieses zu Mineralwasser in Flaschen

Im Quellwasser sind gelöste Minerale wie Calcium und Magnesium und geben dem Wasser einen neutralen pH-Wert. Aber der Mineralstoffgehalt von Quellwasser reicht nicht aus, um die Säuren, die im Stoffwechsel des menschlichen Organismus anfallen, wirksam zu beeinflussen. Selbst dann, wenn reines Wasser einen hohen alkalischen pH-Wert hat, kann – wie es immer wieder selbst von Fachleuten behauptet wird – der Körper nicht basisch gemacht werden. Die außerordentlich schwache Pufferung von reinem Wasser verhindert jede größere Einflussnahme. Auch das gefilterte und technisch zubereitete Elektrolysewasser wird immer wieder mit seiner besonderen Wirkung bei Übersäuerung beworben. Das funktioniert aber keineswegs, zumal die freien Mineralmengen oftmals vorher abgefiltert werden oder aber so fest an die freien Valenzen im Wassermolekül gebunden sind, dass sie im Körper nicht abgelöst werden können.

Ein Wasser aus Quellen, besonders aus artesischen Quellen ohne jeden Zusatz, ist ein sehr gutes Wasser. (Unter einer artesischen Quelle versteht man einen natürlichen Austritt aus einem artesischen [gespannten] Grundwasserleiter.) Dieses Wasser ist durch seine enge Berührung (Reibung) mit Gesteinsmaterial und Sand auch ausreichend gefiltert, kohärent, strukturiert und energiereich. Es sollte frei fließend genutzt und so auch in Flaschen abgefüllt werden. Man kann hier »weiches« Wasser überwiegend aus Wasserläufen im Basalt und Granitgestein und »hartes« Wasser aus Kalkgestein unterscheiden. Die Meinungen, welches Wasser das gesündere ist, gehen auseinander. Auch die Versuchsergebnisse sind keineswegs einheitlich. In einigen Ländern in Asien zeigen Forschungsergebnisse genau das Gegenteil von denen in westlichen Industrienationen. In Asien wird das Wasser mit hohem Calciumgehalt sehr gelobt und zeigt statistisch weniger Erkrankungsfälle bei den Verbrauchern, während dieses Wasser in Europa für vermehrte Herzinfarkte verantwortlich gemacht wird. Immer noch wird dem französischen Hydrologen Louis-Claude Vincent (1906–1988) vertraut, der meinte, herausgefunden zu haben, dass weiches mineralarmes Wasser für Pflanzen, Tiere und Menschen das beste wäre. Andererseits nehmen Menschen mit diesem Wasser oft ihre Calciumpräparate als Nahrungsergänzungsmittel ein, um sich was Gutes zu tun, machen es also absichtlich »hart«. Ob das beliebte Korallencalcium als organisches Mineral besser verträglich ist als Calcium aus Gesteinen, ist denkbar. Nichtorganische Gesteinsminerale benötigen viel Energie, um in die Zelle aufgenommen zu werden. Auf diesen Energieaufwand verzichtet der Körper häufig und lagert die Minerale nach Durchdringung einiger Barrieren außerhalb der Zellen ab, was auch mal zu viel werden kann.

Es sind allerdings nicht die Mineralgehalte an sich, die Mineralwasser als gesundes Wasser ausmachen, was immer wieder dargestellt wird. Eigentlich können Mineralstoffe im Körper zwar überschüssige Säuren puffern und Säureabfallstoffe neutralisieren. Dazu dienen Gemüse- und Obstnahrung. Aber die geringe Menge von Mineralen im Wasser reicht dafür – wie gesagt – nicht aus. Dazu kommt laut Professor Christian Hechtl, dass die freien Valenzen des Wassermoleküls zwar Minerale binden, dies aber so fest, dass sie sich auch im Organismus nicht mehr vom Wassermolekül lösen können und als Konglomerat aus Mineral und Wassermolekül ausgeschieden werden.[12]

Wenn Minerale im Wasser gesund wirken, dann dadurch, dass sie im ungebundenen Zustand als kleine Aggregate in ihrer Gesamtheit große Oberflächen für Grenzflächenwasser bilden. Auch die im Fluss mitschwimmenden Mineralaggregate oder die Extraaufnahme von Tonmineralen und Zeolithen wirken in diesem Sinne günstig. Die größeren Aggregate werden nach dem Trinken nicht ins Blut resorbiert, sondern im Darm gesammelt und ausgeschieden.

Ein Nachteil aus Sicht des Modells, das hier vertreten wird, ist laut Hechtl, dass Trinkwasser, das wir als »Mineralwasser« kaufen können, vor der Abfüllung in Flaschen mit technischem Aufwand entgast wird. Absichtlich wird sämtlicher gasförmiger Sauerstoff entfernt, um aeroben Bakterien keinen Wachstumsschub zu gewähren. Durch die Entgasung soll also die Haltbarkeit des abgefüllten Wassers verlängert werden. Der Sauerstoff fehlt dann aber für die Energiebildung, das Wasser ist kaum mehr reaktionsfähig, somit quasi »tot«.

Die Qualität des Mineralwassers in Flaschen ist eine Vertrauenssache. Sie unterliegt nicht der strengen Trinkwasser-, sondern der Mineralwasserverordnung – und die ist laxer. Kontrollen auf Pestizide und Nitrate sind nicht vorgeschrieben. Auch die Grenzwerte für Schwermetalle wie Blei (40 µg/l) oder krebsforcierendes Arsen (50 µg/l) liegen höher als bei Trinkwasser. Viele Mineralwässer sind leicht radioaktiv mit Strontium und Radium belastet. Und bis zu einem Drittel der sogenannten stillen Wasser ohne CO_2 enthielten in früheren Untersuchungen pathogene Keime. Unter diesen Keimen waren Erreger von Hirnhaut-, Harnwegs- und Lungenerkrankungen.[13]

Plastik im Mineralwasser

Heute gibt es ein wirklich elementares Problem bei abgefüllten Mineralwässern. In diesem Wasser aus Plastikflaschen, aber auch in Glasflaschen und sogar im Wasser aus Getränkekartons gibt es jede Menge winziger Kunststoffpartikel. Mikroplastik beginnt ab einer Größe von 5 Nanometern, wir können dies mit dem Auge nicht erkennen. Die Vorsitzende der Abteilung Geologie und Umweltwissenschaften an der State University of New York in Fredonia, Sherri Mason, ist eine der führenden Mikrokunststoffforscherinnen. Sie und ihr Team haben eine Studie durchgeführt mit insgesamt 259 Wasserflaschen von elf Herstellern an neunzehn verschiedenen Orten der Welt, dabei auch Wasser von allgemein bekannten deutschen Abfüllern.[14]

Das Ergebnis ist durchaus erschreckend: 93 Prozent aller Proben enthielten Plastikteilchen. Mithilfe einer Laseranalyse und des fluoreszierenden Farbstoffs Nilrot war sichergestellt, dass es sich um Kunststoffe wie Polyethylenterephthalat (PET), Nylon und Polypropylen handelte. Die Teilchen hatten Größen, die kleiner als ein menschliches rotes Blutkörperchen waren. Derart winzige Teilchen finden nach Auffassung der Forscher ihren Weg bereits über die Mundschleimhaut und über den Magen-Darm-Trakt und dann durch den ganzen Körper. Laut Stephanie Wright vom King's College Centre for Environment and Health in London können »die Partikel in einer Immunzelle in der Darmschleimhaut bleiben oder ins Lymphsystem und die Lymphknoten gelangen. Es gibt auch die geringe Möglichkeit, dass sie in den Blutkreislauf gelangen und eventuell in der Leber akkumulieren.«[15]

Trotz ihrer Winzigkeit sind Plastikteilchen harte Körper, »die unser Körper natürlich loswerden will, aber nicht kann, weil Kunststoff nicht abbaubar ist, sodass das lokale Gewebe geschädigt wird. Aber im Moment wissen wir nicht, was genau passiert«, sagt Wright.

Die Biologin Tamara Grummt leitet beim Umweltbundesamt das Fachgebiet »Toxikologie des Trink- und Badebeckenwassers«.

Zusammen mit ihrem Team stellte sie fest, dass Mikroplastik sich in den Zellen ansammelt und die Kommunikation zwischen den Zellen stört.[16] Daraufhin neigen die betroffenen Zellen zu Entzündungen. Diese wiederum sind die Ursachen für diverse Zivilisationserkrankungen, auch für die Todesursachen Nr. 1 und 2, das sind Herz-Kreislauf- und Krebserkrankungen.

Man hätte erwarten können, dass diese Mikropartikel nur in Plastikflaschen auftauchen. Das ist aber nicht der Fall, denn man findet sie zwar am meisten in den Wassern aus Mehrweg-PET-Flaschen, aber eben auch in solchen, die aus Getränkekartons und Glasflaschen stammen. Am meisten verwundert, dass auch diejenigen Mineralwasser von namhaften deutschen Herstellern, die angeblich aus der Tiefe und Vulkangesteinen kommen, mit Plastikteilchen verseucht sind. Die Untersuchungen dafür wurden auch vom Chemischen und Veterinärversorgungsamt Münsterland Emscher Lippe von Forschern um Darena Schymanski ausgeführt.[17] In Mineralwassern aus 22 verschiedenen PET-Mehrweg- und PET-Einwegflaschen, drei Getränkekartons und neun verschiedenen Glasflaschen fanden sie Mikroplastik in Größen von 1 bis 500 Mikrometer, wobei 80 Prozent gerade in dem Bereich von 5 bis 20 Mikrometern lag, der von Blut und Gewebe aufgenommen wird. Es handelte sich dabei wiederum um PET, Polypropylene und außerdem um Polyethylene und Polyolefine, die zusätzlich auch noch gesundheitsschädliche Stoffe wie polychlorierte Biphenyle (PCB) und polyzyklische aromatische Kohlenwasserstoffe (PAK) freisetzen. Es wurde nachgewiesen, dass diese Stoffe sich auch im Darmgewebe anreichern. Diese Gefahr ist nicht ganz neu erkannt worden. Bereits im Juni 2016 wurde eine Warnung von Wissenschaftlern im *European Food Safety Authority Journal* gegeben.[18]

Jede Menge Mikroplastik in Wasserflaschen: Kann es im Körper Schaden anrichten? Mikroplastik ist im Mineralwasser, weil es inzwischen überall ist – im Meer, im Boden, im Flusswasser und auch im Leitungswasser und deshalb auch im Bier und anderen Getränken. Die Umweltämter mehrerer Bundesländer ließen Wasserproben aus 25 Flüssen rund um Rhein und Donau auf Mikroplastik analysieren und kamen zu alarmierenden Ergebnissen. Keine der Proben war frei von Plastik; 90 Prozent der Partikel war kleiner als 5 Millimeter und mehrheitlich unsichtbar.[19]

Die gesundheitlichen Auswirkungen sind mangels Forschung unbekannt, lassen aber nichts Gutes erwarten. Regenwürmer sind bereits laut Wissenschaftlern der FU Berlin (zum Beispiel Matthias C. Rillig) von der Plastikflut negativ beeinflusst.[20] Muscheln entwickeln Entzündungen. Besorgniserregend ist, dass der allmähliche Zerfall des Plastiks zu Nanopartikeln auch von Pflanzen aufgenommen wird. Unsere Nahrungskette wird damit neben dem Trinkwasser zusätzlich von sämtlichen Agrarprodukten, aber auch durch den Verzehr von Fisch und Meeresfrüchten mit Plastik kontaminiert. Erschwerend kommt hinzu, dass die winzigen Mikroplastikpartikel aus Flüssen gegenüber dem Sediment drei- bis viermal höher mit toxischen Schadstoffen wie krebserregendem PCB belastet sind.

Wie die Plastikflut überschaubar eingedämmt werden kann, ist vollkommen unklar. Denn das Forschungsschiff Polarstern des Helmholtz-Zentrums für Polar- und Meeresforschung (Alfred-Wegener-Institut, AWI) in Kiel fand längst sogar Plastik in den Rohrproben aus dem arktischen Packeis. Ilka Peeken vom AWI spricht von »ungeheuren Mengen«, die bislang für unmöglich gehalten wurden.[21] Eine der Proben enthielt 12 000 Kunststoffpartikel pro Liter. Eine Eisscholle hat eine Lebensdauer von zwei bis elf Jahren, und das Wasser des Eises kann strömungsbedingt zurückverfolgt werden. Demnach stammt das Plastik aus dem Pazifik, der inzwischen mehrere lokale »Plastikstrudel« aufweist. Über die Beringstraße treibt das sich zersetzende Plastik dann in den Atlantik. Die AWI-Forscher fanden siebzehn verschiedene Kunststofftypen, die unter anderem Polyethylen, Polypropylen, Polyester, Celluloseacet aus Zigarettenfiltern und aus Verpackungs-, Lack-, Nylon-, Autoreifenresten aufwiesen. Die Teilchen haben Größen, die bis zu einem Sechstel des Durchmessers eines menschlichen Haares winzig sind. Derartige Partikel werden sogar von Kleinstlebewesen wie dem Ruderfußkrebs aufgenommen.

Die von Plankton lebenden größeren Tiere reichern das Plastik dann entsprechend an.

Das Schlimmste kommt noch auf uns zu, denn Plastikflaschen zersetzen sich im Verlauf von rund 400 Jahren zu Mikroplastik, und Fischernetze brauchen dazu 600 Jahre. Extrem sauberes Mineralwasser ist deshalb nur noch ein destilliertes Wasser, dem eine Messerspitze pro Liter naturbelassenes, also unraffiniertes Gesteinssalz zugegeben wird. Gekörntes Meerwassersalz wäre in seiner Mineralzusammensetzung noch besser, ist heute aber in Bereichen von Industrie und technischer Landwirtschaft rund um den Globus zu sehr belastet.

Fatal war die Entlaubungsaktion des Urwalds im Vietnamkrieg durch die Amerikaner. Die Herbizide werden heute noch in die Ozeane gespült und sammeln sich dort in allen Organismen an und verbinden sich mit Mineralen. Leider sind auch viele Trinkwasserquellen in diesen Regionen ebenfalls verseucht.

Quell- und Oberflächenwasser wird zu Leitungswasser

Leitungswasser ist je nach Herkunft sehr verschieden, an vielen Orten in Deutschland ist es noch erstaunlich gut. Geschöpftes Oberflächenwasser ist deutlich schlechter als Tiefen- oder Bergwasser. In großen Städten ist das Wasser besonders problematisch: Kalk, Nitrat, Nitrit, Pestizide, Halogenkohlenwasserstoffe, Medikamentenrückstände, zu viel Kupfer, Blei, Chlor, Bakterien. Industrie mit Schwermetallabfällen und Landwirtschaft mit zu viel Gülle und Klärschlamm und sogenannten »Pflanzenschutzmitteln« schädigen unser Trinkwasser. Inzwischen sind rund 300 schädliche Substanzen bekannt, die es belasten, sogar Hormone und Antibiotika. Trinkwasser wird aufbereitet, wobei die Desinfektion eine wichtige Rolle spielt.

Schauen wir uns erst einmal die Chlorungsverfahren zur Desinfektion bei der Nutzung von Oberflächenwasser an (mit Chlorgas, Chlordioxid, Natriumhypochlorit, was identisch ist mit der Chlorbleichlauge oder Calciumhypochlorit). Eigentlich erzeugt Chlor den durchaus gewollten Wasserstoff und Sauerstoff für unsere Master-Reaktion:

$$Cl_2 + H_2O \rightarrow 2H^+ + 2Cl^- + O$$

Bei leicht sauren pH-Werten unter 6 liegt Chlor als Verbindung in molekularer Form (hypochlorige Säure HOCl) vor und ist stark wirksam. Bei hohem basischem pH-Wert um 10 herum dagegen wird das weniger wirksame Hypochloridion (OCl^-) gebildet. Die Desinfektion durch HOCl funktioniert, weil der aus der hypochlorigen Säure freigesetzte Sauerstoff vorhandene Verunreinigungen oxidieren kann. Sind aber im Wasser Reste von organischen Substanzen wie Humussäuren, bilden sich in Verbindungen mit Chlor die gefürchteten Trihalogenmethane (THM), die krebserregend sind und den typischen Badewassergeruch erzeugen (Grenzwert für THM: 0,025 mg/l). Um THM weitgehend einzuschränken, geben die Trinkwassernormen von WHO und EU einen maximalen Chloridgehalt von 250 mg/l vor. Dieser wurde auch in der deutschen Gesetzgebung übernommen. Chlordioxid bildet keine derartigen Haloforme wie THM.

Ein größeres Problem bereiten die langen Leitungen für Wasser. Die Zivilisation erfordert ja Wasser in jedes Haus, in jede Wohnung. Dabei verschmutzen Rohre und bilden Rückstände nicht nur zum Beispiel von Chlor oder Nitrat, sondern an manchen Orten auch von Pestiziden, Arzneimitteln, Hormonen und Uran. In den USA ist Fluor ein großes Problem, da es dem Wasser zugesetzt wird. Alle diese Rückstände und Verschmutzungen können bereits in kleinsten Mengen den Organismus beeinflussen. Denn ein Wasser, das mit derartigen Fremdchemikalien kontaminiert ist, bildet keine gesunden hexagonalen Strukturen mehr.

Aluminium im Trinkwasser

Wir hatten bereits eindringlich vor Aluminium gewarnt. Denn Aluminium zerstört das für die Funktion notwendige hexagonale Grenzflächenwasser im Organismus. Aber gibt es in unserem

Trinkwasser Aluminium? Ja – und dies sogar absichtlich. Bei der Trinkwasseraufbereitung von Oberflächenwasser werden zur Entfernung von Trübstoffen Flockungsmittel eingesetzt, die Aluminium enthalten; es ist oft das Polyaluminiumchlorid (Al_xCl). Auch Dialuminiumsulfat mit dem Vulgärnamen Alaun (Al_2SO_4) wird als Fällungs- und Flockungsmittel in der Wasseraufbereitung und Wasserreinigung verwendet. Damit kann auch das Phosphat als Düngungsrückstand eliminiert und in der Kläranlage der unerwünschte Blähschlamm gedämpft werden.

Der überwiegende Teil dieses Aluminiums wird nach der Aufbereitung als Schlammwasser in die öffentliche Kanalisation geleitet. Die Rückstände im Trinkwasser dürfen dann den Grenzwert von 0,2 mg/l nicht überschreiten. Aber das Trinkwasser ist nicht unsere einzige Quelle für die »Aluminiumvergiftung«. Dadurch, dass Aluminiumsulfat als gering schädlich für die Umwelt eingestuft ist (Wassergefährdungsstufe 1), ist seine Verwendung sehr verbreitet. So wird Aluminiumsulfat auch in der Lebensmittelindustrie als Stabilisierungsmittel eingesetzt. Es ist außerdem Bestandteil der Düngemittel und findet Verwendung als Leim in der Papierindustrie, als Beizmittel in der Färberei und als Saatgutbeize. Schaumlöschmittel enthalten Aluminium wie auch Medikamente zur Blutstillung.

Aluminium befindet sich in sehr kleinen Mengen in jedem Gewässer, denn es gehört zu den Hauptbestandteilen der Erdkruste, kommt also in vielen Gesteinen vor und ist Teil vieler Minerale. Die Konzentration in Grundwassern beträgt zwischen 0,01 und 0,1 mg/l. Liegt eine Bodenversauerung vor, steigt die Löslichkeit von Aluminium stark an.

Aluminium ist auch deshalb toxisch, weil es – wie oben bereits geschildert – als dreifach positiv geladenes Ion das elektrisch negative Berührungspotenzial (Zetapotenzial) zwischen der Blutphase und den Blutgefäßwänden neutralisiert. Damit wird die Fähigkeit des Blutes aufgehoben, Teilchen in Lösung zu halten. Rote Blutkörperchen, die selbst eine negative Ladung im gesunden Zustand aufweisen, sind auf die Abstoßungskraft des negativen Zetapotenzials angewiesen, um sich in der Mitte der Blutströmung zu halten und nicht an den Wänden zu haften. Ein einziges Aluminiumion verringert die Größe des Zetapotenzials, wie es nur eine Ansammlung von 6000 Natrium- oder Kaliumionen vermag. Genau diese Zerstörung der Berührungspotenziale durch Aluminium ist auch der Grund, warum es im Trinkwasser zur Flockungsreaktion bei Feinstoffen kommt. Dass dies ebenso in unserem Organismus passieren kann, darauf kommen die Verantwortlichen offensichtlich nicht. Ein Kontakt mit zu viel Aluminium ist heute unumgänglich. Die Mengen der Aufnahme machen es zu einem der am meisten unterschätzten giftigen Stoffe.

Aluminium ist als E 173 vorhanden in Mehlen, Speisesalz, Backpulver, Backmischungen, Kuchendekorationen, Käsen (Schmelzkäse, Scheibletten), Wein, Bier, Schwarztee, sauer eingelegten Gemüsekonserven, Kaffeeweißern, Gewürzpulvern, Zahnpasta, Dragees, Medikamenten (zum Beispiel gegen Sodbrennen [Antazida], Durchfallmitteln wie Kaolin, in Lipidsenkern wie Aluminiumclofibrat und Impfstoffen), Kosmetika, Deorollern, Deodorantsteinen, als E 541 (saures Natriumaluminiumsulfat) in Backpulver und Kaugummi, als E 554 und E 556 (Natriumaluminosilikate) in Salz, Zucker und Würzmitteln.

Die häufig verwendeten Alu- und Bratfolien ergeben puren Aluminiumabrieb, ebenso die Deckel etwa von Joghurtgefäßen oder Nahrungsergänzungsmittel- und Pillenfolienbehältern. Auch durch Trinkflaschen und Alukochgeschirr und -besteck gelangt regelmäßig Aluminium in unseren Körper. In die Umwelt kommt es durch Industrieemissionen aus der Papier-, Glas-, Porzellan- und der Textilindustrie.

Allein durch unsere Nahrung gelangen durchschnittlich circa 25 bis 75 Milligramm Aluminium täglich in uns hinein, aber nur sehr schlecht wieder hinaus. Eine schleichende Vergiftung entsteht dadurch, dass zirkulierendes Aluminium zunächst im Blut und dann von der Leber gesammelt und mit Gallensaft in den Darm entlassen wird (enterohepatischer Kreislauf). Dort wird es im Zuge der Wasserrückgewinnung wieder ins Blut resorbiert. Im Verlauf dieses immer wiederkehrenden Zyklus werden diese Stoffe mehr und mehr im Gewebe eingelagert. Aluminium wird angereichert in Knochen, Muskeln, Lungen (höchste Konzentration), Leber, Herz, Milz und Zentralnervensystem, vor allem auch in Mitochondrienmembranen, Lysosomen und dem retikuloendothelialen System. Dies kann durch Atomabsorptionsspektroskopie (AAS) nachgewiesen werden.

Entzündungen und positiv geladene Aluminium- und Schwermetallionen (Quecksilber, Palladium, Cadmium, Zinn, Nickel, Titan, Thallium und andere) gehen eine verheerende Allianz ein: Sie werden vom Organismus durch ihre positiven Ladungen verwechselt mit positiven Calciumionen, die vom entzündeten Gewebe zwecks »Abkapselung« angezogen werden. Durch ihre toxischen, enzymhemmenden Eigenschaften entsteht dann eine Heilungsresistenz auch bei den heute weit verbreiteten Entzündungen.

Eine Ausleitung von Aluminium aus unserem Körper gelingt durch geeignete Dosen von Ascorbinsäure und Apfelessig. Gleichzeitig sollten ausreichend Calcium, Magnesium und Vitamin B_6 im Organismus vorhanden sein. Viele Betroffene berichten vom Erfolg durch Korianderextrakt, wobei ein Chelatbildner sich bereits im Darm befinden sollte, wofür Chlorella empfohlen wird oder Tonminerale beziehungsweise natürliche hydratisierte Alumosilikate wie Klinoptilolith-Zeolith als natürlicher Donator von kolloidalem SiO_2.[22]

Wasserverschwendung

International hat sich der Begriff »Water Footprint« durchgesetzt. Dieser »Fußabdruck« bezeichnet den Wasserumsatz des einzelnen Menschen. Man hat berechnet, dass zum Beispiel jede Person in Deutschland im Durchschnitt täglich 121 Liter trinkbares Wasser fürs Duschen, Kochen und Wäschewaschen aus der Leitung zieht. Pro Kopf werden zusätzlich täglich 3900 Liter Wasser für die Herstellung von Produkten nötig, die wir kaufen, wie Lebensmittel,

Kleidung oder Elektrogeräte. Dieses Wasser ist für uns unsichtbar und wird deshalb »virtuelles Wasser« genannt.

Es ist ein Binsenweisheit, dass ohne Wasser nichts wächst, nicht einmal das Gras für die Kühe. Landwirtschaft ist ohne Wasser unmöglich. Aber gerade diese Landwirtschaft verschmutzt und verschwendet das Wasser. Weltweit wird 70 Prozent des »Süß«wassers für Ackerbau und Viehzucht genutzt. »Genutzt« heißt nicht »verbraucht«, denn Wasser kann nicht verbraucht werden, da es in Kreisläufen recycelt wird; es kann aber durch Verschmutzung unbenutzbar und durch sehr langsame Säuberung infolge natürlicher Filterung knapp werden.

Der Wasserumsatz in der Landwirtschaft wird auf Kosten des Grund- und Trinkwassers immer stärker durch plantagenartigen Anbau. Ein Grundwasserreservoir bildet sich nur langsam. Wenn man die Grundwasserblasen anbohrt und Wasser unentwegt entzieht, kann der Pegel trotz des Regens abgesenkt werden.

Im US-Bundesstaat Kalifornien etwa werden Mandeln angebaut. 80 Prozent der weltweit verzehrten Mandeln kommen dorther. Die Nachfrage steigert sich Jahr für Jahr. Die Anbaufläche hat sich in zehn Jahren verdoppelt. Aber für ein Kilogramm Kerne braucht ein Mandelbaum zusätzlich zum natürlichen Niederschlag 4500 Liter Wasser. Ein weiteres Beispiel ist Baumwolle: Für ein Kilogramm Ernte sind rund 5000 Liter Wasser fällig. Niederländische Wissenschaftler errechneten, dass allein ein T-Shirt den Verbrauch von 1000 Litern Wasser für die Fasern enthält, zusätzlich den Wasserverbrauch für Spinnerei und Färbung. Jede Tasse Kaffee, die wir trinken, hat einen Wasserfußabdruck von 140 Litern.[23]

1 Kilogramm Tomaten schluckt 63 Liter Wasser. In der südspanischen Region Almeria, wo 30 000 Hektar Land mit Gewächshäusern aus Plastikfolien bewirtschaftet werden, sank dadurch der Grundwasserpegel in den letzten zehn Jahren bis zu 20 Meter – laut Philipp Wagnitz, Wasserexperte bei der Umweltorganisation WWF.[24] Wenn der Grundwasserpegel in Küstennähe dann unter dem des Meeresspiegels liegt, dringt Salzwasser ein und macht das gesamte Reservoir unbrauchbar. In Almeria laufen deshalb bereits

vier Meerwasserentsalzungsanlagen. Dieses Wasser ist aber sechsfach teurer als Brunnenwasser.

Dies sind nur einige Beispiele, es gibt in trockenen Gebieten noch brisantere Fälle. Aber obwohl die Daten auf dem Tisch liegen, werden weitere wasserziehende Flächen aus Profitgier rekrutiert.

Zu der Grundwasservernichtung durch falsch gehandhabte Landwirtschaft kommt die Verschmutzung mit Pestiziden und überbordender Düngung. Auch die inflationär anfallende Gülle ist inzwischen ein großes Problem. Das ungenutzte Nitrat sickert in den Boden und ins Grundwasser. Mehr als 27 Prozent der Grundwasserkörper überschreiten hier laut Umweltbundesamt (UBA) den Grenzwert von 50 mg/l.[25] Zusammen mit der Gülle werden auch die Antibiotika aus der Massentierhaltung ins oberflächennahe Wasserreservoir geschwemmt. Inzwischen wurden in Bächen, Flüssen und Seen Bakterien gefunden, die gegen alle geläufigen Antibiotika resistent sind. Es ist nur eine Frage der Zeit, wann diese Bakterien flächendeckend im Trinkwasser auftauchen.

Nachhaltig wirksam gegen diese Malaise ist allein der Öko-Landbau. Denn ein Biobetrieb darf nur so viele Tiere halten, wie die anfallende Gülle auf dem Ackerbesitz durch Pflanzen aufgenommen und damit verbraucht wird. Biobauern verzichten deshalb auch auf zusätzliche Mineral- und Stickstoffdüngung, die Gewässer belasten. Bleibt es dagegen bei der weltweit zunehmenden Massentierhaltung, ist absehbar, dass das gesamte ökologische System schließlich zusammenbrechen wird, und Hunger, Gewalt und Migration könnten die Gesellschaften weiter und stärker als bisher verändern.

Die gesunde Wasseraufbereitung

Wir müssen die Legende der Götter leben, die sich und ihre Kinder einst mit einem Wasser höchster Qualität versorgten und damit Jugend und Gesundheit für lange Zeit gewährleisteten. Es gibt zahlreiche technische Verfahren, oft in Patentformulierungen, um Wasser für Pflanzenwachstum und Gesundheit von Mensch und

Tier zu optimieren. Dabei waren in der Praxis tatsächlich Erfolge sichtbar, aber über Wirkungsmechanismen der »Vitalisierung« konnte mangels Forschung nur spekuliert werden.

Was wurde bisher gemacht, um Pflanzen und Menschen durch Wasser zu vitalisieren?

- Schmelzwasser von Gletschern wurde abgefüllt und dann verkauft.
- Wasser wurde aus fließenden Quellen abgefüllt und bekam oft das Siegel »Heilwasser«.
- Wasser wurde mit Sauerstoff angereichert durch Quirlen und Verwirbeln und auf verschiedenste Weise in mechanische Rotation versetzt.
- Wasser wurde mit Wasserstoff angereichert durch Reaktion von zum Beispiel Magnesium plus Säure oder durch H_2-Sticks.
- Wasser wurde einem Elektrolyseverfahren unterworfen, um die Wassermoleküle aufzubrechen und Wasserstoff und Sauerstoff zu trennen. Teilweise wurde dabei auch ohne Membranen gearbeitet, wie bei der Erzeugung von Browns Gas.
- Wasser wurde Licht ausgesetzt im Spektralbereich von UV (240 Nanometer) bis Rot (650 Nanometer) und Infrarot (930 Nanometer).
- Wasser wurde in Tonkrüge gefüllt und mehrere Tage stehen gelassen.
- Wasser wurde mit Tonmineralen oder Kolloiden angereichert.
- In Wasserbehälter wurden Quarzsteine oder andere Halbedelsteine und Edelsteine gesetzt.
- Wasser wurde durch enge Röhren oder Öffnungen gepresst, wobei es dabei auf das richtige Verhältnis von Durchmesser der Öffnung zum Wasserdruck ankommt.
- Wasser wurde einer elektrisch negativ geladenen Hochspannungselektrode ausgesetzt, die als Corona-Entladung negative Luftionen produzierte.
- Wasser wurde Magnetfeldern und elektromagnetischen Schwingungen ausgesetzt.

Jedes dieser Wasser konnte mehr oder weniger Erfolge verzeichnen, teilweise waren die Wirkungen überzeugend, teilweise aber überhaupt nicht. Durch alle Verfahren zieht sich ein roter Faden, der den »Erfindern« aber unbekannt war. Heute wissen wir, dass tatsächlich alle oben aufgezählten Methoden mit der hier beschriebenen Master-Reaktion beziehungsweise der Bildung von EZ- und CD-Wasser in unterschiedlichem Maße zu tun haben. Es geht immer wieder darum, entweder die Möglichkeit zum Zusammenschluss von atomarem Wasserstoff und atomarem Sauerstoff zu erhöhen oder das Wasser so weit energetisch vorzuspannen, etwa durch Kohärenz im strukturierten Wasser, dass es nur noch geringster zusätzlicher Energien bedarf, um Elektronen freizusetzen, die sich dann auf Sauerstoff übertragen. Beide Wege zusammengenommen führen dann zu starker Energiefreisetzung, die im Organismus Arbeit verrichten kann.

Eine wichtige Rolle spielt auch oxidiertes Wasser als Wasserstoffperoxid (H_2O_2). Seine gesundheitlich besonderen Effekte werden in einem Extrakapitel aufgeführt.

Der Energiereichtum des Wassers ist auf mehreren Wegen gewährleistet. Nach allem, was wir uns bisher erarbeitet haben, kann die Energie eines Trinkwassers erhöht sein, wenn folgende Parameter eingestellt sind:

- Wenn Wasser eine typische hexagonale Struktur aufweist, dann kann man davon ausgehen, dass es gespeicherte Energie enthält. In der Natur wäre es das Gletscherwasser. Die Energie kann durch Erhöhung der Temperatur freigesetzt werden.
- Wenn Wasser viele kohärente Strukturen aufweist, werden stärkere Energieproduktionen ermöglicht. Kohärenzdomänen (CDs) innerhalb der Wasserphase und EZ-Grenzflächenwasser bilden dafür gute Gelegenheiten. Dies trifft sowohl auf das Wasser in Flüssen und Bächen zu als auch auf das Wasser in unserem Körper.
- Wenn Wasser mit atomarem Wasserstoff und Sauerstoff angereichert ist, die in einer »Wasserphasen-Knallgas-Reaktion«

münden, entsteht reichhaltig Energie. Diese atomaren Gase entstehen durch Wassersplitting, zum Beispiel durch Licht oder Elektrolyse. Bisher meinte man, die Ionisationsenergie von 12,56 bis 12,62 eV müsste dabei erreicht werden, sodass nur harte UV-Strahlung das Wasser zerlegen kann. Heute weiß man, dass bei einer vorangegangenen Energieanreicherung im Wasser, die leicht bis zu 12,06 eV erreichen kann (entspricht rund 102 Nanometer UV-Licht), kleinste Energien um 0,5 eV ausreichen, um Wasser zu ionisieren und damit zu zerlegen. Dies wurde mehrfach ausgeführt und führt direkt zum nächsten Punkt dieser Aufzählung.

- Bei Grenzflächen EZ-Wasser und CDs entsteht durch geringe Energiezufuhr ein Elektronenplasma. Die freigesetzten Elektronen landen auf Sauerstoff, das ebenfalls aus der Wasserphase stammt. Bei dieser Redoxreaktion als Start werden dann in weiteren Kettenreaktionen erstaunlich große Energiemengen freigesetzt.
- Durch Ausbildung von energiekonservierenden Rydberg-Zonen, in denen Wasserdipole unter Energieabsorption zu linearer Anordnung als H-O-H bewegt werden und sich mit einem Elektronenplasma umgeben, ist wahrscheinlich eine Rekrutierung zusätzlicher Energie aus dem Quantenvakuum möglich.

Unter Berücksichtigung dieser punktuell aufgezählten Parameter wäre wohl sauberes Schmelzwasser das am leichtesten zu erreichende beste Trinkwasser. Mit sauber ist hier »frei von jeglichen industriell-landwirtschaftlich-chemischen Verschmutzungen« gemeint. Ein derartiges Wasser kann als natürliches Vorbild dienen, um ein energiereiches bionisches Wasser zu erzeugen. Wenn wir das gesunde Wasser nicht von der Quelle trinken können, und das wird bei den meisten Menschen so sein, dann brauchen wir nach dem Vorbild der Natur aufbereitetes Wasser, das wir »bionisches Wasser« nennen wollen. Wir müssen das normale Trinkwasser also so verändern, dass es der Reaktionsfähigkeit des gesunden Gletscherschmelzwassers nahekommt.

Wir müssen dafür sorgen, dass die Master-Reaktion von atomarem Wasserstoff und atomarem Sauerstoff so weit wie irgend möglich stattfindet. Also sehen wir vorerst zu, dass unser Trinkwasser möglichst viel von den Reaktanzen Sauerstoff und Wasserstoff enthält. Dann kümmern wir uns darum, wie wir unser Trinkwasser mit möglichst vielem Grenzflächenwasser beziehungsweise EZ-Wasser und CDs anreichern können.

Wir leben nur von Energie und Information – das müssen wir uns immer wieder klarmachen. Jede Zufuhr von Energie in unseren Körper, die in Arbeit und Leistung umgesetzt werden kann, ist hochwillkommen.

Die Sauerstoffanreicherung

Sauerstoff ist in Wasser gut löslich, was heißt, dass die Sauerstoffmoleküle die Hohlräume zwischen den Wassermolekülen ausfüllen. Das aber bedeutet: Nicht das EZ- und CD-Wasser, also auch nicht die Cluster sind natürlicherweise das Reservoir für frei verfügbaren Sauerstoff, sondern das Bulkwasser. Wir brauchen somit beide Wasserphasen, die geordnete und die ungeordnete. Die sauerstoffreichen Bereiche sind dann gleichsam von einer Wassermembran überzogen. Diese Wassermembran um die Sauerstoffmoleküle reißt immer dann auf, wenn das Wasser erhitzt wird oder weitere Energien einwirken oder wenn Wasser mit anderen Materialien in Kontakt kommt, zum Beispiel auch mit Organellen und Zellen innerhalb des Körpers.

Es ist leicht einzusehen, dass die natürliche Sauerstoffaufnahme überall da vergrößert ist, wo Wasser intensiven Kontakt mit der Umgebungsluft hat, wie beim Wasserfall oder beim Hindurchperlen von Luft im Trinkbehälter, wie es ja auch in einem Fischaquarium üblich ist. Allerdings werden dabei keine höheren Werte als 8 bis 12 mg/l erreicht.

Natürlicherweise ist Wasser in erdnahen Wolken, die Stürmen ausgesetzt sind, hoch sauerstoffreich. Ebenso haben die mäanderartigen Bachwindungen mit hoher Verwirbelung nachweislich einen hohen Sauerstoffdruck im Wasser. Ein gutes Quellwasser kann bis zu 14 mg/l aufweisen, während das Leitungswasser nur 4 bis 6 mg/l hat. Der Sauerstoffgehalt wird durch die Aufbereitung des Trinkwassers wie Entsäuerung, Chlorung oder Filterung vermindert. Auch die Strömung in langen Leitungen unter weitgehendem Luftabschluss sowie längere Stillstandszeiten im Leitungsnetz reduzieren den Sauerstoffgehalt.

Wenn Wasser bei Raumtemperatur und normalem Luftdruck in ständigem Kontakt mit der Luft ist, dann kann es mit möglichst großer Oberfläche 5 bis 10 mg/l Sauerstoff aufnehmen. Besser gelingt dies bei Wasser in Rotation, zum Beispiel mit einem Quirl. Damit kann der Sauerstoff auf bis zu 15 mg/l ansteigen. Je kälter das Wasser ist, desto höher ist sein natürliches Sauerstoffniveau. Durch starkes Erhitzen, auch bei Tee und Kaffee, wird Sauerstoff fast vollständig entfernt. Genauso ungünstig wirkt zugesetzte Kohlensäure, da sie durch ihre höhere Affinität zum Wasser den Sauerstoff verdrängt. Bei »spritzigem«, also kohlensäurehaltigem Mineralwasser in Flaschen sinkt der Sauerstoffgehalt auf niedrige 2,4 mg/l, bei »stillem« Wasser ist er mit 4,9 mg/l etwa doppelt so hoch.

Würde man gezielt reinen Sauerstoff ins Wasser einbringen, wären bis zu 90 mg/l Anreicherung möglich, was wegen des übermäßigen Oxidationspotenzials aber mit einem Risiko verbunden ist. Wer also meint, viel Sauerstoff im Wasser (zum Beispiel 40 bis 60 mg/l) helfe viel, hat sich von den natürlichen Verhältnissen entfernt, was erfahrungsgemäß nie gut ist. Denn zu viel Sauerstoff forciert die Bildung von schädlichen Sauerstoffradikalen, die dann nur unzureichend durch körpereigene Antioxidanzien im Zaum gehalten werden können und bei längerem Gebrauch sogar die gesamte Antioxidanzienkapazität des Körpers verbrauchen.

Ideal für uns wären Werte von 20 bis 25 mg/l. Am besten gelingt die Anreicherung des Wassers mit normalem Luftgemisch über Druckluftsprühgeräte. Durchaus wirksame Druckluftzerstäuberbehälter, eigentlich für die Gartenarbeit konzipiert, sorgen für eine angemessene Dosierung von 20 bis 30 mg/l Sauerstoffkonzentrierung. Der Behälter wird zur Hälfte mit möglichst kühlem Wasser gefüllt, und dann wird Luft eingepumpt. Der Luftdruck über dem Wasservolumen erhöht sich dadurch beträchtlich. Danach sollte die Wasser-Luft-Phase durch möglichst langes (bis zu einer Minute) kräftiges Schütteln eng vermischt werden. Das Wasser kann auch in eine Drehung und Kreisbewegung versetzt werden, wobei die Luft mechanisch in das Wasserstrukturnetz eingesaugt wird. Da auch der elementare Stickstoff der Luft (N_2) einbezogen wird (mit ungefähr 31 mg/l), haben wir ein naturnahes Gemisch, das übermäßige Sauerstoffradikalaktivitäten dämpft.

Dieses Wasser-Luft-Gemisch kann dann direkt aus dem Behälter getrunken werden. Aber sinnvoll ist, wenn das Gemisch über die vorhandene Düse in ein weiteres Gefäß gespritzt wird. Die Düse hat den Vorteil, dass das Wasser zusätzlich mechanisch gesplittet wird, und durch Reibungselektrizität kann der atomare beziehungsweise ionale Zustand der Bestandteile erhöht werden. Alles zusammen mündet in zusätzlichen Möglichkeiten der Master-Reaktionen.

Unser Prototyp hat an der Metalldüse zusätzlich eine elektrostatisch negative Hochspannung angeschlossen, die über Corona-Entladung den Wassersprühnebel hochgradig ionisiert. Und der mit dem Wasser aufgenommene Sauerstoff hat zwei Wirkungsbereiche.

1. Natürlich werden zusätzliche Sauerstoffmoleküle bereits über die Mundschleimhaut aufgenommen, aber auch in der Speiseröhre, im Magen und im Darmbereich. Man weiß, dass die Bildung der Gallenflüssigkeit auf diesen Effekt der Sauerstoffresorption angewiesen ist. Wird sauerstoffreiches Wasser getrunken, ist gegenüber kohlensäureangereichertem Wasser die Magen-Darm-Peristaltik erhöht. Es ist zu erwarten, dass bei 37 °C Kerntemperatur der Sauerstoff aus dem Wasser verstärkt freigesetzt und über die Pfortader dem Kapillarsystem der Leber zugeführt wird. Das Pfortadersystem ist bekannt für seine tiefe Sauerstoffsenke und kann deshalb zusätzlichen Sauerstoff gut gebrauchen. In der Leber ist ein erhöhter Sauerstoffpartialdruck für die vielen wichtigen Stoffwechselaufgaben wie Entgiftung und Enzymproduktion sowie für eine

vermehrte Zellenergiebildung zur Regeneration ein notwendiger Faktor. Die Leber ist deshalb auch besonders zahlreich mit Mitochondrien versorgt. Darüber hinaus verteilt sich die erhöhte Sauerstoffmenge im gesamten Lymph- und Blutkreislaufsystem, was je nach individuellen Verhältnissen und der Trinkmenge bis zu zwei Stunden anhalten kann.
Den Effekt haben wir früher in Serienversuchen mit unseren Studentinnen und Studenten durch Messungen gut dokumentieren können. Der Sauerstoffpartialdruck (PO_2) steigt auch innerhalb weniger Minuten transkutan an, gemessen mit kleinen Sonden, die auf die Haut geklebt wurden (Clark-Methode; elektrochemischer Sensor zur Bestimmung der Sauerstoffkonzentration; entwickelt 1962 von dem Amerikaner Leland Clark). Ein häufig vorgebrachtes Argument ist, dass zusätzlicher Sauerstoff im Wasser ohne Bedeutung für das Blut ist, weil die Sauerstoffsättigung des Blutes bei den meisten gesunden unbelasteten Menschen durch die Atmung bereits nahe 100 Prozent ist. Man muss hier aber unterscheiden zwischen dem Sauerstoff, der im Blut an die roten Blutkörperchen gebunden ist, das sind 70 bis 90 Prozent, und demjenigen Sauerstoff, der frei im Plasma zirkuliert. Der Sauerstoff im Plasma kann durch das Trinken sauerstoffreichen Wassers erhöht werden, und hier greift dann wieder die Master-Reaktion.

2. Je mehr Sauerstoffmoleküle das Wasser innerhalb der Zellen aufweist, desto höher ist die Chance, dass es zu einer Master-Reaktion mit Wasserstoff kommt und die beschriebene Energiefreisetzung direkt beim Verbraucher stattfindet. Auch hier ist Voraussetzung, dass das Trinkwasser mit seinem molekularen Sauerstoff in atomaren Sauerstoff aufgesplittet und ebenso der molekulare Wasserstoff atomar oder neu gebildet wird. Die geläufigsten Methoden dafür sind in der Natur die Lichtinformation, die zur Kraftwirkung wird, und die mechanischen Kräfte der Turbulenz. Man kann den Lichteffekt durch Fokussierung mit einem »Brennglas« optimieren. Wasser in

> unserem Körper kann ebenfalls durch Licht beeinflusst werden, denn Licht von außen dringt einige Millimeter bis maximal einige Zentimeter, je nach Wellenlänge, ein. In größerer Tiefe wirken dann nur noch die beschriebenen Lichtblitze, die während der energetischen Wasserreaktionen entstehen.

Für die gesundheitlich positiven Effekte sauerstoffreichen Wassers, das täglich in Mengen von 0,5 Litern getrunken werden soll, gibt es zahlreich Literatur. Letztlich sind die Wirkungen identisch mit verstärkter ATP-Energiebildung in den Mitochondrien der Zellen: Die Erfahrungsberichte schreiben von einer Steigerung körperlicher und geistiger Vitalität, hoher allgemeiner und sportlicher Leistungsfähigkeit und verbesserter Konzentration, Anregung des Stoffwechsels und der Entgiftung, Unterstützung der Gewichtsabnahme, Steigerung der Immunabwehr sowie Verminderung der Tumorausbreitung. Insgesamt wird nach längerem Konsum der Alterungsprozess aufgehalten, und sogar die Arterienverkalkung reduziert sich.

Besonders der bei der Weltbank registrierte Sachverständige für Wasser und Wirtschaft und Professor für Ingenieurwissenschaften an der Princeton-Universität Christian Hechtl hat sich in Publikationen stark gemacht für das tägliche Trinken sauerstoffreichen Wassers, auch zur Heilung von Krebs, wie er schreibt.[26]

Als Ausgangswasser für die Sauerstoffanreicherung ist mineralarmes Wasser besonders gut geeignet. Es hat den Vorteil, dass die freien Valenzen der Wassermoleküle (die zwei freien Elektronen des Sauerstoffs) nicht alle durch Bindungen mit Mineralen blockiert sind und dieses Wasser im Körper Abfallprodukte und Gifte binden und harnpflichtig machen kann.

Die Wasserstoffanreicherung

Das Thema haben wir bereits in unserem Buch *Bionische Regeneration* besprochen. Hier folgen nun modifiziert einige Auszüge daraus.[27]

Offensichtlich braucht der Mensch zusätzlich zu seiner Eigenproduktion weiteren Wasserstoff. Ein normales Wasserstoffatom besteht aus einem Wasserstoffproton, das nur ein Elektron besitzt. Dieses Elektron hat eine Bindungsenergie von 13 eV, es ist also relativ stark gebunden und kann im menschlichen Körper nicht aktiv sein. Atomarer Wasserstoff kann zu einem Plusion als Proton, einem Minusion als Hydrogenanion (Hydrid) oder molekularem Wasserstoff werden. Es gibt vier gesundheitsrelevante Wasserstoffstrukturen:

1. Wasserstoffanion H^- und Wasserstoffion H^+ als Proton;
2. aktiviertes Wasserstoffatom ($H^+ + e^-$); die Aktivierung geschieht durch ein angeregtes Elektron, zum Beispiel durch UV-Licht;
3. Wasserstoffmolekül H_2;
4. hexagonale Struktur der Wassercluster.

Das Wasserstoffanion als Elektronenquelle und -transporter

Der bereits erwähnte Nobelpreisträger Albert Szent-Györgyi stellte fest, dass Wasserstoff die Elektronen in unserem Körper befördert. Dies sei die einzige Art und Weise, wie Elektronen transportiert werden könnten.

Beim Vorgang der Elektronenanlagerung an das Wasserstoffatom wird ein Photon emittiert. Das nun entstandene Wasserstoffanion (H^-), auch »Hydridanion« oder »Hydrogenanion« genannt, besitzt ein zweites, also zusätzliches Elektron, das nur lose mit der Bindungsenergie von 0,75 bis 0,85 eV angekoppelt ist und relativ leicht im Körper abgelöst werden kann. Durch Photonenabsorption können die H^--Ionen wieder in Wasserstoffatome und freie Elektronen zerlegt werden. Dabei zeigt die Absorption elektromagnetischer Strahlung bei $\lambda = 850$ Nanometern (also nahes Infrarot) ein Maximum.

Szent-Györgyi stellte fest, dass H^--Ionen in einigen Organen in größerer Konzentration auftreten. Aufgelistet in absteigender Ordnung: Leber, Magen, Darm, Niere, Herz, Lunge, Milz, Muskeln.

Woher kommen »elektronenreiche« H^--Ionen im Körper? Mithilfe des Enzyms Isocitrat-Dehydrogenase werden zwei Wasserstoffionen H^+ aus Isocitrat, einem Stoffwechselprodukt, abgespalten. Der Elektronen-Carrier NAD^+ nimmt nur eines der abgespaltenen H-Ionen auf, aber gleichzeitig zwei Elektronen (= H^-), und wird zu NADH. Übrig bleibt dann ein Proton (H^+), das frei in Lösung schwimmt. Dieses Proton ist dann zum Beispiel für die Master-Reaktion mit atomarem Sauerstoff geeignet.

Es gibt aber auch die Möglichkeit, dass die abgespaltenen Wasserstoffionen sofort zu Wasserstoffatomen (H) werden und dann ladungsmäßig neutralisiert sind. Die freigesetzten Elektronen machen daraus H^-. Werden diese übertragen, dann entsteht negativ geladenes $NADH^-$.

H^- (Hydrogenanion, Hydridanion) ist ein Antioxidans, das eine Sonderstellung einnimmt. Es kann ein Elektron abgeben, ohne sich selbst während dieses Vorgangs in ein freies Radikal zu verwandeln, wie dies bei anderen Antioxidanzien geschieht. Kann man den H^--Effekt im Körper von außen her unterstützen?

H^--Ionen befinden sich in allen frisch geernteten Pflanzen, also in allen Früchten und Gemüsen, aber auch in Gletscherwasser, wo es durch verstärkte UV-Strahlung in der Höhe entstanden ist.

Das ungebundene H^--Ion ist im Trinkwasser normalerweise so instabil, dass es sich als negativ geladener Wasserstoff verflüchtigt, also sein überzähliges Elektron leicht abgibt und dadurch seine antioxidative Wirkung verliert. Aber das passiert auch beim Kontakt mit Metall wie zum Beispiel einem Messer, wenn man einen Apfel durchschneidet, oder in einem Edelstahltopf, ebenso durch Sonneneinstrahlung. Doch H^--Ionen können zum Beispiel im natürlichen Flusswasser durch Siliziumverbindungen »gekäfigt« werden. Zeolithe und andere kolloidale Kieselsäure stabilisieren H^- so im Gletscherwasser, im Flusswasser in Tibet, im Hunzatal, im Heilwasser Nordenau, im Heilfluss in Lourdes.

Man kann Wasser mit stabilisierten Hydrogenanionen aber auch durch Elektrolyse herstellen. Dabei lässt sich folgendes Geschehen an der Minuspol-Elektrode beobachten:

- Es bildet sich eine Ansammlung von positiv geladenen Ionen des Wassers: K^+, Na^+, Ca^{2+}, Mg^{2+} und natürlich H^+.
- H^+ wird durch das angelegte elektrische Feld aus der Verbindung H_2O gerissen ($H^+ + OH^-$).
- An den Rest des Wassermoleküls, also an OH^-, bindet teilweise eines der positiv geladenen Mineralionen (aus dem ersten Punkt dieser Auflistung), zum Beispiel Ca^{2+} (zu CaOH).
- CaOH ist alkalin (basisch).
- Das H^+ (aus dem zweiten Punkt dieser Auflistung) holt sich Elektronen von der negativ geladenen Metallelektrode oder aus solvatierten Elektronendomänen und wird zu Wasserstoffgas: $H^+ + e^- = H$.
- An das Wasserstoffgas H wird ein weiteres Elektron angelagert ($H + e^-$); es entsteht H^-.
- H^- ist äußerst kurzlebig und verbindet sich mit H^+ zu H_2.

An der Pluspol-Elektrode sammeln sich die negativ geladenen Ionen Cl^-, SO_4^-, P^-, O^-. Dieses Wasser ist in normalen Geräten durch eine Membran von dem Minuselektrodenwasser getrennt und hat dann einen Extraausfluss. Es ist nicht als Trinkwasser geeignet, sondern kann zum Säubern oder Blumengießen verwendet werden.

Das an der Minuselektrode entstandene »reduzierte« oder »aktivierte« Wasser hat einen pH-Wert von 8 bis 11 und bei Anschluss an eine elektrische Speicherkapazität (Kolloide) langfristig ein elektrisches Potenzial von –400 bis –800 mV.

Unser Prototyp hat *keine* Membran und lässt deshalb zwischen

Wasserstoff vom Minuspol und Sauerstoff vom Pluspol die Master-Reaktion zu. Zusätzlich haben wir eine UV- und Blaulichtquelle und einen Druckbehälter eingebaut, wobei das Wasser durch Düsen gepresst wird. An der Düse liegt – wie bereits erwähnt – zusätzlich eine elektrisch negativ polarisierte Hochspannung an, die den austretenden Wasserstrahl mit einer Corona-Entladung umgibt. Die Anordnung ist diffizil, denn alle einzelnen Maßnahmen – sogar der Düsendurchmesser und der Druck – müssen aufeinander abgestimmt sein. Man braucht viel Praxiserfahrung und Wissen im Detail. Nur dann ist der Erfolg gegeben.

Kann ein auf konventionelle technische Art elektrolytisch aufbereitetes Wasser im Körper eine Wirkung haben?

Kein Effekt von basischem reinem Wasser bei Übersäuerung

Wir hatten soeben hergeleitet, dass das elektrolytisch erzeugte Wasser am Minuspol leicht auf einen pH-Wert von mehr als 8 kommt, also stärker basisch ist. Deshalb wird in fast allen Werbungen für den Verkauf von Elektrolysegeräten eine positive Beeinflussung bei Übersäuerung des Körpers angepriesen. Die beobachteten Gesundheitseffekte nach dem Trinken des basischen Wassers werden dann auf diesen Effekt der Neutralisierung der Übersäuerung zurückgeführt. Das ist in den meisten Fällen schlicht falsch. Richtig ist, dass sich während der Elektrolyse – wie in der obigen Aufzählung beschrieben – basisches Wasser erzeugen lässt. Falsch ist die Behauptung, dass mit dem Trinken reinen basischen Wassers in den üblichen Mengen eine pathologische Übersäuerung zu behandeln ist. Denn reines Leitungswasser mit dem allgemein geringen Mineralgehalt hat kaum Puffereigenschaften. Die erzeugten Basenwasser sind ungepufferte Lösungen, die sich deshalb leicht verändern lassen. Nach dem Trinken wird der pH-Wert 2 des Magens als sehr starke Säure bevorzugt diese Wasserschlucke zu einer Säurelösung machen, die Magensäure wird nur unmerklich verändert. Deshalb hilft dieses Wasser auch nicht beim sogenannten Sodbrennen, also wenn die Salzsäure des Magens im Reflux durch einen geschwächten und undichten Magensphinkter in der Speiseröhre aufsteigt. Denn die Magensäure ist im Gegensatz zum basischen Wasser gut gepuffert und lässt sich durch reines Wasser nicht so leicht ändern. Werden dem Wasser dagegen ausreichende Mengen von zum Beispiel Hydrogencarbonaten beigemengt, ist eine Neutralisation der Säuren gegeben. Allerdings darf diese Prozedur nicht übertrieben, sondern muss abhängig vom Alter dosiert werden. Ältere Menschen haben eine geringere Säureproduktion im Magen, sodass Proteine schlechter verstoffwechselt werden und die dann unverdauten Nahrungsreste sogar Allergien auslösen können. Auch die bakterizide Wirkung der Magensäure sollte nicht andauernd verhindert werden.

Eine gesundheitlich positive Wirkung von einem Wasser mit H^--Ionen ist dennoch vorhanden, aber so, wie die Wirkung erklärt wird, nämlich mit den zusätzlichen Elektronen, gibt es grundlegende Fragen. Es ist völlig unbekannt, wie H^--Wasser, das oral zugeführt wird, seine Elektronen bis in die Zelle bringen kann (lineare Kalkulation). Eigentlich wird H^- mit dem Körperkontakt sofort elektrisch neutralisiert werden (das Körpervolumen, hauptsächlich elektrolytgefüllt, wirkt wie eine elektrische Speicherkapazität, analog einem Kondensator), oder das Elektron wechselt in eine weitere Verbindung, bevor es das Zellinnere erreicht.

Vermutlich steckt hinter der Effektivität von H^--Wasser ein völlig anderer Wirkmechanismus. Denn H^--Ionen erzeugen bereits im externen Wasser atomaren Wasserstoff (H) und H_2-Moleküle. Was bewirken H- und H_2-Moleküle im Organismus?

Das Heilungspotenzial des Wasserstoffmoleküls

Wasserstoff ist ungiftig und schädigt auch nicht die Umwelt. Wir bestehen zu 10 Gewichtsprozenten unseres Körpers aus Wasserstoff. Bei 80 Kilogramm Körpergewicht sind das immerhin 8 Kilogramm. Nur Kohlenstoff mit 20 und Sauerstoff mit etwa 63 Gewichtsprozenten liegen mit ihren Massen höher. Wenn wir aber die Anzahl der Atome betrachten, ist Wasserstoff mit Abstand das häufigste Atom in einem Lebewesen. Im Menschen sind es 10^{27} bis 10^{28} Wasserstoffatome.

Im Körper wird ständig Wasserstoff gebildet. Wir hatten die Quellen bereits besprochen. Insbesondere bilden auch Bakterien im Darm aus Kohlenhydraten Wasserstoff. Der Milchzucker (Laktose) ist so ein Kohlenhydrat. Damit werden Energie und Elektronen bereitgestellt, katalysiert durch eisen- und nickelhaltige Enzyme der Bakterien, die allgemein »Hydrogenasen« genannt werden. Säuger haben kein funktionierendes Hydrogenasegen.[28]

Wissenschaftler, besonders in Asien, plädieren für die zusätzliche Zuführung von Wasserstoff in den menschlichen Körper als H_2, was auch »Dihydrogen« genannt wird. Das kann durch Inhalation von 1 bis 4 Prozent Hydrogengas vorgenommen werden oder durch Trinken von Wasser, angereichert mit Wasserstoff. Auch die Injektion von Wasserstoff-Salz-Lösung oder eine direkte Diffusion von Wasserstoff aus Augentropfen, Bädern, Kosmetika ist heute üblich.

Die einfachste Methode ist das Trinken von Wasserstoffwasser. Wasserstoff löst sich im Wasser bis zu 1,6 mg/l (1,6 ppm) unter normalem atmosphärischem Druck bei Raumtemperatur. Die üblichen Methoden für die Anreicherung sind das Elektrolyseverfahren (typisch 0,1 bis 0,7 ppm) oder durch Reaktion von Magnesiummetall beziehungsweise sein Hydrid mit Wasser (typisch 1,6 ppm). Bei beiden Methoden wird die Konzentration der H^+-Ionen durch die Bildung von H_2 erniedrigt, das heißt, das Wasser wird alkalischer.

Wasserstoff ist schwierig aufzubewahren oder zu speichern; er durchdringt Glas und Plastikwände; lange speichern kann man ihn nur in Aluminiumcontainern. Verwendet man Aluminiumflaschen für mit Wasserstoff angereichertes Wasser, dann sollten diese aber mit einem Innenschutz ausgekleidet sein, damit kein Aluminium ins Trinkwasser gelangt.

In Versuchen konnte nach oraler Aufnahme elektrolytisch angereicherten Wasserstoffwassers eine Zunahme von H_2 in Konzentrationen von mehreren Mikromolar je Liter im Blut gemessen werden. Auch in der Leber wurden im Tierversuch erhöhte H_2-Ansammlungen nach exogener Zufuhr durch Trinken festgestellt.

Außerdem zeigen Kohlenhydrate, Glykogen und Stärke eine Affinität zu H_2.[29] Das bedeutet, dass entgegen früherer Annahme die Magensäure molekularen Wasserstoff nach dem Trinken nicht aufhalten kann und sich dieser im Körper auch über das Blut verteilt.

In Japan sind warme Bäder mit kommerziell angebotenen H_2-produzierenden Pulvern eine tägliche Routine, um das Wasserstoffmolekül durch die Haut aufzunehmen. Wir hatten dargestellt, dass Wasserstoff sich unter Standardbedingungen mit einer maximalen Sättigung von 1,6 ppm im Wasser anreichern lässt, aber bereits die geringe Konzentration von zusätzlich durch Trinken aufgenommenen 0,08 bis 0,04 mmol/l ist in Versuchen noch signifikant wirksam.[30] Das ist insofern überraschend, als Bakterien in unseren Körpern täglich 1 Liter Wasserstoffgas produzieren, aber die orale Aufnahme in den Versuchen nur weniger als 50 Milliliter betrug.

Wenn wasserstoffreiches Wasser getrunken wird, ist das Gas im Körper verfolgbar. 10 Minuten nach der Aufnahme ist es in der Ausatemluft mit einem Maximum messbar, und es braucht dann weitere 60 Minuten, um zum Basislevel zurückzukehren. Durch die Haut wird circa 0,1 Prozent während des Versuchs abgegeben. Etwa 40 Prozent des aufgenommenen H_2 wird innerhalb des Körpers sozusagen konsumiert.[31]

Besondere Effekte des Wasserstoffmoleküls liegen in seiner enormen Diffusionsfähigkeit durch sämtliche Membranen – auch durch die Blut-Hirn-Schranke und durchs Hautgewebe. Andererseits fragt man sich nach dem Nutzen des Moleküls, denn H_2 ist inert; das heißt, es reagiert nicht oder nur sehr wenig mit anderen Substanzen. Deshalb kann H_2 zwar das $OH^{\cdot}$-Radikal neutralisieren, nicht aber die weiteren ROS-Signalmoleküle, also Hyperoxidanion ($O_2^{\cdot -}$), Wasserstoffperoxid (H_2O_2) und Stickstoffmonoxid (NO). Immerhin können auf diese Weise oxidative Schädigungen, insbesondere durch das Hydroxidradikal $OH^{\cdot}$ und das Peroxinitrit ($ONOO^-$), innerhalb der Zellen minimiert werden. Dadurch werden DNA, RNA und Proteine, aber insbesondere Mitochondrien, zwar geschützt, doch nicht in ihren Aufgaben behindert. Denn die durch H_2 unbeeinflussten ROS-Signalmoleküle müssen als Signale für Apoptose (ebenjene Zellselbstauflösung bei Dysfunktion), Zellvermehrung sowie -differenzierung (die Erfüllung spezifischer Aufgaben) erhalten bleiben. Inzwischen ist ja gut bekannt, dass eine zu hohe Antioxidanzienaktivität, die sämtliche ROS beseitigt, die Tumorentwicklung und die Sterblichkeit beim Menschen *erhöht*. Das betrifft auch die Folgen unkritischer Einnahme von Nahrungsergänzungsmitteln zur Prävention.[32] In unserem Buch *Bionische Regeneration* gehen wir auch auf dieses Problem detailliert ein.

Dem molekularen Wasserstoff werden nicht nur antioxidative Eigenschaften zugesprochen, sondern auch die Steigerung der Zellenergie und eine Hemmung entzündungsfördernder Proteine. Wie kann das sein? Denn molekularer Wasserstoff ist – wie gesagt – ein inertes Gas bei Körpertemperaturen. Es reagiert mit fast keiner biologischen Verbindung. Deshalb ist unser Verdacht, dass nicht das H_2-Molekül die vielen positiven Wirkungen verursacht, sondern die im Wasser stattfindende bereits beschriebene Master-Reaktion der Energiebildung mit primär atomarem Wasserstoff und atomarem Sauerstoff und der Reduzierung des Sauerstoffs durch angeregte Elektronen. Die zahlreiche Literatur hat diese Idee aber bisher nicht aufgenommen.

Sowohl in Tier- als auch in mehreren klinischen Humanversuchen – randomisiert, doppelblind, placebokontrolliert – wurde durch tägliches Trinken von 900 Milliliter bis 2 Liter H_2-Wasser, meistens über einen Zeitraum von acht Wochen, der Energiestoffwechsel so stark optimiert, dass überschüssige Plasmaglukose, Insulin und Triglyzeride abgebaut wurden.[33]

Und vermutlich werden über die Master-Reaktion zwischen Wasserstoff und Sauerstoff mithilfe des Wassers genetische Pfade angesteuert. Ohne eine gesteigerte Genexpression ist das enorme Heilungspotenzial des Wasserstoffs nicht zu erklären. Inzwischen sind im Einfluss des Wasserstoffs genetische Expressionen diverser Stoffe und Rezeptoren gefunden worden, die verantwortlich für die Eindämmung von Entzündungen, für Regeneration, Durchblutungsförderung, Stoffwechselharmonisierung und vieles mehr sind.[34] So wurde bekannt, dass Superoxiddismutase (SOD), Katalase, Glutathion-Peroxidase und andere zellschützende Proteine durch Wasserstoff genetisch hochreguliert werden. Gleichzeitig wird die Expression von vielen entzündungsfördernden (proinflammatorischen) Faktoren heruntergefahren (TNF-alpha und TNF-gamma, IL-6, IL-1, CCL2 und IL-10, IL-12, ICAM-1, HMGB-1, NF-kappaB, PGE2 und viele Faktoren der Apoptose, der Phoshorylierung, der Signalproteine und der Entzündungsenzymaktivität).

Die Belastung durch Alkohol lässt sich mittels Elektrolysewasser mit H_2 verringern. Im Versuch mit Ratten, die wasserstoffreiches Wasser tranken, stiegen im Vergleich zu der Gruppe, die Leitungswasser trank, diejenigen Enzyme in der Leber an, die Alkohol abbauen; es sind die Alkohol-Dehydrogenase und Acetaldehyd-Dehydrogenase. Auch die Enzyme, die gegen oxidativen Stress arbeiten, stiegen in der Leber an, wie Glutathion-Peroxidase, Glutathion-S-Transferase, Cu/Zn-Superoxiddismutase und Katalase. Mit anderen Worten: H_2-reiches Wasser entgiftet Ethanol schneller.[35] Auch aktiviert das Trinken von mit Wasserstoff angereichertem Wasser beta-1-adrenale Rezeptoren bei Mäusen, und dadurch wird das Hormon Ghrelin im Magen abgegeben (Ghrelin ist ein Akronym aus dem englischen Begriff »*gr*owth *h*ormone *rel*ease *in*ducing«, bedeutet also übersetzt etwa »die Wachstumshormonfreisetzung einleitend«). Dies sorgt für einen Schutz der Nervenzellen, besonders auch der Gehirnzellen.[36]

Bei Sportlern sank im Vergleich zum Placebo-Wassertrinken der Laktatgehalt im Blut nach körperlicher Anstrengung.[37] Wir haben das Thema bereits diskutiert. Der Laktatgehalt kann nicht direkt durch das Wasser gesenkt werden, sondern nur über Stoffwechselumwege, auch genetisch induziert. Zusätzlich zu den bereits erwähnten Vorteilen ist das Gas H_2 wie die anderen Gase des Organismus (NO, CO, H_2S) als Zellsignal für diverse Gegeneffekte verantwortlich: Antientzündung, -fettleibigkeit, -allergie, -zelltod und andere. In Asien (Japan, China, Korea) wird die Forschung und Anwendung des elektrolytisch aufbereiteten Wassers durch die Gesundheitsministerien seit Jahrzehnten unterstützt.

Wasserstoff ist aufgrund vielfältiger Wirkungen inzwischen ein wichtiges Thema in der Medizin – allerdings fast nur in Asien und den USA, viel weniger in Europa. Im Mai 2007 erschien in dem anerkannten Publikationsorgan *Nature Medicine* erstmalig eine Studie zur therapeutischen Effektivität von Wasserstoff, durchgeführt von einem japanischen Team um Ikuroh Ohsawa. Sie konnten zeigen, dass zusätzlich gegebener Wasserstoff selektiv zytotoxische Sauerstoffradikale neutralisiert, ohne in die lebensnotwendigen Oxidationsprozesse einzugreifen.[38]

Das wohl Wichtigste der inzwischen als »Wasserstofftherapie« bezeichneten Behandlung ist neben der zuverlässigen Rundumwirkung die vollkommene Nebenwirkungslosigkeit selbst bei langer Dauer der Behandlung. Auch zur Prävention von Erkrankungen hat Wasserstoff Vorteile, allein schon wegen der einfachen Zufuhr und guten Aufnahme.

Laut der Molecular Hydrogen Foundation, in der sich wissenschaftliche Organisationen zusammengeschlossen haben, beschreiben inzwischen über 500 Per-Review-Artikel (wissenschaftlich kontrolliert) für fast alle Organe des menschlichen Organismus mit 150 verschiedenen Erkrankungen ein therapeutisches Potenzial. Die meisten Studien stammen aus China, Südkorea, Japan und den USA. Europa ist kaum dabei. Mehrere Übersichtsarbeiten zu diversen Therapieerfolgen bei vollkommen unterschiedlichen Erkrankungen zeigt zum Beispiel der Japaner Shigeo Ohta vom Department of Biochemistry and Cell Biology der Nippon Medical School.[39] Einen Überblick über die vielfältigen klinischen Effekte von Wasserstoff gibt auch die internationale Studie von G. L. Nicolson et al. mit wissenschaftlicher Beteiligung von klinischen Zentren der USA, Uruguays, Mexikos und Japans. Hier werden 338 Studien erwähnt, die folgende Indikationen und Einsatzbereiche bei akuten, chronischen Erkrankungen aufführen:[40]

- Infektionen und Blutvergiftung,
- Herzinfarkt, Schlaganfall oder periphere Arterienerkrankung,
- neurodegenerative Erkrankungen wie Amyotrophe Lateralsklerose/ALS, Parkinson, Alzheimer oder Huntington,

- metabolische Krankheiten wie metabolisches Syndrom mit Fettleibigkeit, Insulinresistenz, Dyslipidämie und Hypertonie,
- Ischämie und Reperfusion, häufig im Herzen, in Gehirn, Niere, Leber, Netzhaut, Lunge oder Magen-Darm-Trakt,
- Krebs- und Strahlenbehandlung,
- Hautprobleme und Netzhautschäden,
- Dysfunktion der Reproduktionsgewebe wie Schwangerschaft und Neugeborenenentwicklung und
- Traumata und Verletzungen auch innerer Organe wie Gehirn, Lunge, Niere, Leber oder Bauchspeicheldrüse.

In anderen wissenschaftlichen Versuchen mit elektrolytisch aufbereitetem H-Wasser wurden folgende Pathologien signifikant verbessert und teilweise geheilt:

- Allergien,
- Arteriosklerose (Cholesterin- und Ca^{2+}-Ablagerungen werden teilweise aufgelöst),
- Arthritis,
- Asthma,
- Bluthochdruck,
- chronische Diarrhö und »Verstopfung«,
- Diabetes,
- Hämorrhoiden,
- Herzkrankheiten,
- Heuschnupfen,
- Kopfschmerzen,
- Krebs, Prävention und Krebszellenuntergang,
- Neuralgien,
- Nierenerkrankungen,
- Psoriasis und Ekzeme,
- Übergewicht und
- Zahnfleischerkrankungen.

Einige Indikationen für den Wasserstoffeinsatz[41]

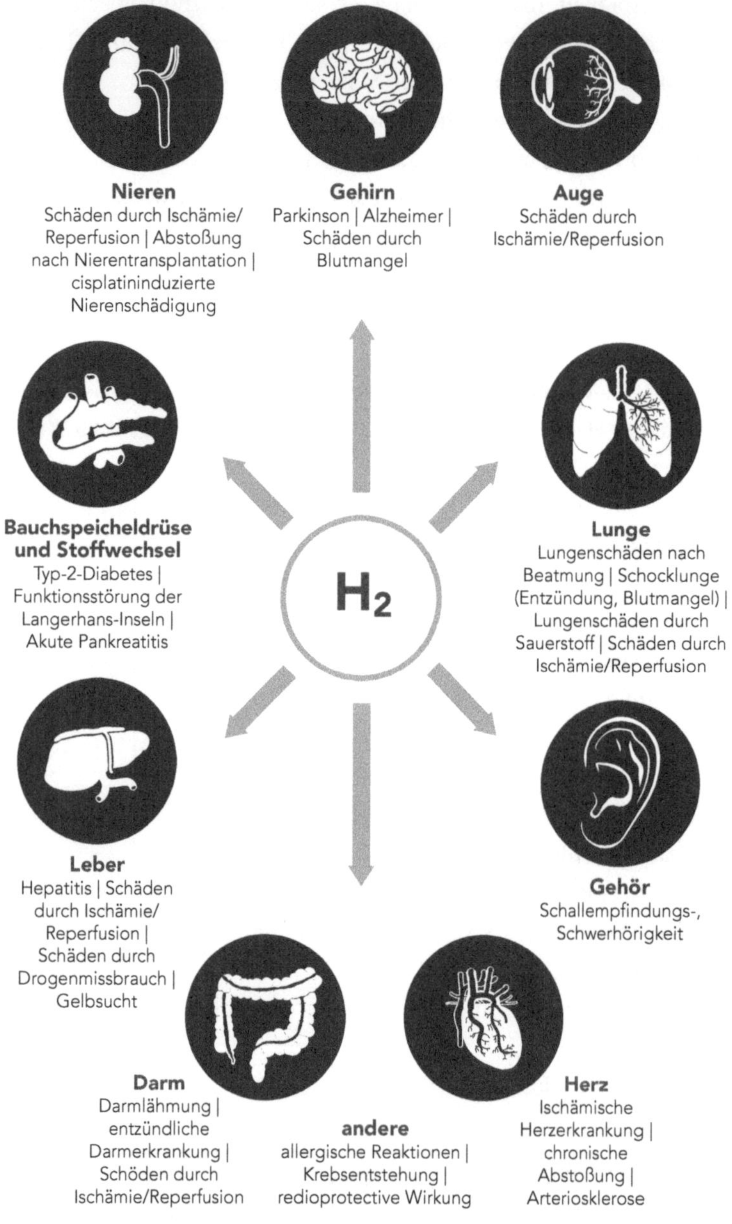

Schema nach: Huang, C.-S., Kawamura, T., Toyoda, Y., Nakao, A.: »Recent Advances in Hydrogen Research as a Therapeutic Medical Gas«, Free Radical Research 44 (9), 2010, S. 971–982.

Bisher wurden Ergebnisse aus klinischen Versuchen mit wasserstoffreichem Wasser publiziert, die eine Besserung organischer Schäden darstellten. Eine Arbeit aus neuerer Zeit[42] zeigt aber, dass auch psychische Probleme wie Schwermut und Angst und übermäßige Aktivität des Sympathikus durch regelmäßiges Trinken dieses besonderen Wassers reduziert werden können. Die Untersuchung wurde nach höchsten wissenschaftlichen Anforderungen durchgeführt: randomisiert, doppelblind, placebokontrolliert und auch noch im Crossover-Verfahren. Das heißt: Es gab eine Versuchsanordnung, die das wasserstoffreiche Wasser enthielt, während die zweite Anordnung nur normales Mineralwasser aufwies. Die Probanden im Alter von 20 bis 49 Jahren wurden per Zufallsverfahren auf die beiden Versuchsanordnungen verteilt. Die die Ergebnisse auswertenden Wissenschaftler und die Probanden wussten nicht, wer zu welcher Gruppe und welche Werte zu welcher Gruppe gehörten. Und schließlich wurden auch noch die beiden Anordnungen vertauscht. Also diejenige Gruppe, die zuerst das Wasserstoffwasser erhielt, bekam nun das normale Wasser, ohne es zu wissen. Jede Versuchsbedingung, einschließlich einer »Washout-Periode« zwischendurch, lief jeweils vier Wochen. Die Probanden tranken zum Frühstück 300 Milliliter vom zugeteilten Wasser und eine gleiche Portion zum Abendessen vor 21 Uhr. Das Verumwasser war mit 0,8 bis 1,2 ppm Wasserstoff gegenüber dem ansonsten gleichen Wasser der Placebogruppe angereichert. Untersucht wurden das Verhalten der Menschen und die Aktivität des autonomen Nervensystems sowie Parameter zu Schlaf, Müdigkeit, Schwermut, Ängsten, Depression und die kognitive Funktion. Die Messungen wurden zu bestimmten Tageszeiten vorgenommen. Alle Auswertungen ergaben, dass sich mit dem Trinken von mit Wasserstoff angereichertem Wasser nach den jeweils vier Wochen jeder untersuchte Parameter verbesserte und eine übermäßige Aktivität des Sympathikus, was Stress kennzeichnet, vermindert wurde. Insgesamt hat sich die Lebensqualität signifikant erhöht, weil alle belastenden Momente gemildert werden. Die Wissenschaftler vermuten aufgrund vorheriger Ergebnisse, dass insgesamt die Entzündungen im Körpergeschehen reduziert wurden.

Wasserstoff kann mit Ionisierern hergestellt werden. Diese Ionisierer haben zwischen den beiden Kammern, die Wasserstoff und Sauerstoff trennen, Membranen eingebaut; das ist oft in handelsüblichen teuren Produkten der Fall. Diese Membranen behindern aber die sofortige Master-Reaktion. Deshalb gibt es sehr einfache preisgünstige Elektrolysegeräte ohne Membranen zu kaufen. Man hat in Asien jahrzehntelange Erfahrung mit diesen Produkten; das können wir nutzen. Ohne Membranen kann sich der Sauerstoff des Wassers mit dem elektrolytisch entstehenden atomaren Wasserstoff und zusätzlich elektrolytisch entstehenden Sauerstoff sehr schnell verbinden und Energie freisetzen. Auch H_2-Wasserstoff entsteht dabei zuhauf.

Derartige Akku-Ionisierer aus der Asien-Produktion sind kleine handliche 250-Milliliter-Behälter mit aufschraubbarem Deckel und mit sinnvoll eingearbeiteten Elektroden-Arrays.[43] Sogar eine Lichtquelle (Blau, Rot, Grün) ist eingearbeitet. Sie arbeiten vollautomatisch und kosten zur Zeit zwischen 20 und 30 Euro. Diese preisgünstigen Apparate sind leicht aufzurüsten mit diversen Features. Allerdings muss man wachsam sein, denn es gibt auch viel »Schrott« auf dem Markt.

Die positiven Wirkungen von oxidiertem Wasser (Wasserstoffperoxid [H_2O_2])

Wir haben immer wieder betont, dass das Ziel gesunden Wassers die Reduktion des Sauerstoffs mit Energieproduktion ist. Da die dafür notwendigen Elektronen auch aus der Wasserphase rekrutiert werden, wird Wasser dabei oxidiert. Oxidiertes Wasser ist Wasserstoffperoxid (H_2O_2). Auch in unseren Formeln der Reaktionen zwischen Wasserstoff und Sauerstoff, die der Energieerzeugung dienen, war mehrfach von der Bildung von Wasserstoffperoxid die Rede: Zum Beispiel $2\ H^{\cdot} + O_2 \rightarrow H_2O_2$ ergibt 572 kJ/mol. Oder wenn sich zwei Hydroperoxid-($HO_2^{\cdot}$-)Radikale zusammenfinden: $2\ (HO_2^{\cdot} + HO_2^{\cdot}) \rightarrow 2\ H_2O_2 + 2O_2$ ergeben 2 mal 178 Kilojoule pro Formelumsatz.

Auch alle oben beschriebenen Mechanismen, die zum Splitten von Wassermolekülen führen, wie Licht, Durchfließen enger Kapillaren, Reibung, Scherung und Drehung, Gefrieren und Auftauen, Evaporation-Kondensierung, sind immer mit der H_2O_2-Bildung verbunden. Messungen zeigen, dass die enge Kapillardurchdringung von Wasser hundertmal mehr Wassersplitting hervorruft als UV-Licht.[44] Entsprechend hoch ist auch die Bildung von Wasserstoffperoxid. Ungefähr 3 Prozent des Wassers, das Kapillaren über eine Strecke von 0,2 Meter durchfließt, wird zerlegt. Das Wasser, das oft in Bächen und Flüssen mechanisch zerlegt wird, setzt bei der Rekombination bis zu 5,2 eV Quantenenergie frei. Die dabei entstehende elektronische Anregung hat laut Albert Szent-Györgyi eine überraschend lange Dauer, was sich in späteren Messungen bestätigte.[45] Die angeregten Elektronen finden sich dann in freien Radikalen von $H^{\cdot}$ und $HO^{\cdot}$ wieder. Bei der Rekombination der beiden Reaktanten entsteht entweder erneut Wasser oder auch Wasserstoffperoxid.

Die Frage lautet nun: Ist diese in der Natur häufige Bildung von Wasserstoffperoxid schädlich für Mensch, Tier und Pflanze, wie »überall« behauptet wird? Antwort: Nein – Voraussetzung ist das Einhalten eines Dosisbereichs, den die Natur allerdings immer einhält.

Wir hatten auch schon erwähnt, dass alle Antikörper als Immunglobuline (zum Beispiel Beta-Galactosidase, Beta-Lactalbumin, Ovalbumin) eine Katalysatorfunktion haben; sie bewirken die Oxidation von Wasser (»Wasserverbrennung«) mit angeregtem Sauerstoff (Singulett-Sauerstoff) und erzeugen so ebenfalls Wasserstoffperoxid H_2O_2. Fast in allen Lehrbüchern wird vor H_2O_2 als für Menschen toxisch wirkendem Stoff gewarnt. Das ist für niedrige Dosen falsch. Sämtliche Wasserstoffperoxidbildung ist nicht automatisch schlecht für uns – im Gegenteil. Bereits energetisch ist Wasserstoffperoxid für Lebewesen wichtig.

Wenn die Wasserstoffperoxid-Moleküle H_2O_2, die sich gebildet haben, im Organismus durch Enzyme zerlegt werden, wird Energie von rund 2 eV (genauer 1,84 eV) frei, was quantenenergetisch einem roten Lichtphoton mit etwa $\lambda < 610$ Nanometer entspricht.

Wasserstoffperoxid hat zwei Gesichter, die gleichermaßen günstig wirken; es dient je nach Nutzen als Elektronenspender oder Elektronenempfänger, es kann also reduzieren und oxidieren – schon diese Doppelfunktion weist auf ein besonderes System hin. Aufgrund dieser Fähigkeit können sich zwei Wasserstoffperoxid-Moleküle vereinigen, wobei als Produkt Wasser und erneuter Sauerstoff entsteht – das ist überaus sinnvoll:

$$\mathbf{H_2O_2 + H_2O_2 \rightarrow 2H_2O + O_2}$$

Der Energiegewinn beträgt auch hier etwa 2 eV oder Rotlicht mit der Wellenlänge $\lambda < 610$ Nanometer. Damit lässt sich eine Menge Arbeit verrichten.

Die Enzyme Katalase formen das Wasserstoffperoxid H_2O_2 und Superoxiddismutase SOD das Hydroperoxid $HO_2^{\cdot}$ um mit einer Arbeitsfrequenz von einigen Megahertz. Mit anderen Worten: Es blitzt in unseren Zellen ständig rotes Licht auf. Diese Energie kann sogar in Doppel- bis Dreifachphotonenreaktionen zu noch höheren Quantenenergien bis in den UV-Bereich aufaddiert werden. Einige Wissenschaftler sehen den Nutzen dieser bezüglich Leistung vergleichsweise ultraschwachen Quantenphotonen als eine mitogenetische Strahlung. Diese Bezeichnung wurde von Alexander G. und L. D. Gurwitsch im Jahr 1943 kreiert.[46] Gemeint war damit das Triggern der Zellteilung aufgrund der freigesetzten Energiestrahlung. Tatsächlich wird die frei werdende Energie im Lichtbereich von UV bis zum nahen Infrarot zur Aktivierung von Enzymen genutzt,[47] zum Aufbau von Zellen und ihren Funktionen[48] und für die Aktivität des Immunsystems.[49]

Warum meint man, dass Wasserstoffperoxid schädlich ist? Obwohl es kein freies Radikal ist, kann es dennoch leicht verschiedene Reaktionen eingehen. In der Gegenwart von Eisen zerbricht das Molekül in ein Hydroxidion und ein Hydroxidradikal ($H_2O_2 \rightarrow OH^- + OH^{\cdot}$). Die Menge der OH^--Ionen ergibt das Merkmal der Alkalinität; OH^--Ionen sind deshalb sehr nützliche Moleküle. Die Menge der $OH^{\cdot}$-Radikale greifen dagegen jedes Molekül an, das ihnen begegnet, und können realen Schaden anrichten. Andererseits sind es mit die effizientesten Waffen gegen krankmachende Eindringlinge wie schädliche Bakterien. $OH^{\cdot}$-Radikale gehören neben Fluor zu den stärksten reaktiven oxigenen Spezies.

Dennoch – alle drei Substanzen (H_2O_2, OH^-, $OH^{\cdot}$) haben sinnvolle Funktionen im Organismus, solange sie mengenmäßig im Gleichgewicht mit natürlichen Antioxidanzien sind. Jede Substanz mit vielfältigen und durchaus physiologisch positiven Wirkungen kann bei zu hoher Dosierung toxisch werden. Aber auch Antioxidanzien können bei Überdosierung sehr schädlich wirken.

Eigentlich ist Wasserstoffperoxid in kleinen Dosen immer und überall präsent, im Körper, im Wasser und in der Nahrung. Es bildet sich in der Natur aus Wasser und Sauerstoff im Einfluss von UV-Strahlung, Ozoneinwirkung, mechanischer Reibung und sogar bei elektrischen Entladungen, zum Beispiel an Grasspitzen. Der Effekt führte zur Erfahrung der »Rasenbleiche« von feuchter weißer Wäsche, ein Verfahren, das unsere Urgroßeltern noch regelmäßig anwendeten.

Tatsächlich ist Wasserstoffperoxid – wie bereits deutlich gemacht – ganz einfach oxigeniertes Wasser. Der Entdecker, ein französischer Chemiker namens Louis Jacques Thénard (1777–1857), nannte es bereits 1818 richtig *eau oxygénée*. In Spanien heißt es heute noch *agua oxigenada* oder in Italien *acqua ossigenata*.

Physiologische Dosen von H_2O_2 entfalten höchst gesunde Effekte. Es heißt, dass die bekannten Heilquellen Wasserstoffperoxid enthalten, vielleicht gerade in optimaler Dosis. Für Lourdes in Frankreich ist eine relativ hohe Konzentration von 0,25 Prozent bekannt, aber auch Fatima in Portugal und das Heilwasser der »Basilique de Sainte-Anne-de-Beaupré« in Kanada sind angeblich ähnlich hoch angereichert.

Auch in allen Gemüsen und Früchten finden sich kleinere Mengen H_2O_2, so in Äpfeln, Orangen, Spargel, Wassermelonen. Angeblich fliegen Honigbienen besonders diejenigen Blüten an, die ihnen H_2O_2-reichen Nektar bieten. Tatsächlich ist der aus Blütennektar entstehende Honig sehr lange haltbar.

Einige Bakterien in unserem Körper sind darauf spezialisiert, H_2O_2 im Verdauungstrakt zu bilden. Dadurch werden Parasiten, Viren, pathologische Bakterien und Pilze abgetötet. Im Stoffwechsel von Lebewesen, auch in uns Menschen, entsteht es regelmäßig bei den unterschiedlichsten Reaktionen, wobei gerade die erste Muttermilch (Kolostrum) erstaunlich hoch mit Wasserstoffperoxid angereichert ist.

Die körpereigenen Zellen sind bei optimalen Dosen von H_2O_2 gesünder als Zellen, die zu wenig davon haben. Allerdings können zu hohe Dosen besonders den Membranen der Zellen ernste Schwierigkeiten bereiten: Sie werden zu stark oxidiert (Elektronen werden entzogen). Gesünder sind Zellen mit der richtigen Dosis von H_2O_2 schon deshalb, weil diese Verbindung aus Wasserstoff und Sauerstoff den Kohlenhydrat- und Fettstoffwechsel sowie Proteinfunktionen (Proteinkinase) reguliert und die Mitochondrienaktivitäten mithilfe von Kalzium steuert.[50]

Weil das Wasserstoffperoxid tatsächlich sehr nützlich für den Organismus ist, wird es sogar vermehrt in extra Organellen innerhalb der Zelle hergestellt. Es sind die Peroxisome, die besonders in der Leber und in der Niere mithilfe ihrer Enzyme eine ganze Reihe giftiger Substanzen detoxifizieren. Diese Enzyme verwenden molekularen Sauerstoff als Co-Substrat, sodass sich für die Zellfunktion Wasserstoffperoxid bildet.

Immer wieder wird vor Transfetten gewarnt, die natürlicherweise vorkommen, aber die auch industriell hydrogenierte Öle sind. Peroxisome können diese Fette dehydrogenieren und die dabei frei werdenden Wasserstoffe mit dem diatomischen Sauerstoff zu Wasserstoffperoxid verbinden ($H_2 + O_2 \rightarrow H_2O_2$). Zusätzlich produzieren Peroxisome eine ganze Reihe wichtiger Enzyme, die notwendig sind, um Aminosäuren, Harnsäure und Oxalate aufzubrechen. Auch werden in diesen Organellen Gallensäure als Verdauungshilfe, Phospholipide für den Bau der Zellmembranen und eine Omega-3-Fettsäure für Nerven- und Gehirnzellen und die Augenretina gebildet. Für alle diese Funktionen brauchen Peroxisomen viel Energie, deshalb können innerhalb der Peroxisome

Fette verbrannt werden (Beta-Oxidation), wobei entsprechend viel Energie entsteht.

Die in unserer Gesellschaft sich immer mehr verbreitende krankhafte Fettsucht, die Adipositas, wird bei guter Fettvernichterfunktion von Peroxisomen und von Mitochondrien verhindert. Ein entscheidender Faktor dieser guten Funktion und eigener Energieerzeugung ist immer das H_2O_2 als oxigeniertes Wasser.

Ein weiteres äußerst wichtiges Enzym in den Peroxisomen ist die bereits erwähnte Katalase. Dieses Enzym holt sich das H_2O_2 und detoxifiziert damit eine ganze Reihe von Substanzen wie Alkohol, Phenole, Formaldehyde und Ameisensäure. Katalase in Kooperation mit Wasserstoffperoxid kann so Millionen Moleküle pro Minute umsetzen; zum Schluss der Prozedur entstehen reine Wassermoleküle und Sauerstoffgas ($2\ H_2O_2 \rightarrow 2\ H_2O + O_2$).

Ein kurioses Beispiel für die Nutzung von Wasserstoffperoxid ist der etwa 1,5 Zentimeter kleine Bombardierkäfer, der seine Heimat in Asien und Afrika hat. In seinem Hinterleib sammelt er in Extrakammern Wasserstoffperoxid an und lässt zur akuten Verteidigung dann Enzyme (unter anderem Katalase) einfließen, wobei ein Gemisch aus Wasserstoffperoxid, Wasser, Sauerstoff und hoher freigesetzter Energie entsteht. Diese Energie wird umgewandelt in eine sehr hohe Wärmetemperatur. Der Käfer spritzt im Verteidigungsfall über eine Distanz bis zu 20 Zentimetern einen 100 °C heißen Strahl ätzender Flüssigkeit gezielt auf Fressfeinde wie Vögel und Frösche. Er kann sogar mehrere Spritzstöße hintereinander laden und abgeben. Es ist nicht verwunderlich, dass früher Peroxide mit ähnlichem Prinzip als Raketenantrieb verwendet wurden.

Alternde Zellen können nicht mehr so viel Katalaseenzym produzieren wie junge. Deshalb entsteht bei älteren Menschen nun in der Zelle vermehrt Wasserstoffperoxid. Die Versuche zeigten allerdings, dass, je mehr H_2O_2 in der Zelle auftauchte, sie umso länger lebte. Was passiert dabei? Hier wehrt sich der Organismus gegen das Altern. Der ansteigende H_2O_2-Spiegel aktiviert Transkriptionsfaktoren wie p53, NF-kappaB, AP-1 und andere, die wiederum vermehrt das Enzym Superoxiddismutase (SOD) auf den Plan rufen und so die Etablierung von den freien Radikalen Hydroperoxid und Hyperoxidanion verhindern. SOD verbindet das Hyperoxidanionradikal mit zwei Wasserstoffionen und erzeugt neues Wasserstoffperoxid und Sauerstoff ($2\ O_2^{\cdot -} + 2\ H^+ \rightarrow H_2O_2 + O_2$). Folglich wird ein gefährliches Radikal bei gleichzeitig vermehrter Wasserstoffperoxidbildung verhindert. Dieser Vorgang produziert also, entgegen der Alterungstendenz, verstärkt SOD, und ein hoher SOD-Level verlängert das Leben, in Versuchen bei Tieren bis zu 30 Prozent. Übrigens sind die grauen und weißen Haare im Alter genau auf diesen soeben beschriebenen Effekt der verstärkten Peroxidansammlung und -produktion bei mangelnder Zersetzung durch Katalase zurückzuführen.

Überschüssiges und damit eventuell gefährlich werdendes H_2O_2 kann auch leicht mithilfe von Wasserstoffmolekülen und zusätzlicher Katalaseaktivität zu Wasser verwandelt werden ($2\ H + H_2O_2 \rightarrow 2\ H_2O$). Auch deshalb ist es ratsam, den Pool von Wasserstoff immer hoch angereichert zu halten. Umgekehrt wird ein zu hoher Wasserstoffionpool H^+, der ja per definitionem Säure und unter Umständen Übersäuerung darstellt, durch das H_2O_2 zu Wasser mit pH-Wert 7 neutralisiert.

J.M. Wrigglesworth fand bereits 1984, dass niedrige Dosen von H_2O_2 eine stabile Verbindung mit Cytochrom-C-Oxidase eingehen, die bis zu 30 Minuten anhalten. Dieser Komplex bildete sich aber nicht bei höheren Dosen von H_2O_2. Der Vorteil der stabilen Verbindung ist, dass an wohl jeder Stelle im Körper vermehrt entgiftende Enzyme stimuliert werden.[51] Eine höhere Konzentration von H_2O_2 wird durch das Enzym Myeloperoxidase in hypochlore Säure umgewandelt, und diese wird dann gegen Bakterieninvasionen zur Verteidigung eingesetzt.[52] H_2O_2 ist aber auch notwendig als Signal für Cytokine des Immunsystems, ebenso für Insulin, den Wachstumsfaktor, für die Transkriptionsfaktoren AP-1, p53, NF-kappaB und das Enzym c-Jun N-Terminal-Kinase 1 (JNK1).[53]

Wir sehen an diesen Beispielen, dass Wasserstoffperoxid in Lebewesen genauso wichtige Funktionen ausübt wie Wasser mit Wasserstoff und Sauerstoff. Allein schon durch seine sowohl reduzierenden als auch oxidierenden Eigenschaften je nach Bedarf, also durch sein alkalisierendes Hydroxidion (OH^-) und durch sein Pathogene desinfizierendes Hydroxidradikal ($OH^{\cdot}$) als Reaktionsprodukte, ist es unentbehrlich.

Es gibt für die gesundheitlich fördernden Effekte von stark verdünnter H_2O_2-Zufuhr beim Menschen inzwischen viele Anwendungen. Nanomolare bis mikromolare Mengen von diesen Peroxiden können die Fibroblastenvermehrung um bis zu 40 Prozent anheben. Interessant ist auch das experimentelle Ergebnis, wonach durch kleinste Mengen von Wasserstoffperoxid im ppm-Bereich im Trinkwasser die Veränderung des zirkadianen Rhythmus ausgelöst wird.[54] Dies weist auf Schlüsselpositionen des Moleküls hin.

Wasserstoffperoxid für äußere therapeutische Anwendungen ist als 3-Prozent-Lösung erhältlich, die für die innere Anwendung nochmals stark verdünnt werden muss. Die antimikrobe Wirkung ist bereits bei 0,05 Prozent gegeben. Aber ein Swimmingpool ist ab 0,003 Prozent bis 0,01 Prozent vollständig desinfiziert, was auf die Effektivität höherer Verdünnungen hinweist. Intravenös wurde Wasserstoffperoxid häufig in Konzentrationen von 0,0375 Prozent, aber auch zehnfach höher gespritzt. Zum Trinken darf höchstens eine Lösung von 0,05 Prozent (500 ppm) genommen werden; dies ist die Konzentration, die auch von Behörden wie der Food and Drug Administration (FDA) als Zusatz zu Nahrungsmitteln erlaubt wird.

Aber Vorsicht: Die 3-Prozent-Lösung Wasserstoffperoxid, die man in Drogerien und Apotheken kaufen kann, wird mit Zusatzstoffen stabilisiert. Als Zusatzstoffe findet man Phenol, Acetanilid, Phenacetin, Phosphorsäure, Sodiumpyrophosphat, Sodiumstannat und Nitrate. Einige dieser Stoffe bereiten Probleme. So erzeugen Acetanilide Methämoglobin, was den Sauerstofftransport beeinträchtigt und Leber und Niere schädigen kann. Phenacetin schwächt Herz und Niere, kann rote Blutkörperchen beschädigen (Hämolyse) und zeigt karzinogene Effekte.

Pilzinfektionen, auch im Vaginalbereich, und Vireninfektionen können mit dosiertem H_2O_2 unter ärztlicher Aufsicht gut behandelt werden. Das allerdings ist bereits seit dem Jahr 1890 bekannt. Und schon 1979 konnte in einer Doppelblindstudie des Department of Periodontology der Universität Gothenburg, Schweden, nachgewiesen werden, dass durch drei tägliche Spritzer von verdünnter H_2O_2-Lösung (3 Prozent oder weniger) eine effektive Mundraumreinigung möglich ist. Die FDA erlaubt zur effektiven Mundspülung und zum Gurgeln 1,5-Prozent-Lösungen.[55] Diese Ergebnisse wurden auch für den Dentalbereich später immer wieder bestätigt.[56]

Benetzt man die Haut mit 8 Prozent H_2O_2-Lösungen, was bereits viel zu hoch dosiert ist, dann diffundiert viel Wasserstoffperoxid sofort in tiefere Schichten und wird dort durch das Enzym Katalase in Wasser und Sauerstoff gespalten. Die Außenschichten der Haut besitzen keine oder nur sehr geringe Mengen von Katalase. Die Sauerstofffreisetzung aus H_2O_2 durch Katalase verdrängt in den Kapillaren vorübergehend die roten Blutkörperchen und färbt damit den Hautbezirk weißlich (Sauerstoffemphysem). Die Gasfreisetzung mit ihrer beträchtlichen Tiefenwirkung kann bis zu 24 Stunden erhalten bleiben, und Sauerstoff wird sogar in die Muskulatur transportiert und sammelt sich an den Knochen. Der Sauerstoffpartialdruck und die Durchblutung sind lokal stark gesteigert, was oft ein Kribbeln hervorruft.

Für Gangräne (Diabetes, Raucherbein) ist das eine hervorragende Therapie. Sogar das Hirngewebe profitiert von dem frei werdenden Sauerstoff, der durch das Auftragen einer höherprozentigen peroxidhaltigen Salbe auf der Gesichtshaut entsteht. Werden derart hohe Konzentrationen aber eingeatmet oder womöglich geschluckt, droht nicht nur eine Gasembolie, sondern durch die starke plötzliche Gasentwicklung zerreißen die Gewebe. Hier ist also große Vorsicht geboten.

Wasserstoffperoxid war früher *das* Mittel der Medizin. Der damals in London lebende Arzt Benjamin Ward Richardsen (1828–1896) gilt als Pionier der medizinischen Anwendung. Er wurde dafür von Queen Victoria 1893 zum Ritter geschlagen. Seinerzeit standen Cholera, Diphtherie, Gelbfieber, Gonorrhö und Syphilis, Milzbrand, Typhus, Tollwutinfektion, Tuberkulose sowie die Invasion durch Streptokokken und Staphylokokken im Mittelpunkt der Therapie. Die Urgroßeltern würden sich noch an die erfolgreiche Peraquinsalbe erinnern oder an das Puder Perhydrit, später dann das Hydrozone, die alle auf Wasserstoffperoxidbasis entwickelt wurden. Es gibt seit etwa 1888 viele wissenschaftliche Artikel über die Wirkungen von Wasserstoffperoxid. In der damaligen Zeit war die Therapiemöglichkeit noch sehr eingeschränkt, und man war in medizinischen Kreisen froh, ein Therapeutikum mit Rundum-Wirkung zu haben. Das im Jahr 1896 publizierte Buch *The Therapeutical Applications of Hydrozone and Glycozone* des Chemikers Charles Marchand (1848–1917) erschien 1904 in der achtzehnten Auflage und galt als Standardwerk. Es wurde 1989 von Walter Grotz und danach 2010 als Reprint noch einmal veröffentlicht und ist als Behandlungsrichtlinie auch heute noch hilfreich. Das Buch handelt von ozoniertem Wasser und ozoniertem Glyzerin (was besonders gut in Schleimhäuten haften bleibt) und beschreibt eingehend anhand von medizinischen Originalartikeln die Wirkung des Wasserstoffperoxids. Wenn man Ozon mit Wasser in Berührung bringt, entsteht immer zu etwa 9 Prozent Wasserstoffperoxid und zusätzlich freier Sauerstoff.

Mit angemessener Dosierung werden heute laut diversen medizinischen Forschungsarbeiten und Anekdoten aus der ärztlichen und klinischen Praxis die folgenden Symptome erfolgreich behandelt: juckende Ekzeme, Psoriasis, Herpes, Akne und jegliche Wundheilung. Sogar Kopfschmerzen und Migräne oder das chronisch-erlahmte Immundysfunktionssyndrom (CFIDS) sind erfolgreich durch eine H_2O_2-Therapie angehbar. In der ärztlichen und klinischen Praxis wird auch von Erfolgen bei rheumatoider Arthritis und Multipler Sklerose (MS) berichtet. Eine Zusammenstellung der Historie von H_2O_2 und seiner heutigen Anwendung gibt die Übersicht des Chemikers Dr. habil. Jochen Gartz in seinem Buch *Wasserstoffperoxid: Das vergessene Heilmittel.*[57]

Man kann die Therapieerfolge in Gruppen ordnen, leider ohne dass neue ausreichend systematische klinische Reihenuntersuchungen für jede Anwendung auf wissenschaftlicher Basis existieren. Aber die Erfahrungen der Mediziner sind einheitlich bei folgenden Erkrankungen:

- kardiovaskulären Problemen, koronaren arteriellen Erkrankungen einschließlich Arrhythmien oder auch cerebrovaskularen Erkrankungen. Die Gefäße weiten sich, und auch Plaques werden reduziert. Es gibt außerdem Hinweise auf einen energetisierenden Effekt auf den Herzmuskel.[58]
- Lungenerkrankungen wie Bronchialasthma oder chronisch obstruktive pulmonäre Erkrankung (COPD) und Emphysem: Mit Wasserstoffperoxid steht 20 Prozent mehr des benötigten Sauerstoffs zur Verfügung.[59]
- Entzündungserkrankungen, das sind sehr viele Erkrankungen, die unterschiedliche Namen tragen: Rachenentzündungen, Grippesymptome, allgemeine Infektionen sind gleichsam Klassiker der Behandlung. Heuschnupfen wurde bereits vor 120 Jahren auf die Indikationsliste gesetzt. In der ärztlichen Praxis wird auch von Erfolgen bei rheumatoider Arthritis berichtet. Der südafrikanische Chirurg Christiaan Barnard (1922–2001), der im Dezember 1967 die erste Herztransplantation durchführte, soll nach eigenen Bekundungen so seine Arthritis geheilt haben.
- Neuromuskuläre Probleme wie Multiple Sklerose (MS).
- Sogar bei Kopfschmerzen und Migräne.
- Auch ein schwaches Immunsystem (CFIDS) ist durch eine H_2O_2-Therapie angehbar. Die weißen Blutzellen (Granulozyten, Neutrophile, natürliche Killerzellen) produzieren aktiv Wasserstoffperoxid und wirken damit gegen Bakterien, Viren, Hefen und Parasiten. Sie können durch von außen zugeführtes Wasserstoffperoxid ihre Effekte verbessern. Auch Penicillin impliziert die Wirkung von H_2O_2.
- Die Wirkung bei Infektionserkrankungen bezieht sich folglich auf chronisch bakterielle Infektionen, Pilze wie Aspergillus fumigatus, Blastomyces, Trichophytonarten wie beim Fußpilz,

Candida, Parasiten wie Entamoeba histolytika, Pneumocytis Carinii oder Trichomonas vaginalis. H_2O_2 ist außerdem ausgesprochen viruzid und tötet auch Viren wie das Herpes- und das Varicella-Zoster-Virus (VZV bei Gürtelrose) ab.[60]

Seit Langem ist bekannt, wie die eigene Immunabwehr mithilfe von H_2O_2 gegen Bakterien, Viren und andere pathologisch wirkende Invasoren arbeitet. Phagozytische Vakuolen nehmen das Wasserstoffperoxid auf und transportieren es in die Zelle. Dort wird daraus die toxische hyperchlorige Säure (HOCl) und Singulett-Sauerstoff. Ein Teil des H_2O_2 reagiert auch mit Eisen und bildet hochtoxische Mengen des Hydroxidradikals ($OH^{\cdot}$). Sowohl die hyperchlorige Säure als auch das Hydroxidradikal sind hervorragende Substanzen, um den Organismus von eingedrungenen Pathogenen zu reinigen.[61]

Metallsalze wie Eisen Fe^{2+} sind die wohl wichtigsten Agenzien, um Wasserstoffperoxid aufzuspalten und das aggressive Hydroxidradikal freizusetzen (ähnlich wirken Nickel, Mangan, Vanadium, Chrom); ansonsten wirkt gleichermaßen nur noch eine hohe Temperatur, die beispielsweise die Küchenmikrowelle liefert. Die Körpertemperatur reicht dafür nicht aus. Und das ist gut so, denn Wasserstoffperoxid ist als bedeutsamer Signalgeber inzwischen anerkannt und darf nicht sofort vernichtet werden. Dieser Signalgeber ist wichtig im Kalziumstoffwechsel, steuert bei Proteinen die Energetisierung, bekannt als Phosphorylierung, und aktiviert sogar bestimmte Gene. Wasserstoffperoxid hilft auch bei der Produktion von Gamma-Interferon, das notwendig ist, um Zellen bei Virusinfektionen zu heilen und Warzen zu bekämpfen.[62]

Wie ideenreich Wasserstoffperoxid eingesetzt wird, zeigt die weibliche Eizelle. Nach der Befruchtung fährt sie die Produktion von H_2O_2 hoch, um weitere eindringende Spermien abzutöten. Als Abwehrmittel gegen Mikroorganismen waren bisher nur die neutrophilen Granulozyten bekannt. Sie gehören zu den weißen Blutkörperchen, den Leukozyten. Detailversuche zeigen, dass rund um eine neu aufgetretene Wunde innerhalb weniger Minuten hochgradig Wasserstoffperoxid produziert wird. Damit werden sowohl Mikroorganismen am Eindringen behindert als auch die Heilung der Wunde eingeleitet. Denn die weißen Blutkörperchen wandern nach und nach genau dorthin, wo sich die höchsten Konzentrationen von H_2O_2 befinden. Stoppte man im Versuch die Wasserstoffperoxidbildung, gab es keine Leukozyten und keine geregelte Wundheilung mehr. Schon daraus kann man schließen, dass Wasserstoffperoxid allgemein das Immunsystem stimuliert und die Heilung einleitet.

An dieser Stelle soll erwähnt werden, dass sehr hohe Dosen von Ascorbinsäure, besser bekannt als Vitamin C, viele Erkrankungen von Krebs bis Erkältungen mildern und sogar heilen kann. Der doppelte Nobelpreisträger Linus Pauling (1901–1994) empfahl, 18 Gramm Vitamin C pro Tag oral einzunehmen. Allgemein ist man der Meinung, dass Vitamin C als Antioxidans wirkt und freie Radikale neutralisiert. Aber konkrete Versuche im Jahr 2008 brachten ein ganz anderes Ergebnis. Große Mengen Vitamin C produzieren beim Säugetier Wasserstoffperoxid und wirken über diesen Weg bei verschiedenen Erkrankungen heilend.[63]

Das Betupfen von Mückenstichen mit 3-prozentiger H_2O_2-Lösung stoppt ziemlich schnell den Juckreiz. Wespen-, Bienen- und Hornissenstiche schwellen sofort ab. Selbst das Gift von Schlangen und Skorpionen scheint in Verbindung mit Wasserstoffperoxid und dem Oxidationspotenzial unwirksam zu werden. Nach dem Biss der Zecke werden sämtliche Überträger durch die Oxidation abgetötet.

Wasserstoffperoxid wird auch mit Glyzerin und Harnstoff verbunden, um Hautprobleme zu heilen. Dazu gehören Schuppenflechte (Psoriasis), allergische Kontaktekzeme und Neurodermitis. Auffällig ist auch hier die Stillung des begleitenden Juckreizes. 1,5 bis 3 Prozent Lösung zweimal pro Tag mit Watte aufgetupft ist komplett reizlos.

Als Otto Warburg (1883–1970) im Jahr 1931 seinen ersten Nobelpreis bekam, war er Direktor des Max-Planck-Instituts für Zellphysiologie in Berlin. Ausgezeichnet wurde seine Entdeckung von

Enzymen, die Sauerstoff transferieren und die notwendig sind für die Zellatmung und Energiebildung. Im Jahr 1944 bekam Warburg seinen zweiten Nobelpreis für die Entdeckung von Enzymen, die Wasserstoff transferieren. Am 30. Juni 1966 hielt der zweifache Nobelpreisträger in Lindau am Bodensee seine berühmte Rede »Die Hauptursache und Prävention von Krebs«. Er machte deutlich, dass in der Krebszelle der Sauerstoff nicht mehr durch Elektronen reduziert werden kann (die Master-Reaktion fehlt in der Krebszelle) und die Zelle aus Not ihre Energie durch Zuckergärung gewinnen muss, wobei viel Milchsäure anfällt (Glucose wird zu Milchsäure: $C_6H_{12}O_6 \rightarrow 2\ C_3H_6O_3$). Die Prävention von Krebs ist nach Otto Warburg nur möglich, wenn die Zelle ihre normale Reduktionsfunktion von Sauerstoff wieder aufnimmt.[64] Diese Ansicht wurde zwischenzeitlich vollkommen ignoriert und ist heute wieder hochaktuell. Auch deshalb rückt Wasserstoffperoxid in physiologischen Dosen wieder ins Zentrum des Interesses. Denn zu Warburgs Zeiten wurden bereits einige wissenschaftlich erzeugte Ergebnisse bekannt, wie die kanzerogene Zelle mit H_2O_2 wieder funktionstüchtig gemacht werden kann. Zum Beispiel wurden Ratten, denen ein Tumor implantiert wurde, mit einem 0,45-prozentigem H_2O_2-Trinkwasser versorgt. Zu 50 bis 60 Prozent verschwand der Tumor innerhalb von fünfzehn bis sechzig Tagen ohne jede Nebenwirkung. Die Versuche wurden dann auch an vier Menschen mit gleichem Ergebnis vorgenommen.[65] An der Rockefeller University in New York beschäftigte sich Carl F. Nathan eingehend mit der Wirkung von Wasserstoffperoxid auf Tumoren. Er fand heraus, dass in vivo 8 Milligramm Wasserstoffperoxid 90 Prozent der P338-Lymphoma-Zellen abtöten konnten.[66] Durch direkte Injektion von H_2O_2 in den Tumor und durch die Hilfe des von uns konstruierten EPT-Verfahrens (Elektroporationstherapie), das seit vielen Jahren nach europäischer Medizinnorm von uns klinisch zertifiziert wurde, kann diese außerordentlich kostengünstige Methode verstärkt werden.

In den USA gründete sich wegen der erfolgreichen Heilung mithilfe von H_2O_2 die International Bio-Oxidative Medicine Association, ins Leben gerufen von dem Pharmakologen und Mediziner Charles H. Farr in Oklahoma.[67]

Dass das Wachstum von Pflanzen durch Wasserstoffperoxid verstärkt werden kann, ist schon lange bekannt. Es gibt auch organische Peroxide. In den letzten 25 Jahren wurden sauerstoffhaltige Phytostoffe als sogenannte Endoperoxide aus mehr als 300 Pflanzenarten isoliert. Dazu gehörten auch Kamille, Wermut oder Salbei. Die Pflanze schützt sich damit gegen Angriffe. Das wichtigste Endoperoxid ist in der Medizin das Artemisinin aus dem einjährigen Beifuß Artemisia annua. Es ist ein inzwischen bedeutsames Malariamittel. Aus der Schafgarbenart Achilla ligustica werden Endoperoxide gewonnen, um Parasiten zu bekämpfen.

Hexagonal strukturiertes Wasser speichert Energie und ist resonanzfähig

Kommen wir noch einmal darauf zu sprechen, warum hexagonal strukturiertes Wasser für lebende Organismen ein optimales Wasser ist. Zum einen erzeugen hexagonale Strukturen eine elektrisch negative Ladung und neutralisieren die für den Körper radikalisch-schädliche, positiv geladene Säure Hydronium H_3O^+ und bilden dabei erneut Wassermoleküle. Zum anderen ist da der Mechanismus der Dipolspreizung, der als Energiespeicher anzusehen ist. Die hexagonale Struktur ergibt sich ja – wie mehrfach dargestellt – durch die Änderung des Bindungswinkels von Wasserstoff innerhalb des Moleküls H_2O von 104,5 auf ≥ 109 Grad. Dies führt dann zu Clustern mit verschiedener Größe. Die hexagonalen Strukturen wachsen durch Resonanzattraktion. Nach den Vorgaben der Quantenelektrodynamik ziehen sich gleich schwingende Gebilde an, so auch hexagonale Strukturen. Wachsen diese nun als EZ- oder als CD-Phasen, dann stehen immer mehr Elektronen am Auslösepunkt zur Redoxreaktion, insbesondere mit Sauerstoff, zur Verfügung. Je größer die hexagonale Struktur ist, desto größer ist die Menge der verfügbaren Elektronen aus dem sich bildenden Plasma.

Dabei wird in großem Stil Energie frei, die für Enzymreaktionen und genetische Aktivitäten sinnvoll verwendet wird. Hexagonales Trinkwasser braucht nur 0,5 eV (was aber immerhin einer Temperatur von rund 5529 °C entspricht), um Elektronen freizusetzen.

Schmelzendes Eis von Gletschern und Schnee enthält wie gesagt viel hexagonale Wasserstruktur (Gebirgswasser). Das macht auch die Vorteile des Gletscherwassers aus. Aber auf das Wasser aus Bächen, die von hohen Gipfeln herunterfließen, brauchen wir uns nicht zu beschränken. Ein hexagonales Wasser ist leicht täglich selbst herzustellen. Man proportioniert sauberes Leitungswasser in geeigneten Behältern und stellt es in das Tiefkühlfach des Eisschranks. Dieses Wasser hat, wenn es unmittelbar nach der Schmelzung in kleinen Schlucken getrunken wird, immer noch ausreichend viel Struktur. Der Nachweis dafür gelang über die Messung der 270-Nanometer-UV-Absorptionsrate. Man sollte aber nicht zu viel von dem kalten Wasser hintereinander trinken, weil durch die Kälte die Nierentätigkeit stark heruntergefahren wird. Dies kann bis zu einer Stunde nach dem Genuss anhalten.

Wie wir gesehen haben, besteht jedes Grenzflächenwasser wegen der vergrößerten inneren Energie aus hexagonalen Strukturen. Wir müssen deshalb nicht unbedingt auf Eiswasser zurückgreifen. Die einfachste Methode ist, die Energieaufladung des Wassers durch Grenzflächenwasser zu forcieren. Ein Wasser, das sich in nicht glasierten porigen Tonkrügen und Tonbechern mit zerklüfteter Innenfläche befindet, ist immer reich an Grenzflächenwasser mit EZ-Schichten. Unsere Messungen zeigen deutlich die negative Aufladung dieses Wassers über einen Zeitraum vieler Stunden. Geeignet sind vor allem Elektrete. Das sind Stoffe, die eine permanente elektrische Polarisierung aufweisen und deshalb ohne Hilfsmittel ständig ein elektrisches Feld abgeben; Bienenwachs gehört dazu. Interessant ist auch Turmalin; es ist piezoelektrisch, pyroelektrisch, elektrostriktiv und sicherlich ein effektives Gefäßmaterial. Turmalin kann aber auch als Edelstein und Kristall in ein Wassergefäß gegeben werden. Man könnte auch innerhalb eines Wasserbehälters eine ausgehärtete hydrophile Koralle legen, die durch vielfältige Verzweigungen eine große Oberfläche und somit Grenzflächenwasser bildet.

Aber wer mag, kann auch Wasser mit Heilerden oder tonhaltigen Kolloiden trinken beziehungsweise Wasser mit mikronisiertem Vulkangestein als Klinoptilolith-Zeolith. Das Einstreuen von diesen Pulvern bildet eine relativ große Grenzfläche zur Wasserphase und ist nachweislich geeignet, Strukturwasser mit negativer Ladung aufzubauen.

Eine weitere Methode ist, strukturfördernde Ionen wie Calcium zum Wasser dazuzugeben. Die Tabelle »Beispiele von verbreiteten strukturbildenden und -brechenden Ionen« im Abschnitt »Der therapeutische Ansatz« listet auf, welche anderen Ionen neben Calcium außerdem noch dafür infrage kommen. Eine weitere wichtige Substanz zur Strukturierung von Wasser ist Vitamin C. Computersimulationen zeigen, dass Vitamin C die molekulare Wasserstruktur beeinflusst, und damit wird auch die gesundheitlich positive Wirkung von Vitamin C erklärt. Auch starke Magnetfelder sind wirksam hinsichtlich der Bildung von hexagonalen Strukturen. Sie wirken auf Spinmomente paramagnetischer Gase wie Sauerstoff.

Interessanterweise konnte bei Keramiklegierungen nachgewiesen werden, dass sie bei Temperaturen von 35,5 bis 36,5 °C verstärkt Infrarotstrahlung abgaben und gesundheitlich positive Effekte ausübten.[68] Keramikbecher mit derartig warmen Wassern könnten deshalb bestehende EZ-Schichten wohl auch verstärken. Messungen fehlen aber noch.

Alle diese Maßnahmen erhöhen die Formation hexagonaler Strukturen und die gespeicherte Energie. Wird dieses Wasser dann noch der Sonnenstrahlung ausgesetzt und kann der Spektralbereich um 3100 Nanometer eindringen, vergrößern sich zusätzlich die gesunden Strukturen, und wir sind sehr nah an dem Urtrinkwasser der menschlichen Evolution. Die Frequenz zu 3100 Nanometer Wellenlänge ist diejenige, die von allen elektromagnetischen Schwingungen am stärksten von Wasser absorbiert wird. Man könnte sagen: Wasser wartet also geradezu darauf. Mehr dieser Infrarotschwingung bedeutet auch mehr EZ-Wasser. Alles in der Natur passt immer bestens zusammen, wir müssen dies nur erkennen.

Die wichtigste Frage ist nun: Kommen die hexagonalen Strukturen wirklich im Innern des Körpers an, wenn das Wasser getrunken wird? Die Kristallstruktur des Wassers ist offensichtlich so solide, dass sie sogar die extreme Säure des Magens übersteht. In Modellversuchen konnte gezeigt werden, dass die Struktur des EZ-Wassers auch bei dem niedrigen pH-Wert der Magensäure intakt blieb.

Man muss sich weiter fragen, ob die hexagonale Struktur nicht durch die Kernwärme des Körpers verschwindet. Man weiß durch Messungen, dass jede Temperaturerhöhung die hexagonalen Strukturen mehr und mehr zerstört. 37 °C Kerntemperatur des Menschen reichen aber nicht aus, alle Strukturen zu vernichten. Selbst bei fast 100 °C gibt es noch eine geringe hexagonale Struktur. Allgemein sind Hexagonalstrukturen so lange stabil, bis eine Energie einwirkt, die die Wasserstoffbrücken zerstört. Das sind Energien im Bereich 0,13 bis 0,30 eV, entsprechend elektromagnetischen Frequenzen von 31 000 bis 73 000 Gigahertz, was 970 Nanometer nahem Infrarot bis 410 Nanometern sichtbarem Licht entspricht. Vielleicht ist die Vorstellung dieser Energien am leichtesten mit der Temperatur möglich: Sie fängt bei rund 1236 °C an und geht bis zu 3208 °C.

Durch alle möglichen Energiesummierungen sind die Hexagonalstrukturen aber auch bereits bei 100 °C recht labil. Allerdings reicht die Kerntemperatur um 37 °C im Organismus im Durchschnitt nicht aus, die Strukturen zu zerlegen. Höchstens die beschriebenen Energien der Master-Reaktion mit ihrer Kaskade können wirksam sein. Aber diese Energien blitzen nur kurz lokal auf. Es ist deshalb tatsächlich zu erwarten, dass die beim Trinken aufgenommenen hexagonalen Strukturen mithilfe der Resonanzen aufgrund elektrodynamischer Gesetzmäßigkeiten, wie oben beschrieben, sich an bereits vorhandene gleichartige Strukturen im Organismus anlegen und EZ-Wasserschichten dadurch verstärkt werden.

Auch die hauptsächlichen Aminosäuren, die der Mensch braucht, resonieren mit hexagonalem Wasser und stabilisieren es im Körper, genauso wie Sulfur. Aber selbst dann, wenn sich die Hexagonalstrukturen im Körper auflösen, ist das durchaus vorteilhaft, denn es wird die in der Struktur gespeicherte Energie freigesetzt. Wenn beispielsweise also Eiswasser schmilzt, dann verlängern sich die Wasserstoffbindungen, weil durch zunehmende Wärme verstärkte Vibrationsamplituden mehr Raum brauchen, und die vorher in verkürzten Bindungen gespeicherte Energie wird freigesetzt. Diese Energie kann für Arbeit und Leistung eingesetzt werden. Auf solche Weise erzeugt das hexagonale Strukturwasser gesunde Proteine, gesunde Membranen und gesunde DNA. Aber umgekehrt sorgen die gesunden Organe für die Speicherung von viel hexagonalem, also EZ-Wasser innerhalb des Körpers – eine Win-win-Situation wie so oft in der Natur.

Wasser mit Rydberg-Zonen als bionisches Wasser

Die Rydberg-Zonen haben wir im Zusammenhang mit Browns Gas kennengelernt. Zu diesen besonderen Rydberg-Zonen gelangt ein Wasser, wenn der Dipolwinkel im Wassermolekül bis zu 180 Grad aufgespreizt ist. Dieses Wasser bildet keine hexagonale Struktur mehr, sondern die einzelnen Wassermoleküle bilden kettenartige Ringe. Die Ringe sind umgeben von Wasserstoffionen und Sauerstoffionen sowie freien Elektronen als Plasma – diese Kombination ist in sich ausreichend lange stabil. Sie kann durch ihre inerte Energie dann in eine Torsionsdrehung als Mikrostrudel gelangen. Unzählige Mikrostrudel dieses Wassers bilden Vortices, und die sind wiederum befähigt, eine besondere Kommunikation mit der Energie und der Information des Quantenvakuums aufzubauen. Dieser besondere Mechanismus ist im Zusammenhang noch unerforscht und nur spekulativ behandelbar. Der Effekt hinsichtlich der Informationsverarbeitung wird uns nochmals beschäftigen. Hier ist nur wichtig, dass dieses Wasser nicht nur die in Bindungen und Plasma gespeicherte Energie zur Verfügung stellt, wie bei den anderen Verfahren, sondern zusätzliche Energie aus dem Vakuum herausgeholt werden kann – ganz so, wie es im winzigen Bereich die Elektronen mit ihren Spins machen.

Ein derartiges Rydberg-Zonen-Wasser entsteht, wenn die Elektrolyse ohne trennende Membranen vorgenommen wird. Der während der Wasserzerlegung in unmittelbarer Nähe und in Mengen produzierte atomare Wasserstoff und atomare Sauerstoff kann pro Zeiteinheit besonders viel Energie erzeugen, die dann den Dipolwinkel, auch durch die Abstoßung der negativen Aufladungen der beiden Wasserstoffe, auf die ungefähre Spreizung von 180 Grad vergrößert.

Wir hatten es weiter oben bereits angesprochen: Es macht wenig Sinn, für Tausende Euro Elektrolysegeräte für die Wasseraufbereitung zu kaufen oder sogar neue Apparate für den Markt zu erfinden, wenn es kleine, äußerst preisgünstige und gut durchkonstruierte Geräte aus Asien gibt, die etwa eine Trinkeinheit von 250 Milliliter genauso aufbereiten, wie es gebraucht wird. Sogar LEDs ragen in den Wasserbehälter, die Blaulicht, Grünlicht und Rotlicht dazumischen können. Eine zusätzliche Corona-Quelle für kleine negative Luftionen (10^5 pro Kubikzentimeter), weitgehend ozonfrei, die auf den ausgießenden Wasserstrahl gerichtet ist, und einige weitere nützliche und effektive Features wie die Nachahmung der Effekte der Wasserfallelektrizität machen dann die Einheit komplett. Es entsteht das bionische Wasser, wie die Natur es ursprünglich für uns, die Tiere und Pflanzen bereitgestellt hatte. Unser Prototyp, der auch für den Gartenbaubetrieb in entsprechend vergrößerten Dimensionen übernommen werden konnte, zeigte bei ersten orientierenden Versuchen in der Tendenz verstärktes Wachstum bei Blattsalaten. Ziel bei unseren Konstruktionen ist eine hohe Effizienz bei niedrigem Kosteneinsatz, dies funktioniert bestens. Für die breit angelegte Forschung und für die Serienherstellung mit Zulassung fehlt uns bisher das Kapital, deshalb gibt es unsere Geräte noch nicht zu kaufen.

FAZIT: Das beste Wasser für die Gesundheit scheint das unverfälschte Gletscherschmelzwasser, was auch Flüsse speist und im Verlauf der menschlichen Evolution immer genutzt wurde.

Das heutige Nutz- und Trinkwasser hat nur noch wenige dieser Eigenschaften. Auch Regenwasser in Industriegebieten ist weder strukturiert noch sauber. Das abgefüllte sogenannte Mineralwasser ist inzwischen größtenteils mit Plastikpartikeln verseucht. Man kann Wasser so aufbereiten, dass es zur Gesundheit beiträgt. Das Kapitel enthält Vorschläge dazu. Es geht immer wieder darum, möglichst zahlreich Wasserstoffatome und Sauerstoffatome sowie Elektronen anzureichern. Inzwischen gibt es in Asien eine Wasserstoff-Medizin. Und auch die positiven Wirkungen von oxidiertem Wasser (Wasserstoffperoxid [H_2O_2]) werden eingehend beschrieben.

5. Einige Aspekte zur Bedeutung des Wassers bei Pflanzen

Von Florian Warnke

> »Wasser ist gleichzeitig geordnet und flexibel:
> Es behält seine Identität, doch es passt sich
> den Umständen um sich herum an.«
>
> JAPANISCHE VOLKSWEISHEIT

Jeder weiß: Pflanzen brauchen viel Wasser. Aber wie muss dieses Wasser beschaffen sein, um optimale Wachstumsbedingungen zu gewährleisten? Diese Frage ist entscheidend wichtig, wenn man Pflanzen nutzen möchte – an erster Stelle stehen die Nutzpflanzen zur Ernährung der Weltbevölkerung auf Feldern und in Gewächshäusern. Es geht ja nicht nur darum, möglichst viel Pflanzenmasse zu produzieren, sondern auch um gesunde, nährwertreiche und eventuell mit heilenden Phytonutrienten angereicherte Pflanzen wachsen zu lassen. Auch die diversen Wildtiere sind auf die gesunden Pflanzen der Natur angewiesen, um zu gedeihen. Und nicht zuletzt sind auch diejenigen Pflanzen betroffen, die unsere Seele erfreuen: in Wäldern, Parks und Gärten beziehungsweise im Haus und in unseren Räumen.

Die Evolution erzeugte Pflanzen, die an die Umweltverhältnisse angepasst waren. Wasser war immer zusammen mit dem Sonnenlicht ein entscheidender Parameter der Evolution des Lebens. Das Wasser der Jahrmillionen währenden Evolution wurde oben bereits skizziert. Aber wie sieht es heute aus? Wird die Physiologie der Pflanzen auch heute noch mit dem adäquaten Wasser bedient?

Diese Frage können wir nur beantworten, wenn wir die vielfältigen Funktionen des Wassers in der Pflanze unter die Lupe nehmen. Tatsächlich passiert weit mehr mit dem Wasser der Pflanze, als wir es uns bisher vorgestellt haben. Um das zu verstehen, müssen wir uns auch Funktionen in der Pflanze ansehen, die in der breiten Bevölkerung weithin unbekannt sind.

Das besondere Wasser in biologischen Systemen

Hier werden noch einmal die wichtigsten Aspekte zur Funktion des Wassers beschrieben, wie es vorher bereits immer wieder im Zusammenhang mit Tier und Mensch anklang, aber eben auch für Pflanzen gilt.

Es ist allgemein anerkannt, dass Wassermoleküle eine wichtige Funktion bei der Steuerung der Struktur, Stabilität, Dynamik und Funktion von Makromolekülen (Biopolymeren) hat. Wissenschaftliche Untersuchungen bestätigen, dass aufgrund der geringen Masse des Wasserstoffatoms und des Protons die Quantenelektrodynamik (QED), einschließlich des Kohärenzphänomens und des Tunnelns von Energien, die verschiedenen Wirkungen, Eigenschaften und Strukturen von Wasser sowie von wässrigen Lösungen besser beschreiben kann als die klassisch physikalischen-chemischen Theorien. Denn im Fall des Wasserstoffatoms beruht der Steuerungseffekt auch auf den Wechselwirkungen zwischen den Spins und den fluktuierenden Energien des Vakuumraums. Kohärent ausgerichtete Spins, wie zum Beispiel der elektrische Strom des Elektrons, das den Kern umkreist, oder die Eigendrehimpulse von Atomkernen und Elektronen transformieren Information aus dem Quantenvakuum in die Pflanzenmaterie hinein. Wasser ist dabei der Vermittler.

Wasser in biologischen Systemen ist nicht identisch mit dem Wasser außerhalb der Systeme. Es wird beeinflusst von zellulären

Komponenten und von Strukturoberflächen dieser Komponenten. Dabei verändern sich Strukturen und Charakteristiken des biologischen Wassers im Vergleich zu gewöhnlichem Wasser. Die verschiedenen Winkelstellungen der Wasserstoffbindungen an Substraten und/oder zwischen anderen Wassermolekülen sind bereits Ausdruck energetischer Wechselwirkungen der Wasserstrukturen. Das biologische System erzeugt dann aus Wassermolekülen stabilisierte Clusternetzwerke. Es existieren sehr viele Clusterstrukturen, die sich quasikristallin anordnen.

Flüssigkristallines Wasser ist deshalb ein Hauptmerkmal von strukturiertem Wasser und bedeutet, dass einzelne Wassermoleküle sehr stark geordnet und elektrisch ausgerichtet sind im Vergleich zum Umgebungswasser. Strukturiertes Wasser besitzt unter anderem eine geringe Entropie und enthält gespeicherte Energie.

Laut Mae-Wan Ho[1] hat die hexagonale Struktur eine größere stabilisierende Energie und eine höhere Elektronendichte am »bindungskritischen Punkt« (Bindungsstärke) für jede Wasserstoffbrücke im Cluster im Vergleich zu einer einzelnen Wasserstoffbrücke zwischen zwei Wassermolekülen (Dimer). Die höhere Elektronendichte und Bindungsstärke sind eine Folge der Verkürzung der Wasserstoffbrücken innerhalb des Clusters durch vorherige Energieaufnahme.

Wassercluster beeinflussen viele externe und interne biologische Prozesse. Einen hohen Wirkungsgrad im biologischen System haben kleine Wassercluster. Sie sind stabiler, haben eine geringere sterische Hinderung (in der Chemie ist das der Einfluss der räumlichen Ausdehnung eines Moleküls innerhalb der Reaktion) und gleichzeitig starke Austausch-Korrelation-Interaktionen und elektrostatische Wechselwirkungen. Kleine zyklische Wassercluster (Anzahl n = 3 bis 6, einschließlich Ringstrukturen) sind optimale Strukturen mit harmonischen Schwingungsfrequenzen.

Wasser kann eine dominierende Funktion bei Energieänderungen während eines biochemischen Prozesses haben, sogar dann, wenn Wasser nicht an Bildungen oder Brüchen von kovalenten Bindungen beteiligt ist. Bereits Enthalpie- und Entropieänderungen in Abhängigkeit von der Reorganisation von Wassermolekülen an einem Ort können relativ weitreichende wesentliche Kräfte auf diverse Prozesse in der Umgebung ausüben. So können diese Energien auch für molekulare Funktionen, zum Beispiel als Proteinentfaltung in Zellen genutzt werden. Die Hydratationseigenschaften und Strukturierungen von Wasser bei biologischen Makromolekülen (besonders bei Proteinen und Nukleinsäuren) induziert die Flexibilität der Proteine. Damit wird die Energiebarriere zwischen Reaktanten und Produkten reduziert. Gleichzeitig ergibt sich eine Rückwirkung von den Oberflächen auf das umgebende Wasser. Nach dem chinesisch-amerikanischen Mikrobiologen Gilbert N. Ling könnten bereits 5 Prozent der Proteine mit überwiegend hydrophoben Oberflächen, die sich in Zellen entfalten, ausreichend sein, um das gesamte Zellwasser zu strukturieren. Zumindest könnten sich im Zytoplasma immer wieder Mikrodomänen mit strukturiertem Wasser bilden.[2]

Die Wirkungsmechanismen in diesen Prozessen müssen jedoch noch genauer untersucht werden. Das Wissen über Wassercluster und optimales biologisches Wasser ist noch unvollständig.

Der bereits mehrfach erwähnte Albert Szent-Györgyi erkannte schon 1948 die Bedeutung von strukturiertem Wasser. Er stellte die Hypothese auf, dass Wasser in lebenden Organismen in zwei Zuständen existiert: in einem Grundzustand und in einem angeregten Zustand. Besonders das Wasser an Grenzflächen wie Membranen existiert in einem angeregten Zustand und bedeutet weniger zusätzliche Energie zum Aufspalten der Moleküle. Er postulierte: Ein Merkmal für angeregtes Wasser ist, dass eine elektrische Spannung an der Grenze zwischen Grenzflächenwasser und Bulkwasser auftritt. Tatsächlich konnte diese Spannung später nachgewiesen werden.

Wie weit Szent-Györgyi damals mit seinem zukunftsweisenden Wissen seiner Zeit voraus war, zeigen die weiteren Postulate. Er meinte, dass die vielen Schichten von organisiertem Wasser an hydrophilen Oberflächen sehr lange andauernde elektronische Anregungen ermöglichen, die wichtige Funktionen bei der Energieübertragung in der Nähe von Zelloberflächen erfüllen, wobei Wasser sich in einem Zustand ähnlich einem Flüssigkristall befindet. Genau das wurde später beobachtet.

Nach Mae-Wan Ho ermöglicht flüssigkristallines Wasser besonders Enzymen, als quantenmolekulare Maschinen zu agieren, die Energie mit nahezu hundertprozentiger Effizienz übertragen und transformieren. Im flüssigkristallinen Wasser vibrieren und bewegen sich Makromoleküle und Wassermoleküle kohärent. Die sich ergebenden Ladungsteilungen in OH^-- und H^+-Ionen üben elektrostatische Kräfte aus, die in biologischen Prozessen von Bedeutung sind.

An hydrophilen Grenzflächen sind die Elektronen im strukturierten Wasser nicht fixiert. Sie können sich innerhalb der Grenzen der negativ geladenen EZ-Schicht frei bewegen, ähnlich wie Ladungen in einem Halbleiter. Die Tatsache, dass diese EZ-Wasser fluoreszieren, zeigt, dass sich die Energiezustände der Elektronen darin von einem hohen zu einem niedrigen Niveau verändern. Die negativ geladene EZ-Schicht ist offensichtlich frei von allen Prozessen, die energiereiche Elektronen verbrauchen.

Eine weitere Besonderheit im strukturierten Wasser an hydratisierten, hydrophoben und hydrophilen Grenzflächen fällt ins Gewicht: Es sind die Delokalisierungen sowohl von Protonen (H^+) als auch von Elektronen. Immer mehr Berichte weisen darauf hin, dass Protonen oder negative Ionen wie Hydroxidionen (OH^-) über besondere Wege, die »Clustered Water Wires«, transportiert werden können. Messungen zeigen, dass das Tunneln auch bei Raumtemperatur für mindestens 80 Prozent der Protonensprünge in Abhängigkeit von der Art der Schwingung des Moleküls in den Zentren der Moleküle verantwortlich ist.[3]

Welche Bedeutung hat dieses energetisch wichtige Verhalten? Protonen- und Elektronenströme, die in den Zellen und sogar bis zu extrazellulären Entfernungen fließen, können physikalisch-chemische Informationen über die unterschiedlichsten Redoxmomente transportieren. Dabei werden wichtige chemische Reaktionen ausgelöst, die lokal oder weitläufig einen Energieausgleich bewirken und somit ein Gleichgewicht wiederherstellen. Das ist eine präzise Kontrolle des Verlaufs von chemischen Reaktionen.[4]

Sowohl Elektronen als auch Photonen werden in der Theorie als ringförmige Geometrien dargestellt (Torus). Ein Torus besteht aus einer zentralen Achse mit einem Wirbel an beiden Enden und einem umgebenden kohärenten Feld. Energie fließt in einem Wirbel durch die zentrale Achse und aus dem anderen Wirbel wieder heraus. Dann umschließt er sich selbst, um zum ersten einlaufenden Wirbel zurückzukehren. Der Torus ist die fundamentale Form eines ausgeglichenen Energieflusses in nachhaltigen Systemen. Vermutet wird, dass ein Torus ein besonders effektives Verbindungsglied zum Quantenvakuum ist.[5]

Nützliche Ansätze, die immer mehr in Vergessenheit geraten

Der indische Naturwissenschaftler Jagadis Chandra Bose (1858–1937) war im Jahr 1901 der Pionier auf dem Gebiet von zirkadianen Rhythmen. Er untersuchte Oszillationen von bioelektrischen Potenzialen beziehungsweise von elektromagnetischen Wellen, die in Pflanzen entstehen und auf diese einwirken. Heute ist bekannt, dass elektromagnetische Felder in allen biologischen Evolutionsprozessen eine entscheidende Rolle übernehmen. Lebende Organismen sind auf der Erde verschiedenen Fernfeldern wie Schwerkraft, Trägheit, Dunkler Energie und Dunkler Materie ausgesetzt, des Weiteren auch einem breiten Spektrum von elektromagnetischen Strahlungsmodalitäten, die sich auf die stoffliche Konstitution der Erde auswirken. Sogar unsere planetare Position in den Sonnen- und Galaxiesystemen haben Auswirkungen.[6]

Pflanzen sind mit Mechanismen zur Erfassung und zur Übertragung von elektrischen Feldern und Vibrationen (Oszillationen) ausgestattet. Sie haben sich wie alle lebenden Organismen in einer Umgebung entwickelt und angepasst, in der viele natürlich vorkommende und fluktuierende geophysikalische Wellenformen mit elektromagnetischen und akustischen Eigenschaften existieren. In Pflanzen sind sehr wahrscheinlich Cryptochrome als Rezeptoren für (Erd-)Magnetfelder prädestiniert. Schwache Magnetfelder wie das der Erde wirken sehr wahrscheinlich in Abhängigkeit der Lichtintensität auf Paare angeregter Moleküle. Dabei wechseln sie zwischen einem Singulett- und Triplett-Zustand. Cryptochrome sind flavinhaltige Blau- und UV-Lichtrezeptoren, die für die inneren Uhren in Pflanzen wichtige Funktionen haben.[7] So haben Pflanzen mit ihren sensorischen Fähigkeiten »gelernt«, sich in einer derartigen Umgebung zu orientieren und zu wachsen.

Die Kohärenz des Wassers könnte auch hierbei eine Rolle spielen. Denn die kohärente Anregung vieler Zellen führt zu einer akustischen Reaktionsantwort, indem Frequenzen von 150 bis 200 Kilohertz ausgesendet werden, also im Ultraschallbereich, was das menschliche Ohr nicht mehr hört. Nanomechanische Schwingungen oder Oszillationen können in verschiedenen Komponenten des Zytoskeletts von Pflanzen entstehen mit einem Frequenzspektrum von niedrigen Kilohertz bis zu hohen Gigahertz und sogar bis zu Terahertz. Niedrige Resonanzfrequenzen können über wässrige Flüssigkeiten mit dem biologischen Signalweg wechselwirken.[8]

Wie wir bereits wissen, kann CD-Wasser durch externe elektromagnetische Felder leicht angeregt werden, um eine kohärente Anregung der Wassermoleküle und anderen Molekülen in den Frequenzen der externen Felder zu erzeugen. Dies wiederum ermöglicht den selektiven kohärenten Energietransfer für chemische Reaktionen.[9] Passend dazu stellen J. Pan et al. 2003[10] die Hypothese auf, dass ein Cluster aus strukturiertem Wasser nicht nur ein Nährstoff- und Energieträger sein kann, sondern auch ein ausgezeichneter Träger für niederfrequent codierte Informationen. Ihre vorläufige Studie zeigte, dass mit niederfrequenter elektromagnetischer Strahlung behandeltes Clusterwasser vielfältige biologische Funktionen ausüben kann. Sie kommen zum Schluss, dass es daher wichtig ist zu verstehen, wie die Struktur von Wasserclustern so verändert werden kann, dass Resonanzfrequenzen gespeichert und diese dann auf lebende Zellen übertragen werden können.

Clusterwasser kann also Frequenzen nutzen und diese dann relativ lange Zeit speichern, um biologische Veränderungen zu induzieren. Auf diese Weise kann eine Frequenz Resonanz mit cytoplasmatischem Wasser aufweisen, wodurch ein beschleunigter zellulärer Wasserumsatz induziert wird. Das wiederum führt zu einer verbesserten intrazellulären Wasserversorgung, und diese trägt dann wieder zu verbesserter biologischer Signalgebung bei.[11]

Der Physiker Herbert Fröhlich (1905–1991) postulierte in den Siebzigerjahren, dass Zellen und Organismen mehr sind als Festkörpersysteme. Organismen besitzen viele dielektrische Moleküle, und metabolische Energie könnte das System in kohärent angeregte Zustände versetzen mit kohärenten Schwingungen über einen Bereich von Frequenzen, ausgehend von einem hochpolarisierten Zustand mit Null-Frequenz bis zum Mikrowellenbereich und darüber hinaus. Es gibt Hinweise darauf, dass Mikrowellen- und Terahertzfrequenzen signifikante Auswirkungen auf das Wachstum und die Entwicklung von Pflanzen haben. Darüber hinaus gibt es viele experimentelle Beweise für elektrische Phänomene in Pflanzen (gemessene Tagespotenziale in Pflanzenblättern und in Baumstämmen) zur schnellen Informationsübertragung über elektrische Signale.[12]

H.J.H. Geesink und D.K.F. Meijer postulieren eine Hypothese zur Stabilität von biologischer Ordnung aufgrund eines von ihnen entwickelten mathematischen Algorithmus für kohärente Quantenfrequenzen. Sie berufen sich dabei auf die Überlegungen von Fröhlich und führen aus, dass sich eine regel- und steuerbare Reihe von Oszillatoren in einem breiten Energiebereich verdichtet und damit einen Vibrationsmodus in Lebensorganismen bei Raumtemperatur aktivieren kann.[13]

Dies stimmte überein mit einer Reihe von Quantenresonanzen – 23 unterscheidbare wurden bisher gemessen –, die von einem ausgewählten anorganischen Silicatmineral als spezifische elektromagnetische Frequenzstrahlung emittiert wurden. Diese Quantenresonanzen waren in der Lage, die Bildung von Ribonukleinsäure (RNA) zu katalysieren. Es wurde experimentell gezeigt, dass das ausgewählte Silicat als ein Quantenreplikator wirkt. Eventuell waren derartige Silicat-Quantum-Replikatoren, indem sie für den Anstoß von RNA-Kopien (Replikationen) sorgten, wichtig für den Beginn von Zellen in der präbiotischen Lebensevolution. Das Modell von Geesink und Meijer impliziert, dass auf Basis einer Quantenskala eine elektromagnetisch definierte Ordnung vorhanden ist. Das ist dann eine Voraussetzung für die Kodierung der Synthese und funktionellen Anordnung von zellulären Elementen in der biologischen Evolution.

Die Forscher sind der Meinung, dass die biologische Organisation des zellulären Lebens direkt mit der Ur-Information aus dem Quantenvakuum verbunden ist, die unter anderem im Fall des Silicat-Quantum-Replikators von diesem transduziert und an die präbiotischen Elemente transferiert wird.

Nach der serbischen Forscherin I. Cosic »erkennen« Moleküle eventuell ihre Aufgaben in Organismen durch elektromagnetische Resonanz. Sie selbst senden auch elektromagnetische Wellen aus, um damit andere Moleküle in Distanz zu beeinflussen und um molekulare Partner anzulocken.[14] Schon länger bekannt ist, dass jede biologische Funktion eines Proteins durch einen speziellen Frequenzbereich gekennzeichnet ist.

Elektrische Ladungen können sich entlang von Proteinen bewegen. Dabei passieren sie unterschiedliche Energiezustände, die durch unterschiedliche Aminosäure-Seitengruppen verursacht werden und ausreichende Bedingungen für die spezifische elektromagnetische Strahlung oder Absorption erzeugen können. Das führt zu der Schlussfolgerung, dass die Spezifität der Protein-Interaktionen auf dem resonanten elektromagnetischen Energietransfer zwischen wechselwirkenden Molekülen mit einer bestimmten Frequenz für jede beobachtete Funktion und Wechselwirkung basiert (der Frequenzbereich dafür wird von sichtbarem Licht, Infrarot bis Ultraviolett [10^{13} bis 10^{15} Hertz] vorgeschlagen).[15]

Quantenkohärenz in der Photosynthese

Die Umwandlung von Sonnenlichtenergie in chemische Energie formt die Basis des Lebens. Nach Cosic entspricht der Frequenzbereich für biologische Funktionen dem des Sonnenlichts auf der Erde. Dabei müssen wir uns immer wieder klarmachen, dass alle biologischen Prozesse in lebenden Zellen in einem Wassermedium stattfinden. Wasser ist empfänglich für elektromagnetische Frequenzen und transferiert diese Strahlung ohne Energieverluste.

Seit einigen Jahren versucht die Wissenschaft, unerklärliche Vorgänge in der Photosynthese von Pflanzen, Algen und einigen Bakterienarten mit der Theorie der Quantenkohärenz zu erklären. Die Quantenkohärenz ist unbestritten, aber die Natur sorgt für eigene Regeln dabei. Zentrale Fragestellungen sind:[16]

- Warum ist die Energieeffizienz so hoch und ohne Verluste während des Transports durch Proteine von den »Lichtantennen« der Pflanzen zum »Kraftwerk« in den Zellen? Der Wirkungsgrad dieses Energiesystems beträgt in Pflanzen erstaunlich hohe 80 bis 90 Prozent – weniger als 5 Prozent gehen in Form von Wärme verloren. Das schafft bisher keine technische Konstruktion.
- Warum ist die Quantenkohärenz während des Energietransports innerhalb der Photosynthese zeitlich konstant entgegen den Erwartungen nach den Standardtheorien?

Die Antwort auf diese beiden Fragen liegt tatsächlich in Regelungen, die nur die Natur beherrscht. Quantenkohärenz wird von der Natur über thermische Bewegungen von Proteinen (Vibrationen, Schwingungen oder Oszillationen) erzeugt. Früher meinte man fälschlicherweise, dass thermische Bewegungen gerade die Quantenkohärenz zerstören. Jetzt weiß man, dass diese durch Wärme verursachten Bewegungen eine Art Pumpe für die Kohärenz darstellen. Wenn dieser Bewegungsmechanismus die für das Leben wichtige Kohärenz fördert, müssen wir uns Oszillationen in Pflanzen kurz genauer ansehen.

Alle Moleküle haben – wie gesagt – ihr eigenes Spektrum von Schwingungsfrequenzen. Sie befinden sich im Grundzustand wie auch in Anregungszuständen in verschiedenen Rotations- (Rotation der Moleküle um deren Hauptträgheitsachse) und Oszillationszuständen (Schwingung von Atomen gegeneinander). So sind Bewegungsabläufe der Wassermoleküle in der photosynthetischen Wasserspaltung mit Messmethoden nach heutigem Stand möglich, die im Pikosekundenbereich validierte Ergebnisse liefern.[17]

Chlorophyllmoleküle in Pflanzenblättern werden auch »Antennenpigmente« genannt, da sie hauptsächlich die Photonen des Sonnenlichts »einfangen«. Chlorophylle bilden zusammen mit anderen Pigmenten wie den Carotinoiden die sogenannten Lichtsammelkomplexe. Dabei sind zwei Photosysteme aktiv, um eine hohe Potenzialdifferenz (Energiespanne) zu regulieren, die für die nachfolgenden chemischen Reaktionen notwendig ist.

Carotinoide sind oft in unmittelbarer Nähe von Chlorophyllen, um energetische Zustände »abzustimmen«. Aufgabe der Carotinoide ist, als regulatorische Moleküle die Chlorophylle vor Triplett-Zuständen unter Überlichtbedingungen zu schützen, sodass zellschädigende freie Sauerstoffradikale (einschließlich der ROS) nicht im Übermaß entstehen können.

Sogenannte Pi-Elektronen-Wolken sind wichtig für die Photonenabsorption in den Lichtsammelkomplexen.[18] (Vom Pi-Elektronen-System ist die Rede, wenn ein oder mehrere Elektronen in einer Atomgruppe nicht genau lokalisierbar, sondern über die einzelnen Atome verteilt sind.[19]) In den Chlorophyllmolekülen (wie auch in Aromaten) befinden sie sich in Ringsystemen. Der Vorteil der Ringstruktur mit halbleitenden Eigenschaften ist, dass die Elektronen darin nicht nur oszillieren, sondern auch leichter zirkulieren können. Dadurch vergrößert sich ihr Aufenthaltsort über mehrere Atome hinweg, und sie besitzen somit einen größeren Bewegungsraum (Delokalisierung). Damit ist der Energieaufwand für eine Anregung bereits durch langwellige (energiearme) Strahlung geringer und eine Delokalisierung von Pi-Elektronen energetisch günstiger. Wassermoleküle um Ringstrukturen mit Pi-Elektronen herum sind strukturierter als das Bulkwasser.

Während der Photosynthese werden vom Sonnenlicht die Antennenpigmente (Chlorophyll) in den Blättern von Pflanzen angeregt. Die Vibrationen der Antennenpigmente oszillieren in ganz bestimmten Frequenzen, wenn Photonen im Absorptionsspektrum von Rotlicht (662 Nanometer) auftreffen. Dabei werden in einem ersten Anregungszustand Elektronen der Chlorophyllmoleküle von einem niedrigen Grundzustand S_0 (das Redoxpotenzial von +430 mV kommt durch geringen Elektronengehalt zustande) auf ein hohes Energieniveau (+50 mV mit mehr Elektronen) angehoben (erster Singulett-Zustand, S_1). Diese Energiedifferenz im ersten Singulett-Zustand von Elektronen ist für chemische Energieprozesse in Pflanzen nutzbar.[20]

In einem zweiten Anregungszustand (zweiter Singulett-Zustand, S_2) im Absorptionsspektrum von Blaulicht (430 bis 440 Nanometer) werden Elektronen der Chlorophyllmoleküle energetisch auf das sehr hohe Redoxpotenzial von –430 mV angehoben. Dieser energiereiche Elektronenzustand kann aber wegen seiner sehr kurzen Lebensdauer nicht zur Umwandlung in chemische Energie genutzt werden. Deshalb findet unter Abgabe von Wärmeenergie ein Übergang der Elektronen in den stabileren und energetisch nutzbaren ersten Singulett-Zustand statt.

Aber beide Photonenanregungsenergien erzeugen die geforderten kohärenten Elektronenzustände, wobei Energie in Form von sogenannten Exzitonen freigesetzt wird. Diese von der Sonne übertragene »fließende« Energie mit nahezu hundertprozentigem Wirkungsgrad wird durch spezielle Proteine im Pigmentenkomplex in einer Phase als Exzitonen- beziehungsweise Quantenwellen gehalten und breitet sich ultraschnell in 10^{-15} Sekunden aus.

Diese Energie wird strahlungsfrei zu dicht benachbarten Pigmenten (Abstand < 2 Nanometer) bis zu den Reaktionszentren transportiert und folgt einem energetischen Gefälle – Chlorophyllmoleküle in den Reaktionszentren (mit einem Redoxpotenzial von –600 mV) haben durch eine besondere Proteinumgebung die günstige niedrigste Energieabsorption.

Kurz zusammengefasst: Oszillationen und elektronische Zustände sind untrennbar miteinander gekoppelt (Resonanzenergietransfer), und Oszillationen sind essenziell für die kohärente Dynamik in photosynthetischen Komplexen.

Exzitonen sind weithin unbekannt (*exciton*, vom englischen *excitation* [Anregung]). Exzitonen sind gebundene Elektron-Loch-Paare in einem Isolator oder Halbleiter, somit eine elementare Anregung des Festkörpers. Sie sind für unser Thema der Kohärenzphasen genauso wichtig wie elektromagnetische Schwingungen. Ohne sie würden Pflanzen nicht den fantastischen Wirkungsgrad der Energiewandlung haben.[21]

Exzitonenwellen können sich auch gegenseitig auslöschen oder verstärken. Deshalb nehmen sie immer wieder andere Wege zwischen Antennenpigmenten und Reaktionszentren. Es bestehen also eine Variabilität der Transportwege und Kohärenz für den Energietransfer unabhängig von Temperaturschwankungen oder von Umgebungswechseln der Proteine (wie bei Chlorophyll, das sich nach den Lichtverhältnissen orientiert) in der Biomatrix.

Ein Problem ist die teilweise Zerstreuung der Exzitonenwellen auf ihrem Weg durch die Biomatrix. Ist das der Fall, werden die Exzitonen »eingefangen« beziehungsweise energetisiert, indem Proteine nun im Frequenzmuster des Exzitonenniveaus oszillieren. Schlägt diese Methode fehl, dann können Exzitonen durch Abgabe von Wärme eliminiert werden.

Sehr wahrscheinlich erhöht die Quantenkohärenz die Geschwindigkeit der Exzitonenwellen durch die Biomatrix, denn eine Kollision mit Hindernissen wird unwahrscheinlicher. Aber ein Zuviel an Kohärenz behindert den Energietransport. Dafür setzt die Natur das sogenannte Rauschen ein. Denn die Umgebung ist nicht perfekt isoliert, Hindernisse wie oben beschrieben tauchen immer wieder auf. Dennoch ist die Stärke des Rauschens von der Natur exakt »berechnet«. Es werden sogar Proteine gebildet, welche die Kohärenz einschränken können. So können einige Algenarten durch genetische Mutation eine extra Aminosäure produzieren, um die Struktur des Proteinkomplexes zu ändern, damit die Kohärenz unterbrochen wird.[22]

Zwei Elektronen des Chlorophyllmoleküls im Reaktionszentrum mit hohem Redoxpotenzial werden über ein Redoxsystem auf Ferredoxin-NADP-Reduktase in der Zellmembran übertragen, wobei zwei Protonen angelagert werden. Der Protonentransport durch die Membran bewirkt einen Protonengradienten. Das Enzym reduziert nun $NADP^+$ zu $NADPH^- + H^+$. Das Wasserstoffanion H^- entsteht durch zwei Elektronenanlagerungen auf ein Proton:

$$\mathbf{H^+ + 2e^- \rightarrow H^-}$$

Das übrig gebliebene Proton wird in der Formel für einen Ladungsausgleich angehängt.

Die Chlorophyllmoleküle sind jetzt im oxidativen Zustand hochreaktiv. Das Mangancluster entzieht nun durch Wasserspaltung den Wassermolekülen respektive den Wasserstoffen des Wassers die Elektronen:

$$\mathbf{2\,H_2O \rightarrow 4\,H^+ + O_2 + 4e^-\ (4\ \text{Elektronen aus}\ 2H_2O\ \text{für}\ 1O_2)}$$

Die Spaltung von zwei Wassermolekülen für vier Elektronen bedeutet Energieersparnis und die Verhinderung der Bildung von reaktiven Sauerstoffspezies.

Das Molekül der Wasserspaltung (oder der Wasseroxidation) ist ein Mangancluster mit einem Ringsystem $CaMn_4O_5(H_2O)_4$, das während der Evolution in den letzten zwei Milliarden Jahren wohl unverändert geblieben ist.[23] Ein Wassermolekül im Strukturaufbau dieses Clusters ist offensichtlich sehr wichtig für die Wasserspaltung. Bisher fehlen aber weitere Hinweise für dessen Bedeutung.

Die Elektronen des Wasserstoffs werden unter Freisetzung von Energie über einen linearen Elektronentransport (neben einem zyklischen) zu den oxidierten Chlorophyll- oder Carotinoidmolekülen transportiert.

Lichtenergie wird also umgewandelt in Redoxreaktionen und ist nun von Pflanzen photochemisch nutzbar. Dabei entstehen als wichtige Ausgangsstoffe in der Biomatrixkette der Erde der lebensnotwendige Sauerstoff O_2, der »biologische Wasserstoff« in der reduzierten Form Nicotinamid-Adenin-Dinukleotidphosphat ($NADPH^-$) und Energie in chemischer Form von ATP. ATP und NADPH sind die Energieträger der Zellen und liefern die Energie für die Reduktion von CO_2 und dessen Bindung in Form von Kohlenhydraten in den lichtunabhängigen Reaktionen des Calvin-Zyklus. (Der Calvin-Zyklus ist eine Folge von chemischen Umsetzungen, durch die Kohlenstoffdioxid zu Glucose reduziert und assimiliert wird; nach dem amerikanischen Biochemiker Melvin Calvin [1911–1997].)

Menschen und Tiere profitieren von der gespeicherten Energie in der Biomasse durch die Photosynthese in Pflanzen: Mit der Nahrung wird diese Energie aufgenommen, aber ohne Wasser wäre weder die Bildung der Energie noch die Aufnahme möglich. Weil dieses Wasser so viele Besonderheiten erfährt, allen voran die Übernahme der Kohärenz und seine Stabilisierung, nennen wir es »bionisches Wasser«. Jede Zufuhr dieses Wassers erleichtert der Pflanze die Sonnenlicht-Energieumwandlung. Diese wollen wir uns im Folgenden noch genauer ansehen.

Das Sonnenlicht, von dem das Leben abhängt

Die naheliegende Frage ist, warum ein kleiner Bereich des elektromagnetischen Spektrums des Sonnlichtes so wichtig für die Photosynthese ist, von der das Leben abhängt. Ist es ein Zufall, dass viele biologische Aktivitäten aus denselben Wellenlängen Nutzen ziehen? Der Nobelpreisträger für Physiologie oder Medizin von 1967 George Wald (1906–1997) von der Harvard University formulierte 1964 dazu diese Thesen:[24]

- Der größte Teil der Sonnenstrahlung, der die Erdoberfläche erreicht, ist das sichtbare Licht (andere Spektren werden in der

Atmosphäre absorbiert) – das ist eine Anpassung des Lebens an physikalische Gegebenheiten.

- Die Abhängigkeit von dem speziellen Energiebereich des Sonnenlichts ist kein Zufall, da Lebewesen aus großen, kompliziert gebauten Molekülen bestehen, deren spezielle Konfigurationen untereinander durch Wasserstoffbindungen (unter anderem schwache Bindungen) überbrückt werden.

Strahlung, die nur eine etwas höhere Energie (kürzere Wellenlängen) hat als das violette Licht, wie das UV-Licht, löst diese Bindungen und zerstört Struktur und Funktion dieser Moleküle, zum Beispiel auch DNA-Moleküle. Strahlen mit noch kürzeren Wellenlängen (= hohe Energie) entfernen Elektronen aus Atomen – das ist die ionisierende Strahlung. Strahlen mit größeren Wellenlängen und geringerer Energie als Rotlicht führen zu einer höheren molekularen Mobilität (Wärmeerzeugung). Daraus folgt: Nur Strahlen aus dem sichtbaren Bereich des Lichts sind in der Lage, Moleküle anzuregen, das heißt, Elektronen auf ein höheres Energieniveau anzuheben.

Ein konstanter Fluss an Energie ist für die chemische und biologische Evolution erforderlich, was von der Quantenfeldtheorie eindrucksvoll beschrieben wird. Besonders freie Energie ist für die Produktion, Selbstorganisation und Anpassungsfähigkeit von molekularen, lebenden Systemen essenziell, um sie gleichzeitig vom thermodynamischen Gleichgewicht abzugrenzen. Kurz: Die freie Energie der Sonne sorgt für nutzbare Energien der meisten Organismen und für die Sauerstoffproduktion durch Pflanzen, die ebenfalls viele Organismen nutzt.

Die Anreicherung mit O_2 war die Voraussetzung für die Entwicklung der aeroben Zellatmung mit ihrer Zellenergiebildung und somit für die Evolution des komplexen, mehrzelligen Lebens. Denn die Komplexität, Größe und Mobilität von Vielzellern im Vergleich zu anderen Lebewesen benötigt eine relativ hohe Menge an Energie. Dabei helfen eben die schon oft angesprochenen Quanteneffekte. So haben Energieentitäten auf der subatomaren Ebene einen Wellencharakter. Sie nehmen keine spezifische Position im Raum ein und reichen als Wellen über lokale Hindernisse hinaus. Wenn diese Wellen dann wieder Teilchen werden wie Elektronen und Protonen, erkennt man ein Tunneln durch einige Nanometer große Hindernisse hindurch, anstatt sie zu überwinden, vorstellbar wie ein Geist, der durch eine Wand hindurchgeht. So tritt primär in biochemischen Redox- und Katalysereaktionen das Tunneln von freien Elektronen auf. Redoxreaktionen von Biomolekülen in der Photosynthese basieren deshalb ebenfalls auf dem Ferntunneln von freien Elektronen.

In der Tiefsee verwenden Mikroorganismen für die Photosynthese geothermales Licht (das ist die infrarote Strahlung des circa 400 °C heißen Wassers aus hydrothermalen Quellen am Ozeanboden). Die Hälfte dieser Energie stammt aus He^{2+}-Quantentunneleffekten während des Alpha-Zerfalls von schweren (radioaktiven) Elementen innerhalb der Lithosphäre.

An dieser Stelle kann daran erinnert werden, dass ja auch die oxygene Photosynthese auf einem Licht beruht, das ein Produkt von Quantentunneleffekten durch thermonukleare Fusionen im Sonnenkern ist.

Was das Tunneln von Elektronen betrifft, ist ebenso die Reduktion von O_2 bei der aeroben Zellatmung davon betroffen. Dieser Mechanismus sorgt für mehr Energie nach der Nahrungsaufnahme als die anderen Möglichkeiten im Stoffwechsel.

Und auch die DNA-Mutationen, unter anderem durch energiereiches Sonnenlicht, die einen gehörigen Teil der Evolution aller mehrzelligen Organismen über Milliarden von Jahren begleiten, basieren auf dem Tunneln von Protonen, die in Wasserstoffbrücken zwischen Paaren der Nukleinbasen in der DNA enthalten sind. Indem sie so Energiebarrieren überwinden, können die sich an einem anderen Basenstrang an ein wasserstoffloses Atom binden. Derartige Wasserstoffbrücken können dann sowohl als intramolekulare wie auch als intermolekulare elektrostatische Polarisation angesehen werden. Für das Wasser heißt das, es existiert eine lineare Korrelation zwischen der Wasserclusterenergie und der (durchschnittlichen) Ladung der Wasserstoffdonor-Atome in den H-Bindungen. Des Weiteren aber sind sie auch quantenmechanische Charge-Transfer-Komponenten.[25]

Photonenemissionen in pflanzlichen Zellen

Biologische Systeme emittieren nicht nur elektromagnetische Wellen, sondern reagieren auch auf Strahlung extrem langer Wellenlängen bis zu extrem kurzwelligen im Bereich des Ultravioletten.[26]

In vielen biologischen Prozessen finden auch ohne jeden Lichteinfluss biochemolumineszierende und biophotochemische Reaktionen statt. Das bedeutet ein internes Vorkommen von angeregten Elektronenzuständen bis hin zu delokalisierten Elektronen über mehrere Atome oder Moleküle hinweg. Durch das Einfangen intrazellulär entstehender Photonen kann mit einem Einfluss auf metabolische und zelluläre Vorgänge gerechnet werden.[27] Dabei besteht die Möglichkeit, dass ein Austausch von emittierten intrazellulären Photonen aus Molekülen (letztlich aus Atomen mit Elektronen) eine Kohärenz entwickeln und Interferenzmuster aufbauen, was einer übergreifenden Kommunikation dient – ein komplexes, kooperatives System wird zu einer Einheit. Immer findet dabei eine selektive Übertragung von Information und Energie mit minimalem Verlust statt.

Ultraschwache Photonenemissionen im Bereich von UV- bis Nah-IR-Licht des elektromagnetischen Spektrums von lebenden Zellen und davon beeinflusste chemische Reaktionen in wässrigen Medien beeinflussen die Aktivität von Enzymen sowie Aktivität und Morphologie von Zellen und Geweben, sogar eine gegenseitige Orientierung von Zellen und eine Regulation der Fortbewegung ist damit verbunden (Nachweis bisher nur in vitro).[28] Auch stehen ultraschwache Photonenemissionen im Zusammenhang mit Oxidation von Lipiden, Proteinen, Nukleinsäuren durch freie Sauerstoffradikale, die im engeren Sinne Signalmoleküle darstellen, und mit mechanischen Verletzungen (biotischer und abiotischer Stress).

Oftmals sind Photonenemissionen ein Nachweis für einen oxidativen Stress in Organismen. So konnte nachgewiesen werden, dass bei der Oxidation von Biomolekülen durch freie Sauerstoffradikale in Pflanzen in nicht chlorophyllhaltigen Kompartimenten Licht entsteht; es ist das Triplett-angeregte Carbonyl $^3(R{=}O)^{\cdot}$, das im Spektralbereich Blaugrün (350 bis 550 Nanometer) leuchtet, und Singulett-Sauerstoff ($^1O_2$), was im Spektralbereich Rot (634, 703 Nanometer) und Infrarot (1270 Nanometer) ausstrahlt. In chlorophyllhaltigen Kompartimenten gibt es ebenfalls eine Photonenquelle. Sie stammt hauptsächlich von Chlorophyll. Die Anregungsenergie erhält das Chlorophyll von Triplett-angeregtem Carbonyl $^3(R{=}O)^{\cdot}$ oder von Chromophoren wie Flavin, Porphyrin.

Die Zugabe von Wasserstoffperoxid (H_2O_2) löste in isolierten Radieschenwurzeln eine erhöhte ultraschwache Photonenemission aus, wahrscheinlich durch die Produktion von Singulett-Sauerstoff. Gestoppt wurde sie durch die nachfolgende Oxidation von H_2O_2 über Kaskaden zu molekularem O_2. Es ist bekannt, dass Proteine nicht nur elektromagnetische Emissionen produzieren, sondern auch im Bereich des Infrarot- und sichtbaren Lichts absorbieren.

Ein Maximum an ultraschwachen Photonenemissionen erfolgt generell im roten Lichtspektrum von 680 Nanometern. Das korreliert mit Photonenemissionen des Chlorophylls. Sehr wahrscheinlich wird die Anregungsenergie der freien Sauerstoffradikale auch auf Chlorophyll (und andere Chromophore) übertragen, das damit in der Kette der letzte Emitter von Photonen ist. Das führt zu zwei grundlegenden Schlüssen:

- Sauerstoff ist notwendig für Photonenemissionen.
- Photonenemissionen stehen im Zusammenhang mit der Pflanzenentwicklung (und sind sehr wahrscheinlich abhängig von solaren und lunisolaren chronobiologischen Rhythmen).

Mit Anstieg der Feuchtigkeit, der Sauerstoffkonzentration und des pH-Werts nehmen die Photonenemissionen ab. Die Beziehung zwischen spontan auftretenden ultraschwachen Photonenemissionen und der Pflanzenentwicklung wurde am Saatgut von Gerste (Hordeum vulgare) untersucht. Denn die Frage liegt nahe, warum sich Sämlinge in einem längeren Zeitraum im Boden ohne Licht entwickeln. Studien in Dunkelkammern zeigten dazu Veränderungen in den Photonenemissionen während der Pflanzenentwicklung. Nach Zugabe von Wasser waren die Photonenemissionen im Saatgut zunächst niedrig, um danach schnell in der ersten Tageshälfte anzusteigen. Im weiteren Verlauf stieg das intrazelluläre Lichtphänomen kontinuierlich an. Der anfänglich langsame Anstieg der Photonenemissionen korrespondierte mit Reaktionen der Proteine auf den Wasserkontakt, der kontinuierliche Anstieg mit dem der Wachstumsphase.

Innerhalb eines Zyklus von 24 Stunden verzeichneten die Forscher zwei Peaks, die zu der Annahme führten, dass auch Keimlinge in der Dunkelheit während ihres Wachstums einem zirkadianen Rhythmus folgen.

Das Besprühen und Einnebeln der Sämlinge in der Dunkelkammer mit Sauerstoff- oder CO_2-Gas erhöhte ebenfalls die Photonenemissionen: Wurde die Benebelung mit CO_2-Gas gestoppt und danach allein Luft (Sauerstoff) in die Keimungssubstrate hineingepumpt, war ein hoher Anstieg der Photonenemissionen zu beobachten.

Die Auswertungen einer Diplomarbeit der Universität Wien in Kooperation mit dem damaligen Ludwig-Boltzmann-Institut für ökologischen Landbau und Angewandte Ökologie (heute Bio-Forschung Austria) und dem Atominstitut, TU Wien (2001), zeigten signifikante Unterschiede der Photonenemissionen zwischen biologischen und konventionellen Proben von Weizenkörnern. Eine andere Diplomarbeit am Institut für Ökologischen Landbau (an der Universität für Bodenkultur in Wien 2004) in Kooperation mit dem Atominstitut untersuchte den Einfluss von sogenanntem »informiertem« Wasser auf Wachstum, Erträge sowie Vitalqualität von Hafer und Erbse.[29] Für die Untersuchung wurden reines Leitungswasser als Kontrolle sowie Varianten mit Wasser vom »heiligen« Brunnen Mariazell und eine mehrstündige Aktivierung mit einem

Glasstab (gefüllt mit Quarzsand und Mineralen) zur Bewässerung verwendet.

Im Ergebnis konnten keine Einflüsse der »informierten« Wasser auf die Frisch- und Trockenmassenerträge der Erbsen und Stickstofferträge der Haferpflanzen festgestellt werden. Signifikant waren aber die Änderungen der gemessenen Photonenemissionen bezüglich der Vitalqualität in Erbsensamen und Haferkeimlingen im Vergleich zur Kontrolle.[30]

Die Existenz von strukturiertem Wasser in Pflanzen

Die Forscher Peeter Laurson und Uno Mäeorg sind der Meinung, dass Wassercluster in Pflanzen einen Einfluss auf den menschlichen Organismus haben können. Schon wegen dieser interessanten Idee ist eine weitere Erforschung von Wasserclustern in Pflanzenzellen erforderlich. Das würde neue Einblicke in die Vorteile von Frischpflanzennahrung und Pflanzensaft für die menschliche Gesundheit eröffnen.[31]

Anatolij Viktorovich Zubow et al. postulieren ebenfalls in ihrer Studie,[32] dass ein Wissen über die verschiedenen Formen von Wasserclustern in Pflanzen hilfreich sein könnte, um die Beziehungen zwischen biochemischen Prozessen auf Nanoebene während des Pflanzenwachstums und daraus resultierende, qualitativ hochwertige Ernteerträge besser zu verstehen. Daraus leiten die Forscher die interessante These ab, dass das Gießwasser die gleichen Wassercluster beziehungsweise Wasserstrukturen haben sollte, wie sie in Pflanzen vorkommen. Sie nehmen an, dass ansonsten das Immunsystem der Pflanzen geschwächt und indirekt das pflanzliche Energiepotenzial reduziert wird. Denn die Pflanzen müssten Energie aufwenden, um gewöhnliches Gießwasser in die von ihnen benötigten Wassercluster umzuwandeln.

Hinweise zu den Veränderungen von Clustern innerhalb von Pflanzen geben die von ihnen untersuchten Kartoffelknollen und

Äpfel. Sie hatten mehr expandierende (strukturierte) als kollabierende Wassercluster in ihren Biomolekülen, in Biopolymeren, in Strukturen von Ionenpaaren und im Pflanzenwasser. Es ist bekannt, dass kollabierende Wassercluster mehr Energie freisetzen. Die Strukturen der Wassercluster und somit auch ihre Energiezustände in kJ/mol veränderten sich parallel zu den jeweiligen Wachstumsperioden.

Die Forschungsergebnisse des Zubow-Teams muten wegen der ungeheuerlichen Konsequenzen erst einmal recht befremdlich an. Die Seriosität der Forscher und ihre zahlreichen pioniergleichen Publikationen erzwingen aber geradezu die Aufmerksamkeit. Im Folgenden werden einige Ergebnisse aufgeführt.

Veränderte Wassercluster um ein Biomolekül herum veränderten nicht nur dessen Konformation, sondern sie veränderten auch die Kommunikation des Biomoleküls, das dann in Resonanz mit einem zweiten Biomolekül in einer Distanz reagierte. Dieses resonant reagierende Biomolekül kann sogar in einer anderen Pflanze sein. Des Weiteren kommunizierten gleich strukturierte Wassercluster ebenfalls über Resonanz untereinander. Auch das geschah wieder mit identisch geformten Wasserclustern in der näheren Umgebung oder in anderen Pflanzen oder (mit hoher Wahrscheinlichkeit) mit denen in einem nahegelegenen Fluss. Dabei passten sich die energetisch schwächeren Wassercluster an die dominanten Wassercluster an, wodurch es zu starker Kohärenz kommt.

Als Zusammenfassung ist also festzustellen: Pflanzen kommunizieren über oszillierende Wassercluster, und dabei entstehende Resonanzfelder untereinander.

Nach Zubov et al. sind folgende Wasserclusterfrequenzen mit der entsprechenden Anzahl an Wassermolekülen zum Beispiel in den untersuchten Kartoffelgeweben und im Regenwasser untereinander ähnlich: $(H_2O)_{12}$ mit 22,2 Kilohertz, $(H_2O)_{178}$ mit 5,5 Kilohertz, $(H_2O)_{280}$ mit 4,4 Kilohertz. Im Gegensatz dazu sind Wassercluster im Fluss und im Untergrundwasser unterschiedlich und oszillieren gegeneinander, um strukturiertes Wasser in der Kartoffel zu bilden: $(H_2O)_{100}$ (7,3 Kilohertz), $(H_2O)_{178}$, $(H_2O)_{280}$.

Die Forscher untersuchten auch die Verteilung von Wasserclustern in frischem Regenwasser und in dreißig Tage gealtertem Regenwasser sowie in frischem Gemüse und Früchten. Des Weiteren wurden auch die Entwicklung von Wasserclustern in Äpfeln und Kartoffeln während ihrer Reifung sowie eine unterschiedliche Verteilung von Wasserclustern in Bewässerungswasser (Fluss und Regen) und in der Biomatrix von Gemüse (Kartoffeln, Zwiebeln, Tomaten, Rote Bete) und Früchten (Äpfel, Bananen) beobachtet. Die Ergebnisse zeigten, dass sich die Clusterstruktur des Bewässerungswassers von der des Wassers in der Biomatrix von Gemüse und Früchten unterscheidet in Abhängigkeit von Trockenheitsverhältnissen und von der Biomatrix-Natur.

Wassercluster in Pflanzen sind stabiler und reproduzierbarer im Vergleich zu Wasserclustern in natürlichem Wasser. Zudem wechselwirken die Schwingungsfrequenzen von Wasserclustern in Pflanzen mit Wasserclustern der Erdhydrosphäre.

EZ-Wasser an Cellulose

Es wurde ausführlich dargestellt, dass sich an Grenzflächen EZ-Wasser bildet. So auch an den Grenzflächen von Biopolymeren. Membranen bestehen aus Biopolymeren. Sie haben insgesamt eine elektrische Nettonegativladung und besitzen hydrophile sowie hydrophobe Oberflächen. Die hydrophilen Grenzflächen von Biopolymeren mit funktionellen Gruppen, wie Hydroxygruppen (OH), bilden an ihren Oberflächen viele Wasserstoffbrücken mit dem sie umgebenden Wasser. Bei hydrophoben Grenzflächen bilden sich kohärente Domänen (CDs).

Holz besteht aus vielen Komponenten von Biopolymeren, insbesondere aus Lignin und Cellulose, die auch Bestandteile von Zellwänden sind. Die Grenzflächen werden vergrößert durch die diversen Poren mit einem Durchmesser von 3 bis 5 Nanometern.

Kaum bekannt ist, dass das Beta-Glucosid wie Cellulose die am meisten vorkommende organische Verbindung auf der Erde ist (zum Beispiel ist auch die schmerzhemmende Salizylsäure in der

Weide ein Glucosid). Als Biopolymer besitzt Cellulose sowohl hydrophile als auch hydrophobe Eigenschaften an der Oberfläche und produziert damit – wie bereits erwähnt – EZ-Wasser und kohärente Domänen. Ursachen für die gute Wasserbenetzung von Cellulose sind die Polaritäten beider Cellulosephasen und die Hydroxygruppen in der Cellulose.

Beim Kontakt zwischen den Oberflächen von Celluloseketten und Wasser werden viele zwischenmolekulare Wasserstoffbindungen zerbrochen. Die Folge davon ist, dass Wasserstoffatome zwischen den Sauerstoffatomen zweier benachbarter Wassermoleküle delokalisieren. Die Celluloseketten bilden daraufhin neue Wasserstoffbindungen mit den sie umgebenden Wassermolekülen.

Wasserstoff kann sogar zwischen benachbarten Wassermolekülen im flüssigen Zustand delokalisiert sein. Mae-Wan Ho sah darin eine hervorragende Protonenleitung im Wasser. Besonders in begrenzten nanogroßen Poren, Spalten oder in Wassernanoröhren, die durch Kollagenfasern (Fibrillen) ausgerichtet sind.[33]

Die Stärke der EZ-Schichten an hydrophilen Oberflächen der Cellulose ist auch abhängig von Unregelmäßigkeiten an den Oberflächen und der damit vergrößerten Fläche sowie von der Zugänglichkeit und Verfügbarkeit der Hydroxygruppen.[34] Das flüssigkristalline EZ-Wasser hat sehr wahrscheinlich unter anderem eine wichtige Funktion im Transport von Vibrationsenergien zwischen Hydroxygruppen (die O-H-Bindungsdehnungsvibration liegt im Infrarotbereich), die entlang ausgedehnter biologischer Strukturen lokalisiert sind. Ebenfalls von einer Wasserkohärenz könnte der damit verbundene Turgordruck in Pflanzenzellen beeinflusst sein, der ja unerlässlich für das Zellwachstum ist (vom spätlateinischen *turgor* [das Geschwollensein]).[35]

Ein noch ungeklärtes Diskussionsthema ist die Dichte der Wassermoleküle in der Pflanze und an den Grenzflächen. Sicherlich ist die Dichte im kohärenten EZ-Wasser konstanter als im Bulkwasser. Es wurde gefolgert, dass die Wasserdichte der Artemiaeier (Salzwasserkrebse) bei gleicher Temperatur kleiner war als bei normalem Bulkwasser.[36] Einige Autoren behaupten, dass sich sowohl

Wasser mit hoher als auch mit niedriger Dichte in der Zelle befindet. Andere sagen, das Wasser in der Zelle unterscheide sich von freiem Wasser in der Masse.

Bereits der Physiknobelpreisträger Conrad Röntgen (1845–1923) glaubte, die Anomalien des Wassers seien am besten zu erklären, wenn flüssiges Wasser eine Gleichgewichtsmischung aus zwei Zuständen ist, die sich in ihrer Dichte unterscheiden. Forscher von der Stanford University bestätigten bei normaler Temperatur eine Dichte-Inhomogenität über eine Längenskala von 1,2 Nanometern (circa 70 Wassermoleküle) in flüssigem Wasser.[37]

Es existieren keine streng definierten Grenzen zwischen den verschiedenen Wasserdichten, und die Aufteilung von Zellwasser in Wassereinheiten unterschiedlicher Dichte kann nicht statisch sein, sondern eine Prozession von Übergangszuständen mit hoher dynamischer Aktivität.[38]

EZ-Wasser im Xylem

Das von den Wurzeln der Pflanzen aufgenommene Wasser und die darin gelösten Nährstoffionen werden über das luftdichte holzige Leitgewebe Xylem (vom griechischen *xýlon* [Holz]) zu den Nanometer-Hohlräumen zwischen den Mesophyllzellen der Blätter und von dort aus zu den metabolen Produktionsorten transportiert. Die Stabilisierung des Wassers im Xylemsaft geschieht über Kohäsionskräfte zwischen den Wassermolekülen und über Adhäsionskräfte zwischen den Wassermolekülen und den Zellwänden. Somit hängen die transportierten Wassermoleküle wie in einer Kolonne dicht zusammen. Der pH-Wert liegt zwischen 5 und 7. Die hydrophoben ligninhaltigen Gefäßzellen des Xylems haben insgesamt eine Nettonegativladung.

Die Gefäßwände sind mit Tüpfeln untereinander verbunden. Die Tüpfel haben Membranen mit nanogroßen Poren (5 bis 20 Nanometer), die das Wasser beziehungsweise den Xylemsaft von einem Kanal zum anderen weiterleiten. Die Poren bestehen sehr wahrscheinlich aus gelartigen Strukturen (Lipiden), die auf- und abschwellen können, und aus Proteinen.[39] Bei Bildung von Luftblasen (Kavitation) durch Druckanstieg schließen sich die Membranen, um eine Embolie zu verhindern.[40]

Die Querverbindungen zwischen Xylem und Tüpfeln sind durchsetzt mit Phospholipiden, die einen Schutz gegen Austrocknung und Kältestress bieten. Somit entstehen mit den Lipiden gelartig-hydrophobe und mit den Poren hydrophile Oberflächen. Wobei auch amphiphile Moleküle in den Tüpfeln anwesend sind.

Das Aufsteigen des Wassers im Xylem entgegen der Anziehungskraft der Erde erläutert die sogenannte Transpirations-Kohäsions-Zugspannungs-Theorie. Obwohl diese Theorie noch nicht alle Phänomene erklären kann, ist sie in der botanischen Fachwelt anerkannt. Allerdings bleibt nach wie vor ein Rätsel, wie Pflanzen einen Unterdruck über Evaporation nutzen können, um Wasser durch das Xylem zu transportieren, ohne viele Gasblasen im Transportsystem zu bilden.[41]

Ulrich Zimmermann et al. entfachten mit ihrer Review von 2004 erneut eine jahrzehntelange Diskussion zur Transpirations-Kohäsions-Zugspannungs-Theorie. Das Team ist der Meinung, dass neben dieser Theorie auch die eben beschriebenen Grenzflächen-Wasser-Beziehungen eine Rolle spielen. Dafür gibt es heute viele Beweise. Die Wasserversorgung bis zum obersten Blatt von hohen Bäumen kann nur durch fein abgestimmte Interaktionen zwischen verschiedenen Kräften im Xylem, in den verschiedenen Phasen des Gewebes und an Flüssigkeit-Gas-Schnittstellen stattfinden.[42] Dabei ist zu beachten, dass Xyleme hochkomplex aufgebaut sind, viele verschiedene Oberflächen aufweisen und große Mengen an (atmosphärischem) Gas enthalten. Gasübersättigung erhöht die Wahrscheinlichkeit der Blasenbildung erheblich, besonders an Partikeln oder auf rauen hydrophoben Oberflächen.[43]

Eine weitere Frage ist der Einfluss von Xylem-Oberflächen auf die Strömung von Flüssigkeiten. Wassermoleküle haften ja eigentlich fest an hydrophilen Oberflächen, wobei Grenzschichten oder Ausschlusszonen wie das EZ-Wasser gebildet werden. Die flüssigkristalline Wasserstruktur in diesen Zonen erlaubt nahezu keine

Fließbewegung von Wasser. Dagegen könnten hydrophobe Oberflächen zulassen, dass Wassermoleküle vorbeifließen. Aber Messungen zeigen, dass es sowohl in hydrophoben als auch in hydrophilen Nanokanälen einen relativ hohen Strömungsfluss gibt. Die Ursache dafür muss in molekularen Wechselwirkungen an der Grenze zwischen flüssig und fest liegen. Offensichtlich ist die Beschaffenheit der festen Oberfläche für Strömungen von großer Bedeutung.[44] Sehen wir uns das Geschehen genauer an.

Wasser kann durch das Fibrillengeflecht der äußeren Membranen eine zusätzliche flüssigkristalline Phase erhalten. Dadurch erhöht sich die Viskosität des Wassers und besitzt somit einen abgesenkten Gefrierpunkt. Bei extrem niedrigen Temperaturen (–40 oder –50 °C) ist die Viskosität von Wasser sehr hoch. Dabei nimmt die Wasseranziehung zu hydrophilen Oberflächen zu. Wassermoleküle diffundieren und rotieren dann langsamer, sodass weniger Eiskristalle entstehen. Wasser in Nähe von hydrophilen Oberflächen diffundiert nicht in eine Region im Xylem, wo Eis sich bereits bilden kann. Steigende Viskosität und hydrophile Membranen fördern eine extrazelluläre Unterkühlung und verringern damit eine intrazelluläre Erfrierung sowie die Dehydratation in Zellen. Diese Merkmale haben Bäume in kalten Regionen.[45] Bemerkenswert ist, dass Tüpfelmembrane in einem Umkreis von 200 Nanometern Partikel, Bakterien und andere Mikroorganismen ausschließen können.[46] Das erinnert an Eigenschaften des EZ-Wassers und ist damit wahrscheinlich erklärbar.

An hydrophoben Oberflächen, die zahlreich im Xylem vorkommen, werden im positiv geladenen EZ-Wasser die Hydroxidionen OH^- ausgefiltert. An hydrophilen Oberflächen der Poren bilden sich negativ geladene EZ-Wasserzonen. Die vom negativ geladenen EZ-Wasser ausgeschlossenen Protonen H^+ verbinden sich mit dem Umgebungswasser, indem sie sich an eines der beiden freien Elektronenpaare des Sauerstoffs in den Wassermolekülen binden. Somit entstehen Hydroniumionen H_3O^+, die einen Druck beziehungsweise einen Strömungsfluss im Xylemsaft ausüben können. Wie lange kann dieser Druckeffekt aufrechterhalten werden? Laut

C. O'Rourke et al. können so lange immer wieder Protonen generiert werden, was an hydrophilen Oberflächen laufend passiert.[47]

Normalerweise sind Hydroniumionen in wässrigen Lösungen kurzlebig. Hydroniumionen sind bei normaler Verteilung nur schwache H-Brücken-Akzeptoren, sodass sie nicht mit Wasser-Wasserstoff-Bindungen im Umgebungswasser konkurrieren können. Sie tendieren aber dazu, sich an Grenzoberflächen zu konzentrieren. Dort allerdings können sie untereinander starke Wasserstoffbrücken bilden, die mehr als hundert umgebende Wassermoleküle beeinflussen. Somit entstehen länger existierende Hydroniumketten.[48] Nach neuesten Erkenntnissen ist das zusätzliche Proton zwischen zwei Wassermolekülen gebunden. Hydroniumionen besitzen strukturelle Variationen mit asymmetrischen Eigenschaften. Diese Strukturen existieren länger als bisher angenommen. Die aktuellen Ergebnisse sind wichtig für Protonentransporte über Wassermoleküle wie im Fall der Photosynthese (Wasserspaltung).[49]

Das Team um O'Rourke schließt aufgrund des Strömungsflusses, der durch Hydroniumionen entsteht und aufrechterhalten wird, aus, dass die Ursache für den Aufstieg von Xylemsaft in bis zu 100 Meter hohen Bäumen durch hydrostatische Drucke abläuft – wie bisher gedacht. Sehr wahrscheinlich sind auch xylemgebundene Mucigele, die später noch näher betrachtet werden, am Wassertransport gegen die Gravitation beteiligt.[50]

Eine weitere Theorie zum Aufstieg des Wassers in große Höhen ist, dass das vertikale atmosphärisch-elektrische Feld die elektrischen Potenzialgradienten in Pflanzen durch Potenzialdifferenzen beeinflusst. Wächst ein Baum immer mehr in die Höhe, wird das lokale elektrische Feld in der Luft stärker in Kontakt mit den Blatt- oder Nadeloberflächen. Corona-Entladungen an den Spitzen von Nadeln wurden bereits nachgewiesen. Das könnte das Potenzialgefälle im Baum erhöhen und den Aufwärtstransport des Xylemsafts beeinflussen.[51]

Welche weiteren Fakten zur Beeinflussung der Biomatrix von Pflanzen durch Wasserstrukturen sind bekannt?

Nanoblasen im Xylemsaft

Im Xylemsaft befinden sich Nanopartikel von Phospholipidtensiden mit etwa 200 Nanometer Größe, die von den Zellwänden stammen. Außerdem – und diese Entdeckung ist relativ neu und überraschend – enthält das wässrige Milieu im Xylem Nanoblasen. Das sind nicht einfach nur winzige Gasbläschen, sondern die Außenhaut der Bläschen ist mit Tensiden beschichtet, und diese sorgen für einen amphiphilen Charakter.[52] Die Besonderheit von amphiphilen Tensidmolekülen ist, dass sie eine hydrophobe Oberfläche in eine hydrophile umformen können.

Derartige spezielle Nanoblasen weisen weitere Besonderheiten auf. Hydrophobe Oberflächen ziehen Nanoblasen an. Ist das geschehen und haben sich einige Bläschen angesammelt, dann können sie sich bei Unterdruck ausdehnen und blockieren dadurch bei Bedarf analog zu einer Embolie Leitbahnen. Auch bilden sich viele Nanoblasen in den Nanoporen der Tüpfelmembranen.

Das sind die Produktionsorte von Nanoblasen. Es gibt weitere Mechanismen, die von ihnen ausgehen. Nanoblasen können besonders in den wässrig hydrophoben Grenzflächen über längere Zeit existieren. Die Gasmoleküle innerhalb der Nanoblasen befinden sich in einem konstanten Austausch mit Gasmolekülen, die sich außerhalb der Blasen in der wässrigen Umgebung befinden; sie können kontinuierlich aus- und eintreten.

Nun geraten die Tenside in den Fokus. Normalerweise verringern Tenside die Oberflächenspannung von Wasser. Aber tensidbeschichtete Nanoblasen sind bei Unterdruck kleiner und damit stabiler als unbeschichtete Gasblasen; das heißt, sie bleiben unterhalb einer kritischen Größe.

Und dann gibt es zusätzlich Lipid-Tensidbeschichtungen an den Xylemzellwänden, die Änderungen in der Nanoblasengröße puffern, indem sie die Gasdiffusionen in und aus den Blasen verlangsamen – ein weiterer Stabilitätsfaktor. Dazu gehört auch eine verlangsamte Gasdiffusionsgeschwindigkeit vom geordneten Clusterwasser in Richtung des ungeordneten Bulkwassers, das ebenfalls Nanoblasen aufweisen kann. Letztlich schützen sich die Nanoblasen in den beiden Wasserphasen, also in der Cluster- und in der Bulkphase, gegenseitig. Der Vorteil dabei ist, dass Gase konserviert bleiben und nicht abdiffundieren und verloren gehen.[53] Wenn derartige Mechanismen existieren, dann hat das einen Sinn. Es spricht dafür, dass die in den Nanoblasen stabil verbleibenden Gase einer weiteren Nutzung unterliegen. Sie reicht von Druck- und Energieaufbau bis zur Wassergrenzflächenarchitektur (EZ-Wasser-Bildung).

Es gibt einen weiteren Vorteil: Die Fließgeschwindigkeit des Xylemsafts wird auch vom Ionengehalt bestimmt. Je mehr Ionen, desto schneller fließt das Wassergemisch. Dieser Effekt wird durch Nanoblasen nicht nur linear unterstützt, sondern sogar exponentiell. Je mehr Gasblasen, desto deutlich höher ist die Ionenkonzentration und damit die Fließgeschwindigkeit.[54]

Der osmotische Druck, der durch Nanoblasen forciert wird, regelt das Leben der Pflanzen. Eine weitere Ursache für eine Erhöhung des osmotischen Drucks ist, dass Grenzflächen aufgrund interner Reflexionen von elektromagnetischer Strahlung sogenannte evaneszente Wellen produzieren (vom lateinischen *evanescere* [verschwinden]). Das sind elektromagnetische Felder, die exponentiell mit dem Abstand hinter der Oberfläche abklingen, an der sie entstanden sind. Auch dabei spielt das Grenzflächenwasser eine wichtige Rolle. Wenn nämlich die einfallende Strahlungswelle in einem bestimmten Winkel auf das Grenzflächenwasser trifft, kann eine Totalreflexion auftreten, und eine stehende Welle bildet sich, die hohe Amplituden aufweisen kann.

Die evaneszente Welle ist also eine stehende Welle von Wasserclustern mit stabilisierten Wasserstoffbrücken. Dabei sind deren lokale Konzentration und Umfang erhöht, wodurch (theoretisch) auch der osmotische Effekt erhöht wird. Es wird außerdem angenommen, dass sich durch die Ausbildung der stehenden Wellen die kohärenten Bereiche des Wassers erhöhen, zumal die Streckvibrationsmodi der Wassercluster von der elektromagnetischen Kraft betroffen sind. Experimentell konnte bereits nachgewiesen werden, dass auf diese Weise Infrarotstrahlung die wasserstoffgebundenen Wechselwirkungen von Wassermolekülen in hydratisierten Proteinen erhöht.[55]

EZ-Wasser an Mucigelen

Viele Pflanzen produzieren das sogenannte Mucigel. Das sind mehrere millimeterdicke, gelartige Schichten beziehungsweise Schleimstoffe. Diese sind im Allgemeinen hydrophil, besitzen eine hohe Viskosität und bestehen überwiegend aus verschiedenen Mehrfachzuckern (Polysacchariden) mit vielen Hydroxygruppen, zum Beispiel Arabinogalaktan-Proteinen (AGP), die eine hohe Wasserbindungskapazität haben. Sie können somit bis zu über 90 Prozent Wasser speichern. In Abhängigkeit ihres Wassergehalts besitzen sie die Eigenschaft der volumetrischen Expansion und Schrumpfung.

Mucigele sind bereits in den Siebzigerjahren an Wurzelkappen von Pflanzen und als »Hydrogelkissen« im Bereich der Spaltöffnungen an Blättern von Gehölzen entdeckt worden. Des Weiteren kommen sie auch in Zellen, an Zellmembranen, in Zellwänden, in Tüpfeln und in Drüsenzotten vor.

Mucigele an den Spaltöffnungen ermöglichen den Pflanzen eine direkte Wasseraufnahme aus der Atmosphäre, vermindern die Transpiration und erhöhen die Photosyntheseleistung. Interessant ist auch, dass Mucigele an den Spaltöffnungen die Photosyntheseleistung beeinflussen. Das kann nur über einen energetischen Weg wie EZ- beziehungsweise CD-Wasser passieren.

Riesenbäume der Sequoiaarten gleichen mit Mucigel an Spaltöffnungen einen Wasserstress aus, der in Abhängigkeit von der relativen Luftfeuchtigkeit in ihrer Umgebung und aufgrund ihrer extremen Baumhöhe entstehen kann. Baumarten wie Eukalyptus und Feige besitzen konstitutiv eine hohe Dichte dieser Hydrogelkissen. Bei der Schwarzpappel und der Weinrebe wird die Bildung der Hydrogele unter Trockenstress adaptiv erhöht.

Die Mucigele der Wurzeln und Bodenbakterien stabilisieren die Bodenstruktur in der Rhizosphäre – das ist die Bodenzone der

Wechselwirkung zwischen Pflanzenwurzeln und Mikroorganismen sowie Pilzen. Warum? Das Boden-Mucigel führt zu einer besonderen hierarchischen Bodenporenstruktur, bestehend aus einem polymeren Biohydrogelnetzwerk, umgeben von den Oberflächen der anorganischen Bodenpartikel. Dadurch erhöhen Mucigele die hydraulische Leitfähigkeit der Rhizosphäre. Die Hydroxygruppen der Mucigele bilden starke Wasserstoffbrücken mit Sauerstoff besonders an hydrophilen Oberflächen der Bodenpartikel. Auf solche Weise erhöhen Mucigele adhäsive Kräfte, die die Bodenaggregate in der Rhizosphäre stabilisieren. Und an allen Aggregaten sammelt sich aufgrund der Kräfte viel Grenzflächenwasser an. Die Rhizosphäre bleibt somit feucht und kann ihre hydraulische Leitfähigkeit erhalten. So enthielt die Rhizosphäre von Mais, Lupinen und Kichererbsen circa 30 Prozent mehr Wasser als der umgebende Boden.[56]

Dennoch unterscheiden sich interessanterweise die Trocknungs- und Benetzungsdynamiken in der Rhizosphäre signifikant von denen des nicht durchwurzelten Bodens: Phospholipide in den Mucigelschichten an Wurzeloberflächen haben besondere Eigenschaften. Unter trockenen Bodenbedingungen wechseln sie von hydrophilen zu hydrophoben Oberflächen. Dann ist die Rhizosphäre besonders von älteren Wurzeln feuchter während einer Trocknungsphase und trockener während des Wiederbefeuchtens des Bodens als der restliche Boden.[57]

Eine erhöhte Wasserretention in der Rhizosphäre ist verbunden mit erhöhter Viskosität der Mucigele. Sehr wahrscheinlich hat die Viskosität einen Einfluss auf die Fähigkeit von Pflanzen, das Wasser in Böden zu absorbieren. Wassermoleküle in einem Modellversuch, die in Mucigel enthaltenden Böden eingeschlossen sind, zeigten eine beschleunigte Mengen- und eine höhere Oberflächenrelaxation im Vergleich zu nicht Mucigel enthaltenden Böden. Eine derartige Beeinflussung von Veränderungen im Feuchtegrad des Bodens steht auch im Zusammenhang mit dem Ausbilden von Wurzelhärchen und mit dem Ausscheiden von organischen Verbindungen wie Mucigelen und extrazellulären Polysacchariden, die

die Eigenschaften rund um das Wasser im Boden, etwa Retention und Diffusion, weiter verändern können. Sehr wahrscheinlich ist diese Strategie für Pflanzen wichtig, um sich für kurze Trockenperioden einen Wasservorrat von mehreren Millimetern um die Wurzeln herum anzulegen. Damit haben sie eine Kontrolle über Teile des Wurzelsystems, um den Zugang zu Wasser zu erleichtern, während andere Wurzeln von trockenen Bodenregionen getrennt werden, um weitere Wasserverluste zu vermeiden.

Wasser an hydrophoben Oberflächen von Phospholipiden verliert seine Eigenschaften als Umgebungswasser und folgt einer strukturierten Heterogenität. An den hydrophoben Cholingruppen der Phospholipide bildet Wasser kubische oder pentagonale Cluster und ist damit in einem flüssigkristallinen Zustand, während die Phosphatgruppen hydratisiert sind. Diese zwei unterschiedlichen Wasserzonen unterliegen einer ständigen Dynamik und beeinflussen sich gegenseitig an den heterogenen Doppelschichten der Phospholipide. Ein Beispiel für die Wasserdynamik ist die durchschnittliche Lebensdauer einer H-Brücken-Verbindung zwischen zwei H_2O-Molekülen in Wasser. Sie beträgt 2 bis 4 Pikosekunden. Ein H_2O-Molekül bewegt sich, reorientiert und interagiert mit neuen Nachbarn etwa im Durchschnitt alle 10 Pikosekunden.[58]

Interessant in diesem Zusammenhang ist auch das hydrophobe Urzeit-Lipidprotein der ATP-Synthase (Untereinheit c). Es expandiert in Wasser und verändert in Kontakt mit Wasser die Konfigurationen der Aminosäure-Wasserstoff-Brücken an seiner Oberfläche (Aminosäuren sind hydrophob oder neutral). Als Folge davon unterbrechen diese Wasserstoffbrücken ihre Verbindung zu den Lipiden und interagieren hydrophil mit Wasser. Das Wasser wird daraufhin an der Proteinoberfläche praktisch eingekapselt durch Vesikel oder Röhren mit einem Durchmesser größer als 4 Mikrometer. Dabei bilden die Wasserstoffbrücken des eingekapselten Wassers bereits bei Raumtemperatur an der Oberfläche dieser Urzeitproteine eine hexagonale Struktur. Vermutlich ist diese Struktur ein Hinweis auf EZ-Wasser.

Alle Organismen besitzen heute noch in ihren Zellen veränderte

Strukturen dieses Urzeitproteins. Bei Pflanzen ist es die V-ATPase-c-Untereinheit. In einem Versuch wurden Gene dieser Untereinheit von einer Wildtyppflanze der Art Süßgräser in die Modellpflanze Arabidopsis thaliana (Acker-Schmalwand, Schotenkresse beziehungsweise Gänserauke) transferiert. Die nun übermäßige Genexpression in Arabidopsis thaliana führte zu besseren Wachstumsphänotypen bezüglich der Wurzellänge, des Frischgewichts, der Pflanzenhöhe unter Normal- und Salzstressbedingungen aufgrund einer merklich höheren V-ATPase-Aktivität.[59]

Alles, was wir bisher berichtet haben, passt zu den Ergebnissen von Gerald H. Pollacks Untersuchungen. Demnach bildet sich EZ-Wasser besonders auf den Oberflächen von hydrophilen Gelen. Aber die Bildung kohärenter Strukturen wie im EZ-Wasser sollte auch *innerhalb* der Gele möglich sein. Denn dort liegen sich polymere Stränge in flüssigkeitsgefüllten Räumen gegenüber. Hydrophile Oberflächen können nachweisbar Millionen Moleküle als EZ-Wasser ordnen und binden. Daher bietet der EZ-Mechanismus eine einfache Erklärung für die voluminöse Gelquellung. Negativ geladene Oberflächen sind prädestiniert für EZ-Wasser. Die meisten Gele haben eine Negativladung.[60]

Dem Biologen Frank Mayer zufolge besteht die Möglichkeit, dass sich EZ-Schichten innerhalb von hydrophilen, pflanzlichen Polysacchariden bilden können, die sich nach Aufnahme von Wasser zu Gelen formen. Ist ihre Grenzkapazität für die Wasseraufnahme nach dem Aufschwellen erreicht, bilden die inneren EZ-Schichten gemeinsam eine Barriere gegen eine weitere Wasserzufuhr aus der Umgebung.[61]

Die notwendige Energie für EZ-Wasser kommt nach Pollack vom Infrarotlicht mit Wellenlängen von 3000 Nanometern. Kann diese elektromagnetische IR-Strahlung auch innerhalb der Böden eine Wirkung haben? Tatsächlich werden Böden bis in eine Tiefe von 20 Metern durch Sonneneinstrahlung direkt oder durch erwärmtes Regenwasser indirekt beeinflusst.

Die Wasserhaltefähigkeit um Wurzeln herum könnte durch die bereits gemessene Ladungstrennung innerhalb von EZ-Wasser-

Phasen und die dabei entstehenden elektrostatischen Kräfte aufrechterhalten werden. Diese Kräfte greifen an den Biopolymeren in der Wurzel an. Die Interaktion mit hydratisierten, hydrophilen und/oder negativ geladenen Bodenpartikeln kann dabei die elektrostatischen Kräfte und somit auch die Wasserhaltefähigkeit zusätzlich verstärken.

Ein schon mehrfach angesprochener Parameter für Wasseransammlung sind negative Ladungen, was Elektronenreichtum bedeutet. Eigenartigerweise zeigen die Oberseiten von quer verlaufenden Wurzeln eine negativere Ladung als die Unterseite,[62] was wohl bedeutet, dass sich Wasser an der Oberseite stärker halten kann.

Wassermoleküle favorisieren allgemein auch negative Ladungen in der Assoziation mit anderen Elementen (Ionen, Membranen). Die elektrostatische Bindung zwischen Wasserstoffatomen mit Atomen wie Sauerstoff oder Stickstoff ist hoch, weil die Ionen negativ geladen sind. In diesen Fällen sind dann auch die Wasserstoffbrücken besonders stark. Negative Ionen werden von Wasser mehr hydratisiert, sodass sich die Orientierung und die Ausrichtung von Wassermolekülen an den Grenzflächen von negativen Ionen verstärken und stabilisieren.[63]

EZ-Wasser und Lichtreaktionen im Photosynthesekomplex

Pollack vermutet, dass Chlorophylle eine spezifische Form von hydrophilen Oberflächen sind. Die Wasserspaltung in den Reaktionszentren durch Licht während der Photosynthese könnte auch ein Hinweis auf die Existenz von EZ-Wasser sein. Nachweisbar wäre das durch Lichtabsorption im UV-Lichtbereich von 270 Nanometern.

Das Vorhandensein einer 270-Nanometer-Absorption im Grenzflächenwasser, wie beim EZ-Wasser nachgewiesen, liegt an der Delokalisierung von Elektronen innerhalb der Cluster besonders in Pentamerenringen und bei hexagonalen Strukturen. Da das niedrigste unbesetzte Molekülorbital (LUMO) des Clusters sowohl hohe als auch relativ geringe Energie annehmen kann, werden Elektronendelokalisationen durch die Addition eines Elektrons, nicht aber durch Protonierung stabilisiert. Das führt dann zu einer Ladungstrennung an diesen Grenzflächen.

Der Absorptionspeak um 270 Nanometer (4,59 eV) wurde nicht nur in EZ-Schichten wiederholt festgestellt, sondern auch in wässrigen Lösungen von Salzen, Zuckern, Aminosäuren, die an verschiedene hydrophile Oberflächen angrenzen, sowie in der Übergangsphase von Eis zu Wasser. Die entsprechende assoziierte Fluoreszenz wurde im Intervall 480 bis 490 Nanometer (2,58 bis 2,53 eV) beobachtet. Sowohl der UV-Absorptionspeak als auch die Fluoreszenz im sichtbaren Lichtbereich sind sichere Anzeiger von strukturiertem Wasser.

Wir hatten bereits darüber berichtet, dass in kohärenten Wasserphasen – so auch im EZ-Wasser – diverse energetische Reaktionen auftreten, die Lichtblitze erzeugen. Dies geschieht besonders häufig in einem Spektralbereich des UV-Lichtes. Wenn dieses Licht von der Sonne her eingestrahlt wird, hat es nur eine sehr geringe Eindringtiefe in organisches Gewebe, da viele Aminosäuren und Proteine dieses Licht intensiv absorbieren.

Die Frage ist nun: Kann das Licht, das in der Pflanze und anderen Organismen in wässrigen Phasen an Grenzflächen selbst hergestellt wird, eine besondere Wirkung ausüben? Tatsächlich besitzen Pflanzen Lichtrezeptoren (UVR8) mit reichhaltig Tryptophan (das ist eine hydrophobe Aminosäure mit aromatischem Charakter) mit einem Absorptionsgipfel im UV-B-Bereich von 285 Nanometern und einer Fluoreszenzlichtemission von 270 und 280 Nanometern. Diese Lichtrezeptoren beeinflussen in Pflanzen neben einer evolutionären UV-B-Akklimatisierung (280 bis 315 Nanometer) auch das Pflanzenwachstum. Darüber hinaus entdeckten Xiankun Li und Dongping Zhong ein auffallendes Energieflussnetzwerk, in dem Tryptophan-Chromophore als Antenne zur Übertragung von Anregungsenergie auf die Tryptophanreaktionszentren dienen, was die Effizienz der UVR8-Lichtausbeute erheblich verbessert.[64]

Elliot Stollar et al. stellten fest, dass die Interaktionen zwischen Wasser und den heterozyklischen Stickstoffatomen von Tryptophanen (ringbildende Atome aus mindestens zwei verschiedenen chemischen Elementen) eine Neuartigkeit darstellte. Die Wassermoleküle orientierten sich hier aufrecht zu den aromatischen Ringen und zentriert über den Stickstoffatomen. Die Wasser-Aromat-Interaktion mit Tryptophan hat zur Folge, dass sich viele kristalline Wasserstrukturen bilden.[65]

Die zahlreichen Chromophoren, wie auch das Tryptophan-Chromophor mit seinen soeben beschriebenen Besonderheiten, verstärken signifikant den durch Wassermoleküle veranlassten Elektronentransfer zwischen Redoxpartnern.[66]

Wasser als Vermittler planetarischer Kräfte auf Pflanzen

Schon lange wird vermutet, dass auch Gravitationseinflüsse des Mondes und anderer Gestirne auf Pflanzen existieren (siehe ebenso den Abschnitt »Wasser und seine Beeinflussung durch Himmelskörper – auch in uns« in Kapitel 6). Joachim Fisahn und seine Mitarbeiter stellen in ihrer Studie die These auf, dass diese sogenannten lunisolaren Gravitationskräfte einen Einfluss auf das Wurzelwachstum von Pflanzen haben.[67] Da sich die lunisolare Gezeitenkraft in Amplitude und Phase im Laufe eines jeden Tages ändert, besteht die Möglichkeit, ähnlich variierende Zeitabläufe in Pflanzen zu prüfen. Und tatsächlich stimmten die Ergebnisse in Phase und Periodizität zwischen lunisolaren Variationen und biologischem Material überein und zeigten signifikant die exogene Herkunft der Oszillation in der Wurzelwachstumsrate. Dennoch können auch andere Einflüsse mit entscheidend sein, zum Beispiel die atmosphärische Elektrizität, geomagnetische Effekte, Luftdruckverhältnisse und so weiter.

Das Gravitationsfeld der Erde wird demnach kontinuierlich von dieser lunisolaren Gravitationskraft moduliert – eingeschlossen sind die Rotation der Erde um die eigene Achse sowie die orbitale

Bewegung der Erde und des Mondes um die Sonne. Dabei wird erwogen, dass das Gravitationsfeld des Mondes ein entscheidender Zeitgeber in einem circatidalen 24,8-Stunden-Rhythmus für das Wurzelwachstum bei der Arabidopsis thaliana sein könnte. Denn genau in diesem Zeitfenster wurde bereits ein Zuwachs von Wurzeln bei den Pflanzen beobachtet.

Die Frage ist: Wie kann der Einfluss wirkungsmechanistisch ablaufen? Wieder stehen die kohärenten Wasserstrukturen als Vermittler im Fokus des Interesses. Wir hatten ja bereits ausgeführt, dass die Wurzeln der Pflanzen mit kohärenten Wasserstrukturen umgeben sind. Wurzeln bestehen aus einer Vielzahl von Zellen. Natürlich gibt es auch im Zelleninnenraum sehr viele kohärente Wasserstrukturen, die sich an der gelartigen Struktur der Protoplasten oder Organellen – wie Vakuolen, Plastiden, Nuklei – anlagern und festhalten. Bekannt ist bereits, dass kohärente Wasserstrukturschichten auch Einfluss auf Gene, Enzyme und andere Proteine ausüben, was den circatidalen Rhythmus des Zellwachstums erklären könnte.

Die Arbeitsgruppe um Fisahn beruft sich dabei auf den Physiker Gerhard Dorda von der Universität der Bundeswehr in München mit dem von ihm entwickelten quantengravitorischen Dorda-Modell (es geht um eine Quantum-Gravitationshypothese für die Art der Wechselwirkung zwischen dem Mondgravitationsfeld und einem gravitationsabhängigen kohärenten Zustand einer clusterartigen molekularen Einheit auf der Oberfläche der Erde, wie intrazelluläre Wassermoleküle). Dorda sieht in seinem Modell die Basis von chronobiologischen Rhythmen in Organismen durch die Sonne-Erde- und gleichzeitig durch die Mond-Erde-Wechselwirkung.

Das lunisolare Gravitationsfeld selbst bewirkt sogar einen kohärenten Status der Wassermoleküle in verschiedenen Zellen der Organismen, und diese kohärenten Zonen reagieren dann rückwirkend auf die täglichen Schwankungen der lunisolaren Gravitationskräfte. Verändert sich die lunisolare Gravitation über die orbitale Bewegung durch Rotation von Erde und Mond, werden

Wassermoleküle in Zellen entweder aus der kohärenten Zone freigesetzt oder in diese aufgenommen. Dadurch variiert ständig die Anzahl der kohärenten Wassermoleküle beziehungsweise Wassercluster in Zellen in diesem Rhythmus. Dabei dienen die rhythmisch variierenden Wassercluster ebenfalls als Zeitgeber.

Die Gezeitenkräfte des Mondes stehen ebenfalls im Zusammenhang mit dem lunisolaren Gravitationsfeld. Physiologische Prozesse in Pflanzen korrelieren offensichtlich kausal auch mit den Veränderungen der Gezeitenkräfte auf der Erde. So waren die Photonenemissionen[68] und die Chlorophyllfluoreszenz[69] von keimenden Weizenkeimlingen mit einer circatidalen Periodizität verbunden.

Es gibt weitere Rhythmen, die mit dem Mondzyklus zusammenhängen. Groß angelegte Studien zeigen etwa, dass Bohnensamen (Phaseolus vulgaris) signifikant einem synodischen Mondzyklus von 29,53 Tage folgen.[70] Der synodische Mondzyklus ist der Übergang von Neumond zu Vollmond und wieder zu Neumond, also ein Wechsel zwischen zunehmenden und abnehmenden Phasen. Er wird beeinflusst von den orbitalen Bewegungen von Sonne, Erde und vom Mond selbst.

Als Indikator des Rhythmus wurde bei den Bohnensamen die Wasseraufnahme gemessen. Die Bohnensamen wurden dafür bei einer konstanten Temperatur von 25 °C in Dunkelheit in das Wassermedium getaucht. Die daraufhin erfolgende Menge der Wasseraufnahme zeigte nun eine deutliche Abhängigkeit zu jeweils vier synodischen Mondzyklen. Auch das Sprosswachstum von Mais passte sich dieser Periodizität an.[71] Sehr wahrscheinlich ist der Cytokiningehalt von Pflanzen mit dem synodischen Mondrhythmus verknüpft, mit einem Maximum bei Vollmond.[72] Doch nicht alle Pflanzen reagieren auf einen synodischen Mondzyklus, sondern zeigen stattdessen einen anderen Mondabhängigkeitsrhythmus. So richteten sich das Saatgut in seiner Keimung verschiedener Pflanzenarten und ihre spätere Vitalität in Versuchen von Eugen Kolisko (1927–1935) nach dem Zeitpunkt vor Neumond. Gemüse, Zierpflanzen und Getreide, die zwei Tage vor Neumond eingesät wurden, keimten besser, hatten ein stärkeres Wachstum, mehr Blütenstände und damit viel Fruchtansätze für gute Ernteerträge im Vergleich zu Pflanzen, die zwei Tage vor Vollmond eingesät worden waren.[73] Neuere Untersuchungen bestätigen dieses für Schwarzholzakazie (Acacia melanoxylon) und für Sesbania (Sesbania sesban): Zürcher weist auf die Bedeutung der Mond-Chronobiologie hin in Bezug auf ein besseres, gesünderes Wachstum in der Kultivierung von Pflanzen im Gartenbau.[74] Der Grund für das verbesserte Wachstum fängt bereits bei der Beeinflussung des Saatguts an. Das Saatgut einiger Baumarten zeigte in Versuchen jeweils vor Neumond oder vor Vollmond unterschiedlich positive Entwicklungsphasen. Erste Versuche mit Pflanzensamen in Abhängigkeit von Mondzyklen erfolgten bereits im Jahr 1923 von Elizabeth Semmens. Die Ergebnisse wurden damals in der renommierten Zeitschrift *Nature* veröffentlicht.[75]

Nach P.W. Barlow könnten die täglichen Schwankungen des Wasservolumenanteils im Xylem empfänglich sein für die Schwankungen der lunisolaren Gravitationskräfte. Dazu sollte man wissen, dass der Wasseranteil des Xylemsafts Schwankungen unterliegt, obwohl das Volumen des Xylemsafts insgesamt gleich bleibt. Diese Schwankungen verlaufen parallel zu Änderungen von elektrischen Potenzialdifferenzen, die messbar sind.[76]

Auch elektrische Potenzialmessungen an Fichte (Picea abies) und Zirbe (Pinus cembra) ergaben rhythmische Variationen, die offensichtlich ebenfalls mit dem Wasservolumen einhergehen. Dabei kann sich der Durchmesser von Baumstämmen in einem 24,8-Stunden-Rhythmus verändern. Das geschieht neben den bekannten Photoperioden während der Vegetationszeit auch mit eindeutig lunaren Perioden während der Winterruhe.

Eine weitere Untersuchung[77] zeigte ebenfalls den Einfluss des Mondes. An vier Orten in der Schweiz wurden insgesamt 576 Bäume der Spezies Fichte und Edelkastanie (Castanea sativa) gefällt. Die Fällarbeiten fanden an zwei bestimmten Tagen in der Woche in einem Zeitraum von fünfeinhalb Monaten statt. Gemessen wurde bei allen gefällten Bäumen der Wasserverlust. Es zeigten sich nun folgende statistisch signifikante Ergebnisse: Der Wasserverlust variierte in den Fichten, die unmittelbar vor Vollmond, und denen, die unmittelbar danach gefällt wurden. Dabei wurde unterschieden zwischen dem Wasser, das dem Holz leicht zu entziehen war (»freies« Wasser), und dem Wasser, das unterhalb des Sättigungspunktes der Fasern entzogen werden konnte (»gebundenes« Wasser). Nach E. Zürcher sind die Ursachen dafür nicht Unterschiede im baumeigenen Wassergehalt, sondern die Adhäsionskräfte zwischen den Wassermolekülen und den Zellwänden führen zu verschiedenen Schwankungen in Abhängigkeit von den synodischen Mondzyklen.[78] Sehr wahrscheinlich ist dieses Phänomen auch jahreszeitlich bedingt. Denn in den Monaten von November bis Februar waren die Schwankungen stärker. Auch die gefällten Edelkastanien zeigten Variationen des Wassergehalts, die aber von denen der Fichten abwichen.

Die Erkenntnisse fasst Zürcher folgendermaßen zusammen: »Holz, das kurz vor Vollmond geschlagen wird, hat eine geringe Dauerhaftigkeit, weil es stark hygroskopisch ist, während Holz, das (insbesondere zwischen November und Februar) jeweils kurz nach dem Vollmond geschlagen wurde, weniger hygroskopisch und von größerer Dauerhaftigkeit ist, was auch der Regel von Theophrast entspricht.«[79]

Der österreichische Förster Erwin Thoma berichtet in seinem Buch *Die geheime Sprache der Bäume* ebenfalls von der einmaligen Holzqualität von Baumstämmen der Zirbe, Fichte, Lärche und Tanne in den Nordalpen, die im Winter bei abnehmendem Mond gefällt wurden. Einer älteren Menschengeneration, wie er schreibt, ist das im Landleben schon lange bekannt.[80]

Nicht durch praktische Erfahrung, sondern durch harte wissenschaftliche Daten aus Experimenten gelangten Zubow et al. im Jahr 2010 zu der Erkenntnis, dass Gravitationskräfte unseres Planetensystems beeindruckend stark die Clusterstrukturen von Molekülen in der Biomatrix beeinflussen und damit konsequenterweise biochemische Prozesse auslösen. Demnach sind Wassercluster als Sensoren für den Gravitationseinfluss von Planeten anzusehen.[81]

Das lunisolare Modell ergänzt die bekannten täglichen sowie

saisonalen exogen induzierten Rhythmen solaren Ursprungs und steht in Wechselwirkung mit der Erdgravitation, dem Erdmagnetfeld (variiert durch die Phasen der Mondpositionen) sowie mit elektrischen Feldern der Atmosphäre und des Bodens.

Ein empirisches Wissen über lunisolare beziehungsweise planetarische Wechselwirkungen auf Pflanzen stammt bereits aus den Traditionen, sehr wahrscheinlich aus dem frühen Perserreich.[82] Dieses wurde von der mesopotamischen und ägyptischen Kultur geprägt. Im Verlauf einer viertausendjährigen Geschichte hat sich die Gartengestaltung in Mesopotamien über Ägypten nach Persien zu einer Kunstform entwickelt, die nicht nur der Dekoration diente, sondern auch Ausdruck für symbolische, spirituelle oder religiöse Inhalte war. Das heißt, die Gärten waren oftmals ein Abbild des universellen Kosmos.

P.R. Spinatti sieht in historischen Gärten eine Repräsentation des Ursprungs der Welt, die die Geheimnisse des Lebens durch die Verwendung von Symbolen und Zeichen enthüllt.[83] Dabei hat das Element Wasser eine besondere Bedeutung in der Gartengestaltung. Wasserfälle, Wasserfontänen, Brunnen, Seen, Quellen und Steine mit porösen, rauen Oberflächen, über die das Wasser fließt, erzeugen immer wieder EZ-Wasser und kohärente Domänen. Nach Spinatti profitieren davon nicht nur Pflanzen und Tiere in unmittelbarer Umgebung des Wassers, sondern auch Menschen. Wohlgefühl und Regeneration stehen für ihn im Zusammenhang mit Wasserverwirbelungen. Diese führen zu erhöhter Elektronennegativität, was sich in erhöhten elektrisch negativ geladenen Luftionenkonzentrationen niederschlägt.

Zubow et al. untersuchten Wasserstrukturen von Flüssen und Seen. Sie kamen zu dem Ergebnis, dass die Clusterzusammensetzung für Wasser im Fluss abhängig ist von der Strömungsgeschwindigkeit und der Turbulenz. In starken Turbulenzen treten eine Reihe von neuen Clustern auf, die im ruhigen Wasser eines Sees nicht vorhanden sind. Darüber hinaus hat besonders die Temperatur einen hohen Einfluss auf eine Clusterbildung im natürlichen Wasser sowie auf die Energiehierarchie einzelner Cluster im Verband. Die Verteilung der Cluster in natürlichen Gewässern variiert saisonal.[84]

Energiephänomene bei Wasser-Mineral-Kontakten

Um Gieß- und Trinkwasser zu optimieren, werden verbreitet immer wieder Minerale in das Wasser gelegt – bringt das wirklich etwas? Offensichtlich dann, wenn die richtigen Minerale angewendet werden. Denn wenn das Wasser in Kontakt mit Mineralen kommt, richten sich die Wassermoleküle nur an den hydrophilen Oberflächen aus und werden kohärent. Neben hydrophilen können bei Mineralen aber auch hydrophobe Oberflächenzonen existieren. Die hydrophoben Oberflächen sind dann durch das Vorkommen von Wasserausschlusszonen gekennzeichnet. Das Wasser hat hier an den Oberflächen nur eine kurze Verweilzeit (weniger als 10 Pikosekunden) und benetzt die Oberfläche unvollständig.

Ein Beispiel dafür sind Schichtsilikate. Deren Kantenoberflächen sind zwar eigentlich hydrophil mit signifikanten Stellen für eine H-Bindung von Wassermolekülen. Andererseits können aber die Siliziumdioxidoberflächen eine geringe elektrische Polarität aufweisen und ergeben damit einen hydrophoben Oberflächenzustand. Genauer: Es sind die Siloxanringe in der tetraedrischen Siliziumdioxidschicht, die eine geringe Polarität zeigen und dann für den hydrophoben Zustand der Oberfläche verantwortlich sind. Substitution in der Tetraederstruktur (Ersetzen eines weiteren chemischen Elements in der Mineralkristallstruktur) erhöht die Polarität der Oberfläche und führt zu einem hydrophilen Oberflächenzustand (zum Beispiel geschieht das bei Illit und Muskovit).[85]

Eine aktuelle Studie gibt nähere Erklärungen dazu. Demnach bildet sich bei Kontakt des Wassers mit der Oberfläche des hydrophoben Minerals Molybdänit ebenfalls eine Wasserausschlusszone. Sie hängt mit dem Austausch von Elektronen aus den Elektronenorbitalen sowohl des Minerals als auch des Wassers zusammen, wobei in komplizierter Weise der Abstand der Atome und der Massenmittelpunkt der Wassermoleküle Einfluss nimmt. An diesem Beispiel wird deutlich, dass nicht jedes Mineral geeignet ist, kohärente Wasserstrukturen zu induzieren.[86]

Am besten funktionieren dafür diejenigen Minerale, die mit hexagonalen Strukturen als Grenzflächen oder in Hohlräumen ausgerüstet sind. Das trifft auf einige Bodentonminerale beziehungsweise negativ geladene Schichtsilikate zu. Sie besitzen oberflächenaktive funktionelle Gruppen wie Carbonyl-(C=O-) und Hydroxygruppen. Lagern sich Sauerstoffatome an Oberflächen von Schichtsilikaten an, dann ergeben sich sogenannte Siloxanoberflächen. Diese Anordnungen entsprechen einer verzerrten hexagonalen Struktur, wobei auch hexagonale Nanometerhohlräume im Inneren dieser Minerale entstehen. An dessen Grenzflächen sind sechs Elektronenorbitale, die aus dem sie umgebenden Ring von Sauerstoffatomen stammen. Der Siloxanhohlraum kann als schwacher Elektronendonator für neutrale Dipolmoleküle agieren. Genau deshalb lagern sich Wasserschichten an, und diese sind dann kohärent ausgerichtet und übernehmen die hexagonale Anordnung mit allen in diesem Buch beschriebenen positiven Wirkeffekten.

So adsorbieren Schichtsilikate der Kaolinitgruppe mit Siloxanhohlräumen an der Oberfläche eine einfache Schicht aus Wassermolekülen. Die Wasserschicht auf Kaoliniten ist ein aufgespanntes Wasserstoffbrückennetz, das sich den Sauerstoffatomen auf den Mineraloberflächen anpassen muss. Auch daraus entsteht an den Grenzflächen eine hexagonale Anordnung der Wassermoleküle. Die Molekülbewegungen in diesen einschichtigen Hydrathüllen sind aufgrund der Wasserstoffbrücken verlangsamt.

Die Anordnung von Wassermolekülen an den Oberflächen der Schichtsilikate von Vermiculiten, Smectiten und Montmorilloniten mit Siloxanhohlräumen ähneln einer Eisstruktur. Die angrenzenden Wassermoleküle können Protonen aufnehmen, die von den Hydroxygruppen der Siloxanhohlräume stammen. Dadurch werden Wasserstoffbrückenbindungen in einigen Bereichen aufgebrochen, und es entstehen rotierende Bewegungen. Insgesamt bekommt das adsorbierte Wasser die Eigenschaften einer wässrigen Elektrolytlösung.

Bei Austrocknung von Smectiten und Vermiculiten können durch die Ablösung von adsorbierten Kationen und durch reduzierte Hydratschichten im adsorbierten Wasser zweimal mehr hydratisierte Protonen (Hydroniumionen) dissoziieren als im normalen Wasser. Der Überschuss an Hydroniumionen im adsorbierten Wasser kann dann Protonierungsreaktionen an anderen Oberflächen und eine Bodenazidität beeinflussen.[87]

Neben der favorisierten Wasseranlagerung an einige Minerale und dem induzierten Köhärenzmechanismus zeichnen sich Minerale noch durch eine weitere physikalische Eigenschaft aus. Besonders Nano- und Mikrominerale, die zahlreich in der Natur vorkommen, können favorisierte kohärente Kondensatfrequenzen aufweisen und dadurch als energetische Oszillatoren wirken. Kondensatfrequenzen bei Tonmineralen, besonders Schichtsilikaten, beruhen auf ihrer Materialverdichtung. Ihr Aufbau ist von mehreren einzelnen Elementen bestimmt, die in periodischen Mustern und bestimmten Strukturen angeordnet sind. Sie erhalten damit spezifische Eigenschaften aus ihrer Zusammensetzung – wie eine präzise dreidimensionale Struktur, eine Mikrogeometrie, ihre Größe, ihre molekulare Orientierung. Alle Elemente schwingen und ergeben zusammen ein Schwingungskonglomerat. Sie sind damit in der Lage, Quanteninformationen an lebende Zellen zu liefern. Auch Silikatminerale können aufgrund favorisierter Vibrationen eine hohe Frequenzkohärenz entwickeln und bosonähnliche Quasiteilchenresonanzen aufweisen.

Da Silikate auch Submikronhohlräume und weit verbreitet Hydroxygruppen besitzen, können sich überall geordnete Wasserstrukturen ansammeln. Diese Eigenschaften bestimmen die kohärenten Vibrationsmodi und die Aussendung elektromagnetischer Wellen, was auch Quantenübergänge ermöglicht. So entsteht die Option, Energie zu sorbieren, zu speichern und umzuwandeln. Dabei wirken die Silikatkristalle wie Antennen für optische, infrarote und elektronische Energien. Die typischen Defektzentren (Elektronenlöcher, ersetzt durch Quasiteilchen) dienen dann als Energiespeicherplätze. Die elektronische Anregung kann zwischen den Defektzentren eine Elektronentransportkette bilden.

Die Struktur von Tonmineralen mit vulkanischem Ursprung adsorbiert neben Wasser auch organische Verbindungen, die sogar eine Bildung von RNA-Molekülen oder von anderen Biomolekülen katalysieren kann.

Wir können als Fazit festhalten, dass derartige Silikatminerale die Möglichkeit besitzen, durch Energieaktivierung elektromagnetische Wellen mit typischen kohärenten Frequenzen zu emittieren und verschiedene Quantenzustände einzunehmen. Die Frequenzen dieser Quantenzustände sind in den Spektren von Licht, Infrarot, fernem Infrarot, Ultraviolett und Röntgenstrahlung (bei radioaktiven Elementen) angesiedelt. Auch extrem niedrige Frequenzen können vorkommen.[88]

Quantentunneln in Mineralen

Interessant ist die Entdeckung eines neuen Zustands von Wassermolekülen in Beryll-Edelsteinen am Oak Ridge National Laboratory im US-Bundesstaat Tennessee. Bei −268,15 °C konnten Wassermoleküle in den Beryll-Hohlräumen ein Quantentunnelverhalten zeigen.[89] Weil in vielen Experimenten nachgewiesen werden konnte, dass Quantentunneln allgemein auch bei normalen Raumtemperaturen stattfinden kann, wollen wir uns diesen Vorgang am Beryll näher ansehen.

Berylledelsteine (ein Silikat mit Si_6O_6-Ringen) enthalten SiO_4-tetraedrische hexagonale, mikroporöse Hohlräume (mit einer Breite von 0,5 und einer Länge von 0,9 Nanometern), die durch schmale »Engpässe« (0,28 Nanometer) mithilfe isolierter Wassermoleküle voneinander getrennt sind. Wenn Wasser auf kleinstem Raum eingeschlossen ist, entstehen verschiedene situative »Konflikte« zwischen mehreren Geschehnissen: Es sind die energetische Reduzierung des wasserstoffverbrückten Netzwerks, die Wechselwirkungen mit der relativ vergrößerten Oberfläche der Hohlräume sowie deren räumlichen Anpassung und die relativen Voraussetzungen zur Möglichkeit einer Quantenkohärenz.

Um alle gleichzeitig ablaufenden Geschehnisse zu koordinieren, werden die Sauerstoff- und Wasserstoffatome des Wassers delokalisiert und sind dadurch in allen Ringpositionen zur gleichen Zeit präsent. Man kann feststellen, dass die Positionen der Wasserstoffatome während der Delokalisierung in einem Paar gewellter Ringe verteilt und die Sauerstoffatome in der Mitte der Ringe lokalisiert sind.

Für die Symmetrie dieser ringförmigen Verteilung der Wasserstoffatome wird im Modell vorhergesagt, dass Wasser dann kein elektrisches Dipolmoment mehr besitzt und sich das Massenzentrum von Wasser zur zentralen Achse der Doppelringstruktur verschiebt. Die Dipoleigenschaft ist aber Voraussetzung für Wasser, um Wasserstoffbrücken zu bilden (und als solventes Lösungsmittel zu funktionieren). Damit wurde ein völlig neuer Zustand von Wasser entdeckt.

Ein weiteres Experiment, diesmal mit einem Beryllkristallgitter im Nanometerbereich, zeigte, dass das beschriebene Quantentunneln eines Wassermoleküls nur durch die Wechselwirkung des Wassers mit den hexagonalen Strukturen der Beryllhohlräume erklärt werden kann. Die Messung zeigte eine Energieaufspaltung im Terahertzspektrum von Wassermolekülen, was darauf hindeutet, dass das Molekül in einer gewissen Zeitspanne über mehrere Zustände hin und her wechselte.[90]

Die Existenz des Tunnelzustandes von Wassermolekülen ist wichtig für ein Verständnis, wie »eingeschränktes« Wasser Energie nutzt. Dieses Phänomen kann ebenso in chemischen, geologischen und biologischen Nanometerumgebungen stattfinden, zum Beispiel auf Mineraloberflächen, in Zeolithen, in Kristallitbereichen, in Steinen, in Zellwänden, in Gelen, bei der Wasserdiffusion und dem Wassertransport in Kanälen von Zellmembranen.

Viele bisher unerklärliche Phänomene werden mit diesem Mechanismus des Tunnelns und der Molekül- beziehungsweise Atomdelokalisation verständlich. Es wurde ja bereits festgestellt, dass

Wassermoleküle in kleinen Poren keine einheitliche Substanz bilden, man wusste nur nicht, warum das so ist. Beim Abkühlen des Wassers in Poren existiert kein direkter klassischer Phasensprung zu Eis. Stark unterkühltes Wasser in diesen Poren liegt zunächst in Form einer Kristallstruktur oder eines Gels vor. Besonders das Wasser in Mikroporen verändert in Abhängigkeit der Kühlungstemperatur und der Oberflächenbeschaffenheit seine Eigenschaften und Strukturen sukzessive und kontinuierlich, was klassisch nicht erklärt werden kann.

Von G.F. Reiter et al.[91] gibt es Hinweise darauf, dass die Protonen von eingeschlossenem flüssigem Wasser (zum Beispiel in Kohlenstoff-Nanoröhren auf einer Skala von 2 Nanometern und kleiner) bei Raumtemperaturen in einem neuen Quantenzustand der kohärenten Delokalisation mit zwei Impulszuständen existieren und somit eine höhere Leitfähigkeit ergeben. Dabei finden entlang der Wasserstoffbrücken signifikante Fluktuationen in der Ladungsverteilung statt. Dieser Effekt reduziert eindeutig bestehende Energiebarrieren. Daraus ist zu schließen, dass sich Protonen und Elektronen im nanoeingeschlossenen Wasser in einem anderen Grundzustand befinden als im Umgebungswasser.

Die kohärente Bewegung der Protonendelokalisation in eingeschlossenem Wasser bei einer Skala von 2 Nanometern und kleiner liegt sehr wahrscheinlich bei einer Kohärenzlänge von 1 Nanometer.[92] Der Abstand zwischen Elementen der biologischen Zellen liegt in etwa bei 2 Nanometern. Für Reiter ist es deshalb sehr wahrscheinlich, dass die Evolution die Eigenschaften dieser Quantengrundzustände von Wasser bis heute für funktionale Zellenabläufe nutzt.[93]

Die Eigenschaften von Fullerenen wie Shungit

Andere Studien zeigten, dass Wasser in Fullerenmineralen Quantenübergänge zwischen den Para- und Orthozuständen aufweist.[94] Fullerene sind im ästhetischen Idealfall kugelförmige C_{60}-Moleküle mit Fünf- und Sechsecken, bestehend aus Kohlenstoffatomen, auch als Diamanten bekannt. Fullerene besitzen eine räumliche Aromatizität, das heißt, sie binden Elektronen an ihre konjugierten Doppelbindungen, die aber dort nicht delokalisiert sind.

Interessanterweise enthalten Pollenkörner vom Chinesischen Hibiskus (Hibiscus rosa-sinensis) fullerenähnliche Strukturen, sehr wahrscheinlich mit Funktionen für eine mechanische Stabilität, und adaptive Eigenschaften, die für Bestäubungsprozesse wichtig sind.[95]

Ein weiteres bekanntes Fulleren ist Shungit. Shungite bestehen aus amorphem Siliziumdioxid (SiO_2) mit einem Gehalt an Nanokohlenstoffen von 5 bis zu 98 Prozent. Sie sind organische, nichtkristalline und nichtgraphitierte Formen des Kohlenstoffs. Die Gesteine aus dem Präkambrium sind weit verbreitet in Karelien (Russland). Ausgangsmaterial waren abgestorbene Meeresalgen, die unter Sauerstoffabschluss in Schichten von Faulschlamm eingebettet sind. Derartige bioaktive Minerale, eingebettet in pflanzliche Strukturen, sind organische Trägerstoffe für Spurenelemente, was die Bioverfügbarkeit der Wirkstoffe fördert.

Die Struktur und Heterogenität der Komponenten sind wohl relevant für hohe Aktivitäten in Redoxprozessen sowie für hervorragende Absorptions- und katalytische Eigenschaften. Der Mechanismus der Wechselwirkung von Shungit mit Wasser wurde bisher nicht vollständig verstanden. Sehr wahrscheinlich kann Shungit Sauerstoff absorbieren. In dieser Wechselwirkung wirkt Shungit als starkes Reduktionsmittel von Wasser und Luft. Bei diesem Prozess wird atomarer Sauerstoff als starkes oxidierendes Mittel erzeugt. Dabei werden adsorbierte organische Shungitsubstanzen oxidiert zu CO_2 und H_2O. Nach erfolgter Oxidation ist die Oberfläche von Shungit für neue Adsorptionsvorgänge frei.

Shungit entfernt dreißigmal mehr freie Radikale aus dem Wasser und wirkt somit effektiver als Aktivkohle. Des Weiteren ist Shungit ein wichtiger Faktor für die Wasserbehandlung mit Chlor und seinen Derivaten, da die dabei entstehenden freien Radikale negative Auswirkungen auf die menschliche Gesundheit haben. Die herausragenden Absorptionseigenschaften des Shungits eignen sich auch als bakterizides Mittel durch anschließendes Entfernen von Pathogenen. Das ermöglicht effiziente Desinfektionen von Trinkwasser durch diese Minerale in Wasseraufbereitungs- und Wasserreinigungstechnologien.[96] Die Eigenschaften von Shungit sind denen von Zeolithen (Gerüstsilikat vulkanischen Ursprungs) ähnlich. Bekannte Zeolithe sind Klinoptilolithe.

In negativ geladenen Zeolithen gibt es auffällige Poren, die aus Ringen von zwölf verknüpften SiO_4-Tetraedern bestehen. Die Poren sind miteinander verbunden und bilden lange und relativ breite Kanäle unterschiedlicher Größe, abhängig vom Mineral. Sie haben große freie Hohlräume mit wabenartigen Strukturen in einer Größe zwischen 0,23 und 1,18 Nanometern, in denen Wasser adsorbiert ist. Wegen des wässrigen Milieus können sich Ionen und Moleküle in und aus der Struktur heraus leicht bewegen.

Ein Teil des Wassers ist in den mikroporösen Hohlräumen von Zeolithen an Kationen gebunden. Um diese Adsorptionsplätze herum bilden sich Cluster aus Wassermolekülen in tetraedrischer Struktur. Zeolithe sind deshalb herausragende Wasserspeicher und haben Einfluss auf die Wasserhaltekapazität in Böden. Sie halten während Trockenperioden den Boden feucht und fördern auch dessen schnelle Wiederbefeuchtung in Abhängigkeit ihrer Hohlraumstrukturen. Dabei verändern sich auch die Schüttdichte und die Belüftungsporosität. Hierbei werden durch die Zeolithe viele gasförmige Moleküle aus der Luft absorbiert, unter anderem Sauerstoff, Kohlendioxid, Wasserstoff und Wassersulfid. Zeolithe binden auch Düngerstoffe in der Wurzelzone und speichern sie bis zum Verbrauch durch die Pflanzen.[97] Sehr wahrscheinlich fördern Shungite und Zeolithe sowie andere Minerale die Ein-Elektron-Reduktion im Wasser, die im vorderen Teil des Buches erklärt ist.

Kohlenstoff-Nanoröhren als wässriges Düngemittel

Die Forschung zu nanokohlenstoffhaltigen Düngemitteln ist wegen deren kostengünstiger Herstellung mittlerweile sehr weit fortgeschritten. Die hydroxylierte Form von Fullerenen heißt »Fullerol«.

Fullerol-Nanopartikel besitzen eine spezifische Oberflächenmodifikation mit Hydroxygruppen (OH). Das verbessert die Löslichkeit des Fullerols in Wasser.

Die Zugabe von Fullerol-Nanopartikeln erhöhte die Fruchtanzahl, die Fruchtgröße und den Ernteertrag um 128 Prozent bei Bittermelonen (Momordica charantia) sowie die Produktion von Phytonutrienten in Früchten (Lycopin, Inulin, Cucurbitacin-B, Charantin). Der genaue Mechanismus der Förderung des Pflanzenwachstums durch Fullerol ist noch nicht klar. Aber Fullerol ist ein guter Elektronenakzeptor. Sehr wahrscheinlich beruhen die antioxidativen Eigenschaften darauf, dass Fullerol bis zu sechs Elektronen aufnehmen kann. Damit agieren sie als Radikalfänger.[98] Wie wir bereits wissen, können Hydroxygruppen an Oberflächen als Leiter von Vibrationsdynamiken agieren, so wohl auch Fullerol.

Einige Studien zeigten positive Einflüsse auf das Pflanzenwachstum durch kohlenstoffbasierte Nanomaterialien (einwandige und mehrwandige Kohlenstoff-Nanoröhren) in Abhängigkeit von Konzentration, Löslichkeit und Nanogrößen. In den Versuchen werden sie oft zusammen mit mineralischen und organischen Düngern gemischt, womit eine bessere Pflanzenverfügbarkeit ermöglicht ist. In Tomaten, die mit spiralförmigen, mehrwandigen Kohlenstoff-Nanoröhren gedüngt wurden, war die Genexpression des Wasserkanals in Tomatensamen hochreguliert. Aber man muss bei der Anwendung aufpassen. Andere Pflanzenversuche mit Kohlenstoff-Nanoröhren zeigten ein Stress- und Verteidigungsverhalten, das unter Umständen bis zum Pflanzentod führen kann.

Bisher existiert nur eine begrenzte Anzahl von Informationen zu Konzentrationen und Einflüssen von Nanomaterialien in natürlichen Umgebungen und ihrer Wechselwirkung mit lebenden Organismen. Für eine Bewertung der eventuellen (Phyto-)Toxizität von Kohlenstoff-Nanoröhren bedarf es weiterer Untersuchungen. Denn in untersuchten Pflanzengeweben wurden immer wieder Rückstände der Nanomaterialien gefunden, die bei Aufnahme durch Menschen sehr kritisch betrachtet werden müssen.[99]

Pflanzenkohle zur Erhöhung der Nährstoff- und Energieversorgung

Auch Pflanzenkohle (ein anderer Name ist »Biokohle«) erhöht insgesamt die Wechselwirkungen zwischen Pflanzen und Wasser und somit auch die Nährstoff- und Energieversorgung. Auf den Oberflächen ist eine inhomogene Verteilung von Gruppen atomaren Wasserstoffs (H) als Geber und als Akzeptoren vorhanden. Daraus resultiert eine starke Hydratation der Oberfläche von Biokohle, sodass die Mobilität und die Abdiffusion des Wassers eingeschränkt sind.

Wie entsteht Biokohle? Bio- oder Pflanzenkohle wird heute über einen technischen Pyrolyseprozess durch Erhitzen (unter 770 °C) von Biomasse in einem geschlossenen System unter Sauerstoffabschluss und hohen Temperaturen produziert. Der pH-Wert von Pflanzenkohle liegt allgemein im neutralen bis alkalischen Bereich.

Der Pyrolyseprozess bei 600 °C führt zur Erhöhung der Anzahl von aromatischen Verbindungen und ist somit eine geeignete Methode zur Kohlenstoffsequestrierung (das ist die Festlegung von Kohlenstoff in einem Material). Bei dieser Temperatur sind die Hydroxygruppen nicht betroffen.

Die elementare Zusammensetzung von Pflanzenkohle bilden Wasserstoff und Sauerstoff, daneben viele Kohlenstoffkomponenten und verschiedene Minerale in Abhängigkeit vom Ausgangsmaterial. Mineralische Elemente kommen überwiegend als Heteroatome in aromatischen Ringen vor (in organisch-chemischen Verbindungen [Heterocyclen]; Beispiele: Stickstoff in Aminosäuren, Schwefel in Cystein, Thiolen) und haben sehr wahrscheinlich einen Einfluss auf die hohe heterogene Oberflächenreaktivität der Pflanzenkohle.

Die Innenstruktur der Kohle ist porös (Poren unter 2, von 2 bis 50 und über 50 Nanometer) und adsorbiert Minerale und organische Substanzen. Die Porösität erleichtert auch eine Bodenbelüftung, sodass weniger anaerobe Zonen im Boden entstehen. Mikroorganismen siedeln sich in und um die Pflanzenkohle an.

Das fördert wiederum Symbiosen zwischen Mikroorganismen und Pflanzenwurzeln.

Diverse positive Funktionen von Pflanzenkohle in Böden werden sehr wahrscheinlich durch die Bildung einer nährstoffreichen organischen Beschichtung beeinflusst und nicht allein durch Oxidation von Pflanzenkohleoberflächen.

Die Beschichtung führt zur Erhöhung der Hydrophilie sowie der Mesoporosität (2 bis 50 Nanometer) und zu Redoxaktivitäten. Damit könnte die Retention von in Wasser gelösten Nährstoffen erklärt werden. Huminstoffe, die als Tenside agieren, erleichtern sehr wahrscheinlich diese Prozesse.

Insgesamt ist wassergesättigte Pflanzenkohle ein sehr komplexes System. Daraus ist zu folgern, dass eine Verteilung von Wasserstoffbrücken mit unterschiedlichen Energien und Bindungsstärken vorhanden sein muss.[100] Pflanzenkohle hat also alle Voraussetzungen für geordnete Wasserstrukturen an Grenzflächen (Hydrophilie und Hydrophobie, aromatische Ringstrukturen, Hydroxygruppen) sowie für QED, für Redoxreaktionen (Wasserstoffgeber und -akzeptor) und für die Ein-Elektron-Reduktion.

Freier Sauerstoff – auch für Pflanzen eine Notwendigkeit

Sauerstoff und Pflanzenvitalität

Für gesundes Pflanzenwachstum ist der sogenannte gelöste oder freie, also ungebundene Sauerstoff ein wichtiger Regulator. Er stammt in der Natur von Photosynthese betreibenden Organismen oder von gelöstem Kohlendioxid im Wasser:

$$\mathbf{CO_2 + H_2O \leftrightarrow (CH_2O) + O_2}$$

Kaum bekannt ist, dass die Wurzelhaare die wichtige Funktion wahrnehmen, neben Wasser auch freien Sauerstoff aus den Bodenporen für die Energiegewinnung aufzunehmen. Die Wasserpermeabilität in den Wurzeln regulieren Pflanzen über ein bestimmtes Gen in Abhängigkeit von der Sauerstoffkonzentration und dem Kaliumlevel im Boden.

Studien zeigen, dass zu geringe Sauerstoffkonzentrationen im Wasser die Aufnahme von gelösten Ionen wie Nitraten, Phosphor, Kalium und sogar von Wasser im Wurzelbereich beeinträchtigen. Bei einem Sauerstoffdefizit im Bodenwasser können Wurzeln beschädigt werden beziehungsweise kann keine dichtere und verzweigte Wurzelmasse aufgebaut werden. Mit anderen Worten: Ein Sauerstoffdefizit führt zur Beeinträchtigung der aeroben zellulären Respiration an Pflanzenwurzeln. Auch pathogene Mikroorganismen wie Nematoden vermehren sich besser bei einem Sauerstoffdefizit im Wurzelbereich und bringen dadurch das Gleichgewicht einer gesunden Flora von Bodenmikroorganismen durcheinander.

Die meisten Mikroorganismen, die förderlich für ein gesundes Pflanzenwachstum sind, gedeihen in der Rhizosphäre unter aeroben Bedingungen. Auch sie verbrauchen den Sauerstoff zur Energiegewinnung.

Unter 0,5 Milligramm pro Liter ist das Wasser anoxisch und unter 4 Milligramm pro Liter hypoxisch. Ein Sauerstoffmangel in Pflanzen wird – wie beim Menschen – »interne Anoxie« genannt und führt zur Apoptose. Die Pflanze beginnt dabei vermehrt Zuckerverbindungen abzubauen, um ihren Energiehaushalt bei fehlendem Sauerstoff auszugleichen. Dabei sammeln sich auch Laktate an. Der klassische Pasteur-Effekt tritt dann ein (nach Louis Pasteur [1822–1895]): Die ATP-Ausbeute ist unter anaerober Fermentation sehr gering. Denn Sauerstoff ist der essenzielle, terminale Elektronenakzeptor in der oxidativen Phosphorylierung, die nachts in den Mitochondrien abläuft – ein Prozess, der den größten Teil von ATP für den zellulären Stoffwechsel bildet und in dem NAD^+ wiederholt reduziert wird zu $NADH^- + H^+$.

In der gartenbaulichen Praxis ist sauerstoffangereichertes Wasser als Gießwasser zur Steigerung der Pflanzenvitalität schon länger bekannt. Einige Studienergebnisse dazu zeigen einen Anstieg der Früchteproduktivität, also einen höheren Ernteertrag.

Die Konzentration an freiem Sauerstoff im Wasser ist abhängig von der Temperatur, vom Salzgehalt und von anderen chemischen sowie biologischen Anforderungen des Wassers. Angaben für Sauerstoffkonzentrationen im gartenbaulichen optimal versorgten Gießwasser liegen bei 6 bis 8 Milligramm pro Liter bei einer Temperatur von 20 bis 25 °C. Konzentrationen von 30 Milligramm pro Liter und höher gelingen mit komprimiertem Sauerstoff oder Ozon, könnten aber bereits eine Überdosierung darstellen. Diese Methoden zur Sauerstoffanreicherung sind relativ kostenintensiv, können jedoch garantieren, dass ausreichend Sauerstoff in der Nährlösung über das Verteilersystem bei den Pflanzenwurzeln ankommt.

In Gewächshäusern werden für erhöhte Sauerstoffkonzentrationen im Gießwasser sogenannte Venturirohre eingesetzt. Dabei werden dem fließenden Wasser Luftblasen zugegeben.[101]

Hinderlich bei der technischen Umsetzung einer optimalen Sauerstoffkonzentration ist die Abstimmung auf die jeweilige Pflanzenart, -sorte und auf saisonale Witterungseinflüsse, außerdem auf die verschiedenen Boden- beziehungsweise Nährstoffmedien, mit deren Hilfe Pflanzen insbesondere in Gewächshäusern wachsen.[102] Die positiven Wirkmechanismen dafür sind nach offizieller Meinung noch unklar, wären aber mit den Mechanismen erklärbar, die im vorderen Teil dieses Buches ausgeführt sind.

Sehr wahrscheinlich ist auch die Energie der IR-Strahlung ein Faktor. IR-Strahlung ist energetisch unzureichend für eine Ionisierung von Wassermolekülen oder zur Produktion von freien Sauerstoffradikalen (ROS). Dennoch reicht die Energie für den elektronischen Übergang von (freiem) Triplett-Sauerstoff in den Singulett-Zustand. Singulett-Sauerstoff ($^1O_2$) ist hochreaktiv und geeignet, Redoxreaktionen auszulösen. Es gibt Hinweise dafür, dass die oben erwähnten Nanoblasen im Wasser auch aus den Produkten des reaktiven Sauerstoffs (ROS) bestehen. Die wichtigsten ROS sind Hyperoxidanion (O_2^-), Wasserstoffperoxid (H_2O_2), Hydroxidradikal ($OH^\cdot$) und Singulett-Sauerstoff ($^1O_2$), alles metabolische Nebenprodukte in Pflanzen. S. Liu et al. zeigen folgende Vision:

Sobald die Auswirkungen von Nanoblasen auf das Wachstum von lebenden Organismen vollständig verstanden ist, wird die »künstliche« Manipulation von Nanoblasen als neue Technologie in der Landwirtschaft Anwendung finden.[103]

Ein weiterer Faktor ist die sogenannte »Wasserverbrennung«, die im vorderen Teil des Buches ausführlich dargestellt ist. Es geht dabei um eine Kaskade von Energie oder Elektronentransferreaktionen. Durch eine sogenannte Ein-Elektron-Reduktion von Sauerstoff können verschiedene ROS wie Hyperoxidanion ($O_2{\cdot}^-$), Wasserstoffperoxid (H_2O_2), Hydroxylradikal ($OH^\cdot$) und Singulett-Sauerstoff ($^1O_2$) entstehen. Letztendlich wird Wasser unter Beteiligung von Protonen und Sauerstoff gebildet, wobei viel Energie generiert wird (8 eV).

In der Praxis kursiert der Tipp, dass Zugaben von Wasserstoffperoxid (H_2O_2) in das Gießwasser positive Effekte beim Pflanzenwachstum ergeben. Tatsächlich steigt mit diesem Verfahren die Sauerstoffkonzentration im Gießwasser ($H_2O_2 + H_2O_2 \rightarrow 2H_2O + O_2$), was sich durchaus günstig auswirken kann.

Wichtige Modulatoren in ROS-Reaktionen sind vermutlich Bikarbonationen. Sie führen zu einer autokatalytischen Synthese von organischen Verbindungen. Dafür wird Energie durch direkte Sauerstoffreduktion zugeführt, mit Elektronen, die vom Wasser geliefert werden. Auch magnetisiertes Wasser erzeugt in Pflanzen die Stimulierung von ROS und die Aktivitäten von antioxidativen Enzymen. Damit werden oxidative Schäden vermindert.[104]

Nanoblasen im Wasser zur Förderung des Pflanzenwachstums

Wir hatten bereits über Nanoblasen und ihre Bildung berichtet. Hier geht es jetzt um die praktische Anwendung. Versuche mit Nanoblasenwasser förderten innerhalb von vier Wochen signifikant das Wachstum von Raps in einer Hydrokultur. Höhe, Gewicht und Länge der Blätter nahmen zu im Vergleich zu Raps in Hydrokultur, dem gewöhnliches Wasser zugeführt wurde. Was ist die Ursache dafür? Luftnanoblasen in Flüssigkeiten mit weniger als 200 Nanometer Durchmesser haben mehrere einzigartige physikalische Eigenschaften. Erst einmal bleiben sie wegen ihrer negativ geladenen Oberfläche (Zetapotenzial) lange Zeit in Wasser stabil. Je kleiner die Blasengröße, desto höher ist der Sauerstoffdruck und in Folge der PO_2-Wert in Wasser. Nanoblasen können die PO_2-Werte in Wasser stärker erhöhen als die von Mikroblasen (10 bis 50 Mikrometer Durchmesser). Makroblasen dagegen steigen aufgrund ihrer Größe schnell auf und zerplatzen an der Wasseroberfläche.[105]

Da Nanoblasen aber – wie dargestellt – nicht nur Sauerstoff enthalten, sondern auch ROS, kommt ein weiterer wichtiger Faktor ins Spiel, der sich bei Untersuchungen an Gerstensamen zeigte. Die ROS aus Nanoblasen stimulieren die Expression von Genen im Zusammenhang mit Zellteilung und Zellwandlockerung. Die Keimrate der Gerstensamen war 15 bis 25 Prozent höher im Vergleich zu destilliertem Wasser mit derselben Konzentration an gelöstem Sauerstoff.

Als Ursache dafür wurde erkannt, dass die Nanoblasen im Wasser exogene Hydroxidradikale ($OH^{\cdot}$) erzeugten. Die bewässerten Pflanzen reagierten darauf mit der Ausschüttung von Peroxidasen, und im weiteren Verlauf wurde signifikant die Expression von bestimmten Genen erhöht. Es konnte auch beobachtet werden, dass die Hydroxidradikale des zugeführten Wassers in den Gerstensamen zu einem erhöhten Anteil von endogenen Hyperoxidanionen ($O_2^{\cdot -}$) führten. Alles zusammen sind offensichtlich wichtige Komponenten in der Saatgutkeimung, im Saatwachstum und in der Entwicklung. H_2O_2-Zugaben im Wasser haben prinzipiell den gleichen Effekt, allerdings geringer. Auch H_2O_2 im zugeführten Wasser stimuliert die Keimung von ruhenden Samen. Andere ROS wie $OH^{\cdot}$ wurden bisher weitgehend ignoriert wegen ihrer kurzen Lebenszeiten. In Nanoblasenwasser kann die Lebensdauer und somit die Menge an $OH^{\cdot}$ erhöht werden. Auch diese Radikale sind vorteilhaft für Zellwachstum und Lebensfähigkeit.

Sauerstoffnanoblasen können kontinuierlich ROS für mehr als

24 Stunden im Wasser produzieren. Es ist nicht verwunderlich, dass die Menge an ROS positiv mit der Dichte der Nanoblasenanzahl im Wasser korreliert. Mit der Zeit verringert sich aber die Anzahl der Nanoblasen, bis sie sich vollständig auflösen.

Schon lange ist bekannt, dass die ROS zwei Seiten haben: nützlich und notwendig einerseits und schädlich bis zerstörend andererseits. Bei Pflanzen zeigt sich, dass nicht nur die Dosis (die Menge multipliziert mit der Dauer der Exposition) für »gut« oder »schlecht« verantwortlich ist, sondern auch die Angriffsebene.

Auf der nanomolaren und submikromolaren Ebene fungieren ROS als Signalmoleküle und sind an der Regulation der Pflanzenentwicklung und an Pathogenabwehrreaktionen beteiligt. Auf der mikromolaren Ebene können ROS eine Anpassung über Hormese (Abhärtung durch Belastung) fördern. Auf der millimolaren Ebene oder höher verursachen ROS irreversible Schäden an zellulären Verbindungen. Die Menge, Dauer und Lokalisierung von ROS in physiologischen Prozessen sind deshalb sehr wichtige Faktoren.

Wenn der ROS-Spiegel in obigen Versuchen niedrig war, wurden die endogenen ROS durch Ascorbatperoxidase und andere Peroxidasen eliminiert. Katalase und Superoxidase-Dismutase, die zelleigenen ROS-Neutralisierer, wurden dann nicht mehr aktiviert. Auch können ROS durch Produktion von anderen ROS eliminiert werden. Immer entsteht dabei eine Freisetzung von hoher Photonenenergie. Nach P. Madl ist das Leben somit ohne ROS nicht möglich.[106]

Robert J. Usselman et al. stellen die Hypothese auf, dass die biologische Produktion von reaktiven Sauerstoffspezies (ROS) in lebenden Zellen durch kohärente Elektronenspindynamiken beeinflusst werden kann. Das wäre ein neues Beispiel einer Quantenbiologie innerhalb der zellulären Regulation.[107]

Atomarer Wasserstoff (H) für den Elektronentransfer

Vergegenwärtigen wir uns noch einmal: Atomarer Wasserstoff (H) ist das am häufigsten vorkommende Element im Universum (schätzungsweise bis zu etwa 90 Prozent) und auf unserem Planeten – in den Ozeanen, in Seen und Flüssen, in heißen Quellen, in Mineralien, in lebenden Organismen. Mit nahezu jedem anderen Element kann Wasserstoff eine Verbindung eingehen. Die Hälfte aller Atome in einem Lebewesen sind Wasserstoffatome. Wasserstoff ist das kleinste bekannte Atom mit der geringsten Masse. Es kommt als aktiver Wasserstoff in mehreren Varianten vor: als atomarer Wasserstoff, der aus einem Proton und einem Elektron besteht, als Hydridion beziehungsweise Wasserstoffanion (H^-) mit zwei Elektronen, als Proton (H^+) ohne Elektron und als molekularer Wasserstoff (H_2) aus zwei Wasserstoffatomen respektive aus einem Hydridion und einem Proton zusammengesetzt.

Die Bindungsenergie (Ionisierungsenergie) des ersten Elektrons ist mit 13,6 eV sehr stark, die des zweiten Elektrons beim Hydrid mit 0,75 bis 0,85 eV relativ schwach.

In der Literatur wird Wasserstoff in organischen Verbindungen (Fette, Proteine, Kohlenhydrate) als energiereich bezeichnet. Damit ist allgemein die Oxidierbarkeit beziehungsweise Elektronenabgabe des Wasserstoffs und speziell seine Vereinigung oder Reaktion mit Sauerstoff gemeint. Eine derartige Reaktion findet auch in den Energiekraftwerken der Zellen statt, den Mitochondrien. Das bedeutet, beim bevorzugt aeroben Abbau von organischen Verbindungen entsteht eine hohe Energieausbeute zur Bildung von ATP.

Zum Beispiel wird beim Abbau von Glukose letztendlich Wasserstoff abgegeben, und es entsteht eine Menge an chemischer Energie in Form von ATP (34 mol) und NADH (10 mol) und $FADH_2$ (2 mol) mit CO_2-Bildung. Damit steht der hohe Energiewert von organischen Verbindungen im engen Zusammenhang mit Redoxreaktionen. Über Elektronentransporte entstehen Potenzialdifferenzen, und je größer die Differenz im Redoxpotenzial zwischen Donator und Akzeptor ist, desto mehr Energie wird übertragen. Die Oxidation von Wasserstoff innerhalb von Kohlenhydraten hat bei den Redoxreaktionen Vorrang.

Albert Szent-Györgyi war überzeugt davon, dass die Verstoffwechselung von Kohlenhydraten, also ihre Oxidation in Organismen, nicht vorrangig wegen des Kohlenstoffs geschieht, sondern zuerst wegen der Freisetzung von Wasserstoff als Elektronendonor und -akzeptor.[108] Die Kohlenhydrate fungieren demnach vorrangig als eine »Verpackung« des Wasserstoffs. Ebenso war Szent-Györgyi davon überzeugt, dass dem anfallenden Kohlendioxid die Aufgabe zukommt, den leicht flüchtigen Wasserstoff zu fixieren, um nicht nur neue Kohlenhydrate zu bilden, sondern den »Wasserstoff als Treibstoff des Lebens«. Denn durch die Oxidation von Wasserstoff durch Sauerstoff (man kann genauso gut sagen: die Reduktion des Sauerstoffs durch Wasserstoff) entsteht Wasser als Nebenprodukt. Dabei wird lebensnotwendige Energie freigesetzt. Sauerstoff und Kohlendioxid sind also bevorzugte Akzeptoren für Wasserstoff.

Der belgische Biochemiker Christian de Duve (1917–2013), Medizinnobelpreisträger des Jahres 1974, zeigte in einem konkreten Beispiel die Bedeutung des Wasserstoffs für das Pflanzenwachstum:[109] Getrockneter Spinat besteht aus den Atomanzahlen 60 Kohlenstoff (C), 40 Sauerstoff (O), 2 Stickstoff (N) und 100 Wasserstoff (H). Der Kohlenstoff stammt aus der Atmosphäre (CO_2), der Stickstoff aus dem Nitrat (NO_3^-) im Boden und der Wasserstoff aus dem Wasser (H_2O). Würde man hypothetisch versuchen, aus diesen Substanzen Spinat herzustellen, wäre ein großer Sauerstoffüberschuss festzustellen:

- 120 Atome (2 mal 60) vom CO_2,
- sechs Atome (2 mal 3) vom NO_3^-,
- fünfzig Atome vom H_2O.

Zusammengenommen sind das also 176 Sauerstoffatome, 136 mehr als die vierzig Sauerstoffatome, die im getrockneten Spinat vorhanden sind. Dieser Sauerstoffüberschuss von 136 Sauerstoffatomen braucht Wasserstoff, um Sauerstoff zu Wasser zu machen: In diesem Fall wären das 272 Wasserstoffatome, zwei für jedes überschüssige Sauerstoffatom.

Daraus ist zu folgern, dass das heutige autotrophe Leben eine Wasserstoffquelle braucht. Deshalb stellt sich die Frage: Woher nahm der Spinat den zusätzlichen Wasserstoff zum Wachsen? Antwort: Er stammte aus dem Wasser, und zwar aus der Wasserspaltung (Photolyse) des Wassers im Photosystem II: Vereinfacht gesagt, trennen Photonen der Sonne den Wasserstoff vom Wasser und heben diesen auf ein »hohes« Energieniveau. Wasserstoff kann nun aufgrund seines energetischen Zustands den Sauerstoff aus dem Kohlendioxid und dem Nitrat abtrennen, um seine Stelle einzunehmen.

George Wald schrieb, in Photosynthese betreibenden Bakterien diene eine Varietät von organischen und anorganischen Molekülen als Wasserstoffdonor. Aber in Algen und höheren Pflanzen sei es das Wasser selbst, das Wasserstoff zur Verfügung stelle und molekularen Sauerstoff als Beiprodukt freigebe.[110]

Molekularer Wasserstoff (H_2) als stabiler Energiespeicher

Die stabile Form von Wasserstoff unter normalen Bedingungen ist molekularer Wasserstoff (H_2), der zwei Elektronen besitzt. Die Bindungsenergie von H_2 ist 4,5 eV mit –436,22 kJ/mol Enthalpie.

Es ist wohlbekannt, dass H_2 zusammen mit Sauerstoff Wasser bildet: ein Medium für viele zelluläre Prozesse und Stofftransporte. H_2 hat eine kleine molekulare Größe, deshalb eine hohe Diffusionsrate, und kann daher in allen Pflanzenteilen vorkommen. Allgemein formuliert, besitzt H_2 bei Raumtemperatur die höchste Diffusionsrate, die höchste Wärmeleitfähigkeit und die höchste Effusionsgeschwindigkeit aller Gase. In biologischen Systemen reagiert molekularer Wasserstoff mit reaktiven Sauerstoffspezies und wirkt so als nichtradikalisches Antioxidans.

Ein gewisser Nachteil der molekularen Wasserstoffform ist, dass das Molekül für viele Reaktionen mithilfe von zugeführter Energie in seine Atome zerlegt werden muss. Dabei ergeben sich zwei Möglichkeiten: homolytisch und heterolytisch.

Eine homolytische Dissoziation (H trennt sich von H) von molekularem Wasserstoff ist einfacher als eine heterolytische (H^+ trennt sich von H^-). Diese letztgenannte Form der Wasserspaltung nutzen häufig Bakterien. Für sie ist der Energiebedarf höher, weil die einzelnen Ladungspolaritäten am Wasserstoff erhalten werden müssen:

Homolytische Dissoziation: $H_2(g) \rightarrow H(g) + H(g) = +436$ kJ/mol (Energiezufuhr)

Heterolytische Dissoziation: $H_2(g) \rightarrow H^+(g) + H^-(g) = +1675$ kJ/mol (Energiezufuhr)

Vergleicht man damit die Energieausbeute zur Wasserbildung in Mitochondrien, dann ergibt sich:

$2\ H_2(g)\ 1\ O_2(g) \rightarrow 2\ H_2O(g) = -242$ kJ/mol

Es gibt eine weitere Variante des Moleküls. H_2 ist unter normalen Bedingungen ein Gemisch von zwei Molekülzuständen. Sie unterscheiden sich in der Stellung ihrer Spins:

- Bei Para-Wasserstoff (p) sind die Spins antiparallel.
- Bei Ortho-Wasserstoff (o) haben die Spins eine parallele Richtung. Diese Stellung ist ein gering energiereicherer Zustand.

Bei Raumtemperatur liegen 25 Prozent des Wasserstoffs in der p-Form vor und 75 Prozent in der o-Form. Beide können unter Energieaufnahme beziehungsweise -abgabe von nur 5873 mal 10^{-6} eV Energieeinfluss (entsprechend 1420 MHz) durch Spin-Flip ineinander übergehen.

Positive molekulare Wasserstoff-(H_2-)Effekte in Pflanzen

Die ersten Erkenntnisse über H_2-Effekte in höheren Pflanzen machten G. M. Renwick et al. im Jahr 1964.[111] Sie stellten fest, dass mit H_2 behandelte Winterroggensamen schneller keimten als die Kontrolle ohne H_2.

Feldversuche mit H_2-Gas und H_2-Wasser zeigten bis heute positive Ergebnisse an Kulturpflanzen (Feldfrüchten), besonders auch für Hydrokulturen. Es besteht die Annahme, dass auch die Nährstoffwerte von Feldfrüchten verbessert werden. Eventuell können Landwirte in Zukunft H_2-Wasser nutzen, um Dünger und sogar Pestizide zu sparen, da mit steigender Vitalität der Pflanzen auch ihre Immunabwehr gestärkt wird.

Die Forschungen bestätigen, dass H_2 einen wichtigen Regulationseffekt auf pflanzenphysiologische Funktionen hat und zur Aufrechterhaltung der Redox-Homöostase beiträgt. Ein besonderer Vorteil ist, dass sich H_2 frei von einer Pflanzenzelle zur nächsten bewegen kann. H_2 ist ein wichtiges gasförmiges Pflanzensignalmolekül mit der Funktion, eine hohe oxidative Stressbelastung in Pflanzen via Signalübertragung zu verhindern sowie Phytohormone zu aktivieren.

Die positiven Effekte einer äußeren Gasbehandlung oder Wasseranreicherung mit H_2 seien hier kurz aufgezählt:

- H_2 erhöht Feldfruchtresistenzen gegen Krankheiten, Fressfeinde, Trockenheit und Salzstress mit positiven Effekten für das allgemeine Pflanzenwachstum, für Alterungsprozesse, für das Wurzelwachstum, für eine Erhöhung der Wasserabsorptionsraten sowie für eine Verbesserung der Produktqualität und letztendlich eine Steigerung der Ernte.
- H_2 hat auch Einfluss auf die Expressionen von Genen (Transkription) und deren Proteinerzeugung, die für antioxidative Enzymbildungen, für Signalübertragungen, für Phytohormone und für Aquaporine verantwortlich sind.
- Die Pflanzenbehandlung einer nur zu 50 Prozent gesättigten

wässrigen H_2-Lösung führte bereits zu einer Reihe von signifikanten Veränderungen wie der Erhöhung des Chlorophyllgehalts sowie des Frischgewichts und der Senkung der Akkumulationen von Thiobarbitursäure-reaktiven Substanzen (TBARS, das sind Nebenprodukte der Lipidperoxidation) und ROS. Des Weiteren waren Wurzelwachstum und Photosyntheserate gesteigert.[112] Gut zu wissen: Wasserstoff löst sich im Wasser mit maximal 1,6 mg/l (1,6 ppm) unter normalem atmosphärischem Druck bei Raumtemperatur.

- Eine wässrige H_2-Lösung mit der sehr geringen Menge von 0,0008 mol/l führte bei Pilzen der Holzraslinge (Hypsizygus marmoreus) zu einem signifikant verbesserten Mycelwachstum und zu mehr Biomasse. Des Weiteren wurden die Enzymaktivitäten von Antioxidanzien gegen Schwermetalle deutlich erhöht (Superoxiddismutase, Katalase und Glutathion-Peroxidase) sowie die Genexpression dieser Antioxidanzien auf mRNA-Ebene stimuliert.[113] Eine Studie mit 25 Prozent gesättigter wässriger H_2-Lösung mit Holzraslingen kam zu ähnlichen Ergebnissen.
- Es gibt Hinweise auf eine endogene H_2-Bildung in den Pflanzen. Bisher ist aber der enzymatische oder nichtenzymatische Mechanismus der H_2-Bildung unbekannt.[114]

In-vitro-Analysen zeigten, dass H_2 direkte Reaktionen in der Anwesenheit von H_2O_2 eingeht, was aber nicht mit Sauerstoff passiert.[115] Wie bereits erwähnt: H_2 aktiviert signifikant Superoxiddismutase und Katalase sowie andere reduzierende Enzyme.[116] Superoxiddismutase und Katalase sind wichtig für die Beendigung dieser ROS-Reduktionskette zur Ausbeute von circa 8 eV. Erinnern wir uns an die Ein-Elektron-Reduktion von Sauerstoff, die ebenfalls zur Energiefreisetzung führt. Bei allen genannten ROS-Reaktionen entstehen neben Energie auch Wasser und teilweise neuer Sauerstoff, was für Pflanzen ebenso lebensnotwendig ist. H_2 wirkt in dem Fall als Katalysator und Signalmolekül für einen korrekten Ablauf dieser Reduktionskette.

Wasserstoffsulfid und Wasserstoffperoxid als wichtige Signalmoleküle

Wasserstoffsulfid (H_2S) ist ein kurzlebiges Molekül. In wässrigen Lösungen existiert Wasserstoffsulfid zu circa 20 Prozent in der Form H_2S und zu etwa 80 Prozent in der Form HS^-.

H_2S wird in pflanzlichen Zellen unter Stressbedingungen in Abhängigkeit von einem bestimmten Level von Stickoxiden (NO) produziert. Dabei fördert H_2S eine Salztoleranz und reguliert auch das Kalium-Natrium-Verhältnis in Zellen.

H_2S hat regulierende Effekte auf ROS und somit Einfluss auf das antioxidative System. Des Weiteren entlastet H_2S übermäßige Auswirkungen von H_2O_2 und O_2. Es hat protektive Eigenschaften für den Photosynthesekomplex und kann den Chlorophyllgehalt sowie die Photosyntheserate erhöhen. H_2S stimuliert das Pflanzenwachstum, die Wurzelbildung (unter Beteiligung von H_2O_2) und die Samenkeimung. H_2S ist involviert in die Genexpression von Ionenkanälen und für Proteine der Photosynthese.

H_2S kann Proteine thiolieren (eine Bezeichnung für die Einführung der Thiol-Gruppe [-SH] in organische Verbindungen) und hat somit sehr wahrscheinlich auch eine Bedeutung für die Produktion von Desoxyribonukleinsäure (DNA).

Bei der H_2S-Signaltransduktion in pflanzenphysiologischen Prozessen sind Pflanzenhormone, H_2O_2-, NO-, CO- und Ca-Signale beteiligt, was zu einem komplexen Signalnetzwerk führt. NADPH-Oxidasen (genauer deren Isoformen RbohD und RbohF) in Pflanzen führen dann zu Akkumulationen von ROS, aber auch von H_2S und H_2O_2.[117]

Wasserstoffperoxid (H_2O_2) gehört zu den nichtradikalischen ROS und ist ein Regulator in der Stressresistenz von Pflanzen. Der Halbzeitwert ist circa 1 Millisekunde. Weitgehend unbeachtet ist, dass Wasserstoffperoxid Einfluss auf die Pflanzenentwicklung (über Genexpressionen), das Wachstum und die Fruchtqualität nimmt. H_2O_2 wird besonders während der Photosynthese und Photorespiration in Pflanzenzellen produziert.

Die Applikation von H_2O_2 im Keimstadium von Pflanzen überwindet erfolgreich die Keimungsverzögerung und wirkt vorbeugend gegen die Erhöhung der Salzkonzentrationen unabhängig von der Temperatur.

H_2O_2 reguliert bei der Induktion von Proteinen im Zusammenhang mit pflanzlichen Signalwegen und Entwicklungsphasen während des frühen Wachstums des Sämlings die Interaktionen zwischen dem Redoxzustand und Pflanzenhormonen.

H_2O_2 und NO sind wichtig in der Phase des reproduktiven Pflanzenwachstums. Sie hemmen das Wachstum von rudimentären Blättern und stimulieren die Genexpression zur Anlage von Blüten.

In der Praxis kann das Fruchtwachstum durch Besprühen der Pflanzen mit H_2O_2 verbessert werden. Das Besprühen von Javaapfelbäumen (Syzygium samarangense) einmal in der Woche mit 5 mmol/l H_2O_2 erzielte ein besseres Fruchtwachstum und führte zu einem Mehrertrag. Signifikant war dabei auch die Erhöhung der Photosyntheseraten, der Wasserversorgung, des Chlorophyllgehalts in Blättern, der Gesamtlöslichkeit von Feststoffen und des Gesamtzuckergehalts der Früchte. Durch Vergrößerung der Früchte erhöhte sich insgesamt die Biomasse. Die Applikation von H_2O_2 mit 20 mmol erhöhte in Javaäpfeln den Anteil von Phytonutrienten und die antioxidativen Aktivitäten.

Bei der Lagerung von Früchten können sich hohe Gehalte an H_2O_2 und Malondialdehyde ($C_3H_4O_2$) bilden (normalerweise ist H_2S ein Gegenregulator). H_2O_2 kann während der Lagerung quasi als Desinfektionsmittel genutzt werden. Golden-Delicious-Äpfel (Malus domestica) werden am besten sieben Tage vor der kommerziellen Erntezeit gepflückt, da zu diesem Zeitpunkt der H_2O_2-Wert mit steigenden Superoxiddismutase-Aktivitäten (SOD) signifikant ansteigt, also einem Höchstwert folgt, und eine Lagerung der Äpfel beeinträchtigen kann.[118]

Infektionen sind Stresszustände, und Stresszustände können den zirkadianen Rhythmus in Pflanzen verändern. Deshalb sind allgemein ROS wichtige Signalmoleküle und Regulatoren der zirkadianen Uhren in Pflanzen.[119]

Stickstoff (N) und Pflanzenwachstum

Die Bakteriensymbiose optimiert die Stickstoffproduktion

Stickstofffixierende Rhizobien sind Boden- oder sogenannte Knöllchenbakterien. Sie gehen mit Leguminosen eine direkte Symbiose ein bei einem pH-Wert des Bodens von 4 bis 7. Leguminosen sind Stickstoffsammler. Dazu gehören Sojabohnen, Erbsen, Linsen und Weide- und Futterpflanzen wie Luzerne, Hornklee, Klee, Kronwicke und Lupinen.

Die Symbiose zwischen Pflanzen und Rhizobien wird vom Menschen im Rotationsfeldfrüchteanbau genutzt. Mehrerträge bei der Ernte von Feldfrüchten, die nach Leguminosen folgten, sind seit Jahrhunderten im Rotationsfeldbau bekannt.

Leguminosen binden mithilfe von Rhizobien circa 400 Kilogramm Stickstoff (N) pro Hektar und Jahr. 50 Prozent des Stickstoffvorrats bleiben nach der Ernte von Leguminosen im Boden in Stoppeln und Wurzeln erhalten.

Circa 80 Prozent der biologischen Stickstofffixierung stammen aus symbiotischen Lebensformen, der Rest aus freilebenden und assoziativen N_2-Bindungen in der Rhizo- und Phyllosphäre. Nach Schätzungen wird der Mensch zu circa 33 Prozent mit Proteinen versorgt, die direkt aus der symbiotischen N_2-Bindung mit Leguminosen stammen.

Knöllchenbakterien bilden knollenartige Strukturen (Nodulationen) in den Wurzelzellen oder im Pflanzenstamm aus, in denen die Stickstofffixierung stattfindet. Während dieses Vorgangs werden ROS in der Leguminose gebildet, die nicht unbedingt zur Verteidigung gegen die Mikroben eingesetzt werden, sondern vielmehr als Signalmoleküle für die weitere Entwicklung einer Symbiose wirken.

Über die bereits berichteten Effekte von Wasserstoffperoxid (H_2O_2) hinaus ist es ein Signalmolekül, das in die Zellwandausbildung und in die Regulation des Infektionsschwellenwertes für den nachfolgenden Symbioseverlauf involviert ist. Sogenannte Nod-

(Nodulations-)signale beziehungsweise Nod-Faktoren seitens der Rhizobien unterdrücken die sehr früh einsetzenden Aktivitäten des ROS generierenden Systems während des Symbiosevorgangs und begünstigen somit eine passende Symbiose zwischen der Pflanze und dem Bakterium. In diesem Zusammenhang sind ein starkes antioxidatives Abwehrsystem und die Redoxhomeostasie in den Pflanzen von großer Bedeutung für einen effizienten Nodulationsmetabolismus.

Die Luft-Stickstoff-Fixierung und die Spaltung in Nitrogenasen

Die Stickstofffixierung und die Spaltung von Stickstoff (N_2) sowie die Reduktion zu Ammoniak in den Nodulationen laufen in Metall-Enzym-Komplexen ab – in sogenannten Nitrogenasen. Sie bilden Wasserstoffgas (H_2) als ein Nebenprodukt ihrer katalytischen Aktivitäten.

In einigen Symbiosen produzieren Bodenbakterien ein Hydrogenase-Aufnahme-Enzym-System (HUP, *uptake hydrogenase*), das einen Teil der Energie zurückführt, die bei der Herstellung von H_2 aufgewendet wird. Entweder wird dabei molekularer Wasserstoff (H_2) über Wurzeln freigesetzt (Hup^--Rhizobien) oder durch intrazelluläre Hydrogenasen dem Nitrogenasekomplex wieder zugeführt (Hup^+-Rhizobien). Dieser Mechanismus dient dem Elektronentransport oder der Energiegewinnung in den Mitochondrien von Bodenbakterien. Allerdings geben viele Leguminoseknollen H_2 in den Boden ab aufgrund der Abwesenheit oder geringer Aktivitäten des HUP-Systems innerhalb des Rhizobienstammes.

Unter diesen Umständen kann eine große Menge an H_2 in den Boden freigesetzt werden. Zum Beispiel können stickstofffixierende Sojabohnen während des Spitzenwachstums circa 5000 Liter H_2 pro Tag und pro Hektar produzieren. Das entspricht einem Energieäquivalent von 5 bis 6 Prozent des Nettophotosynthesegewinns einer einzelnen Pflanze an einem einzigen Tag.[120] Vermutlich ist die Stickstofffixierung mit dem Beiprodukt H_2 nur deshalb angelegt worden, damit Bodenbakterien an die wichtige Energiequelle H_2 herankommen.

Mobile Wasserstoff- und Elektronenquellen im Boden

Kommen wir nach der Bakteriensymbiose für den Stickstoff noch einmal auf den Wasserstoff zurück. Hydrogenasen als Metall-Enzym-Komplexe in Bakterien haben zwei wichtige Funktionen: Sie sind Wasserstoffträger und Elektronenquelle. Ihre Aufgabe ist die Spaltung von molekularem Wasserstoff (H_2). Hydrogenasen sind membrangebundene oder frei bewegliche Enzyme, die Elektronen zusammen mit Wasserstoff transferieren. Viele anaerobe und aerobe Bakterienarten im Boden besitzen Hydrogenasen oder die Genomsequenzen dazu.

Die ältesten bekannten Hydrogenasen entwickelten sich vor 3,8 Milliarden Jahren (Nickel-Eisen-Hydrogenasen). Damit haben Bodenbakterien einen effektiven Weg gefunden, um molekularen Wasserstoff bei angemessener Temperatur und bei angemessenem pH-Wert zu aktivieren und daraus atomaren Wasserstoff herzustellen. Der reversible Prozess ist ebenso möglich.

Hydrogenasen katalysieren also im mikrobiellen Stoffwechsel die oxidative Spaltung von H_2 in zwei einzelne Wasserstoffatome oder auch in einzelne Wasserstoffionen. Während die Atome immer jeweils aus einem Proton und einem Elektron bestehen, haben die Wasserstoffionen entweder nur ein Proton ohne Elektron (H^+), oder sie haben zusätzlich zum Proton zwei Elektronen (H^-):

$$\mathbf{H_2 \leftrightarrow H^+ + H^-}$$

Forscher der Ruhr-Universität Bochum und der Freien Universität Berlin konnten in ihren Versuchen den instabilen Zustand des Hydridions während der Wasserstoffspaltung sichtbar machen. In diesem Prozess stellt sich ein chemisches Gleichgewicht in stabilen Konzentrationen zwischen den beteiligten Reaktionspartnern ein – also zwischen Protonen, Hydridionen und Wasserstoffmolekülen.[121]

Das Metallion (Eisen) im Metall-Enzym-Komplex liefert zusätzliche Elektronen, die über ein Netz von Aminosäuren zu den Metallatomen im katalytischen Zentrum transportiert und auf Wasserstoff H übertragen werden. Dabei entstehen Wasserstoffanionen (H^-).

Woher die Protonen stammen, ist wissenschaftlich noch nicht eindeutig geklärt. Eventuell stammen sie aus dem Wasser, das die Hydrogenasen umgibt. Gleichzeitig wird in aerob lebenden Bodenbakterien im katalytischen Zentrum des Metall-Enzym-Komplexes der proteinoxidierende Sauerstoff durch Reduktionen in Wasser umgewandelt.

Die Enzyme können bis zu 10 000 Wasserstoffmoleküle pro Sekunde umsetzen. Die Elektronen der Hydridionen werden in die Elektronentransportkette der Cytoplasmamembran eingeschleust und dienen dort zur Aufrechterhaltung eines Protonengradienten für die ATP-Bildung. Das in den Hydrogenasen gebildete Wasserstoffion H^+ geht dabei in Lösung und wandert mithilfe der ATP-Pumpe zur Außenmembran.

Die Bildung von pflanzlichen Hydrogenasen für einen Metabolismus von H_2 ist wissenschaftlich noch umstritten. Wenige Studien wurden bisher dazu durchgeführt.

Die Bedeutung der Wasserstoffbildung im Pflanzen-Boden-Ökosystem

Nach Schätzungen liegt die mikrobielle Wasserstoffproduktion bei circa 150 Millionen Tonnen pro Jahr.[122] Trotz der hohen H_2-Konzentrationen, die in der Rhizosphäre der Leguminosen vorkommen, entweicht nur ein sehr geringer Anteil in die Atmosphäre, dies aufgrund der im Boden gedeihenden H_2-oxidierenden Bakterien. Diese Mikroorganismen sind auch verantwortlich für etwa

80 Prozent (von 60 Teragramm H_2 pro Jahr) der globalen Verluste dieses Spurengases aus der Atmosphäre.

Die Freisetzung von Wasserstoff in Böden ist von Vorteil für eine Erhöhung der organischen Kohlenstoffbindungen im Boden (durch bakterielle Oxidation von H_2), dies besonders in der Rhizosphäre und für das Wachstum von wasserstoffoxidierenden Bakterien, die für ein gesundes Pflanzenwachstum von Vorteil sind. Das führt auch zu Veränderungen der mikrobiellen Populationsstruktur im Boden.

Bakterien mit pflanzenwachstumsfördernden Eigenschaften, wie zum Beispiel die Hemmung der Ethylenbiosynthese in der Wirtspflanze, was zu Wurzelverlängerung und erhöhtem Pflanzenwachstum führt, können als Biodünger besonders wertvoll sein.

Es wird angenommen, dass die Hydrogenasen neben Energiebildnern auch als O_2-Fänger wirken. Berechnungen zufolge werden von den Bodenbakterien mit Hydrogenasen zur Reduzierung der O_2-Konzentrationen circa 60 Prozent der Elektronen von H_2 für eine Reduktion von O_2 zu H_2O verbraucht und circa 40 Prozent zur Reduktion von CO_2.[123]

Die Wasserstoffaufnahme via Hydrogenasen von lebenden Zellen im Boden ist abhängig von Bodentyp, Bodentemperatur, Bodenfeuchte, pH-Wert (6 bis 7), Licht, organischem Kohlenstoff- und Sauerstoffgehalt.

Feldversuche in Kanada mit Leguminosen zeigten einen Anstieg der N_2O-Produktion in den Nodulen und damit verbunden eine erhöhte Anzahl des Enzyms Nitritreduktase. Auch der signifikante Anstieg von RubisCo-Genen (CO_2-Fixierung) im Boden deutete auf eine rege bakterielle Aktivität hin. Die H_2-Begasung veränderte die bakterielle Populationsstruktur im Boden positiv.

Feldversuche in Australien zeigten, dass künstlich in Böden eingeführtes H_2-Gas die Wachstumsrate von H_2-oxidierenden Bakterienstämmen und von Springschwänzen erhöhte; infolgedessen wurde die Bodenstruktur durch eine höhere Wachstumsrate von Nematoden und Regenwürmern verbessert. Diese Faktoren können ein Wachstum von Kulturpflanzen begünstigen.

H_2-oxidierende Bakterien förderten das Pflanzenwachstum durch Mehrbildung von Stockaustrieben und durch eine Ertragssteigerung von Sommerweizen und Gerste, während die Anzahl der Triebe von Gerste und Sommerweizen sich um 35 bis 40 Prozent erhöhten. Der pH-Wert im Boden stieg durch die H_2-Behandlung um 0,1 Einheiten an. Weitere Studien zeigten, dass wasserstoffbehandelter Boden das Wachstum von nichtnodulierten Sojabohnen, Gerste und Canola um 10 bis 20 Prozent und das von Sommerweizen um 20 bis 30 Prozent erhöhte.

Zusammenfassend ist zu schlussfolgern, dass einige endophytische Bakterien nicht nur auf das Nitrogenasebeiprodukt H_2 angewiesen sind, sondern auch H_2 aus der Atmosphäre nutzen können. Diese Aussage ist durchaus von großer Bedeutung. Denn sie zeigt, dass der H_2-Metabolismus neben den mit Leguminosen assoziierten Ökosystemen auch die pflanzenbasierten Ökosysteme bildet. Damit ist der pflanzenassoziierte H_2-Metabolismus für die Physiologie und Ökologie endophytischer Bakterien, ihres Wirts und der Rhizosphäre entscheidend wichtig.[124]

Regenwürmer als mobile H_2-Quellen

Regenwürmer ernähren sich von abgestorbenem organischem Material (Laub, Streu) und von Mikroorganismen sowie Pilzen und nehmen dabei Bodenminerale auf. Pflanzenwurzeln wachsen bevorzugt in ausgekleidete Gänge von Regenwürmern, da hier in den von Würmern abgesetzten Kotkrümeln verstoffwechselte Nährstoffe wie Stickstoff, Phosphor, Kalium und Calcium zu finden sind. In der Umgebung von Regenwurmkanälen, die etwa 15 Prozent des Bodenvolumens umfassen, können bis zu circa 40 Prozent aerobe, stickstofffixierende Bakterien gefunden werden.

Der Regenwurm nimmt mit seiner Nahrung zusätzlich auch anaerobe Bakterien auf. Die Mikrobiota des Regenwurmverdauungstraktes besteht deshalb vor allem aus Nitrat- oder Nitritreduzierer, Denitrifikanten oder Gärern. Im Verdauungstrakt von Regenwürmern finden sie ideale Bedingungen: Sauerstoffarmut, einen neutralen pH-Wert, einen hohen Wassergehalt und eine hohe Konzentration an organischen Verbindungen. Die organischen Verbindungen werden von den anaeroben Bakterien über Redoxprozesse umgesetzt.

Im Darm des Regenwurms ist sehr wahrscheinlich Formiat (eine organische Säure) aufgrund von besseren kinetischen Eigenschaften ein bevorzugter Elektronenträger in wässrigen Systemen mit weiten Diffusionsstrecken. Wasserstoff dominiert dagegen in dichten Bakterienaggregaten mit kürzeren Strecken. Wahrscheinlicher ist aber, dass Wasserstoff und Formiat oft gegeneinander austauschbar sind und gleichzeitig als Elektronenträger genutzt werden.

Die Substratkettenphosphorylierung liefert für die Redoxprozesse die lebensnotwendige Energie in Form von ATP, in dem die Energie von instabilen Zwischenprodukten der Gärung über Phosphorsäure-Anhydrid-Bindungen zwischen Phosphatresten und ADP konserviert wird.

Die Gärungsprodukte werden ausgeschieden und von anderen Gärern innerhalb einer Fermentation als Substrate genutzt. Typische Gärungsprodukte sind Kohlendioxid (CO_2) und molekularer Wasserstoff (H_2). Möglicherweise wird H_2 in den Hydrogenasen einiger Bakteriengruppen fakultativ aerob und anaerob gebildet.

Bedeutende Denitrifikanten (Nitratreduktion: Nitrat wird enzymatisch in Nitrit zu Stickstoff [N_2] umgewandelt) im Verdauungstrakt von Regenwürmern sind luftstickstofffixierende und H_2 freisetzende Rhizobien.

Die Redoxpotenziale im Verdauungstrakt unterscheiden sich je nach Art: –200 bis +390 mV. Das durchschnittlich niedrigste Redoxpotenzial und die höchsten H_2-Konzentrationen sind im Vorderdarm des Regenwurms.

Insgesamt zeigt die Anwesenheit von anorganischen Elektronenakzeptoren im Verdauungstrakt, dass H_2 nicht nur vom Regenwurm emittiert, sondern auch von ihm verbraucht wird. Neben H_2 werden noch N_2 und Distickstoffoxid (N_2O) vom Regenwurm emittiert.

Hier ein paar Zahlen für H_2-Emissionen von Regenwürmern:

Lebende Lumbricidae terrestris emittieren circa 6 nmol H_2-Gas pro Stunde. Bei 2000 Individuen dieser Art (mit einem durchschnittlichen Wurm-Frischgewicht von 2 Gramm) wird 600 µmol H_2 pro Quadratmeter Boden und Tag emittiert. Dieser Wert ist um das Siebenfache höher als die täglichen N_2O-Emissionen eines Quadratmeters Wiesenboden. Der Verlust an Reduktionsäquivalenten ist für den Regenwurm energetisch gering. Denn Schätzwerten zufolge ist die vorhandene Menge an Reduktionsäquivalenten für die Respiration 630-mal höher als die Emissionen. Nach der Biologin Pia K. Wüst können Regenwürmer demnach als eine bedeutende mobile Elektronenquelle in Form von emittierten H_2-Wasserstoffmolekülen für Mikroorganismen in belüfteten Böden sein![125]

FAZIT: Dieses Kapitel zeigte, dass es etablierte und theoretische Ansätze zum Wasser gibt, die die Ansichten und Theorien innerhalb einer klassischen Naturwissenschaft bezüglich Pflanzen und ihrer Umgebung plausibel ergänzen können. In den letzten Jahren wurde festgestellt, dass Pflanzen über elektrische Signale in Wechselwirkung mit ihrer Außenwelt kommunizieren, zum Beispiel zum Anlocken von Insekten für die Bestäubung oder Verteidigung. Auch die Entdeckung von kohärenten elektrischen Signalen an Wurzelspitzen, deren Zweck noch ungeklärt ist, gehört in die Rubrik neuer erstaunlicher Phänomene. Diese Kommunikationswege von Pflanzen sind schneller als die Produktion und Weiterleitung von chemischen Botenstoffen, die aber oft eine Folge dieser elektrischen Signale sein können. Darüber hinaus kann die Quantenkohärenz über elektrische Ladungsverteilung weitere Phänomene erklären. Dabei ist Wasser beziehungsweise sind Wasserstrukturen, unter anderem eingeschlossen in der Nanomaterie, ein Energiespeicher und Vermittler physikalischer Signale, also somit Informationsleiter in und zwischen lebenden Organismen.

6. Wasser des Bewusstseins und der Seele

»Der eine trinkt Wein, der andere Wasser –
es kann nicht sein, dass beide das Gleiche denken.«

DEMOSTHENES

Hinweise für ein Wassergedächtnis

Wir wissen, dass durchschnittlich 70 Prozent unseres Massevolumens aus Wasser besteht, aber 99 Prozent aller Moleküle in unserem Körper Wassermoleküle sind. Das bedeutet, dass nur eins von hundert Molekülen kein Wassermolekül ist. Wenn die Wassermoleküle also besondere Eigenschaften aufweisen, dann betrifft uns das in ganz mächtiger Weise.

Die 40 bis 50 Liter Wasser in unserem Körper sind weitgehend kolloidal gebunden. Aber es gibt auch zahlreiche Wassermoleküle, die leicht freigesetzt werden können: im Blut circa 3 Liter und in der Lymphe 1 Liter. 2 Liter sind es im Muskelgewebe und erstaunliche 3,8 Liter im Fettgewebe; und das Skelett enthält circa 2,4 Liter nicht fest eingebundener Wassermoleküle.

Überraschenderweise besteht Nervengewebe zu 84 Prozent aus Wasser, hat also einen vergleichsweise hohen Wassergehalt. Und unser Gehirn enthält mehrere Kammern gefüllt mit Wasser. Hat dieser hohe Wassergehalt etwas mit den Fähigkeiten zu tun, die wir beim Menschen »Gedächtnis« und »Erinnerung« nennen? Und kann dieses Gedächtnis bis auf die Wassereigenschaften heruntergebrochen werden? Wenn also ein Wassergedächtnis nachgewiesen werden kann, hat dann unser menschliches Gedächtnis damit etwas zu tun? Das sind spannende Themenbereiche, aber leider existiert kaum relevante Forschung dazu. Die wenigen Ergebnisse aus Experimenten sind gleichsam Indizien, die wir im Folgenden für ein halbwegs stimmiges Gesamtbild zusammensuchen.

Am bekanntesten ist hier wohl der französische Immunologe Jacques Benveniste (1935–2004), der sich internationale Reputation als Spezialist für Allergien und Entzündungen erworben hat. Er stellte schon 1988 fest, dass Wasser ein »Gedächtnis« haben müsse, da es die Informationen von Molekülen speichern könne, mit denen es einmal Kontakt hatte. Deshalb sind höchste Verdünnungen von Antikörpern in Wasser noch fähig, eine Degranulation von basophilen Granulozyten auszulösen.[1]

Basophile Granulozyten sind eine Population von weißen Blutkörperchen (Leukozyten) im Blut. Sie besitzen intrazelluläre Granula, die unter anderem Serotonin, Histamin, aber auch Heparin enthalten. Bei der Degranulation werden diese Stoffe freigesetzt, was leicht messbar ist.

Die Versuchsergebnisse von Benveniste zum Nachweis eines Wassergedächtnisses wurden in der wissenschaftlichen Zeitschrift *Nature* veröffentlicht. Derartige Zeitschriften haben ein strenges »Peer-Review«-Verfahren, was bedeutet, dass die Artikel von anderen Wissenschaftlern beurteilt werden, bevor sie in die Öffentlichkeit gelangen. Die für Benvenistes Artikel verantwortlichen Referenten hatten keine Einwände, alles war wissenschaftlich sauber. Zwei Wochen nach dem Erscheinen aber bekam Benveniste Besuch in seinem Labor von drei wichtigen Personen: John Maddox, James Randi und Walter Stewart. Sie wurden von *Nature* beauftragt, fünf Tage lang die Tätigkeit des Teams zu überwachen. Zwei Wiederholungsversuche wurden durchgeführt, die aber nicht exakt den vorherigen Versuchen entsprachen; sie verliefen negativ. Maddox als Herausgeber von *Nature* stellte danach fest, dass die publizierten Ergebnisse des Teams nicht reproduzierbar seien und deshalb offensichtlich falsch wären.[2]

Ab diesem Moment wurde Benveniste als Teamleiter mit unwürdigen Methoden intensiv bekämpft. Der Teaminsider Michel Schiff zeigte Ergebnisse von 200 Experimenten aus der Vergangenheit, mehr als die Hälfte davon als »Doppelblindversuche« angelegt, die alle die publizierte Aussage unterstützten; sie wurden verworfen. Benveniste antwortete auf die Verdächtigungen mit Ärger – er sprach von Inquisition –, da es um seine wissenschaftliche Reputation ging.[3] Es half nichts. Der Nobelpreisträger Georges Charpak (1924–2010) entdeckte angeblich Unregelmäßigkeiten, und Benveniste wurde daraufhin des Betrugs verdächtigt. Wir haben Benveniste persönlich kennengelernt; er ist eine Persönlichkeit, der ein Betrug kaum zuzutrauen ist. Bis zu seinem Tod trug er schwer an den Verdächtigungen, obwohl seine Versuchsergebnisse zwischenzeitlich erneut bestätigt wurden.

Die originalen Basophilen-Versuche wurden von mehreren Laboren wiederholt. Wichtig ist dabei eine Multicenter-Studie, die von vier unabhängigen Laboratorien in Frankreich, England, Italien und Holland durchgeführt wurde. Es ging wieder um die Frage, ob Wasser ein Gedächtnis habe und auch dann noch Informationen ausgesendet werden, wenn der materielle Informationsgeber nicht mehr nachweisbar, also messtechnisch vollständig verschwunden ist. Alle möglichen Fehlerquellen wurden beseitigt und die Versuche im Doppelblindverfahren durchgeführt. Als signifikantes Ergebnis ergab sich, dass eine Substanz im Wasser, auch nach Verdünnungen bis zur weitgehenden chemischen Auslöschung, noch immer eine ähnliche Wirkung ausübte wie die ursprünglich konzentrierte Form. Konkret: Höchst verdünntes Histamin hemmt immer noch die Basophilendegranulation.[4]

Diese aufwendigen Wiederholungsversuche standen unter der koordinierenden Leitung von Marcel Roberfroid, Professor der Universität Louvain, Brüssel, und unter maßgeblicher Zuarbeitung der Biochemikerin Madeleine Ennis, Professorin der Queen's University Belfast. Hier wurden alle Daten gesammelt, alle Verdünnungen codiert, alle statistischen Auswertungen vorgenommen, aber keine dieser Personen war am Experiment beteiligt.

Andere Zentren kamen zu prinzipiell gleichen Aussagen über das Gedächtnis von Wasser: Kurt Wüthrich ist Professor im Institut für Molekularbiologie und Biophysik Zürich und Nobelpreisträger 2002 in Chemie. Er führt das Kurt Wüthrich Laboratory at TSRI, Department of Molecular Biology, The Scripps Research Institute in La Jolla, in Kalifornien. Er zeigte, wie Umwelteinflüsse prägende Spuren im Wasser hinterlassen: Wasser zeichnet alles auf, was drum herum passiert und mit ihm in Berührung kommt. Vladimir Voeikov ist Professor und stellvertretender Vorsitzender des Lehrstuhls für Bioorganische Chemie, Biologische Fakultät der Lomonosov Moscow State University. Wir haben ihn schon mehrfach zitiert; er sagt, alles, was in Kontakt mit Wasser komme, hinterlasse einen Abdruck, ohne die chemische Zusammensetzung zu verändern. Eshel Ben-Jacob ist Professor in der School of Physics and Astronomy an der Universität Tel Aviv. Er meint in seinen Experimenten nachgewiesen zu haben, dass es möglich ist, Informationen im Wasser zu speichern, die sich als Gedächtnis äußern.

Wenn von einem Wassergedächtnis die Rede ist, sträuben sich den Skeptikern die Haare, und sie bekämpfen polemisch diesen Fakt. Dabei ist ein Gedächtnis außerhalb des Gehirns überhaupt keine Seltenheit. Nehmen wir zur Verdeutlichung mal ein Beispiel, das vielen geläufig ist: Wasser aus einem nuklearen Abklingbecken hat die gleiche chemische Formel wie reines Wasser aus jeder anderen Quelle. Aber das radioaktiv kontaminierte Wasser ist auch nach Jahrhunderten noch gesundheitsschädlich. Vielleicht für immer, denn auch hier wirkt ein Gedächtnis für Information, die energetisch das Wasser unentwegt verändert.

Das Gedächtnis bei Impfungen wird allgemein akzeptiert. Wenn also weitgehend abgestorbene Viren in den Organismus gebracht werden, geben sie Informationen an das Immunsystem. Das Gedächtnis des Immunsystems bewirkt dann, dass Antikörper gegen die vermeintliche Infektion gebildet werden.

Die Immunsystemexperimente des Montagnier-Teams gleichen denen des Benveniste-Teams, und ihre Resultate sind ebenfalls prinzipiell ähnlich. Sie haben aber wegen des Namens Montagnier eine besondere Bedeutung erlangt: Luc Antoine Montagnier war Leiter der virologischen Abteilung und ist heute Professor emeritus des Pasteur Institute, Paris. Außerdem hatte er eine Professur an der Shanghai Jiaotong University. Er bekam 2008 den Nobelpreis für Physiologie und Medizin (zusammen mit Françoise Barré-Sinoussi) für die Entdeckung und Isolierung des HIV-Virus.

Anlässlich einer internationalen Konferenz in Lindau (traditionelles Nobelpreisträgertreffen) im Juli 2010 stellte Montagnier Experimente vor, die im Prinzip dem vermeintlichen Mechanismus der Homöopathie gleichen. Gleichzeitig ging es um eine neue Methode zum Nachweis von Virusinfektionen. Sein Team bestand aus Biologen, Physikern und Medizinern. Sie fanden heraus, dass die DNA pathogener Bakterien und Viren einschließlich HIV, die mit ihrem Mycoplasma Lymphozyten infizieren und sich an der Oberfläche von Lymphozyten vermehren, in der Lage sind, niederfrequente Radiowellen von 300 bis 5000 Hertz auszusenden. Zur Detektion dieser elektromagnetischen Schwingungen verwendete er die gleiche Spulenmethode wie das Benveniste-Team.

Die elektromagnetischen Signale werden von den Bakterien und Viren zur Interkommunikation verwendet und übertragen die Signaltätigkeit auf ihre Opfer. So sendet dann auch infiziertes Plasma von Menschen elektromagnetische Schwingungen in diesem Frequenzbereich aus. Isoliert man die DNA, kann man sie als Urheber der elektromagnetischen Sendertätigkeit erkennen. Sogar ein einzelnes isoliertes Gen, das die Andocksubstanz mit Namen »Adhesin« produziert, ist in der Lage, entsprechende Signale zu generieren. Das ist auch der Fall, wenn es in zwei Fragmente getrennt wird. Jedes dieser isolierten Fragmente wird dann zu einem Sender der Signale, was bedeutet, dass kurze DNA-Sequenzen bereits senden können. Einige Bakterien, wie Lactobazillus und andere probiotische Bakterien, senden interessanterweise niemals derartige Signale aus.

Die Versuche wurden auf exogene Retro-Viren (RNA-Viren) ausgedehnt, einschließlich HIV, Influenza-Virus A und Hepatitis-Virus. Alle diese Viren erzeugen demnach ähnliche elektromagnetische Schwingungen. Es gibt nun laut Montagnier wichtige Voraussetzungen zur Signalerzeugung seitens der pathogenen Organismen und ihrer Umgebung:[5]

- Die Erzeugung der Signale ist abhängig von der Viren- (HIV) und Bakterienart (Mycoplasma pirum, Escherichia coli, Streptococcus B, Staphylococcus aureus, Pseudomonas aeroginosa, Proteus mirabilis, Bacillus subtilis, Salmonella, Clostridium perfringens) und ihrer Filtrationsgröße. Nur Bakterien mit einer Filtrationsgröße von 20 bis 100 Nanometern erzeugen bei verschiedenen Verdünnungen Signale. Manche, wie Mycoplasma pirum, zeigen bei 20-Nanometer-Filtrierung keine Signale, sondern erst bei größeren Filtrationsdimensionen. Werden die Bakterien ungefiltert verwendet, ergeben sich generell keine Signale. Die untersuchten Viren dagegen zeigen bei kleineren Filtrationsgrößen um 20 Nanometer die beste Signalqualität.
- Interessanterweise sind die Signalübertragungen nicht linear mit der Menge der Bakterien verbunden. In Suspensionen mit Mengen von 10^9 Zellen pro Milliliter oder auch nur 10 ergaben sich nahezu identische Signale. Hier liegt ein Alles-oder-nichts-Phänomen zugrunde. Sogar dann, wenn die Bakterien mit Formaldehyd abgetötet waren, aber die Gene noch arbeiteten, ergaben sich Signale, was auf die Herkunft des Senders schließen lässt.
- Die Signale sind lediglich in hochverdünnten Wasserlösungen von 10^{-5} bis 10^{-18} zu finden. (Die Verdünnungsangabe von 1 ppm bedeutet $1/1000\,000 = 10^{-6}$, was bedeutet 1 Teil in 1 Million Wasserteilen. Hier wären 10^{-5} also 10 Teile einer Substanz in 1 Million Wasserteilen.) Niedrigere Verdünnungen zeigen nur Hintergrundrauschen; höhere Verdünnungen bis zu 10^{-38} sind ebenfalls ohne Signale.
- Wenn eine niedrige Verdünnung (zum Beispiel 10^{-3}), die kein Signal zeigt, mit einer höheren Verdünnung (10^{-8}), die ein positives Signal zeigt, vermischt wird, verstummt das Signal. Laut Montagnier zeigt das System somit eine Selbstinhibierung eventuell durch Interferenz. Umgekehrt kann das positive »laute« Signal in eine »stumme« Kultur nach erhöhter Verdünnung übertragen werden, indem die zwei Plastikgefäße – eins

»stumm«, das andere »laut« – nebeneinandergestellt werden. Wird Mu-Metall (eine weichmagnetische Nickel-Eisen-Legierung) zwischen die Gefäße gestellt, bleibt die Übertragung aus, was ziemlich deutlich auf elektromagnetische Signale hindeutet. Die Übertragung gelingt nur, wenn in den Gefäßen die gleiche Spezies vorhanden ist. Das heißt, zum Beispiel Staphylococcus kann nicht mit Streptococcus oder Escherichia coli »reden«. Das aber bedeutet, die Signale sind speziescodiert und haben möglicherweise noch eine andere spezieseigene Übertragungsenergie als die messbare elektromagnetische.

- Das Wasser als Lösungsmittel muss zwischen jeder Verdünnung mechanisch in Form von 15 Sekunden langem Schütteln mit Vortexbildung durch einen entsprechend arbeitenden Apparat belastet werden. Dieser Punkt wurde als kritisch für die Signalbildung gefunden. Das heißt, bleibt das Schütteln aus, werden nicht ausreichend Signale gebildet.
- Die Signalaussendung ist innerhalb der Kultur resistent gegenüber Enzymen wie RNAse, DNAse, Protease und gegenüber Lysozym. Wird die DNA dagegen isoliert und dann mit DNAse behandelt, verstummt das Signal. Alle Kulturen sind empfindlich gegenüber Hitze über 70 °C und Kälte von –20 bis –60 °C. Nach dreißig Minuten Dauer Hitze und einer Stunde Kälte waren die Signale irreversibel verschwunden.
- Die Resultate waren unabhängig von dem Ort, an dem die Experimente stattfanden (Paris, Montreal, Yaoundé [Kamerun]). In Städten war das Hintergrundrauschen sehr viel höher. Die Signale aber blieben.
- Zusätzlich einwirkende elektromagnetische Signale aus der Umgebung ab Frequenzen von 7 Hertz und in den Bereichen ULF *(ultra low frequency)*, ELF *(extremely low frequency)* und VLF *(very low frequency)* wirken anregend und sind essenziell für das Phänomen. In der Kontrollprobe wurden diese Frequenzen durch Mu-Metall-Absorption abgeschirmt. Die notwendigen Frequenzfelder kommen entweder aus der natürlichen Umgebung als Eigenresonanz zwischen Erdoberfläche

und Ionosphäre (Schumann-Resonanz). Oder sie kommen von der Körpermikrovibration des Menschen, von der Gehirnwellenaktivität oder von technischer Erzeugung wie beim Smartphone. Das gesamte Phänomen der Signalproduktion und der Umgebungseinwirkung unterliegt einem Resonanzeffekt.

Eine Einwirkung der 7,83 Hertz als mittlere Frequenz der Schumann-Resonanz erscheint uns besonders erstaunlich, da jede Energie einer Sinuswelle nur durch Antennen aufgenommen werden kann, die eine bestimmte Größe entsprechend der Wellenlänge der Schwingung (Lambda [λ]) haben müssen, meistens ist das Lambda-Viertel oder Lambda-Halbe. Nehmen wir als Beispiel 10-Hertz-Frequenzen; sie entsprechen einer Wellenlänge von 29 979 245,8 Metern (in Luft), und da die Absorption der Schwingung immer auf Antennen von Lambda-Viertel angewiesen ist, dies aber bei einem Menschen mit einer Größe von maximal 2 Metern nicht passt, kann die Energie der Sinusschwingung nicht aufgenommen werden. Wenn wir jetzt noch Bakterien betrachten, ist die Aufnahme der Energie aus der Schumann-Resonanz ausgeschlossen. Hier muss ein anderer Mechanismus zugrunde liegen. Etwas anderes sind natürlich Impulse, die sehr viel höhere Frequenzinhalte und somit kürzere Wellenlängen haben.

Andererseits hatten wir bereits berichtet, dass in Versuchen vor allem Magnetfelder mit der Resonanzfrequenz des Raumes zwischen Erdoberfläche und Ionosphäre von 7,0 und 8,4 Hertz (Schumann-Resonanz) eine Anregung von hexameren beziehungsweise pentameren hydromolekularen Clustern ergaben.[6] Allerdings gehen elektromagnetische Energien Verbindungen mit der schwachen Kraft ein, was in der Physik als Verbindung mit elektroschwacher Kraft genannt wird. Die schwache Kraft entsteht aus einer Energie, die Spins von Elementarteilchen beeinflusst, auch von Elektronen. Damit können ebenso Verbindungen zwischen Molekülen beeinflusst werden. Dieser Punkt muss in zukünftigen Experimenten unter Einbeziehung der Zyklotronresonanz noch genauer angesehen werden.

Dass Wasserstrukturen in dem ganzen Phänomen involviert sind, zeigten Versuche mit Lithium-Kationen. Lithium ist dafür bekannt, bevorzugt Wasserstoffbindungen des Wassers zu beeinflussen. Tatsächlich konnte durch Lithiumzugabe die Signalintensität der Pathogene innerhalb der Verdünnungen verringert werden.

Die Wissenschaftler gehen davon aus, dass die von den Genen der Pathogene ausgehenden Signale resonanzartig von den Wasserstrukturen aufgenommen und verstärkt werden und dadurch eine neue Ordnung in der Struktur des Wassers auftaucht. Diese geordneten Wassermoleküle senden dann ihrerseits wiederum Radiowellen aus. So weit ist die Beschreibung noch leicht nachvollziehbar.

Aber dann kamen Ausführungen, die das wissenschaftliche Establishment schwer schockierten: Das Wasser behielt diese Eigenschaften bis zu 48 Stunden auch dann bei, wenn die Originallösung bis zu dem Punkt verdünnt wurde, an dem die ursprünglichen Pathogene mit ihrer DNA tatsächlich verschwunden waren. Montagnier behauptete als Erklärung, die DNA induziere stabil bleibende Nanostrukturen im Wasser, die dann die »Erinnerung« an Stoffe speichern, mit denen es in Kontakt gewesen sei. Er meint, seine Idee sei deshalb wichtig, weil die Mediziner die nachfolgenden Wasseremissionen verwenden können, um Krankheiten zu erkennen. Denn die DNA aus dem Plasma von an Alzheimer, Parkinson, Multipler Sklerose und rheumatischer Arthritis erkrankter Menschen ergeben ähnliche elektromagnetische Signale. Daraus schloss das Team um Montagnier, dass diese Erkrankungen mit Pathogeninfektionen zu tun haben.

Nun staunte das wissenschaftliche Establishment, denn wieder einmal ergaben sich Resultate, die »überhaupt nicht sein können«. Wasser behält Informationen und erzeugt damit Wirkungen, die über längere Dauer anhalten.

Auch einige weitere Wirkparameter wurden bekannt: In Experimenten, die teilweise in den Arbeitsgruppen von Jacques Benveniste, Luc Antoine Montagnier, Elisabeth Davenas und im Umkreis von Michel Schiff, Mitglied der staatlichen Forschungsorganisation Frankreichs CNRS, durchgeführt wurden, ergab sich:

Eine erhöhte Wärmezufuhr (70 °C) beseitigt die Gedächtniseffekte hochverdünnter Lösungen. Niederfrequente magnetische Wechselfelder löschen im Blindversuch das Gedächtnis der Verdünnungen. (Sollte dieses Ergebnis von Bestand sein, bedeutet es, dass der sogenannte Elektrosmog und die sogenannte Magnetfeldtherapie die Information von Wasser und von Homöopathika löschen können.)

Der Wirksamkeitsfaktor kann von einer das Gefäß umschließenden Spule aufgenommen, über einen Verstärker für elektromagnetische Schwingungen (einem Niederfrequenzverstärker mit sehr hohem Verstärkungsfaktor) zu einer identischen Spule geleitet und dort eine vorher unwirksame Verdünnung mit der postulierten Information beaufschlagt werden, sodass die Verdünnung nun Wirksamkeit zeigt. Benveniste war deshalb davon überzeugt, dass das Wassergedächtnis mit elektromagnetischen Größen zu tun hat. Bestätigung erlangte diese Hypothese dadurch, dass die Übertragung der Information unterbrochen wurde, wenn die Glasbehälter mit einer Legierung ummantelt wurden, die magnetische Felder abschirmt.

Inzwischen wird in wissenschaftlichen Kreisen von dem »Magnetic Memory« des Wassers gesprochen. Die Produktion von freien Radikalen und anderen oxygenen Spezies wie Ozon und Wasserstoffperoxid scheinen für einige der beobachteten Effekte nach der Behandlung von Wasser mit elektromagnetischen Feldern verantwortlich zu sein.[7]

S. Ozeki et al. fanden 1996 mithilfe der Elektron-Spin-Resonanz-(ESR-)Spektroskopie heraus, dass an der Berührungsfläche von Wasser mit hydrophilem und hydrophobem Material, zum Beispiel Silizium, langlebige paramagnetische Substanzen gebildet werden. Das konnte mithilfe der SQUID-Methode (*superconducting quantum interference device*, supraleitende Quanteninterferenzeinheit) elegant bestätigt werden. Der Zustand entsteht wahrscheinlich durch gekäfigten atomaren Wasserstoff in dieser Interzone.[8] Es war bereits bekannt, dass gekäfigter Wasserstoff innerhalb von Silizium sehr stabil und langlebig ist.[9]

Bei wasserbenetzten hydrophoben Oberflächen ist der Einfluss von Magnetfeldern besonders stark. Der Hauptrezeptor für die Energie elektromagnetischer Felder oder magnetischer Felder ist das Gas-Wasser-Interface. Gas ist im Wasser immer in Form kleinster Nanobläschen vorhanden, dadurch entstehen große sensible Oberflächen.[10] Sie können sogar durch elektromagnetische und magnetische Felder neu produziert werden. Der Effekt auf die Gas-Flüssig-Grenzfläche modifiziert die Clustergröße und hat Auswirkungen auf Oxidation, Reduktion und Löslichkeit.

K. Higashitani et al. stellten in mehreren Veröffentlichungen fest, dass Calcium- und Carbonationen stärker hydratisiert werden, deshalb bewirkt Kohlendioxid als Gas auch eine verstärkte CD-Bildung. Alle diese Effekte scheinen den »Magnetic-Memory«-Effekt von Wasser zu beeinflussen. So konnte auch festgestellt werden, dass magnetisch behandeltes Wasser noch für acht bis zehn Stunden lang nach der Behandlung eine intensive Fluoreszenzstrahlung aufwies, die so vorher nicht existierte. Ebenso war die elektrophoretische Mobilität und kolloide Stabilität der Partikel nach der Magnetbehandlung für lange Zeit verändert.[11] Auch die Arbeitsgruppe um E. E. Fresenko konnte durch Experimente nachweisen, dass der primäre Rezeptor für elektromagnetische Einflüsse das Wasser in der Zelle ist und die Gas-Flüssigkeits-Grenzen hochsensibel auf schwache Felder reagieren.[12]

Wenn das Fresenko-Team Wasser schnellen Gleichspannungsimpulsen aussetzte, war das Abklingverhalten des Wassers noch Stunden nach der Behandlung messbar. Auch sie machten das gelöste Gas im Wasser für die Memoryeffekte verantwortlich. Ein derartig behandeltes Wasser hat immer das Pflanzenwachstum angeregt, was wir im Kapitel 5 von Florian Warnke genauer erfahren haben. Unsere eigene Forschung zeigte, dass elektromagnetische und magnetische Felder die Synthese von Stickstoffmonoxid-(NO-) Gas stark erhöhen.[13] Dieses Ergebnis wurde inzwischen weltweit bestätigt. NO ist ein paramagnetisches Gas, das eine wichtige Rolle in der Physiologie und Pathologie sämtlicher Lebewesen spielt. Auch dieses Gas fördert CDs im Wasser.[14]

Der russische Forscher Stanislaw Senin hat gemeinsam mit B.

Polanwer (USA) im Jahre 1999 im Staatlich-Wissenschaftlichen Forschungsinstitut für Genetik in Moskau eine Forschungsarbeit zum Informationssystem Wasser durchgeführt.[15] Er stellte fest, dass Strukturelemente durch einen schwach energetischen Außeneinfluss kurz angeregt werden und nach dreißig bis vierzig Minuten zum Ausgangszustand zurückkehren. Wenn die einwirkende Energie eine bestimmte Größe überschreitet, wird umstrukturiert. Die jeweilige Umstrukturierung ist dann ein Abbild der einwirkenden Energiekonstellation, quasi eine Codierung, die sich als Gedächtnis eingräbt. Die Versuche zeigten deutliche Ergebnisse. Im destillierten Wasser ist die Leitfähigkeit nahezu gleich null. Man kann mit einem Magnetstab das Wasser umrühren und dabei die meisten Bindungen zerstören. Der Erfolg zeigt sich in einer vollkommen ungeordneten Molekülsuppe. Wenn man nun eine winzige Menge eines anderen Stoffes in diese »Suppe« einträufelt – es funktioniert sogar mit nur einem Molekül –, können die Dipolmoleküle die elektromagnetischen Eigenschaften des Fremdstoffes übernehmen und beginnen sich wieder zu ordnen. Die Leitfähigkeit nimmt dann zu. Im nun strukturierten Zustand des Wassers ist die Empfängereigenschaft für elektromagnetische Felder besonders stark ausgeprägt.

Senin verweist darauf, dass unser Gehirn zu 90 Prozent aus Wasser besteht und dieses Wasser höchst sensibel ebenfalls elektromagnetische Energie verarbeitet. Neben den elektromagnetischen Feldern wurden als weitere ebenso wirksame Einflussgrößen Druck- und Temperaturschwankungen sowie Magnetfelder gefunden.

Mit vollkommen anderen Methoden, die von der Fluid Dynamic Research Group unter Führung von Osman Baseran, Professor an der Purdue-University, Indiana, berichtet werden, wird eine ganz besondere Auswirkung vom Gedächtnis des Wassers gefunden. Die Wissenschaftler konnten feststellen, dass die Tropfenbildung des Wassers von vergangenen Ereignissen abhängt und das Wasser diese Ereignisse, die definiert im Labor geändert werden können, im Gedächtnis behält und seine Tropfenbildung danach ausrichtet. Also selbst wenn die Ursache für eine veränderte Tropfenbildung längst vergangen ist, behält das Wasser sein Verhalten für längere Zeit bei. Auch vier Forscher der University of California in Santa Cruz untersuchten den tropfenden Wasserhahn: Sie brachten ein Mikrofon unter dem Wasserhahn an und ließen diesen auf das Mikrofon tropfen. Die Zeitintervalle zwischen den einzelnen Tropfen wurden als ein Maß für den Grad des Chaos aufgezeichnet: Über 4000 Tropfenkaskaden wurden so vermessen. Das Ergebnis war sehr überraschend.[16] Zu erwarten wäre gewesen, dass ein zufälliges Muster entsteht. Aber es geschah etwas anderes. Die Intervalle zwischen den Tropfen hatten zwar völlig unvorhersehbare unterschiedliche Zeiten, doch je mehr Punkte das Bild füllten, desto klarer wurde ein Muster, das als Hénon-Attraktor bekannt ist. Diesen Attraktor hatte ursprünglich der Astrophysiker Michel Hénon (1931–2013) von der Sternwarte Nizza beim Iterieren einer mathematischen Gleichung zum Vergleich von Ringsystemen um Planeten gefunden. Das Besondere dieses Attraktors ist, dass bei jeder aufeinanderfolgenden Ausschnittvergrößerung immer und immer wieder Ringe entstehen, wie bei ineinandergeschachtelten chinesischen Schächtelchen oder russischen Puppen, nur eben quasi endlos. Man nennt dieses Phänomen »Selbstähnlichkeit«. Als die Forscher den Druck des Wassers etwas erhöhten, entstanden immer neue Attraktoren. Alle Ergebnisse waren beliebig reproduzierbar. Hier offenbarte sich eine Ordnung zwischen den fallenden Tropfen, die auf ein kosmisches Informationsmuster zurückzuführen ist.

Eine weitere wissenschaftliche Publikation, die in dieses Thema passt, kommt von der University of Sydney. Es geht darum, dass einige chemische Reaktionen, insbesondere das Wachstum von Kristallen in wässriger Umgebung, durch Signale von anderen chemischen Reaktionen, die in Entfernungen bis zu 30 Metern ablaufen, beeinflusst werden können. Das funktioniert auch durch das Mauerwerk und die Türen hindurch. Gleiche Wirkung hat ein Massekörper von 12 Kilogramm Gewicht in 10 Metern Entfernung. Erklärt wird dieser Effekt durch eine Beeinflussung der Memoryfunktion von Wasser und Atmosphäre.[17]

Die Fragen, die sich nun das Wissenschaftsestablishment stellt, sind vielfältig. Das Hauptproblem scheint zu sein, wie ein Informationsmuster innerhalb der Ansammlung der Wassermoleküle für lange Zeit entstehen kann, ohne dass die Wärmeenergie, also die thermische Bewegung unterhalb 70 °C, dieses Muster zerstört. Weiter besteht die Frage, wie eine Information für Molekülmuster durch Spulen perzipiert und dann durch galvanischen Kontakt übertragen werden kann, um schließlich wieder mithilfe einer Spule ein identisches Wassermolekülmuster zu erzeugen. Eine beweiskräftige Antwort auf diese Fragen steht noch aus, aber es gibt vielversprechende Hinweise.

Wo verbirgt sich das Gedächtnis des Wassers?

Energieumverteilungsprozesse im flüssigen Wasser sind sehr effizient. Die Speicherung der Energie in den Wasserstoffbrücken ergreift die gesamte Wasserphase. Aber es gibt dabei gravierende Einschnitte im Verständnis der Mechanismen zur Speicherung von Informationen und einem Gedächtnis des Wassers. Denn die Lebensdauer einer Wasserstoffbrückenbindung liegt im Bereich von 1 bis 20 Pikosekunden.[18] Man nennt diese auf Wasserstoffbrücken aufgebauten Strukturen deshalb *flickering clusters*, was das Flattern der Verbindung verdeutlichen soll. Wo kann da nachhaltig gespeichert werden?

Sind dann vielleicht Anregungszustände ein Speichermechanismus? Nein – alle elektromagnetisch angeregten Zustände kehren in Bruchteilen einer Sekunde wieder in ihren Normalzustand zurück. Eine induzierte Information im Netzwerk der Wasserstoffbrücken verliert sich laut Messung sogar bereits nach nur rund 50 Femtosekunden.[19] Von Speicherung ist also erst einmal keine Spur.

Und dennoch liegt in diesem Flatterwasser bereits eine Besonderheit, die allzu leicht übersehen wird. Wassermoleküle bilden Cluster als Pentagonal- oder Hexagonalstrukturen. Wir haben bereits festgestellt, dass diese Strukturen sich aufgrund der unterschiedlichen Spreizung der Dipole des Wassermoleküls bei Energiezufuhr ergeben. Aber die Verbindungen, die diese Strukturen zusammenhalten, werden – wie gesagt – immer wieder aufgebrochen, um sich danach sofort wieder zu schließen. Dabei kommt es wiederholt zu zahlreichen Verschiebungen, was den Begriff »Flüssigkeit« definiert. Trotz vollkommener Vernetzung rauschen die einzelnen Moleküle unentwegt durch die Kopplungen und binden immerfort neue Partner – das Netz als spezifisches Muster bleibt aber bestehen. Man muss sich das deutlich machen: Im Wasser wird gleichzeitig erhalten und neu geschöpft. Erhalten bleibt die Netzstruktur, auch dann, wenn sich die Bindungen dauernd lösen; neu geschöpft werden die Bindungspartner.

Das Erhalten der Netzstruktur gelingt so lange, bis sich eine andere Information dazwischendrängt. Erstaunlich ist also, dass die Bindungen über längere Zeit an exakt gleicher Stelle geknüpft, wieder gelöst und wieder geknüpft werden, ohne dass sich das Muster ändert. Hier bereits wirkt die Information einer zugrunde liegenden ordnenden Matrix. Allein dieses Phänomen der konstanten Matrix ist einmalig, denn dazu braucht es sozusagen eine Ur-Information.

Gibt es aber eine neue zusätzliche Information, dann besteht alle 10^{-11} bis 10^{-13} Sekunden die Chance für eine anders geartete Musterneuschöpfung. Also in dem Augenblick, in dem eine weitere Energie einwirkt, vielleicht auch in Form eines Moleküls, das in die Wasserstruktur als Gastmolekül drängt, wird die Verknüpfung an der immer gleichen Stelle innerhalb eines gleich bleibenden Musters verhindert, und es entsteht ein neues Muster mit neuen ordnenden Kräften.

Die schnelle Wasserrhythmik macht Sinn: Denn in der Quantenphysik gilt das sogenannte Zenon-Paradoxon, was besagt, dass jede länger »beobachtete« und damit andauernde Verbindung keine Änderung oder Neubildung zulässt, weil das System »einfriert«. Es ist dann unempfindlich gegen jede Informationszufuhr. Eine etwa einwirkende Information bleibt unbeachtet und unbeantwortet. Der Effekt wird in der Physik auch als »Watched-Teakettle-Effect« *(a watched pot never boils)* bezeichnet. Man will als Bildgeschehen damit deutlich machen, dass ein dauernd beobachteter Teekessel nicht kochen kann. Erst wenn man wegschaut, also die Verbindung unterbrochen ist, kocht er.[20] Experimente mit Laseranordnungen und Molekülverbindungen haben entsprechende Ergebnisse erbracht. Zum Beispiel kann der Zerfall eines radioaktiven Atomkerns dadurch aufgehalten werden, dass man oft genug hintereinander den Atomkern vermisst, also beobachtet. Auch Bindungen zwischen Molekülen sind das Ergebnis von »Beobachtungen« mehrerer Systeme zueinander. Erst wenn eine Verbindung geöffnet wird, kann eine anstehende Information ihre Wirkung ausüben.

Durch die hohe Rhythmusfrequenz gelingt beim Flatterwasser somit ein größerer wirkungsvoller Informationstransfer. Jede Information erschafft Erfahrung. Also ist das Erfahrungssammeln beim Flatterwasser höher als bei festen Aggregaten mit länger existierenden und andauernden Verbindungen, zum Beispiel beim Stein mit seiner festen Kristallstruktur.

Und es ergibt sich ein weiterer Effekt: »Flatter-Cluster« sind Energiesender. Flattern ist mit mechanischen Kräften an Molekülen verbunden. Moleküle haben elektrische Ladungen durch ihren Elektronengehalt. Jede mechanisch angestoßene Ladung schwingt und wird damit zu einem elektromagnetischen Sender. Dies funktioniert, weil jede abgebremste Ladung jeweils elektromagnetische Wellen sendet. Deshalb wird bei jedem unmittelbaren Bindungswechsel der Wasserstoffbrücken, die – wie wir gesehen haben – 10^{10}- bis 10^{13}-mal pro Sekunde gebrochen und wieder neu aufgebaut werden, elektromagnetische Energie gesendet und wieder investiert. Möglicherweise ist dies das Agens, worauf Wünschelrutengänger reagieren. Denn die elektromagnetische Schwingung der unterirdischen Wasserläufe liegt in Resonanz zu den Wasserstrukturen unseres Körpers.

Die Energieabsorption des Wassers

Die Speicherfähigkeit des Wassers für elektromagnetische Energie ist einmalig hoch. Wasser absorbiert das gesamte Spektrum der elektromagnetischen Schwingungen, bis auf den Bereich, den wir als »sichtbares Licht« bezeichnen, und den angrenzenden UV-Bereich, der sich als Energieausbeute der Master-Reaktion ergibt (200 bis 400 Nanometer). Ansonsten könnten wir nicht sehen, denn der Augapfel besteht fast vollständig aus Wasser, und dies würde uns – wenn das Absorptionsverhalten des Wassers anders wäre – das sichtbare Licht wegnehmen.

Die Wasserabsorption elektromagnetischer Energie in Abhängigkeit der Frequenz

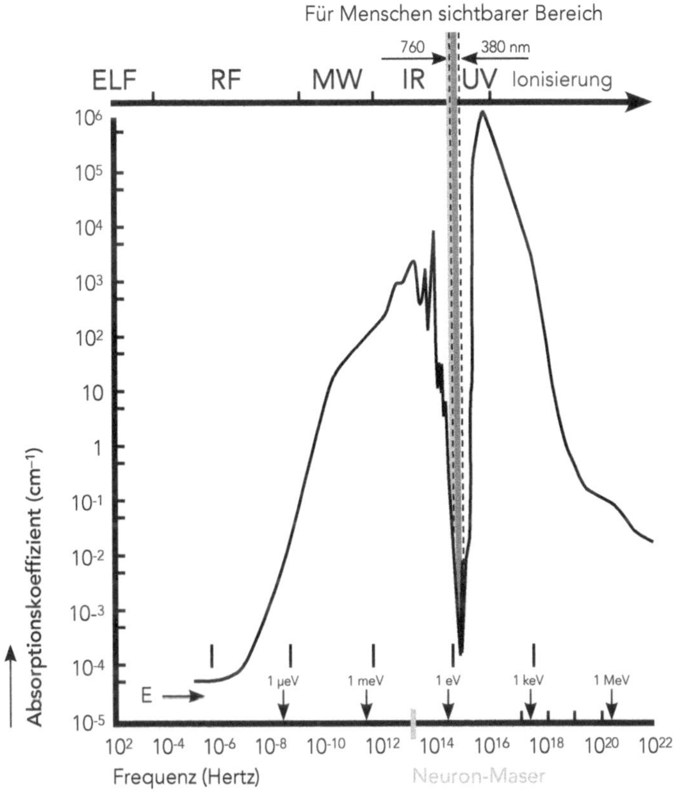

Im Bereich des sichtbaren Lichtes wird kaum absorbiert, damit Menschen mit den Augen, die sehr wasserhaltig sind, sehen können. Ein erstes Maximum an Energieabsorption befindet sich im Bereich der kohärenten Sendertätigkeit (Maser [siehe weiter unten]) von aktiven Membranen der Neuronen (Aktionspotenzial). Eine wesentliche Wechselwirkung zwischen Nerventätigkeit und Wasser ist anzunehmen.

Wir wissen, dass auch innerhalb des Wassers Licht erzeugt wird. Dieses Licht im sichtbaren Bereich und UV wird vom Wasser kaum absorbiert. Das macht Sinn, denn wenn die im Wasser produzierte Energie nicht direkt im Wasser absorbiert wird, kann sie für andere wichtige Prozesse, zum Beispiel Proteinaktivierung, zur Verfügung stehen.

Ursache der hohen Energieabsorptionskapazität des Wassers ist der Aufbau des Moleküls, das vielfältig anregbar ist und schwingen kann. Zur Absorption elektromagnetischer Schwingungen gehört auch das, was wir »Wärme« nennen. Sie liegt im elektromagnetischen Schwingungsbereich von etwa 2 bis >100 Mikrometer. Eine Wärmekapazität ist also eine elektromagnetische Schwingungskapazität. Und Kapazität ist bereits eine Form der Speicherung, hier bezogen auf einen Bereich der Quantenenergie: Sie wird normiert, indem man fragt, wie viel Energie (umgerechnet als Kalorien) zur Steigerung der Temperatur um 1 °C eines Kubikzentimeters Wasser benötigt wird. Da Wasser eine hohe Wärmekapazität hat, benötigt es eine vergleichsweise hohe Wärme beziehungsweise Kälte, um seine momentane Temperatur zu ändern. Deshalb unterliegen Seen, Meere und Ozeane nur geringen Temperaturschwankungen. Auch die Körpergewebe profitieren von diesem Effekt. Gleichzeitig hat Wasser eine hohe Leitfähigkeit für Wärme und andere elektromagnetische Schwingungen, die zwar kleiner als bei Metallen, aber größer als bei jeder anderen Flüssigkeit sind.

Atome und Moleküle bleiben nach der Absorption elektromagnetischer Energie nur eine kurze Zeit, von der Hundertmillionstelsekunde bis zu einigen Sekunden, im angeregten Zustand. Dann springen sie in tiefere Zustände der Schwingung oder des Elektronenumlaufs. Danach fallen sie direkt oder über Zwischenstufen in den Grundzustand. Die hineingesteckte Energie wird wieder abgegeben und tritt dann wieder als Strahlung auf. Große Quantenbeträge können sich bei diesem Vorgang in viele kleine aufspalten.

Durch den Vorgang der Energieabsorption und ihre teilweise schnelle Abgabe außerhalb des Bereichs, den wir »Wärme« nennen, ist eine langfristige Speicherung von Information nicht erklärbar.

Wasser als elektromagnetisches Interferenzmuster

Unregelmäßig verteilte Wassermoleküle wie in der Bulkphase sind sich gegenseitig auslöschende Kraftstrahler. Anders sind die Verhältnisse bei regelmäßigen Strukturen des EZ- und CD-Wassers. Geht die Strahlung von diesen geordneten Wasserstrukturen aus, dann ist sie auch zum größten Teil kohärent, benimmt sich also wie ein Laser – besser wie ein Maser – und überlagert sich zu Interferenzmustern, die die Möglichkeit für den Aufbau von Hologrammen mit sich bringt. Hologramme können enorme Mengen von Information speichern (»Maser« ist ein Akronym für »m*icrowave* a*mplification by* s*timulated* e*mission of* r*adiation*« [Mikrowellenverstärkung durch stimulierte Emission von Strahlung]).

Ein paar Worte zu Interferenzen: Jeder von einer Welle getroffene Raumpunkt kann man als Erregungszentrum, als Ausgangspunkt neuer Wellen betrachten (Elementarwellen). Die Hauptwelle ist das Ergebnis der Interferenz der Elementarwellen (Huygens'sches Prinzip; nach dem niederländischen Astronom Christiaan Huygens [1629–1695]). Wellen tragen die Information, die bei einer Messung die Kräfte zum Messgerät aufbauen. Die Messung ist deshalb immer eine sogenannte Verfestigung der Welle.

Eigentlich können Wellen kreuz und quer laufen, ohne sich gegenseitig zu beeinflussen. Deshalb kann jede beliebige Information, eben auch die Information der Fernsehprogramme, die ja mit Wellen transportiert werden, empfangen werden. Was sich aber überlagert, sind die Amplituden der Wellen (Feldstärken und Leistungsflussdichten). Amplituden der Wellen geben die Wahrscheinlichkeit des Aufenthaltsortes von Photonen und Quanten an: je höher die Amplitude, desto mehr Photonen und Quanten. Amplituden der Wellen lassen sich addieren und subtrahieren. So kommt es zu Interferenzen im Raum und in der Zeit durch verschiedene Phasen und verschieden sich überschneidende Wellenamplituden.

Bei der Strahlung ist dann jede Feldstärkenänderung in *einem* Punkt der Ausgangsort von abwechselnden elektrischen und magnetischen Feldstärkeänderungen in *allen* benachbarten Punkten, also in allen Richtungen. Diese Funktion ist vergleichbar der Schallimpulsübertragung: Jedes Luftmolekül ist nicht nur Empfänger, sondern gleichzeitig auch Ausgangspunkt eines Schallimpulses, der gewissermaßen mechanisch weitergereicht wird. Alle Gebilde sind mehr oder weniger zur Resonanz fähig, je nachdem, welche Empfänger- und Senderenergien in ihnen schlummern.

Resonanzen durch Wassercluster

Eine elegante Methode der Messung der unterschiedlichen Clusterbildung im Wasser ist die Gravitationsspektroskopie. Diese Methode wurde von der Zubow-Forschergruppe entwickelt, mit Beteiligung der Abteilung Computerwissenschaften an der Humboldt-Universität, Berlin.[21] Die Ergebnisse sind spektakulär: Erstmals konnte das Wasser in vivo in Pflanzen direkt während des Wachstums beobachtet werden. Aber auch die Zusammensetzung von Regenwasser im Vergleich zu Flusswasser kann spektroskopisch als Clusterverteilung dargestellt werden. Die Formationsenergie der einzelnen Cluster wurde ebenfalls gemessen: Sie liegt zwischen 0,4 und 1,3 kJ/mol, was bedeutet, dass Formationen bereits durch geringen Energieaufwand in Gang gesetzt werden. Ob sich die verschieden großen Cluster weiterentwickeln oder kollabieren, hängt von der Interaktion mit der Umgebung ab.

Moleküle, die von Wasserclustern umhüllt werden, verändern die Geometrie sowohl der Cluster als auch der Moleküle. Längst ist bekannt, dass das Wasser um Biomoleküle die Konformation des Biomoleküls bestimmt. Auch dieser Mechanismus wird durch resonante Felder der Clusteraktivität erklärbar.

Durch neue Konfiguration und Konformation entstehen nachweislich veränderte elektromagnetische Eigenfrequenzen. Diese scheinen übertragbar auf andere Wasser und auf Lebewesen. Die »Kommunikation« von Molekülaggregaten durch Resonanz zwischen der Clusterummantelung wurde bereits nachgewiesen.[22] Die Cluster geben Signale ab mit Frequenzen im Kilohertzbereich. Alle Cluster kommunizieren miteinander durch resonanten Feldenergieaustausch. Störgrößen eines harmonischen Abgleichs innerhalb der Wasserphase entstehen durch Resonanzquellen, die zusätzlich aus der Umgebung kommen, insbesondere auch von anderen Wassern. Experimental konnte ermittelt werden, dass Wasser, eingebunden in Agarose-Hydrogel oder als Kartoffel-Biomatrixprobe mit Wasser in einem Behälter, der bis zu 18 Zentimeter oder auch 31 Zentimeter entfernt war, Information auf Resonanzbasis austauscht. Bei diesen Entfernungen ist Resonanz das einzige Mittel, um eine elektromagnetische Schwingung mit schwächster Leistung als Träger der Kommunikation zu verwenden. Denn die elektromagnetische Feldstärke sinkt mit dem Quadrat der Entfernung.

Die Zubow-Gruppe erweitert diese Möglichkeit des resonanten Informationstransfers auch auf Wetterparameter, Wolken, Flüsse und Seen in der Nachbarschaft. Pflanzen untereinander können über diesen Kanal ebenso kommunizieren. Auch Parasitenangriffe sollen mit diesem System detektierbar sein. Der Reifeprozess jedenfalls wurde mit dem Verfahren gut dokumentierbar.

Wasser und seine Beeinflussung durch Himmelskörper – auch in uns

Am spannendsten ist der Hinweis des Zubow-Teams, dass auch der Einfluss der Milchstraße und der Planetenkonstellationen auf die Clusterresonanz mit der Gravitationsspektroskopie messbar wird.[23] Die Energie im Wasser-Cluster-Ensemble der Biomatrix ändert sich mit Events in der Galaxie. Auch die Mond-Uranus- und die Mars-Pluto-Opposition sowie die Stellungen von Saturn, Merkur und Venus beeinflussen die Wassercluster. Ebenso setzt der Vollmond besondere Signale im Cluster-Resonanzverhalten (siehe auch den Abschnitt »Wasser als Vermittler planetarischer Kräfte auf Pflanzen« in Kapitel 5).[24]

Die Planeten beeinflussen die Materie durch ihre Gravitationsstrahlen, die im physikalischen Vakuum die Balance zwischen Protonauflösung und -kondensierung verändern. Konkret wurde gefunden, dass Gravitationsstrahlen das Springen der Protonen in den Wasserstoffverbindungen der Wassercluster beeinflussen. Das hat weitreichende Auswirkungen ebenso auf die Stabilität der Cluster und deren Resonanzverhalten. Dadurch verändern sich in der Folge auch biologische Zyklen in der lebenden Materie.[25] Diese Beeinflussung auf der Basis der Gravitation und nicht mehr auf der Basis des Elektromagnetismus bringt vollkommen neue Aspekte.

Mit diesen Überlegungen ließen sich auch Versuchsergebnisse erklären, die bereits in den Sechzigerjahren von dem Schweizer Entomologen Fritz Schneider erbracht wurden; es geht um die Ruhestellung von Maikäfern nach der Kältestarre. Laut Aussagen des Forschers richten Maikäfer ihre Ruhestellung nicht nur nach Magnet- und elektrostatischen Feldern aus, sondern auch nach Interferenzmustern von Gravitationswellen irdischer und kosmischer Massen.[26]

Letztlich wird mit dem Einfluss eines physikalischen Feldes oder einer Strahlung gerechnet, die zeitlich und örtlich nach unbekanntem Programm variabel ist und von einem unbekannten Rezeptor im Maikäfer für unbekannte Zwecke registriert wird, deren Existenz von Physikern aber bezweifelt wird, da sie sich mit keinem Instrument nachweisen lässt. Der Maikäfer wird also zum Messinstrument dieses unbekannten Agens. Der Effekt ist mit dem der magnetischen Felder oft eng gekoppelt. Die Ausrichtung der Ruhestellung erfolgt so, dass der Maikäfer die reizärmste beziehungsweise die reizsymmetrischste Stellung aufsucht, wenn er aus der Kältestarre erwacht. Mithilfe von Interferenzmustern und Resonatormodellen aus Gravitationswellen von Mond und Sonne sowie schweren Massenkörpern wurden komplizierte dynamische Reizkombinationen konstruiert, die von Maikäfern mit Stellungswechseln beantwortet wurden.[27]

Schneider nannte die unbekannten Felder »Melofelder«. Sie variieren mit dem Massenverteilungsmuster. Der kosmische Anteil dieses Musters (Mond, Sonne) ist nicht manipulierbar. Er ändert sich kontinuierlich, was an den gezielten Orientierungen und Aktivitätsrhythmen des Maikäfers abgelesen wird. Der irdische Anteil ist manipulierbar zum Beispiel durch 40 Kilogramm schwere Bleiklötze neben den Beobachtungspunkten.

Der Maikäfer ist offensichtlich nicht das einzige Tier, was so etwas vollbringt. Viele Zeitungen und Journale berichteten im Januar 2013 über Forschungsergebnisse von Marie Dacke von der Lund-Universität in Schweden, wonach auch Mistkäfer (Scarabaeus satyrus) sich nach Mond und Milchstraße beziehungsweise dem Sternenhimmel orientieren. Nicht alle diese Orientierungen sind mit Lichtwirkungen zu erklären. Die Versuche zeigten, dass die Milchstraße als Ganzes wahrgenommen wird. Zwar war das auch im Planetarium der Fall, aber eine Konditionierung von Lichtstrukturmustern und gravitatorischen Massenreizen ist sicherlich nicht auszuschließen. Derartige Kopplungen liebt die Natur. Die Einflüsse der mystisch anmutenden Massengravitation auf Käfer erinnern an die Experimente von B. L. Reid 1986 an der University of Sydney, wo das Wachstum von Kristallen in wässriger Umgebung durch Signale von einem Massekörper von 12 Kilogramm Gewicht in 10 Meter Entfernung durch Wände und Türen hindurch beeinflusst werden kann.[28]

Sind wir Menschen mit diesem Mechanismus der Sensibilität von Wasserclustern auch entsprechend durch Mond- und Planetenkonstellationen beeinflussbar? Es lohnt, sich darüber Gedanken zu machen.

Zweifellos zerrt die Gravitationskraft des Mondes an der Materie hier auf der Erde. Nun ist gut zu wissen, dass der Gradient der Gravitationskraft, also der Grad ihrer räumlichen Änderung, von der Distanz abhängt: Die Stärke des Gradienten der Gravitationskraft ist umgekehrt proportional zur dritten Potenz der Entfernung zweier Massen, während die Kraft selbst umgekehrt proportional zum Quadrat ist.

Weil die Stärke dieser Kraft – vom Mond ausgehend – sich mit zunehmendem Abstand verringert, sind die Gezeiten für Erdbewohner verträglich. Auf der Seite der Erde, die sich unter dem Mond befindet, ist die Gravitationskraft an der Oberfläche etwas größer als im Erdmittelpunkt. Das Wasser der Ozeane folgt der

Mondgravitation, wird zum Mond hin angezogen und bildet einen Flutberg. Auf der entgegengesetzten Seite der Erde ist die Anziehungskraft des Mondes etwas geringer als im Erdmittelpunkt – das Wasser auf der Erdoberfläche fließt in Teilen sozusagen vom Mond weg, und zwar dorthin, wo die geringste Anziehungskraft herrscht. Somit entsteht auf der dem Mond abgewandten Seite ein zweiter Flutberg. Dieser ist 7 Prozent geringer ausgeprägt als auf der dem Mond zugewandten Seite. Zwischen den beiden Flutbergen ergibt sich entsprechend jeweils Niedrigwasser, also Ebbe.

Durch die Erddrehung wandern Flutberg und Ebbetäler über alle Meere. Weil sich nun auch der Mond in 27,3 Tagen um die Erde dreht, und zwar langsamer als die Erddrehung, wandert die Erdoberfläche sozusagen ständig unter den Flutbergen und Ebbetälern in östlicher Richtung. Relativ gesehen bewegt sich deshalb der Flutberg in westlicher Richtung um die Erde. Bis der exakt gleiche Punkt auf der Erde von dem Gravitationsgeschehen nach einer Drehung von Erde und Mond wieder erreicht wird, dauert es 24 Stunden und 50 Minuten. Die sogenannte Tide, also die Zeit zwischen Ebbe und Flut, entsteht deshalb im Rhythmus der Hälfte dieser Dauer; es sind zwölf Stunden und 25 Minuten.

Natürlich ist die Anziehungskraft über die größere Sonnenmasse 200-mal stärker als die des Mondes. Aber die Sonne ist von unserer Erde auch rund 400-mal weiter entfernt. Somit beträgt die Gezeitenkraft der Sonne etwa 46 Prozent von der des Mondes. Aber je nachdem, wie Sonne, Mond und Erde zueinander stehen, werden Flutberge und Ebbetäler verstärkt oder abgeschwächt. Bei Neu- und Vollmond haben wir den besonderen Fall, dass alle diese Himmelskörper in annähernd einer Linie stehen, was zu besonders starken Kräften, sogenannten Springtiden, führen kann. Entsprechend ergeben Halbmonde schwache »Nipptiden«.

Gern wird nun argumentiert, dass die Lebewesen und insbesondere natürlich auch wir Menschen von diesem Gezeitengeschehen ebenso beeinflusst sind. Schon seit der Zeit der Römer ist bekannt, dass der Mond den Wassergehalt in Früchten verändert. Bei Vollmond werden auch im Menschen angeblich größere Wasserreserven eingelagert. Dieses Phänomen verändert sich innerhalb des Jahres. Mehr Wasser wird bei Vollmond im Hochsommer gespeichert und weniger in der Zeit um Neujahr.

Reichen die uns bekannten Kräfte dafür wirklich aus? Der Mond ist 384 000 Kilometer von der Erde entfernt, und nur der Unterschied seiner Anziehungskraft am Kopf des Menschen und an den Füßen könnte etwas im Körper dazwischen verändern. Die Differenzkraft, die dann noch wirken kann, entspricht aber circa einem Gewicht von 2,5 Nanogramm. So viel wiegt etwa eine Körperzelle. Das wird der Organismus nicht als Steuersignal empfinden.

Auch aus einem anderen Blickwinkel wird unser Beweisversuch nicht verbessert. Nehmen wir die Frau mit 70 Kilogramm Körpermasse. Durchschnittlich 70 Prozent davon sind Wasser, was rund 50 Kilogramm entspricht. Die Ozeane mit ihren insgesamt Trilliarden Kilogramm Wasser (1,38 mal 10^{21}) erzeugen mit diesen Massen natürlich enorme Kräfte in Kombination zu den Himmelskörpern. Aber bei uns wären diese Kräfte kleiner, als wenn Bruchteile eines Staubkorns uns träfen. Das Wasser würde sich bei konstanter Körperlage um Millimeter verschieben, was bei Bewegung oder durch die Herz-Puls-Aktivität weit mehr geschieht. Man kann die Berechnungen noch weiter führen, und das Ergebnis wäre dann noch fataler hinsichtlich einer Beweisführung. Denn nicht nur die Himmelskörper mit dem Mond üben Gravitationskräfte auf den Menschen aus, sondern alles, was Massen hat, so auch der Mensch neben uns. Rechnet man die Anziehung eines direkt neben uns stehenden Menschen aus, dann ist die »Gezeitenkraft« in unserem Körper etwa 80 000-mal stärker als die vom Mond.

Ist also die Beeinflussung unseres Körpers durch den Mond und andere Himmelskörper Humbug? Nein, sagen die Schlafforscher um Christian Cajochen in Basel.[29] Ihre Probanden (siebzehn junge Erwachsenen, sechzehn ältere) schliefen in einer Vollmondnacht ohne Kenntnis der Mondverhältnisse alle später ein und schlechter durch. Diese Vollmondnächte verkürzten die Schlafdauer um insgesamt etwa zwanzig Minuten. Die Messung des Elektroenzephalogramms (EEG) zeigte eindeutig den Takt der Mond-Erde-Beziehung auf. Bei Vollmond ergaben sich 30 Prozent weniger Deltawellen, die den Tiefschlaf kennzeichnen. Als Ursache wurde bei serologischen Untersuchungen gefunden, dass bei Vollmond die Hormonausschüttung von Melatonin signifikant auf durchschnittlich die Hälfte verringert war.

Nun ist schon lange bekannt, dass die Tier- und Pflanzenwelt auf die Mondphasen reagieren. Selbst Tiere in der Tiefsee, die den Mond nicht sehen, sprechen darauf an. Im Mondrhythmus bewegt sich das Plankton auf und ab. Bei Vollmond findet eine Massenbesamung statt.

Wir müssen Erklärungen für die Phänomene finden und nicht alles hypertrophiert – wie immer wieder geschehen – beiseiteschieben, was wir nicht erklären können. Der Mensch tendiert zu Ignoranz, weil er meint, sein Wissen wäre ausreichend, um alles beurteilen zu können. Die Skeptiker, die sich immer wieder berufen fühlen, etwas in Zweifel zu stellen, können nur aus ihrem derzeitigen Wissen heraus urteilen. Das ist aber begrenzt. Oft zeigt sich dann später, dass sie falsch lagen, weil sich das Wissen erweitert hat. Die Homöopathie gehört auch in diese Problemkategorie. Versuchen wir also, das Problem der Gravitationsbeeinflussung mit den neu erkannten Modellen anzugehen.

Die Gravitation steht in enger Verbindung mit der Dunklen Materie, die sich als Energie im physikalischen Quantenvakuum entwickelt. Das Quantenvakuum ist in aller Materie zu 99,999 999 999 Prozent des Raumvolumens vorhanden und steht mit allem in Verbindung. Im Vakuum gibt es weder Raum noch Zeit, alle Ereignisse sind quasi instantan in allem vorhanden.

Die Dunkle Materie ist eine Energieform, die man in der Physik aufgrund von Ungereimtheiten der Anziehungs- und Zentrifugalkräfte im Kosmos schon lange postuliert. Obwohl sie überall präsent ist, etwa 25 Prozent aller Energien ausmacht und uns alle durchdringt, kann man sie nicht direkt messen. Theoretisch ist diese Dunkle Materie nicht nur mit der Gravitation verbunden, sondern auch mit einer weiteren Urkraft, die »schwache Wechselwirkung« genannt wird. Die schwache Wechselwirkung ist diejenige Kraft, die Spins in den elementaren Massen aufbaut, und Spins sind die Ursache von Verbindungen von Atommassen zu Molekülen. Wenn also Gravitationswellen über diesen Umweg einer Dunklen Materie und einer schwachen Wechselwirkung die Massenverbindungen beeinflussen, sind alle Lebewesen und entsprechend wir alle jederzeit davon betroffen. Diese Beziehungen wurden ausführlicher in meinen Büchern *Quantenphilosophie und Spiritualität* sowie *Quantenphilosophie und Interwelt* dargestellt.[30]

Nun hat der bereits zitierte russische Forscher Anatolij Viktorovich Zubow mit seinem bewährten Team ebenfalls die Dunkle Materie einbezogen.[31] Er erklärt die weitreichenden Einflüsse ferner Gravitationsquellen, die er aufgrund seiner Messmethode der gravitatorischen Spektroskopie erkennt, mit den elementaren Teilchen, die für gravitatorische Interaktionen verantwortlich sind. Gemeint sind Neutrinos und Axions in Wechselwirkung mit verwandelten Protonen, die beim Übergang aus dem physikalischen Vakuum in die Massenphase höchst sensibel reagieren. Diese Wege sind sehr erfolgversprechend, um den Einfluss des Kosmos auf alles Lebendige nachweisen zu können.

Wasser und das menschliche Gedächtnis

Einige Wissenschaftler sehen schon seit Jahrzehnten eine Verbindung von Wasseraktivitäten im Quantenbereich mit der Gehirntätigkeit. Wir hatten diejenigen Moleküle, die durch Resonanz in die EZ- und CD-Phase gezogen werden, »Gastmoleküle« genannt. Dem bereits erwähnten Linus Pauling zufolge sind Moleküle, die der Narkose dienen, derartige Gastmoleküle, die eine Matrixstrukturveränderung bewirken. Und da Narkosemoleküle das Tagesbewusstsein abschalten, werden nun Wasser und Gehirnaktivität von Pauling miteinander in Verbindung gebracht.

Er hat bereits 1961 das sogenannte Flatterwasserverhalten seiner Theorie der Wirkung der Narkose zugrunde gelegt. Der Begriff »Flatterwasser« wurde ja geprägt, weil die Dauer der Wasserstoffverbindung im Mittel alle 10^{-13} Sekunden aufgehoben und erneut verbunden wird. Pauling wusste damals schon, dass Nervenerregungen, die das Bewusstsein aufrechterhalten, periodische Strukturveränderungen von Eiweißen bewirken, die direkt mit den Strukturveränderungen der Flatterwassercluster zusammenhängen. Flatterwasser steht also direkt in Resonanz mit Proteinen und kann elektromagnetisch die Konfiguration und Konformation der Eiweiße vermitteln. Auf diese Weise wird das Flattern deutlich abgebremst. Leider nahm kein Wissenschaftler zwischenzeitlich dieses Wissen von Pauling auf. Erst in der jetzigen Zeit ist Stand des Wissens, dass Flatterwasser direkt in Resonanz mit Proteinen stehen kann und dann mit elektromagnetischen Signalen die aktuelle Konfiguration und Konformation der Eiweiße vermittelt.

Laut Pauling wirken Narkotika ebenfalls stabilisierend auf die Wasserstrukturen. Xenonatome beispielsweise passen exakt in die Lücken des Wasserstrukturgitters. Auf diese Weise wird das Flattern der Wasserstoffbrückenbildungen deutlich abgebremst. Die mittlere Lebensdauer einer Struktur ist dann erhöht, was bedeutet, dass (laut Zenon-Paradoxon der Quantenphysik) Umformungserscheinungen der Eiweiße pro Zeiteinheit verlangsamt sind und dadurch die Nervenaktionen und das Tagesbewusstsein auf Narkoseniveau abfallen – so Paulings Idee.

Wir haben bereits berichtet, dass nicht nur Proteine (und damit auch Enzyme) in ihrer Tätigkeit von der Wassermantelaktivität abhängen, sondern auch die Gene. Die jeweilige Menge des Wassers spielt eine entscheidende Rolle bei der Struktur der DNA: So entsteht eine Helix-B-Konfiguration bei 92 Prozent relativer Feuchte, wobei Purin- und Pyrimidinbasen senkrecht zur Helixachse stehen. Dagegen entsteht eine Helix-A-Konfiguration bei 75 bis 80 Prozent relativer Feuchte, wobei ein Winkel von 70 Grad zwischen Helixachse und Basenebene eingenommen wird. Das DNA-Molekül ist ungeordnet bei 55 bis 75 Prozent relativer Feuchte. Für eine Stabilisierung sind zwanzig Wassermoleküle pro Nukleotid notwendig. Bei 65 Prozent relativer Feuchte binden aber nur noch fünf bis sechs Wassermoleküle pro Nukleotid, und das System ist unfähig, seine Aufgaben zu erledigen. Nicht nur die Menge des Wassers, sondern auch seine kohärente Struktur und zusätzlich seine Flatterfrequenz bestimmen die Aktivität der Gene. Eine Dämpfung der Flatterwasseraktivität bedeutet dann ebenso geringere Genaktivität, mithin auch geringere Proteinneubildung.

Als Indiz halten wir also fest: Die Frequenz des Flatterwassers ist entscheidend mit der Protein- und Genaktivität verbunden. Beide Aktivitäten sind wiederum mitverantwortlich für Nerventätigkeiten, auch der des Neokortex, und an dessen Aktivität hängt das Tagesbewusstsein.

Derartige Gedankenspekulationen sind nicht neu: Der Gehirnspezialist Mari Jibu von der Universität von Okayama und der Quantenphysiker Kunio Yasue aus Kioto beschrieben schon 1995, wie das elektromagnetische Feld der Nervenaktivität mit dem Rotationsfeld der Wassermoleküldipole innerhalb der neuralen Dendriten und Gliazellen interagiert. Ihr Postulat: Niedrigste Energielevel (Grund- oder Vakuumlevel) der Wasserdipole sind Erinnerungsmomente innerhalb der Gehirndynamik. Höhere Energielevel entsprechen Bewusstseinsmomenten, die der Bildung besonderer Partikel dienen, den »Corticons«[29] (der Name dieser Bewusstseinsteilchen ist ein Akronym aus »Cortex« [Gehirn] und »Icon« [als Dateibild]).[32] Die Spekulation ist nur plausibel, wenn wir den Quantenmechanismus der Gehirnaktivität verstehen. Aber auch in diesem Punkt gibt es wenig konkrete Untersuchungen, dafür aber plausible Hypothesen. Eine neuere Zusammenfassung dazu gibt Peter Jedlicka vom Institut der klinischen Neuroanatomie am Neuroscience Center der Goethe-Universität in Frankfurt.[33] Demnach spielen Quanteneffekte eine wichtige Rolle im Gehirn, nachgewiesen beim Geruchssinn. Hier tunneln Elektronen von Geruchsstoffen in die Geruchsrezeptoren. Das Tunneln von Elektronen wurde auch bei Enzymaktivitäten[34] und den sogenannten Motorproteinen[35] erkannt.

Man wusste schon aus früheren Versuchen, dass eine Erinnerung durch eine Geruchsempfindung immer dann zustande kommt, wenn im Gehirn die betroffenen Neuronen in einen Kohärenzmodus geschaltet werden. Auch das seltsame Gehirngeschehen, das in Trance entsteht und als »Default Mode Network«[36] bezeichnet wird, ist ein Kohärenzschalten bestimmter Gehirnzentren. Jede Kohärenz steht im Verdacht, Quanteneffekte und Kommunikation mit dem Quantenvakuum auszulösen. Laut V. Vedral unterliegt sogar jede Zelle, also nicht nur die Nervenzellen, den Funktionen der Quantenphysik.[37]

Aber die belastbaren Beweise dafür fehlen noch. Andererseits ist ohne einen Quanteneffekt nicht denkbar, wie ein geistiges Prinzip, wie es unser Wille darstellt, Nerven- und Muskeln so zu aktivieren vermag, dass wir laufen, sprechen und andere zielgerechte Handlungen willentlich ausführen können. Der geistige Ansatz kann nur im submolekularen Geschehen liegen. Am wichtigsten wäre der Nachweis, dass Aktionspotenziale an den Zellmembranen durch Quanteneffekte ausgelöst werden und Quanteneffekte rückwirkend die elektrische Aktivität der Membranen beeinflussen, weil damit die Aktivität von Nerven direkt mit dem Quantenvakuum verbunden werden kann. Dafür gibt es plausible Hinweise. In den für die Aktionspotenziale zuständigen Ionenkanälen innerhalb der Membranen gibt es eine Quantenkohärenz mit Resonanzeigenschaften.[38]

Wir hatten uns über dieses Problem schon vor mehr als einem Jahrzehnt Gedanken gemacht und damals Folgendes gefunden.

Die Maserstrahlung der Nerven

Strukturiertes Wasser umgibt jede Nervenmembran. Was ist das Besondere an diesen Membranen? Bekanntlich liegt die Ruhespannung von Membranen im Bereich von 70 bis 90 mV. Das heißt, die Elektronen einer Nervenmembran haben normalerweise eine elektrische Ruhepotenzialenergie von mindestens 0,07 eV, was einer elektromagnetischen Frequenz von 1,7 mal 10^{13} Hertz entspricht. Überraschend liegt diese Frequenz sehr nah an der Flatterwasserfrequenz von etwa 10^{13} Hertz. Das Wasser hat in diesem Frequenz- und Energiebereich (fernes Infrarot) einen besonders hohen Absorptionskoeffizienten.

Das wollen wir uns genauer ansehen – auch deshalb, weil Nervengewebe unerwartet bis zu 84 Prozent aus Wasser besteht.

Die Neuronmembran (Axolemm) ist ein Halbleiter mit pnp-Verteilung, was seit Langem bekannt ist. (Mit p und n bezeichnet man Schichten, die unterschiedliche Mengen freier Ladungsträger wie Elektronen enthalten.) Der Konzentrationsgradient treibt nun Elektronen der n-Schicht in die p-Schicht. Der Strom wird damit nur in die Richtung des Gradienten fließen. Man spricht dann von Konzentrationsdiffusion. Die 70-mV-Ruhespannungen lassen sich als Diffusionsspannungen beschreiben. Die Wärmeenergie (um 310 K beziehungsweise 36,85 °C) wird durch unregelmäßig schwingende Atome und Ionen bestimmt, die langsam über unbesetzte Gitterplätze (Störstellen) diffundieren. Den Hauptanteil daran hat Kalium, aber auch Ca^{2+}, Mg^{2+}, Cl^{-} und Na^{+} spielen eine Rolle. Auf diese Weise entsteht die Betriebsspannung des Halbleitersystems. Die Schwingungsbewegung der Atome liefert die Energie von circa 0,1 eV für die Ionisierung der Störatome. Außerdem diffundieren – viel schneller als Ionen – Elektronen und Defektelektronen und ergeben eine Temperaturspannung von 26,7 mV.

Die elektrische Feldstärke der Membran beim Ruhepotenzial von circa 70 mV liegt, wenn wir eine Membrandicke von etwa 10^{-8} Metern annehmen, in dem sehr hohen Bereich von bis zu mehreren hundert Millionen Volt pro Zentimeter. In der Luft würden bei dieser außerordentlich hohen Feldstärke jede Menge Durchschläge, also Blitze stattfinden; in der Membran wird das mit den Fettbestandteilen als Isolatoren verhindert.

Derart starke Coulomb'sche Kräfte ziehen alle freien Ladungen aus dem Halbleiter heraus (nach Charles Augustin de Coulomb [1736–1806]). Der Ladungsträgerstrom bestimmt den Ruhewiderstand von etwa 1000 Ohm pro Meter.

Die Membran liegt nun im Auslösezustand, wobei die Elektronen und Defektelektronen eine potenzielle Energie von 70 meV entwickeln (1,7 mal 10^{13} Hertz). Schießt nun ein Elektron in die Membran mit einer Energie, die gerade ausreicht, um in die p-n-Zone (der Übergang von wenig freien Elektronen zu vielen freien Elektronen, der auch »Verarmungszone« genannt wird) zu gelangen (das sind etwa 70 meV), zum Beispiel aus der Wasserphase kommend, oder als ein Rezeptorenergiequant, so können Defektelektronen rekombinieren. Dies ist mit einer Photonenemission der Energie $h\nu = 70$ meV verbunden, was weitere Defektelektronen rekombiniert. Damit wird schließlich eine Lawine losgetreten, und der Zusammenbruch der Ruhepotenziale im Nerv nimmt seinen Lauf. Wir sprechen dann von einem Aktionspotenzial.

Weitere wichtige Effekte finden statt: Durch die enorm hohe elektrische Kraft während des Ruhepotenzials werden alle elektrischen Dipole entsprechend ihrer Ladungsverteilung Richtung Plus- und Minuspol der Membranpolarisation ausgerichtet. Gleichzeitig sind die Schwingungen von allen asymmetrisch gebauten Molekülen (CNOH) durch die Feldkräfte stark abgebremst. Die starken Coulomb'schen Kräfte wirken wie eine Fessel. Alle Dipolschwingungen sind in ihren Freiheitsgraden stark eingeschränkt, wenn nicht sogar fast vollständig unterbrochen.

Und nun passiert etwas, was ich in allen Lehrbüchern vergeblich suche, was aber ganz entscheidend für unser Leben ist. Wenn ein Aktionspotenzial durch den eben beschriebenen Halbleitereffekt gestartet wird – und im Gehirn sind es Abermillionen gleichzeitig –, wird das Feld schlagartig ab- und umgebaut. Die vielen vorher gefesselten Dipole werden nun alle gleichzeitig wieder zu schwingen beginnen. Und da sie durch das elektrische Feld vorher exakt ausgerichtet wurden, ist diese neue Summenschwingung kohärent im Raum und in der Zeit. Die vielen Nervenmembranen erzeugen damit eine Maserstrahlung.

Aber damit ist dieser fantastische Mechanismus noch nicht zu Ende. Die hohe elektrostatische Feldkraft bewirkt im Neuron ein starkes Zusammendrücken der Membran, was man »Elektrostriktion« nennt. Wenn die Membran dann – wie beschrieben – depolarisiert, schnappt sie elastisch in ihre eigentliche Ausdehnung zurück, was als piezoelektrischer Moment von uns immer wieder gemessen wurde. Die sprunghafte Ausdehnung startet die mechanische Eigenresonanz der Membranelemente und emittiert dabei eine Schallwelle. Durchläuft die Schallwelle das Gewebe und die angrenzende Wasserflüssigkeit, so moduliert sie wegen der periodischen Druckschwankungen die Dielektrizitätskonstante des Mediums im Rhythmus der Schallfrequenz. Dadurch wird zusätzlich zu der von der Membran emittierten kohärenten elektromagnetischen Schwingung eine – um die Schallfrequenz verschobene – elektromagnetische Streuwelle ausgesendet. Beide wirken im gleichen Gewebeflüssigkeitsvolumen und schaukeln sich gegenseitig auf. Das heißt, durch die Kopplung der primären Pumpwelle und der frequenzverschobenen Sekundärwellen werden sowohl die Schallwelle als auch die sekundären elektromagnetischen Streuwellen so lange verstärkt, wie die Dämpfung es zulässt. Dieser Effekt ist hörbar, wenn man die Ohreneingänge verschließt und die Muskeln des Kiefers durch Kontraktion aktiviert, etwa durch Beißen auf die Zähne oder Ohrenbewegung.

Halten wir also zusammenfassend fest: Bei jeder Hypo- oder Depolarisation der allgemeinen Zellmembran und besonders der Nerven- und Muskelzellmembran wird immer auch eine Schallwelle und eine kohärente elektromagnetische Mikrowelle abgestrahlt, deren Hauptkomponente 0,07 eV = 1,7 mal 10^{13} Hertz und die zusätzliche kohärente Frequenzkomponenten aus den Dipolschwingungen erhält.[39]

Bei Hypo- oder Depolarisation emittiert die Nervenmembran kohärente elektromagnetische Schwingungen in folgenden Bereichen:

- Photonen mit der Energie 70 meV, entsprechend einer Wellenlänge in Luft von 17,6 Mikrometern und einer Frequenz von 1,7 mal 10^{13} Hertz. Berücksichtigen wir das Dielektrikum ε, also die elektrischen Eigenschaften der Membranteile innerhalb des elektrischen Feldes, dann erniedrigt sich die Wellenlänge bei gleicher Frequenz im Verhältnis $1/\sqrt{\varepsilon}$.
- Gleichzeitig schwingen alle vorher durch das sehr starke Feld des Ruhepotenzials gebundenen Dipole der Membran, entsprechend ihrer während der Hypo- oder Depolarisation neu erhaltenen Freiheitsgrade, gemeinsam an und senden wiederum unterschiedliche Frequenzen nach außen.

- Das Frequenzgemisch enthält Resonanzfrequenzen zum Flatterwasser im Bereich von 10^{13} Hertz. Außerdem gibt es Frequenzen im höherenergetischen Bereich bis zu dem sichtbaren Lichtbereich, vor allem auch in den Durchlassfenstern des wässrigen Milieus bei Wellenlängen von 2,5, 3,5 bis 5,5 und 6,5 bis 10,5 sowie 13 Mikrometern.

Hyperpolarisation (Ruhe) und Depolarisation (Aktion) der Neuronzellmembran

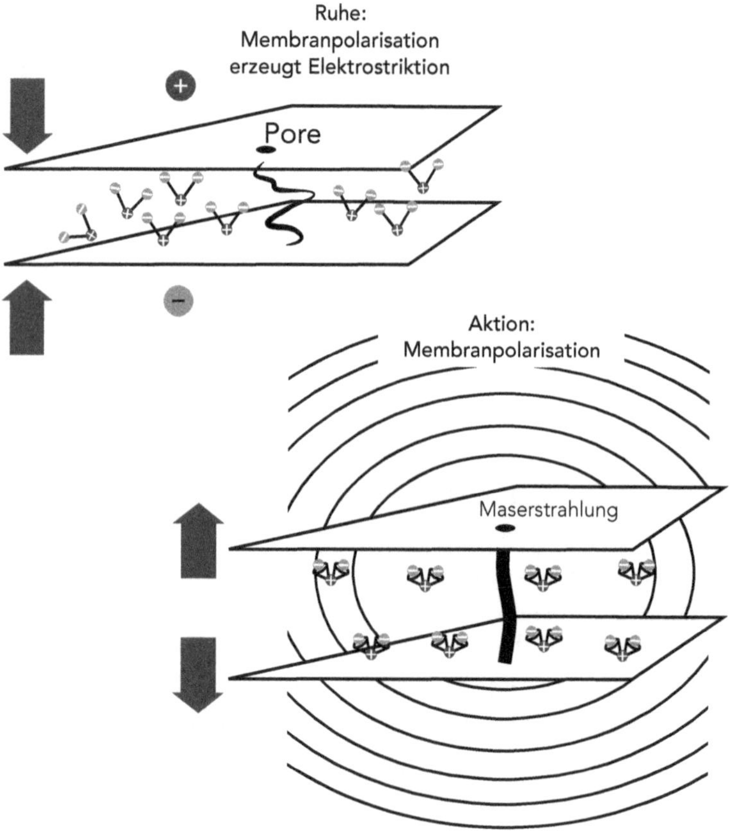

Bei Hypo- oder Depolarisation der Zellmembran werden ein Schall und kohärente elektromagnetische Wellen mit mehreren Frequenzen als Maser abgestrahlt, die sich selbst verstärken und die in Resonanz mit der Wasserphase liegen.[40]

Diese verstärkte kohärente Strahlung, die bei jeder Aktion von Nerven- und Muskelmembranen ausgeht, wird von dem umgebenden Wasser aufgenommen. Das EZ-Wasser um Nerven, die in Aktion sind, ist deshalb besonders stark ausgeprägt. Und die Wasserphase wird nun, zusätzlich verstärkt zu ihrer eigenen Kohärenzstrahlung, zu einem besonders starken Energiesender. Wir können hier durchaus von einer schwingenden Maserkristallstruktur mit hoher Schwingungsamplitude, also hoher Leistung, sprechen. Diese besonders verstärkte Strahlung entspricht der von Kunio Yasue beschriebenen »Superstrahlung« *(superradiance)*.[41] Was ist das? Yasue – zusammen mit Scott Hagan und Mari Jibu – versteht darunter den Prozess, der die Transformierung von inkohärenten, thermischen und ungeordneten molekularen und atomaren Energien in kohärente Strahlung mithilfe organischer Konstrukten durchführt.

Die Kommunikation mit dem Quantenvakuum

Eine Kopplung dieser Strahlung an das Quantenvakuum ist ziemlich sicher, eigentlich sogar unumgänglich. Die Eigenschaften der kohärenten Kristallstrukturen erinnern nämlich an das Bose-Einstein-Kondensat, das man bei niedrigsten Bewegungsenergien von 0 K oder −273,15 °C kennt. Hier schwingen die Teilchen nicht mehr individuell, sondern kohärent, also mit gleicher Energie, gleicher Frequenz, im gleichen Raumbereich. Ein derartiger Zustand ist identisch mit Teilen der Vakuumfeldenergie, die auch als »Nullpunktenergie« bezeichnet wird. Das aber bedeutet, dass ein Vakuum hier keine individuellen massenäquivalenten Energien mehr duldet; es existiert deshalb außerhalb der realen Raumzeit, die immer an Massen gebunden ist. Bei einer dem Bode-Einstein-Kondensat vergleichbaren Kohärenz werden Raum und Zeit gleichsam eingefroren. Es gibt keine Geschwindigkeiten mehr als Verhältnis von Raum zu Zeit. Informations- und Energieübertragungen erfolgen deshalb quasi instantan und nichtlokal. Das aber bedeutet, Information ist überall fast gleichzeitig.

Man kann sich nun vorstellen, dass der Energieaustauch vom

Quantenvakuum mit den Massen in der Nachbarschaft über stehende Wellen verläuft, wobei sich die Phasen addieren oder auslöschen. Wenn sie sich addieren, wird viel Energie übertragen; wenn sie sich auslöschen, wird alle Energie in den Massen als Potenziale gespeichert, was sich in Skalarwellen ohne Gradienten äußern kann. Die Physik kennt diese Zustände auch als phasenkonjugierte Resonanz und destruktive Interferenz. Bei der Phasenkonjugation gibt es aus Sicht der realen Raumzeit ein *time reverse*, ein Zurück in der Zeit, also ein erneutes Aufsuchen der Vergangenheit. Zahlreiche Experimente haben dieses Aufsuchen der Vergangenheit beweisen können.[42]

Leider wird dieser wichtige Fakt, im Elementarbereich beliebig in der Zeit zu wandern, in keinen Überlegungen der Mainstreamwissenschaft einbezogen. Und alle diese Effekte im Zusammenhang mit der Wasserphase sind bisher wenig untersucht worden. Aber wir halten alle Phänomene für durchaus relevant, so auch Alex Kaivarainen von der Universität in Turku, Finnland, der diese Möglichkeiten mithilfe von Computersimulationen und Spektroskopieprogrammen verifizieren konnte. Seine zahlreichen, umfangreichen und in die Zukunft weisenden Ergebnisse sind im Archiv von Los Alamos veröffentlicht.[43]

Einige Hinweise zu Quanteneffekten bietet auch das Buch *Der Quantenbeat des Lebens* von Jim Al-Khalili und Johnjoe McFadden.[44] Al-Khalili ist Professor für theoretische Kernphysik an der Universität von Surrey in Guilford, Vereinigtes Königreich, und bekam viele hochdotierte Auszeichnungen. McFadden ist ebendort Professor für Molekulargenetik.

Ein neues Modell zu einem Quantenbewusstsein, das unter anderem auf verschränkten Ionen in Nervenzellen und Spinmomenten beruht, wurde in den letzten Jahren von weiteren Wissenschaftlern aufgestellt.[45] Der freie Wille könnte dadurch zustande kommen, weil freie Bits im Quantengehirn durch Quanteneffekte verstärkt werden.[46]

Das Gehirn mit seinen Neuronen und seinem Wasser ist nach diesen Annahmen das Werkzeug für die Hinleitung des überall verbreiteten Bewusstseinsfeldes zu der Materiekonstruktion des Menschen. Das nach unserer Meinung universell vorhandene Bewusstseinsfeld beherbergt einen Modus, der ermöglicht, dass Information als solche erkannt wird und dann zielgerecht verarbeitet werden kann. Damit die Hinleitung dieses Feldes zur Materie funktioniert und damit ein Bewusstsein in der Materiekonstruktion auftaucht, sind Kohärenzen unbedingt erforderlich. Thilo Hinterberger und sein Team von der »1st Section of Applied Consciousness Sciences« am Medizinischen Zentrum der Universität Regensburg, zusammen mit Kollegen der Abteilung Physik der Isfahan-Universität im Iran, haben die Notwendigkeit der Synchronizität und der Kohärenz für das, was wir »Bewusstsein« und »Emotion« nennen, in einem Artikel herausgearbeitet. Gleichzeitig ist das Gehirn über diese Kohärenzmaßnahme höchst empfindlich für Resonanzeinflüsse.[47]

Kohärenzen sind im Gehirn – wie eben beschrieben – über diverse Nervenmembranen mit anliegenden Wasserphasen hochgradig komplex aufgebaut. Damit ist die Möglichkeit der Kommunikation mit dem Quantenvakuum gegeben. Kohärenzzentren bestimmen auch die Aktivität des Neokortex, der als Sitz des Tagesbewusstseins dient.

Ich habe bereits in meinem Buch *Die Öffnung des 3. Auges* ausführlich dargelegt, wie die Hemmung der Aktivität bestimmter Zentren des Neokortex uns zu unserem Unterbewusstsein führt. Das Unterbewusstsein wurde dabei von uns gleichgesetzt mit dem Speichermedium des Quantenvakuums. Dazu passt folgender Wirkmechanismus.

Schon lange ist bekannt, dass eine Tiefenentspannung einen veränderten Wahrnehmungszustand gegenüber dem gebräuchlichen Tagesbewusstsein mit sich bringt. Eine Tiefenentspannung ist mit zum Teil kohärenten elektrischen Feldern bestimmter Gehirnzentren verbunden, die Summenfrequenzen von 0,1 bis 10 Hertz aufweisen (Default Mode Network). Andererseits ist bekannt, dass die Wasserphasendipole hochempfindlich für elektrische Felder sind. Man kann also davon ausgehen, dass die elektrischen Feldoszillationen und Rhythmen der Gehirnnerven in toto von der Wasserphase im Gehirn übernommen werden und die Gesamtkohärenz dieser Phase verstärkt wird. Diese elektrischen Felder haben dann Schrittmacherfunktion. Insgesamt ergeben sich durch die starken niederfrequenten Rhythmen der kohärenten Bereiche eine Dämpfung der Aktivität von Einzelneuronen des Neokortex und gleichzeitig eine elektrische Anregung der Zirbeldrüse, die mitten im sich ausbildenden Feld liegt. Damit wird eine Barriere zu der quantenphysikalischen Interwelt geöffnet. Wir können eine Parallelwelt erleben, die ansonsten nur unbewusst existiert.

Eine wichtige Rolle spielt dabei auch die Zellenergie ATP. Bewusstlosigkeit entsteht auch durch ATP-Mangel. ATP ist notwendig zur Wiederherstellung des Ruhepotenzials an Neuronenmembranen, was Voraussetzung für die Bildung von neuen Aktionspotenzialen ist. Ohne Aktionspotenziale gibt es keine Neuronentätigkeit; ohne ausreichend ATP gibt es also keine ausreichende Neokortexaktivität. ATP-Produktion ist auf Mitochondrientätigkeit angewiesen. Wenn also die Durchblutung des Gehirns nachlässt und wenn es dadurch zu akutem Sauerstoffmangel im Gehirn kommt und die Mitochondrien kein neues ATP aufbauen können, schaltet das Tagesbewusstsein ab.

Wir haben berichtet, dass die EZ-Wasserphase für die Mitochondrientätigkeit essenziell wichtig ist, dass also die Mitochondrienaktivität durch den Kohärenzrhythmus des EZ-Wassers kontrolliert wird. Das lässt vermuten, dass die starken elektrischen Niederfrequenzfelder des Gehirns bei Tiefenentspannung und Schlaf nicht nur die Mitochondrienaktivität modulieren, sondern auch die EZ-Phase mit der Master-Reaktion beeinflussen. Insgesamt wird die Energiebildung sinnvoll gedämpft. Im Traumbewusstsein mit eventuell aufregenden Bildern ändert sich diese Dämpfung zu erneuter hoher Aktivität, da auch die Gehirnfrequenzen deutlich schneller werden und der gesamte Stoffwechsel zunimmt, zum Beispiel die Verbrennung von Fetten über die Ausschüttung von Adrenalin. Auch die Sauerstoffzufuhr wird durch angeregten Stoffwechsel erhöht, was vermehrte Energieproduktion sowohl in der Wasserphase als auch in den Mitochondrien bedeutet.

Weniger Energieproduktion setzt also das Erregungsniveau des Neokortex herab und vermittelt ein eingeschränktes beziehungsweise neues Wahrnehmungsbewusstsein. Diesen Effekt kennen wir auch vom Konsum alkoholischer Getränke und anderer Drogen. Alkohol zerstört die EZ-Struktur der Wasserphase im Gehirn, speziell auch des Mitochondrienwassers, und erniedrigt dadurch allgemein den Aufbau von Energie, besonders von ATP.

Der Wasserphase liegt ein Informationsspeicher zugrunde

Um die Wasserphase als Informationsspeicher zu verstehen, wollen wir die Grundstruktur des Wassers betrachten, die bei bestimmten abgebremsten Molekülschwingungen – sprich: niedriger Temperatur – zu einer Schneeflocke führt.

Materie hat eine Form, ist also strukturiert. Was heißt Materie? Materie ist die Zusammensetzung von Massen, wie Atomkern und Elektronen und Raum zwischen den Massen, also masseloser (masseleerer) Raum, auch »Vakuum« genannt. Materie ist eine Raum-Zeit-Konstruktion. Wasser ist in diesem Sinn Materie, und sein Materieraum besteht ebenfalls wie der anderer Materie zu 99,999 999 999 Prozent aus Vakuum, das heißt masselosem Raum.

Schneeflocken sind typisch hexagonal und sechsstrahlig. Das spiegelt die Bindungsstruktur der Wassermoleküle wieder. Woher kommt das typische quasikristalline Muster? Um diese Frage zu beantworten, müssen wir die Hierarchie zum Ursprung eines Schneeflockenmusters zurückverfolgen. Das typische Muster wird von zwei prinzipiell unterschiedlichen Kraftkomponenten aufgebaut, die zwischen den Molekülen vermitteln: einer grundlegenden weitgehend konstanten Kraft der kovalenten Bindung (dieselben Elektronenbahnen werden von beiden Partnern genutzt) und einer variablen Kraft der Wasserstoffbindung.

Woher kommen diese Kräfte? Alle Kraftwirkungen gehen von bewegten Massenkörpern aus. Das ist Naturgesetz laut Einstein'scher Relativitätstheorie. Elektronen und Atomkerne (Protonen) sind bewegte Massenkörper.

Geladene Elementarteilchen, kleinste Einheiten wie Elektron und Proton, sind die Quelle eines von ihnen immer und ohne Ende ausströmenden Energiefelds, das fähig ist, an anderen Massen Kräfte zu erzeugen – aber woher stammt diese nie versagende immer sprudelnde Energiequelle? Antwort: aus dem Vakuum. Auch das ist Naturgesetz.

Naturgesetze können zwar Information verarbeiten, sie aber nicht erzeugen. Woher kommt also die Information der Naturgesetze? Die Information für die Kraftbildung wird übertragen von Teilchen. Es sind die Bosonen mit ihren Photonen, W^+-, W^--, Z^0-Bosonen, Gluonen und Higgs-Bosonen (nach dem britischen Physiker Peter Ware Higgs). Daneben gibt es die Hadronen mit ihren Mesonen (Pionen, Kaonen …) und Baryonen, außerdem die Fermionen, wozu die Leptonen (Elektronen, Neutrinos …) gehören. Bosonen, Hadronen, Fermionen überlappen sich in ihren Funktionen. Schließlich müssen wir annehmen, dass es auch ein Graviton gibt, selbst wenn es noch nicht einwandfrei entdeckt ist.

Diese kittenden Teilchen entstammen aus kollabierten (Wahrscheinlichkeits)wellen. Die Kollabierung der Wellen wird durch Umwelteinflüsse veranlasst, zum Beispiel durch Messung infolge Resonanz.

Die Wellenfunktion einer Welle enthält die Information für das zukünftig entstehende Teilchen. Die Welle und ihre Wellenfunktion stammen in der Vorstellung des Wissenschaftlers aus dem spezifischen Schwingungszustand eines Strings (einer Membran) in einem elfdimensionalen Vakuum.

Alle Teilchen unserer Welt, also alle Bosonen als Kitt und alle Fermionen als Massebausteine, sind der Theorie zufolge ehemalige spezielle Schwingungszustände von Strings im Vakuum. Das aber heißt, die Information und das Gedächtnis für das Muster Schneeflocke und alle anderen Muster kommen nicht aus den Molekülen, sondern primär aus den zugrunde liegenden Strings des Vakuums.

Wenn eine Grundstruktur wie die Dreieck- und Sechsstrahligkeit der Schneeflocke immer wieder auftritt, dann liegt das an den Bindungskräften im Wasser, die in jedem Fall von bestimmten Strings vorgegeben werden. Wenn diese Grundstruktur – wie sichtbar – moduliert wird, dann sind dafür von außen einwirkende Energien verantwortlich. Die Grundlage dieser Energien sind allerdings wieder bestimmte Strings.

Alles, was Struktur und Formen aufbaut und beeinflusst, ist als spezifischer Stringzustand im Vakuum vorhanden. Alle Stringschwingungen überlagern sich zu einem hologrammähnlichen Gebilde im Vakuum. Da aber das Endprodukt der Energieeffekte, also die fertige Materiestruktur, zurückwirkt auf das Vakuum, ergibt sich ein Vakuumabdruck der Struktur. Vakuum ist ein enormer Informationsspeicher. Diese Struktur, dieses Muster bleibt als Information im Gedächtnis der beteiligten Strings. Und tatsächlich kann ein String eine riesige Menge Information speichern, und zwar so, dass sie jederzeit reproduzierbar ist. Der Informationsgehalt der Strings im Vakuum entspricht demnach der Komplexität der Materiestruktur. Die Materiekonstruktion rückwirkend ist der Stabilisator der abgespeicherten Struktur. Nun ergibt sich sofort die Frage, warum und wie sich ein Muster im Vakuum einprägt. Die Antwort darauf wissen wir nicht; aber dass das Vakuum ein riesiger Informationsspeicher ist, daran zweifelt kein Wissenschaftler mehr. Das Modell der Vakuumstrukturspeicherung ist wohl ähnlich der Bildspeicherung in Hologrammen.

Und wie kann Information realisiert werden? Die Antwort der Wissenschaft auf diese Frage ist noch nicht einheitlich, aber fest steht, dass alle Kräfte durch Vermittlung des Vakuums entstehen. Kräfte entstehen ja immer erst an Massen. Im Vakuum gibt es aber keine Kräfte, da es dort per definitionem keine Massen gibt. Da aber Kräfte immer mithilfe des masselosen Raumes wirken – wie sonst sollten Moleküle aneinanderheften? –, muss der masselose Raum, sprich das Vakuum, Information zur Weiterleitung für die Kräfte bereithalten.

In der Vorstellung des forschenden Menschen ist diese Information zwangsläufig in Strings gespeichert, denn andere Elemente kennt das Vakuum in unseren Gedanken nicht. So ergeben sich Schneeflocken aufgrund der Wasserstruktur sowie alle anderen

Gebilde aufgrund des Gedächtnisses (abrufbare Speicherinformation) von Strings im Vakuum.

Auch dies ist wichtig: Dass Hologramme durch die Eigenschaften von Strings möglich sind, ist theoretisch klar, aber die Information, die in einem Hologramm eingraviert ist, wird von der jeweiligen Raum-Zeit-Konstellation dirigiert. Das heißt, diese Vakuum-Entitäten sind – wie bereits angedeutet – auch aus der Materie heraus rückwirkend informierbar.

Der Informationsaspekt

Information ist im weitesten Sinne nichts anderes als ein Ausschließen von Möglichkeiten.[48] Wir können sagen: Information ist das Festlegen bestimmter Größen aus dem »Meer der Möglichkeiten«, also aus dem Rauschen heraus.

Nehmen wir als Beispiel das Frequenzrauschen. Dieses setzt sich aus einem »Meer« möglicher Einzelfrequenzen zusammen. Es gibt bereits beim Rauschen Effekte im Organismus, wenn die Zusammensetzung der möglichen Frequenzen eingeschränkt ist, zum Beispiel beim weißen Rauschen. Man denkt dabei an weißes Licht, das sich aus dem »Meer« mehrerer möglicher Lichtfrequenzen zusammensetzt.

Auch der Organismus ist voll von Rauschen. Wird nun eine einzelne Frequenz innerhalb des Rauschens durch eine bestimmte Maßnahme festgelegt, wie zum Beispiel durch Aufpfropfen der Amplitude dieser Frequenz, eventuell durch Resonanz oder durch Filterung, dann entsteht konkrete Information. Im Fall des weißen Lichts kann zum Beispiel Grün herausgefiltert werden, und auf diese Weise sehen wir Pflanzen und Wiesen, was für uns Information darstellt.

Ein isoliertes Energieteilchen, ein Quant, gibt nicht ohne weiteres preis, welche Information es trägt. An einem Teilchen wie zum Beispiel an einem Elektron sind keine lokalen Eigenschaften zu finden, die es als Informationsträger auszeichnet. Alle Elektronen sind untereinander erst einmal exakt gleich, dennoch erledigen die Elektronen vollständig unterschiedliche Aufgaben, die letztlich unsere Lebensfunktion gewähren – auch mithilfe der Elektronen des Wassers in uns.

Elektronen empfangen Information und geben sie weiter, was über Photonen geschieht. Diejenigen Informationsphotonen, die aus dem Vakuum kommen, heißen »virtuelle Photonen«. Ein Elektron ist ein energetisch offenes und asymmetrisches System, das die Energie des Vakuums dazu verwendet, seine eigene Entität zu erschaffen. Es generiert mit dieser Energie ein elektrisches perpetuelles Potenzial. An diesem Mechanismus hängen die gesamten Materiekonstrukte. Materie wird angetrieben durch einen unerschöpflichen Energie- und Informationsfluss aus dem Vakuum und gelangt zu immer höher organisierten Komplexitätsniveaus.

Wie wird die Information hierarchisch durchgereicht? In der Quantenmechanik werden die wellenartigen Aspekte von Materie durch mathematische Konstrukte dargestellt, die als »Wellenfunktionen« bezeichnet werden. Die Wellenfunktionen enthalten und beschreiben den gesamten aktuellen Informationsgehalt des betreffenden Systems, was einer Codierung entspricht. Wichtig dabei ist: Die Wellenfunktion ist *nicht lokal* und beschreibt Verbindungen, die unabhängig von Raum und Zeit existieren. Einstein nannte dies »gespenstische Fernwirkungen«. Während also gemessener Impuls, gemessene Energie und gemessene elektrische Ladung lokale Größen im Hier und Jetzt sind, ist die Wellenfunktion mit ihrem Informationsinhalt *global, ja – sogar universal* und, vom Materieraum betrachtet, überall gleichzeitig.

So bleiben über die Wellenfunktion Zwillingsteilchen aus derselben Quelle in direkter Verbindung, egal, wie weit auseinander sie sich jeweils befinden. Wird eines der Teilchen beeinflusst, reagiert augenblicklich auch das andere Teilchen. Dieses Phänomen mit der Bezeichnung »Verschränkung« ist inzwischen bestens experimentell nachgewiesen.

Wenn Information universal ist und Teilchen an unterschiedlichen Orten zeitlos verbindet, dann muss Information sich mit Überlichtgeschwindigkeit verbreiten. Das verbietet aber die Relativitätstheorie. Information kann sich nicht schneller als die Lichtgeschwindigkeit verbreiten, da es ansonsten zu Kausalitätsproblemen kommt.

Das Problem hat eine Lösung gefunden: Die Limitierung durch die Lichtgeschwindigkeit trifft keinesfalls für das Rauschen zu, denn Rauschen ist per se keine Information, obwohl es implizit durchaus vielfältig Information enthalten kann. So können sich Einprägungen in das »Meer aller Möglichkeiten« als Veränderung des Rauschens im Vakuum ohne Gefährdung der Kausalität schneller als das Licht universal ausbreiten, zumal das Rauschen des Vakuums implizit nicht reale, sondern allenfalls virtuelle Information aufweist. Dies wird aber erst durch Handlung (Beobachten, Messen) aus dem Rauschen heraus isoliert und festgehalten.

Geistige und seelische Einflüsse auf das Wasser

Einige Versuchsergebnisse bringen einen vollkommen unerwarteten Aspekt in die Diskussion; sie weisen darauf hin, dass wir mit unseren Gedanken und Gefühlen die Wasserstruktur nachhaltig beeinflussen können. Insgesamt ist Wasser demnach Teil der Ordnung des Lebendigen, *einschließlich* seiner geistigen und seelischen Kommunikationsfähigkeiten.

In diesem Zusammenhang sind die Kommentare von Francis Beauvais, einem ehemaligen Mitarbeiter von Benveniste, interessant, die er zu den bereits erwähnten Ergebnissen von den Experimenten der Gruppe gibt.[49] Er geht darauf ein, dass immer dann, wenn die Versuche mit subtilen Energien nicht im Doppelblindmodus abliefen, geringe oder sogar eine Signifikanz erreicht wurde. Doppelblind heißt: Weder die Experimentatoren noch die Personen, die die Messwerte und Daten auswerten, wissen, welche Probe – Verum oder Kontrolle – sie gerade bearbeiten. Und er schreibt: »Wenn man diese Experimente als Ganzes betrachtet, scheinen die Ergebnisse eher die Erwartungen der Experimentatoren (und des Laborteams) zu reflektieren als die angenommenen Eigenschaften der Proben. Diese seltsamen Ergebnisse gipfelten in den DARPA-Experimenten [The Defense Advanced Research Projects Agency der US Army im Auftrag des Verteidigungsministeriums der USA], die 2001 im Gerinnungsmodell mit einem automatischen Roboteranalysator durchgeführt wurden. Interessanterweise schlossen die Experten des von der DARPA zusammengestellten ›Teams 4‹, dass unbekannte ›Experimentator-Effekte‹ diese seltsamen Ergebnisse erklären könnten.« Er fasst zusammen: »In der Tat, wenn die Anwesenheit bestimmter Menschen notwendig ist, um eine biologische Wirkung zu erzielen, während andere Menschen sie ›blockieren‹, sprechen wir dann noch über Wassereigenschaften?«[50] Leider versäumt er bei dieser Aussage, weiterzufragen, nämlich ob eben eine Eigenschaft des Wassers ist, die geistigen, also informativen Aspekte des Geistes und der Seele des Menschen zu übernehmen.

Das tat Bernd H. Kröplin, Professor im Institut für Statik und Dynamik der Luft- und Raumfahrtkonstruktionen an der Universität Stuttgart. Ihm war aufgefallen, dass sich schwache Feldwirkungen im Wasser abbilden und mit dem Mikroskop als Bild betrachtet und dokumentiert werden können. Die Methode kann auch auf Körperwässer (Speichel, Urin, Blut) angewandt werden. Seine Erkenntnisse sind: Wasser hat ein Gedächtnis, speichert Informationen. So weit waren seine Aussagen identisch mit früheren Ergebnissen. Aber er behauptet darüber hinaus, dass insbesondere auch die Emotionen des Menschen in der Wasserstruktur abgebildet werden: Aufgrund der Ergebnisse der Experimente seines Teams wird aufgezeigt, dass sich Empfindungen des Menschen im Wasser und im Speichel als Information speichern lassen.[51] Wenn ein gestandener und anerkannter Universitätsforscher über Jahre hinweg diesen Standpunkt publiziert und in der Öffentlichkeit vertritt, wäre es überheblich, ihn nicht zu beachten, und es wäre unfair – wie oft in der Wissenschaftsgemeinde geschehen –, ihn zu diffamieren, weil die Ergebnisse nicht ins derzeitige Weltbild passen.

Rustum Roy ist Materialforscher mit einer Professur an der Pennsylvania State University und Gastprofessor der University of Arizona. Er ist davon überzeugt, dass Wasser Information von uns speichert und vielleicht der größte Erinnerungsspeicher ist, den es gibt. Er sagt: »Der Mensch ist in der Lage, eine Absicht auf das Wasser zu übertragen.«[52]

Wenn Wasser in meinem Körper durch die Gedanken und den Willen beeinflusst wird – wie wir es weiter oben dargestellt haben –, ist das leicht akzeptierbar. Hier aber ist gemeint, dass Menschen auch über bestimmte Distanzen die Wassermaterie beeinflussen. Allerdings gibt es ohne den Fokus auf Wasser diverse Experimente, die dies nachweisen. Mit unserer Psyche, mit unserem Bewusstsein können auch über unsere Körper hinaus Wirkungen entstehen. Konsistente Hinweise dafür sind:

- Das Global Consciousness Project (Globales Bewusstseinsprojekt), Princeton, und PEAR (Princeton Engineering Anomalies Research, experimentelle parapsychologische Forschung), wo das elektronische Halbleiterrauschen zu einem konkreten Signal umgeformt wird, wenn ein großes Kollektiv innerhalb der Menschheit identische Gefühle entwickelt, etwa bei Katastrophen.[53]
- Die Arbeitsgruppe um Leonard Mandel (1927–2001), Universität Rochester: Er sprach aufgrund seiner Versuche von »gedachter Welcher-Weg-Information«. Hier werden Ergebnisse aus Experimenten vorgestellt, wonach der Gedanke des Experimentators Quantenentitäten entstehen lassen kann.[54]
- Der australische Physiker Paul Davies beschrieb die Elektronen-Spin-Änderung durch *pure Vorstellung*. Dieses Ergebnis, das seit dem Jahr 1990 bekannt ist, lässt sich sogar direkt auf die Wassereigenschaften übertragen, denn es betrifft die Spins der grundlegenden Quantenteilchen. Die Festlegung von Spinkoordinaten ist nachweislich durch den Geist des Physikers möglich.[55]

Davies schrieb: »Die unheimliche Sklaverei, die alle mit Spin ausgestatteten Teilchen dazu zwingt, den vom Experimentator festgelegten Winkel einzunehmen, erweckt den Eindruck, als ob der Geist die Materie beherrsche … Die Physiker haben seit Langem akzeptiert, dass der Spin eines Teilchens immer in die Richtung zeigt, die ein Experimentator zufällig als seine Referenzrichtung ausgewählt hat … Dies führt ein merkwürdiges subjektives Element in die physikalische Welt ein … Der freie Wille eines Physikers dringt in die Mikrowelt ein … Der Spin eines Teilchens zeigt unvermeidlich in die Richtung, die durch die Messstrategie des Experimentators zustande gekommen ist. Offensichtlich ist die mikroskopische und die makroskopische Welt eng miteinander verknüpft … Die neue Physik stellt den Geist zurück in eine zentrale Stelle in der Natur … Wenn jemand ein Atom anschaut, dann springt das Atom auf eine charakteristische Weise, die keine gewöhnliche physikalische Wechselwirkung nachmachen kann.«[56]

Normalerweise braucht man für einen Spin-Flip zum Beispiel ein Magnetfeld von 5 Millitesla und eine dazugehörige elektromagnetische Energie von 6 mal 10^{-7} eV, das entspricht einer Schwingung von 150 MHz. Aber die Vorstellung ersetzt diese Energien durch einen Mechanismus, der noch im Dunkeln liegt, wahrscheinlich in der Dunklen Materie, wie ich es in mehreren Büchern beschrieben habe. Ronald Bryan vom Department of Physics an der A&M Texas University schreibt, dass ein derartiger Mechanismus vieles erklären könnte.[57] Wenn Gedanken die Spins von Teilchen verändern, dann können Gedanken auch Materie verändern. Denn Spins werden von der elementaren schwachen Wechselwirkungskraft aufgebaut und sind Bestandteil jeder molekularen Bindung. Der Ursprung der Spins liegt in den Informationen des Quantenvakuums.

Die Umschaltung von virtueller zu realer Information: Aus Software wird Hardware

Die Umschaltung von virtueller auf reale Information geschieht immer erst lokal durch »Beobachtung«, Messung, Aufzeichnung und das »Geben von Sinn und Bedeutung«. Sobald man eine quantenmechanische Messung durchführt, kollabiert die Welle, weil die Messung für uns verwertbare Information freisetzt. Damit wird unser Wissen (unsere Information) über das System verändert, was wiederum die Schaltung der Welle zum Teilchen vollbringt. Da für jede Zustandsänderung Energie (Arbeitsfähigkeit) notwendig ist, muss diese Energie mit der Welle mitgetragen werden.

Das auf diese Weise neu entstandene Teilchen ist ausgestattet mit der Information und Energie der Welle und bewirkt damit eine spezifische Kraftvermittlung. Das Vakuum reicht die Kraftwirkung, also nicht die Kraft selbst, als Information weiter von einem Masseraumpunkt zum nächsten. Das Vakuum wirkt dabei als Informationsvermittler. Diese Vermittlung besteht immer aus zwei Informationskomplexen: Information, die eine Kraft an Massen erzeugt, und Information, die eine Kraft an Massen bewirkt hat. Damit ist ein Vorher-nachher-Zustand erreicht, was die Zeit ins Spiel bringt. Erst durch die Informationswirkung an Massen wird ein Kraftfeld generiert, das mit seiner Vektorrichtung einen Raum erzeugt. Und über die Schwerkraft der Massen wird dieser Raum gekrümmt. Diese Krümmungsspannung des Raumes bezeichnet Einstein als Gravitation. Bewegungszustände in diesem Raum werden uns über die Vorher-nachher-Situation als Zeit bewusst. Ohne Masse gibt es keine Raumzeit. Materie ist immer ein Raum-Zeit-Kondensat. Eine Welle aus dem Vakuum wird im universellen Kontext dann zu lokaler konkreter Information, wenn wir Menschen als Konstruktion eines Raum-Zeit-Musters, das wir darstellen, bewusst fragen, beobachten, Sinn und Bedeutung geben, um Wissen zu erzeugen.

Nichtlokale Gesetzmäßigkeiten, wie sie die Welle repräsentiert, verknüpfen die Dynamik universell virtuell verborgener Information mit der lokalen Materie und schalten damit reale semantische Information. Wichtig ist hier: Die Welle mit ihrer Information ist mit Software vergleichbar, da sie beschreibt, was über das System erkennbar sein könnte. Teilchen mit Massen dagegen stellen Hardware dar. In der Quantenmechanik liegt also eine Art Hardware-Software-Verflechtung vor. Information (Wissen) hat dabei greifbare Auswirkungen.[58]

Davies schrieb: »Meiner Auffassung nach sollte man akzeptieren, dass Information eine echte physikalische Größe ist, die in gleicher Weise informationellen Kräften unterliegt, wie physikalische Kräfte auf Materie wirken. Dies bedeutet auch, dass Komplexität als eine physikalische Variable mit realer, kausaler Wirksamkeit zu behandeln ist und nicht nur als ein qualitativer Ausdruck dafür, wie kompliziert ein System ist. Nur unter dem Einfluss eines informationellen Gesetzes konnte es zu dem Informationskanal – oder der Softwaresteuerung – kommen, die sich im genetischen Code zeigt.«[59]

Um reale Information zu erzeugen, muss genauso Arbeit verrichtet werden wie bei der Verarbeitung von Massenkraft. Wasser scheint dafür eine Schlüsselrolle zu übernehmen.

Wenn die spezifischen Schwingungen der Strings in Kooperation mit Wassermassen die Formen und Muster bis ins Makroskopische hinein veranlassen, wenn die Strings also letztlich die Grundlage jeder Informationsrealisierung sind, dann liegen laut Modell die Strings auch meinem Ich-Bewusstsein zugrunde. Diese Ich-Bewusstseinsinformation wird durchgereicht bis zum »Corticon-Geschehen«, also der Bildung von Bewusstseinseinheiten (Entitäten) zur Erkennung und Verarbeitung von Informationen, und bis zur individuellen Handlungsfähigkeit, was wir als »Verhalten (Psyche)« bezeichnen.

Mit dieser Stringinformation wird die Materie im eigenen Körper informiert und mechanisch beeinflusst, also der eigene Wille durchgesetzt. Dies ist alltägliche Erfahrung. Auch Grundgefühle gelten als angeboren. »Angeboren« aber heißt »Zugriff auf ein Matrix-Informationsfeld«. Gefühle sind die Erfahrungen unserer Vorfahren, abgespeichert in Strings.

Im Prinzip finden willentlich-geistig ausgelöste Materieeffekte in jedem Moment unseres Lebens statt. Wir beachten diesen Fakt nur nicht. Nehmen wir das Beispiel »Ich will meinen Arm heben«:

- Um den Arm zu heben, müssen Muskeln kontrahieren.
- Damit Muskeln kontrahieren können, müssen Membranen für bestimmte Minerale (Natrium) durchlässig gemacht werden (Auslösung eines elektrischen Aktionspotenzials).

- Damit Membranen durchlässig werden, müssen bestimmte Proteine/Enzyme Membrantore bewegen und öffnen.
- Damit Proteine/Enzyme Membrantore öffnen können, müssen sie ihre Form/Struktur/Gestalt (Konfiguration) zu einer neuen Form/Struktur/Gestalt (Konformation) verändern.
- Damit eine Änderung zu der aktiven Proteinkonformation stattfindet, müssen Kraft- und Zeitoperationen auf Molekülbindungen der Proteine/Enzyme einwirken.
- Für diese Kraft- und Zeitoperationen müssen Spins ihre Eigenschaften ändern (eigentlich eine universal verbreitete Wahrscheinlichkeitswellenfunktion, die zur Realität, also zu einem Quant, geschaltet werden muss).
- Damit Spins ihre Eigenschaften ändern, müssen Informationen für die Veränderung der Energiedichte fließen.
- Eine Kanalkaskade dieser Informationsquellen ist Wille/Geist/Psyche/Bewusstsein.
- Erst unter diesen Voraussetzungen kontrahiert der Muskel.

Nach allem, was wir oben über das Wasser beschrieben haben, ist es das höchst geeignete Agens, diese Kaskade zu realisieren.

Die Physiker wissen schon lange, dass Naturgesetze zugunsten des Lebens eingestellt sind. Leichter verständlich wäre aber der umgekehrte Schluss: Naturgesetze sind das Ergebnis einer geistigen Information, die das Wesen des Lebens ausmacht. Auch deshalb hält Brian D. Josephson, Nobelpreisträger für Physik 1973, die objektive Realität für ein Produkt der kollektiven Gedanken der Menschheit.[60]

Halten wir als Zwischenergebnis fest: So, wie Aufbau, Form und Muster der Materie (Raum-Zeit-Konstruktion) auf Information der elementaren Entitäten beruht, so ist unser Wille und Glaube die Folge von elementaren Entitäten, die unser Bewusstsein bilden. Wir können diese Information individuell bewusst erleben, weil unsere eigenen Materiestrukturen, wie die Wasserstruktur von Neuronen und Proteinen, geeignet sind, die Information aus dem virtuellen Status des Quantenvakuums in den realen Status zu schalten.

Hierzu sagte Lama Anagarika Govinda: Ob wir Gedächtnis eine Eigenschaft des Geistes oder der Materie oder ein biologisches Prinzip nennen, ist unwesentlich, denn materiell, biologisch und geistig deuten nur verschiedene Ebenen an, auf denen dieselbe Kraft wirkt und sich manifestiert… »Die Gleichzeitigkeit von Erhaltung und Neuschöpfung wird durch einen Prozess dauernder Transformation bewerkstelligt, in dem die wesentlichen Elemente oder Formen Prinzipien erhalten oder gegenwärtig bleiben.«[61]

Die Frage von Mario Livio, Leiter der Wissenschaftsabteilung am Hubble-Weltraum-Teleskop-Institut in Baltimore, Maryland, und Professor an der Johns Hopkins University, scheint berechtigt: »Spiegelt die ganze Wissenschaft also nur die menschliche Wahrnehmung wider, oder gibt es etwas Fundamentaleres? Werden Mathematik und Naturgesetze entdeckt oder erfunden?«[62]

Die bisher geheimnisvollen Aufgaben der Dunklen Materie

Nach derzeitig anerkannter Theorie macht die Dunkle Materie etwa 25 Prozent aller Energien im Universum aus, während die uns allen immerfort präsente elektromagnetische Energie im Kosmos etwa 5 Prozent (Plasmaaktivität) und an der Erdoberfläche nur 0,4 Prozent ausmacht. Da alle unsere Funktionen und Sinne, wie zum Beispiel das Sehen, mithilfe der elektromagnetischen Energie ablaufen, meinen wir, sie wäre die wichtigste Energie für uns. Dabei übersehen wir, was sonst noch energetisch-informativ in uns und überall stattfindet. Das ist verständlich, denn die Dunkle Materie weigert sich beharrlich, nachgewiesen zu werden. Man kann sie nur durch ihre Auswirkungen bestimmen.

Auch Elektronen hat noch kein Mensch je gesehen, aber ihre Auswirkungen sind bestens bekannt. Ebenso weiß niemand, was Gedanken, Gefühle, Bewusstsein eigentlich primär sind; und dennoch erwachsen Kräfte aus diesen Entitäten. Die Effekte sind nicht zu bestreiten und massiv wirksam, zum Beispiel entstehen durch

Gefühle die Emotionen, also die Beeinflussung etwa der Muskulatur, die für Mimik und Körperhaltung steht.

Wir hatten schon erwähnt, dass Wasserstoff die am meisten vorhandenen Atome in unseren Körpern sind. Und Wasserstoff ist die einzige Substanz, die in hohem Maße mit der sogenannten Dunklen Materie wechselwirkt, und zwar spinabhängig. Weit abgeschlagen im Ranking der Beeinflussung, aber immer noch mehr als alle restlichen Atome hat der Sauerstoff mit einer spinunabhängigen Fraktion noch Interaktionen mit der Dunklen Materie. Alle anderen Elemente haben zwar auch Wechselwirkungen, aber im Vergleich zu Wasserstoff in äußerst geringem Ausmaß.[63]

Die Dunkle Materie spielt eine enorme Rolle im gravitatorischen Geschehen, ohne dass sie ihre wahre Natur offenbart. Sie korrespondiert zusätzlich mit der dritten Urkraft, der schwachen Wechselwirkung. Wir hatten schon mehrfach darauf hingewiesen: Die schwache Wechselwirkung ist maßgeblich diejenige Kraft, die Elektronen zur Bindung befähigt, denn sie bestimmt den Spin der Teilchen, ist also an der seltsamen Vortexbewegung beteiligt. Form, Struktur, Gestalt von Molekülen und Körpern, also Baum, Blume, Tier, Mensch, kommen so zustande. Und die schwache Kraft wurde mit der elektromagnetischen Kraft vereinigt zur elektroschwachen Kraft. Somit wurde die universell verbreitete Dunkle Materie Teil der »Elektroschwachen Theorie«, die lokal innerhalb der Atomdimension wirksam ist.

Man stellt sich heute hypothetisch vor, dass sich die Materiewellen der Dunklen Materie überlappen und dadurch ihr Verhalten koordiniert wird, wie bei einer Art Superatom. Die Teilchen werden kohärent und bilden ein Bose-Einstein-Kondensat, eine Art Superflüssigkeit. Einige Forscher spekulieren, dass auch Teile der Raumzeit diese Superflüssigkeit bilden könnten.

Dunkle Materie scheint zahlreiche Wirbel zu besitzen, die sich synchron und ohne dynamische Reibung, also ohne jeden Energieverlust, stetig weiterdrehen. Um die zusätzliche Kraft der Dunklen Materie auszulösen, muss das Wirbelfeld irgendwie beeinflusst, also aus dem Gleichgewicht gebracht werden. Denn nur durch eine

Störung der Superflüssigkeit entstehen Phononen; das sind Teilchen einer Schallwelle, die zur Wirkung befähigt sind.

Die Botenteilchen der Dunklen Materie wurden vorab schon einmal als die sogenannten WIMPs bezeichnet (ein Akronym für »*weakly interacting massive particles*«) mit großen Massenenergien von 1 GeV bis sogar 10 TeV. GeV und TeV sind wahrhaftig gewaltige Energien. Diese Teilchen durchdringen alle Körper auf der Erde unentwegt. Millionen von WIMPs durchdringen auch unseren Körper jede Sekunde unseres Lebens. Es lässt sich kalkulieren, dass bei einem 70 Kilogramm schweren Menschen jede Minute ein Atom beziehungsweise eine Elektronenhülle in uns von einem WIMP getroffen wird, wobei nennenswerte Energie freigesetzt wird.

Welche Rolle spielt dies beim Menschen? Sind WIMPs gefährlich, oder haben sie lebenswichtige Aufgaben? Katherine Freese vom Zentrum für Theoretische Physik an der Universität Michigan und Christopher Savage vom Otto Klein Zentrum für Kosmopartikel der Universität Stockholm haben sich diese Fragen gestellt und kommen zu folgendem Ergebnis:[64] Gefährlich ist die Dunkle Materie nicht für die Natur und uns Menschen. Denn aus dem energetischen Blickwinkel sind die natürliche Radioaktivität an der Erdoberfläche und die Wirkung der kosmischen Radioaktivität deutlich stärker als die Energiewirkung der WIMPs der Dunklen Materie. Die radioaktive Strahlung deponiert andauernd Energien von etwa 10 bis 100 MeV, wogegen die WIMPs etwa rund 10 keV in uns hineinbringen. Pro Jahr sind wir durch Radioaktivität mit 0,4 bis 4 mSv belastet, während dies bei den WIMPs nur 10^{-11} mSv pro Jahr sind.

Welche Bedeutung nun die Kollisionen der Botenteilchen WIMP der Dunklen Materie mit Atomen unseres Körpers, insbesondere mit Wasserstoff haben, darüber lässt sich bisher mangels Messergebnissen nur spekulieren. Weil Wasserstoff in vorderster Linie der Wechselwirkung steht, wobei ja das Wasser 99 Prozent von allen Molekülen, also den meisten Anteil in uns aufweist, fällt es nicht schwer, hier einen energetisch-informativen Zusammenhang zwischen Wasser und Dunkler Materie zu sehen.

Es gibt bisher nur wenige Aussagen wissenschaftlich tätiger Personen, die einen grundlegenden Zusammenhang zwischen Dunkler Materie und dem herstellen, was wir als Gefühle empfinden. Hier sind zu nennen Giuliana Conforto (Astronomie), Rick Strassmann (Medizin), Eben Alexander (Neurologie) und Ulrich Warnke (Biologie). Sie meinen prinzipiell, dass die schwache Kraft mit ihren Botenteilchen W^+, W^-, Z^0 zusammen mit der Dunklen Materie durch eine Identität mit Gefühlen und Empfindungen (Seele) kraftvoll wirken kann. Tatsächlich wirkt ja eine Kraft, die sich als Emotionen (vom lateinischen *emovere* [nach außen bewegen]) für jeden sichtbar darstellt, gesteuert über Quantenphilosophie, was wörtlich übersetzt heißt »Liebe zur Weisheit durch Quanten«. Die allgemeine Wissenschaft kann bis heute nicht erklären, wo diese Kraft ihren Ursprung hat. Deshalb ist unsere modellhafte Erklärung genauso geltend wie die bisherigen Spekulationen.

Gefühle sind nichts anderes als energetisch-informative Größen, die bei allen Menschen identische Qualität haben. Das heißt, die Grundgefühle wie Angst, Freude, Hass, Eifersucht, Macht und andere sind bei allen Menschen gleich. Die Herkunft der Gefühle ist aber bisher unbekannt. Man kennt auch keine Gene, die verantwortlich für Gefühle sind. In den Genen sind Gefühle als Gebilde nicht einprogrammiert und nicht codiert. Eher kann die Herkunft der Gefühle mit einem Feld verbunden werden. Es muss ein Quanteninformationsfeld sein, ein Plasma, kohärent, holografisch, fraktal, spiral. Alle diese Eigenschaften treffen auf die Dunkle Materie im Zusammenhang mit den bestimmten – oben beschriebenen – Wasserphasen zu. Das EZ- und CD-Wasser koppelt an das Quantenvakuum, und dieses beherbergt die Dunkle Materie, die ein quantenenergetisch informatives Feld ist. Diese Verbindung von Dunkler Materie mit Wasser ist sowohl in den Körpern der Natur als auch in uns Menschen, aber genauso im gesamten Universum zu finden. So wie das Higgs-Feld des Quantenvakuums die Schwerkraft der Massen bestimmt, so könnte das Feld der Dunklen Materie die energetisch informative Eigenschaft bilden, die wir mit Gefühlen, Willen, Bewusstsein verbinden. Gefühle in Verbindung mit Vektor-Bosonen-Teilchen geschehen jenseits von Raum und Zeit! Sie sind immer und überall da, müssen nur abgerufen werden. Abgespeicherte Erfahrungen sind inhaltlich zwar an Raum und Zeit gebunden, aber die Abspeicherung in dem, was wir »Interwelt« nennen, ist ebenfalls raum- und zeitlos. Keine elektromagnetische Lichtgeschwindigkeit als »Raumstrecke« pro »Zeiteinheit« spielt hier eine Rolle.

Und dann gibt es noch ein weiteres großes Fragezeichen: Woher kommen die organisierten Formen in der Natur und ihre Funktionen? Wir hatten das Thema bereits hinsichtlich der Strings des Quantenvakuums diskutiert. Man nennt die Formierung der Materie auch »Morphogenese«. Einige Wissenschaftler haben sich schon vor Jahrzehnten auf die Organisation durch ein sogenanntes morphogenetisches Feld festgelegt, zum Beispiel Hans Spemann 1921, Alexander Gurwitsch 1922, Paul Weiss 1923, Eimer J. Lund 1947, Harold Saxton Burr 1972, Rupert Sheldrake 1981 oder Michael Levin 2003.

Die Mainstreamwissenschaft sieht immer noch die DNA als Organisator von allem. Aber nur 1 Prozent der menschlichen Gene codieren für Proteine. Einige Pflanzen und Tiere haben deutlich mehr Gene als der Mensch. Und der wohl interessanteste Fakt wird völlig außer Acht gelassen: Wenn der Genapparat für alle Entwicklungen in einer Spezies verantwortlich sein soll – wer hat dann diesen Apparat entwickelt, der so etwas kann?

Allem zugrunde liegt nun mal das physikalische Quantenvakuum. Aus diesem heraus entsteht alles. Warum ist das so schwer zu akzeptieren? Wie gesagt, Vakuum erfüllt uns und alles mit 99,999 999 999 Prozent des Raumes aus. Tatsächlich besteht also nur 0,000 000 001 Prozent des Raumes auch eines Menschen aus Massen. Wir müssen uns auf das Vakuum konzentrieren, wenn wir den intelligenten Ursprung des Lebens suchen, und wir müssen uns auf diejenige Materie in den von der Natur konstruierten Körpern konzentrieren, die am häufigsten mit dem Quantenvakuum Informationen austauscht: Es ist das organisierte Wasser. Dieses spielt die Rolle eines Interfaces zwischen dem Ursprung von allem und der organisierten Materie.

Schon Aristoteles, Descartes und Leibniz sahen im Raum ein Plenum, was ein Forum zum Informationsaustausch bezeichnet. Auch die Quantenphysik sieht das heute wieder so. Der große Quantenphysiker der Princeton University John A. Wheeler sagte: »Der Raum wirkt auf die Masse, wie sie sich entwickeln soll, Masse ihrerseits reagiert zurück auf den Raum und erzählt ihm, wie er sich krümmen soll.«[65] Er wusste auch, dass Elementarteilchen nicht die wirkliche Basis für den Beginn der Natur sind, sondern sie sind bereits die Folge einer Handlung in der Vakuumphysik.

Davies schrieb: »Die Lehre der Quantenphysik ist, dass Materie eine konkrete, gut abgegrenzte Existenz allein in Verbindung mit dem Geist erlangen kann.«[66] Und eine Reihe von berühmten Physikern hob die Subjektivität hervor, wie Niels Bohr: »Eine Erscheinung ist nur dann eine Erscheinung, wenn sie eine beobachtete Erscheinung ist.« John Wheeler ergänzt, dass ein Beobachter »jemand ist, der am Entstehen des Sinns beteiligt ist«. Der österreichische Physiker Anton Zeilinger wusste: »Ohne einen Sinneseindruck gibt es keine Beobachtung. Ohne Beobachtung, ohne Messung können wir keinem System irgendwelche Eigenschaften zuordnen.«[67] Und der amerikanische Physiker Shimon Malin erweiterte den Begriff »Beobachtung«: »Jede Wechselwirkung, zum Beispiel mit einem Elektron, die prinzipiell dazu genutzt werden kann, etwas über das Elektron zu erfahren, zählt als Messung … Messung bewirkt, dass ein Elektron wirklich existiert, Quantenphysik ist in diesem Sinne schöpferisch tätig.«[68]

Quantensysteme haben vor der Messung beziehungsweise Beobachtung keine festen Eigenschaften. Sie sind nur virtuelle Teilchen aus Wahrscheinlichkeiten einer Wellenfunktion. Kein Quantenteilchen besitzt zum Beispiel einen Spin, bevor es gemessen wird. Ohne Zuordnung von Eigenschaften (Sinn und Bedeutung) existiert nichts in Raum und Zeit. Erst Elektronen, denen Sinn und Bedeutung zukommen, also Funktion, outen sich als Quelle von Ladung und Information für Kraft und Zeit. Die »Möglichkeiten-Wellenfunktion« der Elektroneneigenschaft kollabiert dabei. Der Kollaps der Wellenfunktion ist der Übergang vom Potenziellen zum Wirklichen. Wenn Botenteilchen Informationen für Kräfte übertragen (Photon der elektromagnetischen Kraft, Gluon der starken Kraft, Boson der elektroschwachen Kraft, Meson weiterer Kernkräfte), was sie ja alle tatsächlich machen, dann setzt das voraus, dass Information als solche erkannt und diese Information zielgerecht umgeformt wurde. Genau dieser Vorgang ist in unserer Definition als ein geistiger Prozess zu bezeichnen. Materie ist deshalb geistiger Herkunft. Der Buddhismus predigt: »Vom Geist gehen alle Dinge aus, sind geistgeschaffen, geistgeführt« – wie wahr. Mit diesem geistigen Prinzip der Informationserkennung und Verarbeitung wurde unter anderem der Körper von uns Menschen erbaut – ein Gefäß der Geist-Seele.

Massen werden durch die Schwerkraft, die ihnen über ein universelles Feld gegeben wird (Higgs-Feld), zu Massen. Informationen werden durch ein Bewusstsein, das ihnen über ein universelles Feld gegeben wird (vermutlich Dunkle Materie), zu Informationen. So wie »Schwerkraft« die Eigenschaft von Massen ist, so ist »Bewusstsein« die Eigenschaft von Informationen. Massen und Informationen bauen uns auf.

Der deutsche Physiker Heinzwerner Preuß schreibt: »... schon in den Elektronen und Atomkernen ist das vorgebildet, was sich später als Bewusstsein, Seele und Geist zeigt.« Und er wiederholt damit nur, was bereits Giordano Bruno (1548–1600) sagte: »Ein Geist findet sich in allen Dingen, und es ist kein Körper zu klein, der nicht einen Teil der göttlichen Substanz in sich enthielte, wodurch er beseelt ist.«[69]

Was macht die Quantenentität, bevor sie beobachtet und damit real geworden ist? Laut neuer Physik und mittlerweile experimentell vielfältig bewiesen: Die »unbeobachtete« Entität existiert in einer kohärenten Überlagerung aller möglichen Zustände, die durch Wellenfunktionen erlaubt werden.[70] Aber in dem Augenblick, in dem eine Messung, analog eine Beobachtung, durchgeführt wird, kollabiert die Wellenfunktion mit den vielen Zustandswahrscheinlichkeiten, und das System ist gezwungen, einen einzigen Zustand anzunehmen. Das System ist in die Realität geschaltet worden. »Sein ist Wahrgenommensein«, sagte bereits der anglikanische Theologe George Berkeley (1685–1753).

Momentan nicht benötigte, nicht abgefragte, nicht beobachtete, also nicht (mehr) in die Realität beförderte Strukturen ordnen sich als erneute Wellenfunktion wieder ins universelle Informationsfeld (Geist) ein. Das Modell von McFadden beschreibt deshalb, dass nichtcodierende »DNA-Sequenzen« im universalen Wellenfunktionszustand sind, solange keine Information abgefragt wird.

Fassen wir das Phänomen Beobachtereffekt zusammen: Die Wahrscheinlichkeitsfunktion kollabiert, wenn von einem Energieteilchen Information in ein »Bewusstsein« gelangt, also erkannt und abgerufen wird. Dadurch werden Eigenschaften erschaffen beziehungsweise geschöpft. Das wiederum passiert durch das Geben von Sinn und Bedeutung. Die abgerufene Eigenschaft ist nun zur Wirkung befähigt, was nur über Quanten möglich ist.

Dieser Mechanismus funktioniert im Kleinsten wie im Größten und eben auch mithilfe des Menschen. John Wheeler warnte aber vor Hypertrophie der Menschheit: Aus der Erkenntnis, dass das Bewusstsein das Agens ist, das ein subatomares Teilchen, etwa ein Elektron, existent werden lässt, sollten wir nicht voreilig schließen, wir seien die einzigen Agenzien in diesem schöpferischen Prozess. Wir erschaffen zwar subatomare Teilchen und dazu das gesamte Universum, aber umgekehrt erschaffen sie auch uns. Eins erschafft das andere im Rahmen einer »Selbstregulierenden Kosmologie«.[71]

Geist-Seele mit Bewusstsein/Unterbewusstsein ist für jeden von uns der entscheidende Realitätsschalter – eine pure subjektive Angelegenheit. Genau dieses Vermögen erzeugt unsere Realität. Darüber hinaus beeinflusst es auch die Materie in uns und außerhalb von uns. Wenn wir also teils bewusst, teils unbewusst in diesen Informationsaustausch eingreifen, steuern wir die Form der Materie. »Alle Weltbilder sind falsch, weil sie unterstellen, dass es eine Welt gibt, auf die wir von außen blicken«, sagt Markus Gabriel, Inhaber des Lehrstuhls für Erkenntnistheorie und Philosophie der Neuzeit an der Universität Bonn.[72]

Spekulieren wir also: Gedächtnis, Erinnerung, freier Wille,

Gefühle und Bewusstsein sind nicht Resultate unserer Gehirnmaterie, sondern einer universal verbreiteten Kommunikation mit der Dunklen Materie, geboren aus dem Quantenvakuum und mit Wasser als Vermittler. *Consciousness and the Universe. Quantum Physics, Evolution, Brain & Mind*[73] heißt ein Buch von Roger Penrose et al. Viele der hier angesprochenen Diskussionspunkte finden darin ihren Themenschwerpunkt.

Immer wieder geht es letztlich um Energie und Information. Aus der Lehre der Bioenergetik ist bestens bekannt, dass das Niveau unserer Lebensenergie die eigene Persönlichkeit und die Gesundheit des Körpers als Behälter der Seele bestimmt. Haben wir zu wenig Energie, dann sind wir nicht gefestigt, wir sind leicht reizbar, nervös und manipulierbar. Die Motivation für Neues sinkt, und wir werden zu unkritischen Mitläufern.

Wasser ist ein Elixier, das für uns unentwegt Energie erzeugt. Die Energie kommt dabei aus dem Quantenvakuum. Ohne diesen Wassermechanismus wäre Leben unmöglich. Der französische Schriftsteller und Pilot Antoine de Saint-Exupéry (1900–1944), Autor des *Kleinen Prinzen*, »sprach« mit dem Wasser: »Wasser – es ist nicht so, dass man dich zum Leben braucht: Du selbst bist das Leben.«[74] Der Schweizer Psychiater C. G. Jung (1875–1961) sah das Wasser als einen Archetyp an, das heißt als ein Urbild der Seele: »Wasser ist ein Symbol des Lebens, der Reinigung und der Wiedergeburt. Es ist eine starke Lebenskraft und wird oft als eine lebendige, denkende Kraft dargestellt.« Bereits Thales von Milet (etwa 624–548 v. Chr.) meinte 600 v. Chr., dass das Wasser die Grundsubstanz alles Existierenden sei. Wir haben seine Aussage als Motto dieses Buches gewählt: »Das Prinzip aller Dinge ist das Wasser. Aus Wasser ist alles, und ins Wasser kehrt alles zurück.«[75] Genau diesen Gedanken übernahm auch die Lehre der Alchemie – die Geburt des Neuen kommt immer aus dem Wasser: »Im Bad wird er gezeugt und in der Luft geboren, wenn er aber rot geworden ist, geht er aus dem Wasser«, heißt es beim Alchemisten Michael Maier (1568–1622).[76] Die Codierung »rot geworden« beschreibt in der Alchemie die Entstehung eines unzerstörbaren vereinigten Geist-Seele-Zustands.

FAZIT: Nur eins von hundert Molekülen in unserem Organismus ist kein Wassermolekül. Es gibt konsistente Hinweise darauf, dass die Verbände von Wassermolekülen in Kooperation mit dem Quantenvakuum Information einspeichern und wieder auslesen können. Dabei können Informationen von Sonne, Mond und Sternen Einflüsse nehmen. Auch die Neurone korrespondieren mit Wasserstrukturen und ergeben mithilfe des Quantenvakuums wahrscheinlich das, was wir Gedächtnis und Erinnerung nennen. Besonders spannend sind die Ergebnisse wissenschaftlicher Versuche, die zeigen, dass auch die sogenannte Seele mit ihren Empfindungen und Gefühlen Einfluss auf die Massen nimmt; das Wasser gehört dazu. Der Mechanismus einer Spin-Beeinflussung dafür wird ausgelöst – so wird vermutet – durch ein physikalisch universelles Feld einschließlich Dunkler Materie in Kooperation mit der elektroschwachen Kraft der Atomebene.

Abschließende Gedanken

Wohl jeder weiß noch aus der Schule, dass es eine Knallgasexplosion in der Luft gibt, wenn Wasserstoff- und Sauerstoffgas zusammengeführt und das Gemisch gezündet wird. Die Explosion kommt zustande, weil beim Zusammentreffen beider Stoffe in kürzester Zeit große Mengen von Energie freigesetzt werden. Wie ebenso weithin bekannt ist, besteht unser Wasser gerade aus diesen beiden Substanzen, also Wasserstoff und Sauerstoff.

Kann es sein, dass auch im Wasser eine Knallgasreaktion stattfinden kann? Gibt es also auch bei dieser Reaktion im Wasser eine große Energiemengenfreisetzung? Woher aber kommt die Zündungsenergie? Und wenn diese Reaktion tatsächlich stattfindet, wie kann diese Energie genutzt werden? Genau solche Fragen haben wir in diesem Buch zu erklären versucht, und zwar im Detail.

Das Vorbild ist wieder einmal die Natur. Sie verwendet eine sogenannte Master-Reaktion, um die für das Leben notwendige Energie zu rekrutieren. Und tatsächlich, diese Energie kommt aus dem Wasser. Alle für die Energieproduktion notwendigen Stoffe, nämlich Wasserstoff und Sauerstoff und, ganz wichtig, auch Elektronen werden in Organismen aus dem Wasser isoliert und dann für die Master-Reaktion wieder zusammengeführt. Die Energieausbeute ist in der Summe erstaunlich hoch: Bis zu 12,05 eV Quantenenergie werden freigegeben. Umgerechnet gehört dieser Energiebetrag in den Bereich weicher Röntgen- beziehungsweise harter UV-Strahlung und ist knapp unterhalb der Ionisierungsenergie von Wasser (12,56 eV).

Mit dieser Energie aus der Master-Reaktion werden wichtige Lebensprozesse in Gang gesetzt und dirigiert: Enzyme werden aktiviert und andere Proteine neu aufgebaut, Gene werden geschaltet, das Immunsystem aufgeladen, Zellkraftwerke »geboostet« und die Biogenese diverser Zellorganellen stimuliert. Das trifft gleichermaßen zu für Pflanzen, Tiere, Menschen.

Zusätzlich entsteht im speziellen Wasser ein »Memoryeffekt«, und darauf bauen plausible Modelle zur Erklärung der Homöopathie auf, was sogar von einem Nobelpreisträger dargestellt wurde. Auch erlaubt der Energieprozess im Wasser die Sensibilität für Kraftwirkungen vom Erdmagnetfeld und von Himmelskörpern (Sonne, Mond und Sterne), was überzeugend nachgewiesen werden konnte.

Welches Wasser brauchen wir nun, damit das alles funktioniert? Wieder schauen wir uns die Anforderungen dafür von dem natürlichen Wasser ab, das ja ein Evolutionsfaktor für alles Lebendige darstellt. Leider ist das von der Natur hervorgebrachte Wasser, zum Beispiel das Schmelzwasser von Gletschern oder das Wasser aus Quellen und sauberen Bächen, nicht mehr identisch mit dem heute technisch aufbereiteten Element.

Wir brauchen als wichtige Voraussetzung eine Kraft, die Wasser in seine Bestandteile zerlegen kann, also in *atomaren* Wasserstoff und Sauerstoff. Die Pflanze erledigt das mithilfe der Sonnenstrahlung. Auch beim Gletscherwasser kann die anwesende UV-Strahlung in der Höhe das Wasser aufsplitten. Aber die Natur verlässt sich nicht nur auf die Lichteffekte, sondern hat einen richtigen Trick parat. Es ist die Bildung von sogenanntem strukturiertem Wasser, das mit mehreren besonderen Eigenschaften behaftet ist; die wichtigsten sind Kohärenz und hexagonale Strukturen. Der Wassermolekülverbund, der diese Eigenschaften aufweist, verhält sich wie ein Laser und wie ein riesiges Atom: außen ein Elektronenplasma und innen Protonen als Wasserstoff.

Dieses Wasser ist bereits autokatalytisch so hoch energetisiert, dass es nur noch einen kleinen energetischen »Schubser« braucht, um die Elektronen abzulösen. Der »Schubser« besteht zum Beispiel in einer Verwirbelung, in Scherkräften bei Turbulenzen, in elektrischen Luftionen oder in schneller Abkühlung des Wassers. Die freigesetzte Elektronenenergie landet dann auf Sauerstoff und reduziert diesen, chemisch gesprochen. Danach wird eine ganze Kaskade von Reaktionen losgetreten. Dabei entsteht immer wieder viel Energie, wie wir es bei der Master- und der Knallgasreaktion kennengelernt haben.

Voraussetzung für die besonderen Kohärenzeigenschaften ist einerseits eine bestimmte Dichte von Wassermolekülen (kohärente Domänen, CDs) und andererseits der Kontakt des Wassers mit einer materiell festen Oberfläche. Bei dieser Grenzflächenberührung entsteht das Exklusionszonen- oder EZ-Wasser, ein kristallines Strukturwasser. Das Strukturwasser – auch die hexagonale Struktur – ist der Indikator für energiereiches Wasser. Bäche, die über Sand und Gesteine fließen, haben diese Berührungsgrenzflächen in hohem Maße.

In unserem Organismus und auch in Pflanzen können Pestizide, Schwer- und Leichtmetalle, Krankheitskeime und vieles mehr dieses EZ-Wasser zerstören. An vorderster Stelle steht Aluminium als Strukturzerstörer. Aluminiumionen sind überall im Haushalt und in der Küche. Wasser wird in einigen Wasserwerken zur Säuberung sogar mit Aluminium versetzt. Die Folge von massiver Wasserstrukturzerstörung ist Krankheit.

Glücklicherweise kann mit extra aufbereitetem Trinkwasser der Aufbau von EZ-Wasser stimuliert werden. Dafür gibt es mehrere Methoden, zum Beispiel:

- Man sorgt für möglichst viel Wasserstoff und Sauerstoff im Wasser. Wie gesagt gibt es inzwischen relativ preisgünstige (etwa 20 bis 30 Euro) Elektrolyse-Einheiten als Folgeprodukt aus der staatlich geförderten Forschung in Asien. Wenn alles richtig läuft (Elektrolyse ohne Trennungsmembran), trinkt man Wasser, das in der populärwissenschaftlichen Literatur »Browns Gas« genannt wird. In unserem Versuch wird dieses Wasser noch einer elektrisch negativen Corona-Entladung ausgesetzt.
- Oder man streut reines Magnesium ins Trinkwasser, wobei sich nach dem Trinken mithilfe der Magensäure der Wasser-

stoff bildet. Sauerstoff kann mit Druckpumpen, wie man sie im Gartenbau verwendet, im Wasser höher angereichert werden.

- Man sorgt dafür, dass das zu trinkende Wasser mit einer großen Oberfläche in Berührung kommt. Geeignet ist etwa das Einstreuen von Tonmineralen und Kolloiden, was ja im Flusswasser vollkommen natürlich ist; am besten geeignet ist Klinoptilolith-Zeolith. Oder man füllt das Wasser in poröse Tonkrüge; auch sie bilden große Oberflächen. Man kann auch eine hydrophile Koralle mit feinverzweigter Oberfläche in das Trinkwasser legen. Bevor man das Wasser trinkt, kann es kurz gequirlt werden, oder es wird durch Kapillaren und Poren mit Druck gepresst. Wir haben im Buch noch weitere erfolgreiche Verfahren genannt. Zum Beispiel ist Vitamin C ein starker Strukturbildner, auch Sulfur.
- Die wohl einfachste Methode zur Herstellung eines strukturierten Wassers ist, die Trinkportionen ins Tiefkühlfach zu stellen. Man trinkt dann das gerade auftauende Wasser und hat viele hexagonale Strukturen, die so stabil sind, dass sie im Organismus erhalten bleiben. Allerdings muss man es den Nieren zuliebe vorsichtig und wohlproportioniert zu sich nehmen, denn es ist nicht gesundheitsfreundlich, zu viel kaltes Wasser auf einmal zu trinken.

Am sinnvollsten ist es wohl, möglichst alle in diesem Buch genannten Verfahren mehr oder weniger zeitgleich zusammenzuführen, was dann den Begriff des »bionischen Wassers« erfüllt – ein der Gesundheit zuträgliches »Lebenselixier«, abgeschaut von der Natur. Die Natur hatte viele Zehntausende von Jahren Zeit, eine Optimierung der Wasserkomponenten für die Anwendung im Leben zu erkunden. Es macht dann Sinn: Das Leben ist auf die optimierten Wasserkomponenten vollkommen eingestellt. »Bionik« ist wie gesagt das Akronym von »Biologie« und »Technik«: Wir können uns auf die »Erfindungen« der Natur ohne Wenn und Aber verlassen.

Anhang

Verzeichnis der Abkürzungen

Å: Ångström, 1 Å = 10^{-10} Meter (nach dem schwedischen Physiker Anders Jonas Ångström)
AAS: Atomabsorptionsspektroskopie
ATP: Adenosintriphosphat (Zellenergie)
c: Lichtgeschwindigkeit
CD: Kohärenzdomäne *(coherent domain)*
CH4: Methan
CO2: Kohlendioxid
ΔE (Delta E): Quantenenergie des angeregten Zustands
DTI Diffusion Tensor Imaging
E: Quantenenergie; sie kann beliebig umgerechnet werden von elektromagnetischen Wellenlängen (hv) in Elektronenvolt (eV). Beispiel für die Nerventätigkeit: E = hv = 70 meV gibt an, wie viel Energie bei der Polarisierung der Nervenmembran vorhanden ist.
EIWS: exogener Grenzflächenwasserstress *(exogenous interfacial water stress)*
EM: Elektromagnetismus
ELF: extreme Niedrigfrequenz *(extremely low frequency)*
EMF: elektromagnetisches Feld
ETC: Elektronentransferkette
eV: Elektronenvolt
eV/mol: Elektronenvolt pro Mol
EZ: Exklusionszone
FCKW: Fluorchlorkohlenwasserstoff
GeV: Gigaelektronenvolt
h: Planck-Konstante oder Planck'sches Wirkungsquantum (6626 mal 10^{-34} J·s). Das Planck'sche Wirkungsquantum hat die Dimension von Energie mal Zeit, die »Wirkung« genannt wird.
H: atomarer Wasserstoff
HSPG: Heparan-Sulfat-Proteoglykane
HUP: Hydrogenase-Aufnahme-Enzym-System *(uptake hydrogenase)*
hv: Das Planck'sche Wirkungsquantum h ist für jedes physikalische System, das harmonisch schwingen kann, das stets gleiche Verhältnis des kleinstmöglichen Energieumsatzes zur Schwingungsfrequenz beziehungsweise Wellenlänge, etwa hv = 70 meV bei Nervenaktionen.
ICR: Ionen-Zyklotonresonanz
IR: Infrarot

k: Boltzmann-Konstante. Sie ist eine Naturkonstante, die nach dem österreichischen Physiker Ludwig Boltzmann benannt und von Max Planck eingeführt wurde. Sie hat die Dimension Energie/Temperatur.
K: Kelvin (0 K = −273,15 °C)
keV: Kiloelektronenvolt
kJ/mol: Kilojoule pro Mol
kT: thermische Energie; der Term kT besteht aus der Boltzmann-Konstante k und der Temperatur T (in Kelvin)
kT-Problem: auch »Thermodiffusionsproblem«
kWh/kg: Kilowattstunden pro Kilogramm
λ (Lambda): Formelzeichen für die Wellenlänge
Maser: Akronym für m*icrowave* a*mplification by* s*timulated* e*mission of* r*adiation* (Mikrowellenverstärkung durch stimulierte Emission von Strahlung)
meV: Millielektronenvolt
MeV: Megaelektronenvolt
μeV: Mikroelektronenvolt
μF/m²: Mikrofarad pro Quadratmeter
mg/l: Milligramm pro Liter
MHz: Megahertz
μm: Mikrometer
μM/l: Mikromolar pro Liter
μmol: Mikromol (1 millionstel Mol)
mol: Mol (1 Mol enthält etwa 6,022 mal 10^{23} [Avogadro-Konstante] Teilchen)
mmol/l: Millimol pro Liter
mm/sec: Millimeter pro Sekunde
MRI: Magnetresonanztomografie *(magnetic resonance imaging)*
MSM: Methylsulfonylmethan
mSv: Millisievert, Maßeinheit für Strahlendosen bei ionisierender Strahlung
mT: Millitesla, Maßeinheit für die magnetische Flussdichte
mV: Millivolt
MW: Mittelwelle
N: Anzahl der Neutronen im Kern
N2: Stickstoff
nm: Nanometer
nmol: Nanomol(1 milliardstel Mol)
N2O: Stickstoffoxid
NOS: Stickstoffmonoxidsynthase (Enzym)
Ωm: Ohmmeter
PAK: polyzyklische aromatische Kohlenwasserstoffe
PCB: polychlorierte Biphenyle
PET: Polyethylenterephthalat
ppm: *parts per million* (Hilfsmaßeinheit, Anzahl der Teile pro eine Million Teile, 1 ppm entspricht 0,0001 Prozent, 1 Prozent entspricht 10 000 ppm)
R-ORB: Redox-Optimized ROS-Balance
ROS: reaktive oxigene Spezies
SOD: Superoxiddismutase (Enzym)
SQUID: supraleitende Quanteninterferenzeinheit *(superconducting quantum interference device)*

TeV: Teraelektronenvolt (10^{12} eV)
THM: Trihalogenmethan
THz: Terahertz, 1000 Gigahertz
ULF: *ultra low frequency*
UV: ultraviolett
UV-A-Licht: Wellenlänge 315–380 nm
UV-B-Licht: Wellenlänge 280–315 nm
UV-C-Licht: Wellenlänge 100–280 nm
v: Schwingungsfrequenz im freien Raum ($\nu = \Delta E/h$)
VEM-Feld: elektromagnetisches Vakuumfeld
V/cm: Volt pro Zentimeter
VLF: sehr niedrige Frequenz *(very low frequency)*
V/m: Volt pro Meter
WIMPs: *weakly interacting massiv particles* mit Massenenergien von 1 GeV bis 10 TeV
QED-Effekt: Quantenelektrodynamik-Effekt
Z: Anzahl der Protonen im Kern

Anmerkungen

Einleitung: Leben ist organisierte Information für Energie

1 Feder, B. J.: »Scientist at Work/Richard Smalley; Small Thoughts for a Global Grid«, *New York Times*, 2.9.2003, https://www.nytimes.com/2003/09/02/science/scientist-at-work-richard-smalley-small-thoughts-for-a-global-grid.html, Zugriff 8.8.2018.
2 Ball, P.: *H2O: A Biography of Water*, Weidenfeld & Nicolson, London 1999.
3 Del Giudice, E., Spinetti, P. R., Tedeschi, A.: »Water Dynamics at the Root of Metamorphosis in Living Organisms«, *Water* 2, 2010, S. 566–586.
4 Meng, S., Greenlee, L. F., Shen, Y. R., Wang, E. G.: »Basic Science of Water: Challenges and Current Status Towards a Molecular Picture«, *Nano Research*, 25.5.2015, http://www.thenanoresearch.com/upload/justPDF/0822.pdf, Zugriff 8.8.2018.

1. Die Master-Reaktion der Energiefreisetzung im Wasser

1 Verne, J.: *Die geheimnisvolle Insel*, S. 501, zitiert nach http://math.sun.ac.za/~hproding/geheimnisvolle-insel.pdf, Zugriff 8.8.2018.
2 Green, M. J., Hill, H. A. O.: »Chemistry of Dioxygen«, *Methods in Enzymology* 105, 1984, S. 3–22.
3 Voeikov, V. L.: »Reactive Oxygen Species, Water, Photons, and Life«, *Rivista di Biologia/Biology Forum*, 94 (2), 2001, S. 237–258; ders.: »Biological Significance of Active Oxygen-dependent Processes in Aqueous Systems«, in Pollack, G. H., Cameron, I. L., Wheatley, D. N. (Hg.): *Water and the Cell*, Springer, Dordrecht, NL, 2006, S. 285–298.

4 Thauer, R. K., Jungermann, K., Decker, K.: »Energy Conservation in Chemotrophic Anaerobic Bacteria«, *Bacteriological Review* 41, 1977, S. 100–180.
5 Lis, D., Backus, E. H. G., Hunger, J., Parekh, S. H., Bonn, M.: »Liquid Flow along a Solid Surface Reversibly Alters Interfacial Chemistry«, *Science* 344 (6188), 2014, S. 1138–1142.
6 Pollock, J. K., Pohl, D. G.: »Emission of Radiation of Active Cells«, in Frohlich, H. (Hg.): *Biological Coherence and Response to External Stimuli*, Springer, Berlin 1988, S. 139–147.
7 Sauer, H., Wartenberg, M., Hescheler, J.: »Reactive Oxygen Species as Intracellular Messengers During Cell Growth and Differentiation«, *Cellular Physiology and Biochemistry* 11 (4), 2001, S. 173–186.
8 Warnke, U., Hensinger, P.: »Increasing Incidence of Burn out due to Magnetic and Electromagnetic Fields of Cell Phone Networks and other Wireless Communication Technologies«, *umwelt-medizin-gesellschaft* 26 (1), 2013, S. 31–38.
9 Laidler, K. J., Cornish-Bowden, A.: »Elizabeth Fulhame and the Discovery of Catalysis«, in *New Beer in an Old Bottle: Eduard Buchner and the Growth of Biochemical Knowledge*, Universitat de València, Valencia 1997, S. 123–126.
10 Domrachev, A., Roldigin, G. A., Selivanovsky, D. A.: »Role of Sound and Liquid Water as Dynamically Unstable Polymeric System in Mechanochemically Activated Processes of Oxygen Production on Earth«, *Journal of Physical Chemistry* 66: 1992, S. 851–855.
11 Voeikov: »Biological Significance«, a. a. O.
12 Ikeda, S., Takata, T., Komoda, M., Hara, M., Kondo, J. N., Domen, K., Tanaka, A., Hosono, H., Kawazoe, H.: »Mechano-Catalysis – A Novel Method for Overall Water Splitting«, *Physical Chemistry Chemical Physics*. 1, 1999, S. 4485–4491.
13 Wentworth, A. D., Jones, L. H., Wentworth jr., P., Janda, K. D., Lerner, R. A.: »Antibodies Have the Intrinsic Capacity to Destroy Antigens«, *Proceedings of the National Academy of Sciences* 7, 2000, S. 10 930–10 935.
14 Datta, D., Vaidehi, N., Xu, X., Goddard 3rd, W. A.: »Mechanism for Antibody Catalysis of the Oxidation of Water by Singlet Dioxygen«, *Proceedings of the National Academy of Sciences* 99, 2002, S. 2636–2641.

2. Der bionische Wasser-Energie-Brüter

1 Preparata, G.: *QED Coherence in Matter*, World Scientific, Singapur 1995; Arani, R., Bono, I., Del Giudice, E., Preparata, G.: »QED Coherence and the Thermodynamics of Water«, *International Journal of Modern Physics* 9, 1995, S. 1813–1841; Del Giudice, E., Vitiello, G.: »Role of the Electromagnetic Field in the Formation of Domains in the Process of Symmetry-Breaking Phase Transition«, *Physical Review A* 74, 2006, S. 1–9.
2 Wu, T. M.: »Frohlich's Theory and Coherent Excitations«, in Ho, M.-W., Popp, F. A., Warnke, U. (Hg.): *Bioelectrodynamics and Biocommunication*, World Scientific, Singapur 1994, S. 387–409.
3 Preparata, a. a. O.
4 Ho, M.-W.: »Quantum Coherent Water and Life«, 2011, http://www.i-sis.org.uk/Quantum_Coherent_Water_Life.php, Zugriff 27.8.2018.

5 Lo, A., Cardarella, J., Turner, J., Lo, S.-Y.: »A Soft Matter State of water and the structures it forms«, *Forum on Immunopathology Diseases and Therapy* 3, 2012, S. 237–252; Lo, S.-Y.: »Anomalous State of Ice«, *Modern Physics Letters B* 10, 1996, S. 909–919; ders.: »Survey of IETM Clusters«, in Delderfield, R. (Hg.): *Double-Helix Water*, D and Y Publishing, Las Vegas 2009, S. 117–159.
6 Zitiert nach http://blog.lilithkalluna.de/2017/05/12/die-smaragdtafel, Zugriff 27.8.2018.
7 Del Giudice, E., Tedeschi, A.: »Water and Autocatalysis in Living Matter«, *Electromagnetic Biology and Medicine* 28, 2009, S. 46–52.
8 Bono, I., Del Giudice, E., Gamberane, L., Henry, M.: »Emergence of Coherent Structure of Liquid Water«, *Water* 4, 2012, S. 510–532.
9 Del Giudice, E., De Ninno, A., Fleischmann, M., Mengoli, G., Milani, M., Talpo, G., Vitiello, G.: »Coherent Quantum Electrodynamics in Living Matter«, *Electromagnetic Biology and Medicine* 24, 2005, S. 199–210; Del Giudice, Spinetti et al., a. a. O.
10 Ho, M.-W., Stone, T. A., Jerman, I., Bolton, J., Bolton, H., Goodwin, B. C., Saunders, P. T., Robertson, F.: »Brief Exposure to Weak Static Magnetic Fields During Early Embryogenesis Causes Cuticular Pattern Abnormalities in Drosophila Larvae«, *Physics in Medicine & Biology* 37, 1992, S. 1171–1179; Smith, C. W.: »Biological effects of weak electromagnetic fields«, in Ho/Popp/Warnke (Hg.), a. a. O., S. 81–107.
11 Arani et al., a. a. O.; Del Giudice, E., Preparata, G., Vitiello, G.: »Water as a Free Electric Dipole Laser«, *Physical Review Letters* 61, 1988, S. 1085–1088; Del Giudice, De Ninno et al., a. a. O.; Del Giudice, Spinetti et al. a. a. O.
12 Bono et al., a. a. O.; Del Giudice, E., Preparata, G.: »Electrodynamical Like Charges Attractions in Metastable Colloid Crystallites«, *Modern Physics Letters B* 12, 1998, S. 881–886; Del Giudice, Spinetti et al., a. a. O.; Del Giudice, E., Voeikov, V. L., Tedeschi, A., Vitiello, G.: »The Origin and the Special Role of Coherent Water in Living Systems«, in Fels, D., Cifra, M., Scholkmann, F. (Hg.): *Fields of the Cell*, Institute of Botany, Basel 2015, S. 95–111.
13 Voeikov: »Biological Significance …«, a. a. O.
14 Pollack, G. H.: *The Fourth Phase of Water*, Ebner & Sons, Seattle 2013.
15 Ebenda.
16 Del Giudice, Spinetti et al., a. a. O.
17 Pollack, a. a. O.
18 Voeikov, V. L., Del Giudice, E.: »Water Respiration – The Basis of the Living State«, *Water* 1, 2009, S. 52–75.
19 Preparata, a. a. O.; Arani et al., a. a. O.; Del Giudice, E., Fuchs, E., Vitiello, G.: »Collective Molecular Dynamics of a Floating Water Bridge«, *Water* 2, 2010, S. 69–82.
20 Del Giudice/Preparata, a. a. O.
21 Ryzhkina, I. S., Murtazina, L. I., Kiseleva, Y. V., Konovalov, A. I.: »Properties of Supramolecular Nanoassociates Formed in Aqueous Solutions of Biologically Active Compounds in Low or Ultra-Low Concentrations«, *Doklady Physical Chemistry* 428, 2009, S. 196–200; Ryzhkina, I. S., Murtazina, L. I., Konovalov, A. I.: »Action of the External Electromagnetic Field is the Condition of Nanoassociate Formation in Highly Diluted Aqueous Solutions«, *Doklady Physical Chemistry* 440, 2011, S. 201–204.

22 Voeikov, V. L, Naletov, V. I.: »Weak Photon Emission of Non-Linear Chemical Reactions of Amino Acids and Sugars in Aqueous Solutions. Evidence for Self-Organizing Chain Processes with Delayed Branching«, in Chang, J. J., Fisch, J., Popp, F.-A. (Hg.): *Biophotons*, Kluwer Academic Publishers, Dordrecht, NL, 1998, S. 93–108.
23 Chan, W. F., Cooper, G., Brion, C. E.: »The Electronic Spectrum of Water in the Discrete and Continuum Regions. Absolute Optical Oscillator Strengths for Photoabsorption (6–200 eV)«, *Chemical Physics* 178, 1993, S. 387–400.
24 Voeikov/Del Giudice, a. a. O.
25 Del Giudice/Tedeschi, a. a. O.; Del Giudice, E., Elia, V., Napoli, E., Tedeschi, A.: »The Role of Water in Living Organisms«, *Neural Network World* 19 (4), 2009, S. 355–360.
26 Marchettini, N., Del Giudice, E., Voeikov, V. L., Tiezzi, E.: »Water: A Medium Where Dissipative Structures are Produced by a Coherent Dynamics«, *Journal of Theoretical Biology* 265, 2010, S. 511–516.
27 Del Giudice, Voeikov et al., a. a. O.
28 Voeikov, V. L., Koldunov, V. V., Kononov, D. S.: »Long-Duration Oscillations of Chemi-Luminescence During the Amino-Carbonyl Reaction in Aqueous Solutions«, *Russian Journal of Physical Chemistry* 75, 2001, S. 1443–1448.
29 Warnke, U.: »Influence of Light on Cellular Respiration«, in Popp, F.-A., Warnke, U., et al.: *Electromagnetic Bio-Information*, Urban & Schwarzenberg, München, Wien, Baltimore, 2. Aufl. 1989, S. 213–220.
30 Zheng, J. M., Chin, W. C., Khijniak, E., Khijniak jr., E.,Pollack, G. H.: »Surfaces and Interfacial Water: Evidence that Hydrophilic Surfaces Have Long-Range Impact«, *Advances in Colloid and Interface Science* 127, 2006, S. 19–27.
31 Ho, M.-W.: »Illuminating Water and Life«, *Entropy* 16, 2014, S. 4874–4891.
32 Del Giudice, De Ninno et al., a. a. O.; Del Giudice, Spinetti et al., a. a. O.
33 Ho, M.-W.: *Living Rainbow H2O*, World Scientific, Singapur 2012.
34 Tosi, M., Del Giudice, E.: »The Principle of Minimal Stimulus in the Dynamics of the Living Organism«, *Science in Society* 60, 2013, S. 26–29.
35 Trimarchi, J. R., Liu, L., Porterfield, D. M., Smith, P. J., Keefe, D. L.: »Oxidative Phosphorylation-Dependent and -Independent Oxygen Consumption by Individual Preimplantation Mouse Embryos«, *Biology of Reproduction* 62, 2000, S. 1866–1874.
36 Eckman, C.: »Plasma Orbital Expansion of the Electrons in Water«, *Proceedings of the NPA* 6 (2), 2010, http://www.naturalphilosophy.org/pdf/abstracts/abstracts_5440.pdf, Zugriff 10.9.2018.
37 King, Moray B.: *Water. The Key to New Energy. Cavitating Electrolyzers & Zero-Point Energy*, Adventures Unlimited Press, Kempton, Ill., 2017.
38 Eckman, a. a. O.
39 Pellavio, G., Rui, M., Caliogna, L., Martino, E., Gastaldi, G., Collina, S., Umberto Laforenza, U.: »Regulation of Aquaporin Functional Properties Mediated by the Antioxidant Effects of Natural Compounds«, *International Journal of Molecular Sciences* 18 (12), 2017, S. 2665.
40 Warnke, U., Warnke, F.: *Bionische Regeneration. Das Altern aufhalten mit den geheimen Strategien der Natur*, Arkana, München 2017.
41 Voeikov/Del Giudice, a. a. O.; Del Giudice, Voeikov et al., a. a. O.
42 Cadenas, E., Sies, H.: »Low-Level Chemiluminescence as an Indicator of

Singlet Molecular Oxygen in Biological Systems«, *Methods in Enzymology* 105, 1984, S. 221–231.

43 Koldunov, V. V., Kononov, D. S., Voeikov, V. L.: »Oscillations of Photon Emission Accompanying the Oxidative Process in Aqueous Solutions of Glycin with Ribose or Glucose«, in Beloussov, L., Popp, F.-A., Voeikov, V., Van Wijk, R. (Hg.): *Biophotonics and Coherent Systems. Proceedings of the 2nd International Alexander Gurwitsch Conference and Additional Contributions*, Moscow University Press, Moskau 2000, S. 229–240.

44 Nunn, A. V. W., Guy, G. W., Bell, J. D.: »The Quantum Mitochondrion and Optimal Health«, *Biochemical Society Transactions* 44 (4), 2016, S. 1101–1110.

45 Lane, N., Martin, W.: »The Energetics of Genome Complexity«, *Nature* 467, 2010, S. 929–934.

46 Lovley, D. R., Malvankar, N. S.: »Seeing is Believing: Novel Imaging Techniques Help Clarify Microbial Nanowire Structure and Function«, *Environmental Microbiology* 17 (7), 2015, S. 2209–2215.

47 Nikolaidis, A., Baniqued, P. L., Kranz, M. B., Scavuzzo, C. J., Barbey, A. K., Kramer, A. F., Larsen, R. J.: »Multivariate Associations of Fluid Intelligence and NAA«, *Cerebral Cortex* 27 (4), 2017, S. 2607–2616.

48 Braitenberg, V.: »In Defense of the Cerebellum«, *Annals of the New York Academy of Sciences* 978, 2002, S. 175–183; Lent, R., Azevedo, F. A., Andrade-Moraes, C. H., Pinto, A. V.: »How Many Neurons Do You Have? Some Dogmas of Quantitative Neuroscience under Revision«, *European Journal of Neuroscience* 35, 2012, S. 1–9; Pakkenberg, B., Pelvig, D., Marner, L., Bundgaard, M. J., Gundersen, H. J., Nyengaard, J. R., Regeur, L.: »Aging and the Human Neocortex«, *Experimental Gerontology* 38, 2003, S. 95–99.

49 Bartol jr., T. M., Bromer, C., Kinney, J., Chirillo, M. A., Bourne, J. N., Harris, K. M., Sejnowski, T. J.: »Nanoconnectomic Upper Bound on the Variability of Synaptic Plasticity«, *eLife* 4, 2015, https://elifesciences.org/articles/10778, Zugriff 11.9.2018.

50 Attwell, D., Laughlin, S. B.: »An Energy Budget for Signaling in the Grey Matter of the Brain«, *Journal of Cerebral Blood Flow & Metabolism* 21 (10), 2001, S. 1133–1145.

51 Unser bisher letztes Buch zu diesem Thema: Warnke, U.: *Die Öffnung des 3. Auges*, Scorpio, München 2017.

52 Penrose, R.: *Shadows of the Mind. A Search for the Missing Science of Consciousness*, Oxford University Press, Oxford 1994; Tarlaci, S., Pregnolato, M.: »Quantum Neurophysics: From Non-Living Matter to Quantum Neurobiology and Psychopathology«, *International Journal of Psychophysiology* 103, 2016, S. 161–173.

53 Al-Khalili, J., McFadden, J.: *Der Quantenbeat des Lebens. Wie Quantenbiologie die Welt neu erklärt*, Ullstein, Berlin 2015.

54 DeVault, D., Chance, B.: »Studies of Photosynthesis Using a Pulsed Laser. I. Temperature Dependence of Cytochrome Oxidation Rate in Chromatium. Evidence for Tunneling«, *Biophysical Journal* 6, 1966, S. 825–847.

55 Tuckerman, M. E., Marx, D., Parrinello, M.: »The Nature and Transport Mechanism of Hydrated Hydroxide Ions in Aqueous Solution«, *Nature* 417, 2002, S. 925–929.

56 Roston, D., Islam, Z., Kohen, A.: »Kinetic Isotope Effects as a Probe of

Hydrogen Transfers to and from Common Enzymatic Cofactors«, *Archives of Biochemistry and Biophysics* 544, 2014, S. 96–104.

57 Seabaugh, A.: »The Tunneling Transistor«, *IEEE Spectrum*, 30.9.2013, https://spectrum.ieee.org/semiconductors/devices/the-tunneling-transistor, abgerufen am 2.11.2018.

58 Summhammer, J., Salari, V., Bernroider, G.: »A Quantum-Mechanical Description of Ion Motion within the Confining Potentials of Voltage-Gated Ion Channels«, *Journal of Integrative Neuroscience* 11, 2012, S. 123–135.

59 Moradi, N., Scholkmann, F., Salari, V.: »A Study of Quantum Mechanical Probabilities in the Classical Hodgkin-Huxley Model«, *Journal of Integrative Neuroscience* 14, 2015, S. 1–17.

60 Weber, S., Ohmes, E., Thurnauer, M. C., Norris, J. R., Kothe, G.: »Light-Generated Nuclear Quantum Beats. A Signature of Photosynthesis«, *Proceedings of the National Academy of Sciences* 92, 1995, S. 7789–7793.

61 Engel, G. S., Calhoun, T. R., Read, E. L., Ahn, T. K., Mancal, T., Cheng, Y. C., Blankenship, R. E., Fleming, G. R.: »Evidence for Wavelike Energy Transfer through Quantum Coherence in Photosynthetic Systems«, *Nature* 446, 2007, S. 782–786; Fassioli, F., Dinshaw, R., Arpin, P. C., Scholes, G. D.: »Photosynthetic Light Harvesting: Excitons and Coherence«, *Journal of the Royal Society Interface* 11, 2013, http://rsif.royalsocietypublishing.org/content/11/92/20130901, Zugriff 12.9.2018; Lim, J., Palecek, D., Caycedo-Soler, F., Lincoln, C. N., Prior, J., von Berlepsch, H., Huelga, S. F., Plenio, M. B., Zigmantas, D., Hauer, J.: »Vibronic Origin of Long-Lived Coherence in an Artificial Molecular Light Harvester«, *Nature Communications* 6, 2015, S. 7.

62 Craddock, T. J., Friesen, D., Mane, J., Hameroff, S., Tuszynski, J. A.: »The Feasibility of Coherent Energy Transfer in Microtubules«, *Journal of the Royal Society Interface* 11, 2014, http://rsif.royalsocietypublishing.org/content/11/100/20140677, Zugriff 12.9.2018; Craddock, T. J., Priel, A., Tuszynski, J. A.: »Keeping Time: Could Quantum Beating in Microtubules be the Basis for the Neural Synchrony Related to Consciousness?«, *Journal of Integrative Neuroscience* 13, 2014, S. 293–311.

63 Winkler, J. R., Gray, H. B.: »Long-Range Electron Tunneling«, *Journal of the American Chemical Society* 136, 2014, S. 2930–2939.

64 Hayashi, T., Stuchebrukhov, A. A.: »Quantum Electron Tunneling in Respiratory Complex I«, *Journal of Physical Chemistry B* 115, 2011, S. 5354–5364; Moser, C. C., Farid, T. A., Chobot, S. E., Dutton, P. L.: »Electron Tunneling Chains of Mitochondria«, *Biochimica et Biophysica Acta* 1757, 2006, S. 1096–1109.

65 De Vries, S., Dorner, K., Strampraad, M. J., Friedrich, T.: »Electron Tunneling Rates in Respiratory Complex I are Tuned for Efficient Energy Conversion«, *Angewandte Chemie International Edition in English* 54, 2015, S. 2844–2848.

66 Mailloux, R. J., Harper, M. E.: »Uncoupling Proteins and the Control of Mitochondrial Reactive Oxygen Species Production«, *Free Radical Biology and Medicine* 51, 2011, S. 1106–1115; Allen, J. F.: »Why Chloroplasts and Mitochondria Retain their Own Genomes and Genetic Systems: Colocation for Redox Regulation of Gene Expression«, *Proceedings of the National Academy of Sciences* 112, 2015, S. 10 231–10 238.

67 Summhammer et al., a. a. O.
68 Pokorný, J., Pokorný, J., Kobilková, J.: »Postulates on Electromagnetic Activity in Biological Systems and Cancer«, *Integrative Biology* 5, 2013, S. 1439–1446.
69 Pokorný, J., Pokorný, J., Foletti, A., Kobilková, J., Vrba, J., Vrba jr., J.: »Mitochondrial Dysfunction and Disturbed Coherence: Gate to Cancer«, *Pharmaceuticals* 8 (4), 2015, S. 675–695.
70 Arismendi-Morillo, G.: »Electron Microscopy Morphology of the Mitochondrial Network in Human Cancer«, *International Journal of Biochemistry & Cell Biology* 41, 2009, S. 2062–2068.
71 Nunn et al., a. a. O.
72 Mohri, K., Uchiyama, T.: »Detection of Human Microvibration Transmitted Along Solid Using Pico-Tesla Magneto-Impedance Sensor«, *Journal of the Institute of Electrical Engineers of Japan* 5, 2010, S. 378 f.
73 Fukushima, M., Mohri, K., Kataoka, T., Matsumoto, M.: »Milli Gauss Pulsed Magnetic Field Applied Phosphate Buffeted Saline Solution Elevates Intracellular Ca^{2+} Level and Stimulates Phagocytic Activity of Human Neutrophils«, *IEEE Transactions and Magnetics* 2, 2002, S. 15–18.
74 Mohri, K., Fukushima, M.: »Milligauss Magnetic Field Triggering Reliable Self-Organization of Water with Long-Range Ordered Proton Transport through Cyclotron Resonance«, *IEEE Transactions and Magnetics* 39, 2003, S. 3328 ff.
75 Whissell, P. D., Persinger, M. A.: »Developmental Effects of Perinatal Exposure to Extremely Weak 7 Hertz Magnetic Fields and Nitric Oxide Modulation in the Wistar Albino Rat«, *International Journal of Developmental Neuroscience* 25, 2007, S. 433–439.
76 Del Giudice, E., Fleischmann, M., Preparata, G., Talpo, G.: »On the ›Unreasonable‹ Effects of ELF Magnetic Fields Upon a System of Ions«, *Bioelectromagnetics* 23, 2002, S. 522–530.
77 Warnke, U.: »Können in den Organismus induzierte elektrische Potenziale früher abgespeicherte Information reaktivieren? – Körpereigene Potenziale als Therapie-Impulse im Real-Time-Feedback – eine Facette der Bionischen Medizin«, *BIONA-Report* 16, Akademie der Wissenschaften und der Literatur, Mainz 2003, S. 273–287.
78 Fukushima, M., Kataoka, T., Sugiyama, N., Mohri, K.: »Milligauss Magnetic Field Applied Pure Water Exert Firefly Luciferin-Luciferase Luminescence and Induce Intracellular Calcium Elevation of CHO Cells without ATP«, *IEEE Transactions and Magnetics* 41, 2005, S. 4188 ff.
79 Johansson, B., Sukhotskaya, S.: »Allometric Scaling Behavior – A Quantum Dissipative State Implies a Reduction in Thermal Infrared Emission and Fractal Ordering in Distilled Coherent Water«, *Water* 3, 2012, S. 100–121.
80 Czerlinski, G., Ypma, T.: »Stabilization of Aqueous Electromeric Nano-Domains«, *Journal of Computional and Theoretical Nanoscience* 8, 2011, S. 1400–1408; dieselben: »Homeopathic Potentization Based on Nanoscale Domains«, *Journal of Alternative and Complementary Medicine* 17, 2011, S. 1165–1173.
81 Jung, Y., Marcus, R. A.: »On the Nature of Organic Catalysis ›on water‹«, *Journal of the American Chemical Society* 129, 2007, S. 5492–5502; Pang, X.-F., Deng, B.: »Investigation of Changes in Properties of Water under the Action of

a Magnetic Field«, *Science China Physics, Mechanics and Astronomy* 51, 2008, S. 1621–1632.
82 Pang, X.-F., Deng, B.: »The Changes of Macroscopic Features and Microscopic Structures of Water under Influence of Magnetic Field«, *Physica B* 403, 2008, S. 3571–3577; dieselben: »Infrared Absorption Spectra of Pure and Magnetized Water at Elevated Temperatures«, *Europhysics Letters* 92 (6), 2011, http://iopscience.iop.org/article/10.1209/0295-5075/92/65001/meta, Zugriff 12.9.2018.
83 Sengupta, S., Dey, K. K., Muddana, H. S., Tabouillot, T., Ibele, M. E., Butler, P. J., Sen, A.: »Enzyme Molecules as Nanomotors«, *Journal of the American Chemical Society* 135, 2013, S. 1406–1414; Yu, H., Jo, K., Kounovsky, K. L., Pablo, J. J., Schwartz, D. C.: »Molecular Propulsion: Chemical Sensing and Chemotaxis of DNA Driven by RNA Polymerase«, *Journal of the American Chemical Society* 131, 2009, S. 5722 f.; Baraban, L., Harazim, S. M., Sanchez, S., Schmidt, O. G.: »Chemotactic Behavior of Catalytic Motors in Microfluidic Channels«, *Angewandte Chemie* 125, 2013, S. 5662–5666.
84 Zum Beispiel auf der Site www.cyberspaceorbit.com/fuelcell.html, Zugriff 13.9.2018.
85 Del Giudice/Preparata/Vitiello, a. a. O.; Arani et al., a. a. O.; Del Giudice, De Ninno et al., a. a. O.; Del Giudice, Spinetti et al., a. a. O.
86 Szent-Györgyi, A.: »Bioenergetics«, *Science* 124, 1956, S. 873 ff.; derselbe: *Introduction to a Supramolecular Biology*, Academic Press, New York 1960.
87 Siehe zum Beispiel Weast, R. C.: *Handbook of Chemistry and Physics: 1st Student Edition*, CRC Press, Boca Raton, Fl., 1988.
88 Arani et al., a. a. O.; Del Giudice/Tedeschi, a. a. O.
89 Jerman, I.: »The Origin of Life from Quantum Vacuum, Water and Polar Molecules«, *American Journal of Modern Physics. Special Issue: Academic Research for Multidisciplinary* 5 (4–1), 2016, S. 34–43.
90 Sbitnev, V. I.: »Physical Vacuum is a Special Superfluid Medium«, Cornell University Library 2015, https://www.intechopen.com/books/selected-topics-in-applications-of-quantum-mechanics/physical-vacuum-is-a-special-superfluid-medium, Zugriff 13.9.2018.
91 Martins, A. A.: »Fluidic Electrodynamics: On Parallels Between Electromagnetic and Fluidic Inertia«, Cornell University Library 2012, https://arxiv.org/abs/1202.4611, Zugriff 13.9.2018.
92 Nernst, W.: »Über einen Versuch, von quantentheoretischen Betrachtungen zur Annahme stetiger Energieänderungen zurückzukehren«, *Verh. Deutsche Physikalische Gesellschaft* 18, 1916, S. 83–116.
93 Ho: »Quantum Coherent Water and Life«, a. a. O.
94 Ho, M.-W.: »Quantum Coherent Water, Non-Thermal EMF Effects, and Homeopathy«, 2013, http://www.i-sis.org.uk/Quantum_Coherent_Water_Homeopathy.php, Zugriff 13.9.2018.
95 Nicolis, G., Prigogine, I.: *Self-Organization in Non-Equilibrium Systems. From Dissipative Structures to Order Through Fluctuations*, Wiley & Sons, New York 1977; Marchettini et al., a. a. O.
96 Liboff, A. R.: »The Ion Cyclotron Resonance Hypothesis«, in Barnes, F., Greenebaum, B. (Hg.): *Bioengineering and Biophysical Aspects of*

Electromagnetic Fields, CRC Press, Boca Raton, Fl., 2006, S. 261–292; Del Giudice, Fleischmann et al., a. a. O.

97 Del Giudice, Spinetti et al., a. a. O.; Ho: »Quantum Coherent Water, Non-Thermal EMF Effects, and Homeopathy«, a. a. O.; Giuliani, L., D'Emilia, E., Grimaldi, S., Lisi, A., Bobkova, N., Zhadin, M.: »Investigating the ICR Effect in a Zhadin's Cell«, *International Journal of Biomedical Science* 5, 2009, S. 181–186; Giuliani, L., Grimaldi, S., Lisi, A., D'Emilia, E., Bobkova, N., Zhadin, M.: »Action of Combined Magnetic Fields on Aqueous Solution of Glutamic Acid: The Further Development of Investigations«, *Biomagnetic Research and Technology* 6, 2008, S. 1; Zhadin, M., Giuliani, L.: »Some Problems in Modern Bioelectromagnetics«, *Electromagnetic Biology and Medicine* 25, S. 227–243.

98 Del Giudice/Tedeschi, a. a. O.; Tedeschi, A.: »Is the Living Dynamics Able to Change the Properties of Water?«, *International Journal of Design & Nature and Ecodynamics* 5 (1), 2010, S. 60–67.

99 Pagnotta, S., Bruni, F.: »The Glassy State of Water: A ›Stop and Go‹ Device for Biological Processes«, in Pollack, G. H., Cameron, I. L., Wheatley, D. N. (Hg.): *Water and the Cell*, Springer, Heidelberg 2007, S. 93–112.

100 Del Giudice, De Ninno et al., a. a. O.; Del Giudice, Spinetti et al., a. a. O.

101 Del Giudice/Tedeschi, a. a. O.

102 Del Giudice/Preparata, a. a. O.

103 Vitiello, G.: »Coherent States, Fractals and Brain Waves«, *New Mathematics and Natural Computation* 5, 2009, S. 245–264.

104 Piccardi, G.: »The 22 Years of Solar Cycle and Chemical Tests«, *Journal of Interdisciplinary Cycle Research* 3, 1946, S. 3 f.; derselbe: »The Influence of Terrestrial, Solar and Cosmic Phenomena on Physical-Chemical and Biological Reactions«, *Ciel et Terre* 72, 1956, S. 551–564; derselbe: *The Chemical Basis of Medical Climatology*, Charles C. Thomas, Springfield, Ill., 1962.

105 Gurfinkel, Y. I., Voeikov, V. L., Buravlyova, E. V., Kondakov, S. E.: »Effect of Geomagnetic Storms on the Erythrocyte Sedimentation Rate in Ischemic Patient«, *Critical Reviews in Biomedical Engineering* 29, 2001, S. 65–76; Voeikov, V. L., Ming, H. D., Mukhitova, O. G., Vilenskaya, N. D., Malishenko, S. I., Bogachuk, A. S.: »Activated Bicarbonate Solutions as Models of Confined Ontic Open Systems and Prototypes of Living Respiring Systems«, *International Journal of Design & Nature and Ecodynamics* 5, 2010, S. 30–38.

106 Peshkin, M., Tonomura, A.: *The Aharonov-Bohm Effect*, Springer, Berlin 1989.

107 Brizhik, L., Del Giudice, E., Jørgensen, S. E., Marchettini, N., Tiezzi, E.: »The Role of Electromagnetic Potentials in the Evolutionary Dynamics of Ecosystems«, *Ecological Modelling* 220, 2009, S. 1865–1869.

108 Warnke, U.: »Bienen, Vögel, Menschen. Die Zerstörung der Natur durch ›Elektrosmog‹«, *Schriftenreihe der Kompetenzinitiative zum Schutz von Mensch, Umwelt und Demokratie* 1, 2013, http://competence-initiative.net/KIT/wp-content/uploads/2014/09/heft1_bienen-broschuere_screen.pdf, Zugriff 13.9.2018.

109 Montagnier, L., Aïssa, J., Ferris, S., Montagnier, J. L., Lavallée, C.: »Electromagnetic Signals are Produced by Aqueous Nanostructures Derived from DNA Bacterial Sequences«, *Interdisciplinary Sciences: Computional Life Sciences* 1, 2009, S. 81–90.

3. Wasserstrukturbildner und Stressoren

1 Ford, R. C., Ruffle, S. V., Ramirez-Cuesta, A. J., Michararias, I., Beta, I., Miller, A., Li, J.: »Inelastic Incoherent Neutron Scattering Measurements of Intact Cells and Tissues and Detection of Interfacial Water«, *Journal of the American Chemical Society* 126, 2004, S. 4682–4688.

2 Del Giudice, Spinetti et al., a. a. O.; Marchettini et al., a. a. O.

3 Czerlinski/Ypma: »Stabilization of Aqueous Electromeric Nano-Domains«, a. a. O.; Milani, M. et al.: »Superconductive and Josephson-like Behaviour of Cells«, *La Radiologica. Medica* 81, 1991, S. 51–55.

4 Stahler, J., Bovensiepen, U., Meyer, M., Wolf, M.: »A Surface Science Approach to Ultrafast Electron Transfer and Solvation Dynamics at Interfaces«, *Chemical Society Reviews* 37, 2008, S. 2180–2190.

5 Montagnier, Aïssa, Ferris, a. a. O.; Montagnier, L., Aïssa, J., Del Giudice, E., Lavallée, C., Tedeschi, A., Vitiello, G.: »DNA Waves and Water«, *Journal of Physics Conference Series* 306, 2011, http://iopscience.iop.org/article/10.1088/1742-6596/306/1/012007/pdf, Zugriff 14.9.2018.

6 Hu, H., Wu, M.: *Possible Roles of Neural Electron Spin Networks in Memory and Consciousness*, Biophysics Consulting Group, Department of Pathology, Mount Sinai School of Medicine, New York 2004, http://cogprints.org/6012/1/SpinBrain.pdf, Zugriff 14.9.2018.

7 Ebenda.

8 Collot, M., Louvard, D., Singer, S. J.: »Lysosomes are Associated with Microtubules and not with Intermediate Filaments in Cultured Fibroblasts«, *Proceedings of the National Academy of Sciences* 81, 1984, S. 788–792.

9 Boldogh, I. R., Pon, L. A.: »Interactions of Mitochondria with the Actin Cytoskeleton«, *Biochimica et Biophysica Acta* 1763, 2006, S. 450–462.

10 Davidson, R. M., Lauritzen, A., Seneff, S.: »Biological Water Dynamics and Entropy: A Biophysical Origin of Cancer and Other Diseases«, *Entropy* 15, 2013, S. 3822–3876.

11 Gascoyne, P. R., Pethig, R., Szent-Györgyi, A.: »Water Structure-Dependent Charge Transport in Proteins«, *Proceedings of the National Academy of Sciences* 78, 1981, S. 261–265; Careri, G., Giansanti, A., Rupley, J. A.: »Critical Exponents of Protonic Percolation in Hydrated Lysozyme Powders«, *Physical Review A* 37, 1988, S. 2703–2705.

12 Liang, H.-W., Guan, Q.-F., Zhu, Z., Song. L.-T., Ya, H.-B., Lei, X., Yu, S.-H.: »Highly Conductive and Stretchable Conductors Fabricated from Bacterial Cellulose«, *NPG Asia Mater* 4, 2012, S. e19.

13 Craddock, T. J. A., Tuszynski, J. A., Priel, A., Freedman, H.: »Microtubule Ionic Conduction and its Implications for Higher Cognitive Functions«, *Journal of Integrative Neuroscience* 9, 2010, S. 103–122.

14 Polcari, A., Romano, P., Sabatino, L., del Vecchio, E., Consales, M., Cusano, A., Cutolo, A., Colantuoni, V.: »Electrical and Optical Characterization of DNA Molecules as a Function of Concentration in Aqueous Solution«, *Journal of Applied Physics* 109, 2011, https://aip.scitation.org/doi/10.1063/1.3563064, Zugriff 14.9.2018; Sontz, P. A., Muren, N. B., Barton, J. K.: »DNA Charge Transport for Sensing and Signaling«, *Accounts of Chemical Research* 45, 2012, S. 1792–1800.

15 Jhon, M. S., Pangman, M. J.: *Hexagonales Wasser. Der Schlüssel zur Gesundheit*, Mobiwell, Potsdam 2008.
16 Moo, S. C.: *Water and Health*, Korea Applied Science Research Center for Water, Seoul 1989.
17 O'Brien, J. T., Prell, J. S., Bush, M. F., Williams, E. R.: »Sulfate Ion Patterns Water at Long Distance«, *Journal of the American Chemical Society* 132, 2010, S. 8248 f.
18 Walle, T., Hsieh, F., DeLegge, M. H., Oatis jr., J. E., Walle, U. K.: »High Absorption but Very Low Bioavailability of Oral Resveratrol in Humans«, *Drug Metabolism and Disposition* 32, 2004, S. 1377–1382.
19 Shwartz, E. R., Adamy, L.: »Effect of Ascorbic Acid on Arylsulfatase Activities and Sulfated Proteoglycan Metabolism in Chondrocyte Cultures«, *Journal of Clinical Investigation* 60, 1977, S. 96–106.
20 Boskey, A. L., Blank, R. D., Doty, S. B.: »Vitamin C-Sulfate Inhibits Mineralization in Chondrocyte Cultures: A Caveat«, *Matrix Biology* 20, 2001, S. 99–106.
21 Milani, Del Giudice et al., a. a. O.; Montagnier, Aïssa, Del Giudice et al., a. a. O.; Montagnier, Aïssa, Ferris et al., a. a. O.; Voeikov/Naletov, a. a. O.
22 Davidson, R. M., Seneff, S.: »The Initial Common Pathway of Inflammation, Disease, and Sudden Death«, *Entropy* 14, 2012, S. 1399–1442.
23 Marcus, Y.: »Individual Ionic Surface Tension Increments in Aqueous Solutions«, *Langmuir* 29, 2013, S. 2881–2888.
24 Davidson/Seneff, a. a. O.
25 Campos, R., Kataky, R.: »Electron Transport in Supported and Tethered Lipid Bilayers Modified with Bioelectroactive Molecules«, *Journal of Physical Chemistry B* 116, 2012, S. 3909–3917.
26 Gallez, D., Coakley, W. T.: »Interfacial Instability at Cell Membranes«, *Progress in Biophysics and Molecular Biology* 48, 1986, S. 155–199.
27 Geckeler, K. E., Rupp, F., Geis-Gerstorfer, J.: »Interfaces and Interphases of (Bio)Materials: Definitions, Structures, and Dynamics«, *Advanced Materials* 9, 1997, S. 513–518.
28 Davidson/Seneff, a. a. O.
29 Armenante, P. M.: »Coagulation and Flocculation«, http://cpe.njit.edu/dlnotes/che685/cls07-1.pdf, Zugriff 15.7.2018.
30 Kawahara, M., Kato-Negishi, M.: »Link Between Aluminum and the Pathogenesis of Alzheimer's Disease: The Integration of the Aluminum and Amyloid Cascade Hypotheses«, *International Journal of Alzheimer's Disease*, 8.3.2011, https://www.ncbi.nlm.nih.gov/pmc/articles/PMC3056430/, Zugriff 14.9.2018.
31 Kojima, S., Hama, Y., Sasaki, T., Kubodera, A.: »Elevated Uptake of 67 Ga and Increased Heparan Sulfate Content in Liver-Damaged Rats«, *European Journal of Nuclear Medicine* 8, 1983, S. 52–59.
32 Marcus, a. a. O.
33 Rezwan, K., Meier, L. P., Rezwan, M., Vörös, J., Textor, M., Gauckler, L. J.: »Bovine Serum Albumin Adsorption onto Colloidal Al_2O_3 Particles: A New Model Based on Zeta Potential and UV-Vis Measurements«, *Langmuir* 20, 2004, S. 10 055–10 061.
34 Del Giudice, E., Doglia, S., Milani, M., Smith, C. W., Vitiello, G.: »Magnetic

Flux Quantization and Josephson Behaviour in Living Systems«, *Physica Scripta* 40, 1980, S. 786; Hunt, R. W., Zavalin, A., Bhatnagar, A., Chinnasamy, S., Das, K. C.: »Electromagnetic Biostimulation of Living Cultures for Biotechnology, Biofuel and Bioenergy Applications«, *International Journal of Molecular Sciences* 10, 2009, S. 4515–4558.

35 Pogue, A. I., Jones, B. M., Bhattacharjee, S., Percy, M. E., Zhao, Y., Lukiw, W. J.: »Metal-Sulfate Induced Generation of ROS in Human Brain Cells: Detection Using an Isomeric Mixture of 5- and 6-Carboxy-2,7-Dichlorofluoresce in Diacetate (Carboxy-DCFDA) as a Cell Permeant Tracer«, *International Journal of Molecular Sciences* 13, 2012, S. 9615–9626; Exley, C.: »The Coordination Chemistry of Aluminium in Neurodegenerative Disease«, *Coordination Chemistry Reviews* 256, 2012, S. 2142–2146.

36 Patra, J., Baisakhi, B., Mohapatro, M. K., Panda, B. B.: »Aluminium Triggers Genotoxic Adaptation to Methyl Mercuric Chloride and Ethyl Methane Sulfonate, but not to Maleic Hydrazide in Plant Cells in Vivo«, *Mutation Research* 20#465, 2000, S. 1–9; Achary, V. M., Panda, B. B.: »Aluminium-Induced DNA Damage and Adaptive Response to Genotoxic Stress in Plant Cells Are Mediated through Reactive Oxygen Intermediates«, *Mutagenesis* 25, 2010, S. 201–209; Achary, V. M., Parinandi, N. L., Panda, B. B.: »Aluminum Induces Oxidative Burst, Cell Wall NADH Peroxidase Activity, and DNA Damage in Root Cells of Allium Cepa L.«, *Environmental and Molecular Mutagenesis* 53, 2012, S. 550–560.

37 Sivaguru, M., Pike, S., Gassmann, W., Baskin, T. I.: »Aluminum Rapidly Depolymerizes Cortical Microtubules and Depolarizes the Plasma Membrane: Evidence that these Responses are Mediated by a Glutamate Receptor«, *Plant and Cell Physiology* 44, 2003, S. 667–675.

38 Mujika, J. I., Ruiperez, F., Infante, I., Ugalde, J. M., Exley, C., Lopez, X.: »Pro-Oxidant Activity of Aluminum: Stabilization of the Aluminum Superoxide Radical Ion«, *Journal of Physical Chemistry A* 115, 2011, S. 6717–6723.

39 Baylor, N. W., Egan, W., Richman, P.: »Aluminum Salts in Vaccines – US Perspective«, *Vaccine* 20, 2002, S. 18–23.

40 Lupidi, G., Angeletti, M., Eleuteri, A. M., Fioretti, E., Marini, S., Gioia, M., Coletta, M.: »Aluminum Modulation of Proteolytic Activities«, *Coordination Chemistry Reviews* 228, 2002, S. 263–269; Nday, C., Salifoglou, A.: »The Influence of the Environmental Metallotoxin Al (III) on Neuronal Cell Structures Linked to Neurodegeneration«, *Journal of Agroalimentary Processes and Technologies* 18, 2012, S. 208–211.

41 Womack, F. C., Colowick, S. P.: »Proton-Dependent Inhibition of Yeast and Brain Hexokinases by Aluminum in ATP Preparations«, *Proceedings of the National Academy of Sciences* 76, 1979, S. 5080–5084; Lai, J. C., Blass, J. P.: »Inhibition of Brain Glycolysis by Aluminum«, *Journal of Neurochemistry* 42, 1984, S. 438–446.

42 Isaacson, R. A., Varner, J. A., Jensen, K. F.: »Toxin-Induced Blood Vessel Inclusions Caused by the Chronic Administration of Aluminum and Sodium Fluoride and their Implications for Dementia«, *Annals of the New York Academy of Sciences* 825, 1997, S. 152–166; Varner, J. A., Jensen, K. F., Horvath, W., Isaacson, R. L.: »Chronic Administration of Aluminum-Fluoride or Sodium-Fluoride to Rats in Drinking Water: Alterations in Neuronal and Cerebrovascular

Integrity«, *Brain Research* 784, 1998, S. 284–298; Kaur, T., Bijarnia, R. K., Nehru, B.: »Effect of Concurrent Chronic Exposure of Fluoride and Aluminum on Rat Brain«, *Drug and Chemical Toxicology* 32, 2009, S. 215–221.

43 Abramczyk, H., Brozek-Pluska, B., Surmacki, J., Jablonska-Gajewicz, J., Kordek, R.: »Hydrogen Bonds of Interfacial Water in Human Breast Cancer Tissue Compared to Lipid and DNA Interfaces«, *Journal of Biological Chemistry* 2, 2011, S. 158–169.

44 Brinkley, B. R., Beall, P. T., Wible, L. J., Mace, M. L., Turner, D. S., Cailleau, R. M.: »Variations in Cell Form and Cytoskeleton in Human Breast Carcinoma Cells in Vitro«, *Cancer Research* 40, 1980, S. 3118, 3129.

45 Plankar, M., Del Giudice, E., Tedeschi, A., Jerman, I.: »The Role of Coherence in a Systems View of Cancer Development«, *Theoretical Biology Forum* 105 (2), 2012, S. 15–46.

46 Davidson et al., a. a. O..

47 Darbre, P. D.: »Metalloestrogens: An Emerging Class of Inorganic Xenoestrogens with Potential to Add to the Oestrogenic Burden of the Human Breast«, *Journal of Applied Toxicology* 26, 2006, S. 191–197; Silva, N., Peiris-John, R., Wickremasinghe, R., Senanayake, H., Sathiakumar, N.: »Cadmium a Metalloestrogen: Are We Convinced?«, *Journal of Analytical Toxicology* 32, 2012, S. 318–332.

48 Pollack, G. H.: *Cells, Gels and the Engines of Life. A New, Unifying Approach to Cell Function*, Ebner & Sons, Seattle 2001.

49 Hasan, K. M., Narayana, P. A.: »DTI Parameter Optimization at 3.0 T. Potential Application in Entire Normal Human Brain Mapping and Multiple Sclerosis Research«, *Medicamundi* 491, 2005, S. 30–45.

50 Rezus, Y. L. A., Bakker, H. J.: »Observation of Immobilized Water Molecules Around Hydrophobic Groups«, *Physical Review Letters* 99 (14), 2007, https://journals.aps.org/prl/abstract/10.1103/PhysRevLett.99.148301, Zugriff 15.9.2018; Despa, F.: »Biological Water: Its Vital Role in Macromolecular Structure and Function«, *Annals of the New York Academy of Sciences* 1066, 2005, S. 1–11; Grigera, J. R., Andres, N., McCarthy, A. N.: »The Behavior of the Hydrophobic Effect under Pressure and Protein Denaturation«, *Biophysical Journal* 98, 2010, S. 1626–1631.

51 Leterrier, J. F.: »Water and the Cytoskeleton«, *Cellular and Molecular Biology (Noisy-le-Grand)* 47, 2001, S. 901–923; Toral, C., Mendoza-Garrido, M. E., Azorín, E., Hernández-Gallegos, E., Gomora, J. C., Delgadillo, D. M., Solano-Agama, C., Camacho, J.: »Effect of Extracellular Matrix on Adhesion, Viability, Actin Cytoskeleton and K+ Currents of Cells Expressing Human Ether à Go-Go Channels«, *Life Sciences* 81, 2007, S. 255–265.

52 Jhon/Pangman, a. a. O.

53 Del Carmen Arias-Esparza, M., Solís Arias, R. I., Solís Arias, P. A, Solís Arias, M. P., Solís-Herrera, A.: »The Unexpected Capability of Melanin to Split the Water Molecule and the Alzheimer's Disease«, *Neuroscience & Medicine* 2, 2011, S. 217–221.

54 Brenner, S.: »Parkinson's Disease May Be Due to Failure of Melanin in the Substantia Nigra to Produce Molecular Hydrogen from Dissociation of Water to Protect the Brain from Oxidative Stress«, *Medical Hypotheses* 82 (4), 2014, S. 503.

4. Welches Wasser brauchen Mensch und Tier?

1 Jhon/Pangman, a. a. O.

2 Hottenrott, K., Lutzke, E., Mücke, M., Zurleit, A.: *Effekte von Gletscher- und Mineralwasser auf die Ausdauerleistung*, Institut für Leistungsdiagnostik und Gesundheitsförderung e. V. an der Martin-Luther-Universität, Halle-Wittenberg 2016.

3 Kepler, J.: *Vom sechseckigen Schnee*, Hellerau, Dresden 2005.

4 Jhon/Pangman, a. a. O.

5 Currie, B. W., Alty, T.: »Absorption at a Water Surface. Part 1«, *Proceedings of the Royal Society of London* 122, 1929, S. 622–633.

6 Laakso, L., Hirsikko, A., Gronholm, T., Kulmala, M., Luts, A., Parts, T. E.: »Waterfalls as Sources of Small Charged Aerosol Particles«, *Atmospheric Chemistry and Physics* 7, 2007, S. 2271–2275; Kolarž, P. M., Gaisberger, M., Madl, P., Hofmann, W., Ritter, M., Hartl, A.: »Characterization of Ions at Alpine Waterfalls«, *Atmospheric Chemistry and Physics* 12, 2012, S. 3687–3697; Madl, P., Del Giudice, E., Voeikov, V. L., Tedeschi, A., Kolarž, P., Gaisberger, M., Hartl, A.: »Evidence of Coherent Dynamics in Water Droplets of Waterfalls«, *Water* 5, 2013, S. 57–68.

7 Madl et al., a. a. O.

8 Arani et al, a. a. O.; Preparata, G.: »Dynamics and Thermodynamics of Water«, *QED Coherence in Matter*, World Scientific, Singapur 1995, S. 195–217.

9 Gaisberger, M., Šanović, R., Dobias, H., Kolarž, P., Moder, A., Thalhamer, J., Selimović, A., Huttegger, I., Ritter, M., Hartl, A.: »Effects of Ionized Waterfall Aerosol on Pediatric Allergic Asthma«, *Journal of Asthma* 49 (8), 2012, S. 830–838.

10 Watts, A.: *Tao. The Watercourse Way*, Al Huang Pantheon Books, New York 1975, S. 47 ff.

11 Marchettini et al., a. a. O.

12 Hechtl, C.: »Neue Informative Medizin zur Vermeidung und Heilung von Krebs mit Hilfe von Informationsübertragung durch Natürliches Sauerstoffwasser und mehr oder weniger verwandte Projekte«, *Hechtl Report*, 2008, http://www.hechtl.com/Report_Hechtl.pdf, Zugriff 15.9.2018.

13 Daschner, F.: »Hygienische Gefahren durch Mineralwasser«, *Onkologie* 20, 1997, S. 70 f.

14 Eppinger, U.: »Jede Menge Mikroplastik in Wasserflaschen: Kann es im Körper Schaden anrichten?«, *Medscape,* 6.4.2018, https://deutsch.medscape.com/artikelansicht/4906876, Zugriff 3.11.2018.

15 Ebenda.

16 Brech, S. M.: »Wo Mikroplastik herkommt – und was es bewirkt«, *Welt*, 25.6.2018, https://www.welt.de/wissenschaft/plus178139826/Mikroplastik-ist-im-Meer-im-Mineralwasser-und-im-Boden.html, Zugriff 3.11.2018.

17 Schymanski, D., Goldbeck, C., Humpf, H. U., Fürst, P.: »Analysis of Microplastics in Water by Micro-Raman Spectroscopy: Release of Plastic Particles from Different Packaging into Mineral Water«, *Water Research* 129, 2018, S. 154–162.

18 Eppinger, U.: »Presence of Microplastics and Nanoplastics in Food, with Particular Focus on Seafood«, *European Food Safety Authority Journal*,

11.5.2016, https://www.efsa.europa.eu/en/efsajournal/pub/4501, Zugriff 16.9.2018.

19 Landesanstalt für Umwelt Baden-Württemberg: »Gemeinsames Pilotprojekt von fünf Bundesländern zur Verbreitung von Mikroplastik in Fließgewässern und Seen abgeschlossen«, Pressemitteilung, 15.3.2018, https://www.lubw.baden-wuerttemberg.de/-/gemeinsames-pilotprojekt-von-funf-bundeslandern-zur-verbreitung-von-mikroplastik-in-flie-gewassern-und-seen-abgeschlossen-, Zugriff 3.11.2018.

20 De Souza Machado, A. A., Rillig, M. C.: »Mikroplastik: eine Gefahr für den Erdboden?«, 9.8.2018, https://www.fu-berlin.de/presse/informationen/fup/2018/fup_18_210-mikroplastik-im-boden/index.html, Zugriff 3.11.2018.

21 Peeken, I., Primpke, S., Beyer, B., Guetermann, J., Katlein, C., Krumpen, T., Bergmann, M., Hehemann, L., Gerdts, G.: »Arctic Sea Ice Is an Important Temporal Sink and Means of Transport for Microplastic, *Nature Communications* 9 (1), 2018, https://www.ncbi.nlm.nih.gov/pubmed/29692405, Zugriff 3.11.2018.

22 Hecht, K., Hecht-Salvoley, E.: *Naturmineralien, Regulation, Gesundheit*, Schibri, Straßburg 2005.

23 Zittlau, J.: »2000 Liter Wasser für ein T-Shirt«, *Welt*, 19.3.2010, https://www.welt.de/welt_print/wissen/article6839727/2000-Liter-Wasser-fuer-ein-T-Shirt.html, Zugriff 3.11.2018.

24 Koch, A.: »Wasserkrise: Verschwendet und vergiftet«, *Schrot & Korn* 5, 2018, https://schrotundkorn.de/lebenumwelt/lesen/wasserverbrauch-landwirtschaft.html, Zugriff 3.11.2018.

25 Umweltbundesamt: »Zu viel Dünger: Trinkwasser könnte teurer werden«, Pressemitteilung, 9.6.2017, https://www.umweltbundesamt.de/presse/pressemitteilungen/zu-viel-duenger-trinkwasser-koennte-teurer-werden, Zugriff 3.11.2018.

26 Hechtl, a. a. O.

27 Warnke/Warnke, a. a. O., S. 365–374.

28 Fritsch, J., Lenz, O., Friedrich, B.: »Structure, Function and Biosynthesis of O_2-Tolerant Hydrogenases«, *Nature Reviews Microbiology* 11, 2013, S. 106–114.

29 Nagata, K., Nakashima-Kamimura, N., Mikami, T., Ohsawa, I., Ohta, S.: »Consumption of Molecular Hydrogen Prevents the Stress-Induced Impairments in Hippocampus-Dependent Learning Tasks During Chronic Physical Restraint in Mice«, *Neuropsychopharmacology* 34, 2009, S. 501–508; Nakashima-Kamimura, N., Mori, T., Ohsawa, I., Asoh, S., Ohta, S.: »Molecular Hydrogen Alleviates Nephrotoxicity Induced by an Anticancer Drug Cisplatin Without Compromising Anti-Tumor Activity in Mice«, *Cancer Chemotherapy and Pharmacology* 64, 2009, S. 753–761.

30 Fujita, K., Seike, T., Yutsudo, N., Ohno, M., Yamada, H., Yamaguchi, H., Sakumi, K., Yamakawa, Y., Kido, M. A., Takaki, A., Katafuchi, T., Tanaka, Y., Nakabeppu, Y.: »Hydrogen in Drinking Water Reduces Dopaminergic Neuronal Loss in the 1-Methyl-4-Phenyl-1,2,3,6-Tetrahydropyridine Mouse Model of Parkinson's Disease«, *PLoS One* 4 (9), 2009, e7247, https://www.ncbi.nlm.nih.gov/pubmed/19789628, Zugriff 23.9.2018; Kamimura, N., Nishimak, K., Ohsawa, I., Ohta, S.: »Molecular Hydrogen Improves Obesity and Diabetes

by Inducing Hepatic FGF21 and Stimulating Energy Metabolism in db/db Mice«, *Obesity (Silver Spring)* 19, 2011, S. 1396–1403.

31 Shimouchi, A., Nose, K., Shirai, M., Kondo, T.: »Estimation of Molecular Hydrogen Consumption in the Human Whole Body After the Ingestion of Hydrogen-Rich Water«, *Advances in Experimental Medicine and Biology* 737, 2012, S. 245–250.

32 Hercberg, S., Kesse-Guyot, E., Druesne-Pecollo, N., Touvier, M., Favier, A., Latino-Martel, P., Briançon, S., Galan, P.: »Incidence of Cancers, Ischemic Cardiovascular Diseases and Mortality During 5-Year Follow-up after Stopping Antioxidant Vitamins and Minerals Supplements: A Postintervention Follow-up in the SU.VI.MAX Study«, *International Journal of Cancer* 127, 2010, S. 1875–1881; Hackam, D. G.: »Review: Antioxidant Supplements for Primary and Secondary Prevention Do Not Decrease Mortality«, *ACP Journal Club* 147, 1997, S. 4; Bjelakovic, G., Nikolova, D., Gluud, L. L., Simonetti, R. G., Gluud, C.: »Mortality in Randomized Trials of Antioxidant Supplements for Primary and Secondary Prevention: Systematic Review and Metaanalysis«, *Journal of the American Medical Association* 297, 2007, S. 842–857; Bjelakovic, G., Nikolova, D., Gluud, L. L., Simonetti, R. G., Gluud, C.: »Antioxidant Supplements for Prevention of Mortality in Healthy Participants and Patients with Various Disease«, *Cochrane Database of Systematic Reviews*, April 2008, https://www.ncbi.nlm.nih.gov/pubmed/18425980, Zugriff 16.9.2018; Gray, S. L., Anderson, M. L., Crane, P. K., Breitner, J. C., McCormick, W., Bowen, J. D., Teri, L., Larson, E.: »Antioxidant Vitamin Supplement Use and Risk of Dementia or Alzheimer's Disease in Older Adults«, *Journal of the American Geriatrics Society* 56, 2008, S. 291–295; Walker, C.: »Antioxidant Supplements Do Not Improve Mortality and May Cause Harm«, *American Family Physician* 78, 2008, S. 1079 f.

33 Kajiyama, S., Hasegawa, G., Asano, M., Hosoda, H., Fukui, M., Nakamura, N., Kitawaki, J., Imai, S., Nakano, K., Ohta, M., Adachi, T., Obayashi, H., Yoshikawa, T.: »Supplementation of Hydrogen-Rich Water Improves Lipid and Glucose Metabolism in Patients with Type 2 Diabetes or Impaired Glucose Tolerance«, *Nutrition Research* 28, 2008, S. 137–143.

34 Ichihara, M., Sobue. S., Ito, M., Hirayama, M., Ohno, K.: »Beneficial Biological Effects and the Underlying Mechanisms of Molecular Hydrogen – Comprehensive Review of 321 Original Articles«, *Medical Gas Research* 5, 2015, S 12; Ohta, S.: »Molecular Hydrogen as a Preventive and Therapeutic Medical Gas: Initiation, Development and Potential of Hydrogen Medicine«, *Pharmacology & Therapeutics* 144 (1), 2014, S. 1–11.

35 Park, S. K., Qi, X. F., Song, S. B., Kim, D. H., Teng, Y. C., Yoon, Y. S., Kim, K. Y., Li, J. H., Jin, D., Lee, K. J.: »Electrolyzed-Reduced Water Inhibits Acute Ethanol-Induced Hangovers in Sprague-Dawley Rats«, *Biomedical Research* 30 (5), 2009, S. 263–269.

36 Matsumoto, A., Yamafuji, M., Tachibana, T., Nakabeppu, Y., Noda, M., Nakaya, H.: »Oral ›Hydrogen Water‹ Induces Neuroprotective Ghrelin Secretion in Mice«, *Scientific Reports* 3, 2013, S. 3273.

37 Aoki, K., Nakao, A., Adachi, T., Matsui, Y., Miyakawa, S.: »Pilot Study: Effects of Drinking Hydrogen-Rich Water on Muscle Fatigue Caused by Acute Exercise in Elite Athletes«, *Medical Gas Research* 2, 2012, S. 12.

38 Ohsawa, I., Ishikawa, M., Takahashi, K., Watanabe, M., Nishimaki, K., Yamagata, K., Katsura, K.-I., Katayama, Y., Asoh, S., Ohta, S.: »Hydrogen Acts as a Therapeutic Antioxidant by Selectively Reducing Cytotoxic Oxygen Radicals«, *Nature Medicine* 13, 2007, S. 688–694.
39 Ohta, S.: »Recent Progress Toward Hydrogen Medicine: Potential of Molecular Hydrogen for Preventive and Therapeutic Applications«, *Current Pharmaceutical Design* 17, 2011, S. 2241–2252; derselbe: »Molecular Hydrogen is a Novel Antioxidant to Efficiently Reduce Oxidative Stress with Potential for the Improvement of Mitochondrial Diseases«, *Biochimica et Biophysica Acta* 1820, 2012, S. 586–594; derselbe: »Molecular Hydrogen as a Preventive and Therapeutic Medical Gas«, a. a. O.
40 Nicolson, G. L., Ferreira de Mattos, G., Settineri, R., Costa, C., Ellithorpe, R., Rosenblatt, S., La Valle, J., Jimenez, A., Ohta, S.: »Clinical Effects of Hydrogen Administration: From Animal and Human Diseases to Exercise Medicine«, *International Journal of Clinical Medicine* 7 (1), 2016, S. 32–76.
41 Huang, C.-S., Kawamura, T., Toyoda, Y., Nakao, A.: »Recent Advances in Hydrogen Research as a Therapeutic Medical Gas«, *Free Radical Research* 44 (9), 2010, S. 971–982.
42 Mizuno, K., Sasaki, A. T., Ebisu, K., Tajima, K., Kajimoto, O., Nojima, J., Kuratsume, H., Hori, H., Watanabe, Y.: »Hydrogen-Rich Water for Improvements of Mood, Anxiety, and Autonomic Nerve Function in Daily Life«, *Medical Gas Research* 7 (4), 2017, S. 247–254.
43 Siehe zum Beispiel den tandou Wasserstoff Maker Cup 400 Milliliter Portable, https://www.amazon.de/Wasserstoff-wasserstoffreiches-Ionisator-Generator-Weihnachts/dp/B07F635S86/ref=sr_1_1_det?s=books-intl-de&ie=UTF8&qid=1541761978&sr=8-1#productPromotions, Zugriff 12.11.2018.
44 Domrachev/Rodigin/Selivanovsky: »Role of Sound and Liquid Water …«, a. a. O.; dieselben: »Mechano-Chemically Activated Water Dissociation in a Liquid Phase«, *Proceedings of the Russian Academy of Sciences* 329, 1993, S. 258–265.
45 Woutersen, S., Bakker, H. J.: »Resonant Intermolecular Transfer of Vibrational Energy in Liquid Water«, *Nature* 402, 1999, S. 507 ff.
46 Gurwitsch, A. G., Gurwitsch, L. D.: »Twenty Years of Mitogenetic Radiation: Emergence, Development, and Perspectives«, *Uspekhi Sovremennoi Biologii* 16, 1943, S. 305–334, englische Übersetzung: *21st Century Science and Technology*, 12, 1999, S. 41–53.
47 Cilento, G.: »Photobiochemistry Without Light«, *Experientia* 44, 1988, S. 572–576.
48 Galantsev, V. P., Kovalenko, S. G., Moltchanov, A. A., Prutskov, V. I.: »Lipid Peroxidation, Low-Level Chemiluminescence and Regulation of Secretion in the Mammary Gland«, *Experientia* 49, 1993, S. 870–875.
49 Voeikov, V. L., Asfaramov, R., Bouravleva, E. V., Novikov, C. N., Vilenskaya, N. D.: »Biophoton Research in Blood Reveals its Holistic Properties«, *Indian Journal of Experimental Biology* 43, 2003, S. 473–482.
50 Ramasarma, T.: »H_2O_2 Has a Role in Cellular Regulation«, *Indian Journal of Biochemistry and Biophysics* 27, 1990, S. 269–274.
51 Wrigglesworth, J. M.: »Formation and Reduction of a ›Peroxy‹ Intermediate of Cytochrome C. Oxidase by Hydrogen Peroxide«, *Biochemical Journal* 217, 1984, S. 715–719.

52 Winterbourn, C. C.: »Biological Reactivity and Biomarkers of the Neutrophil Oxidant, Hypochlorous Acid«, *Toxicology* 181/182, 2002, S. 223–227.
53 Sauer et al., a. a. O.; Salganik, R. I.: »The Benefits and Hazards of Antioxidants: Controlling Apoptosis and Other Protective Mechanisms in Cancer Patients and the Human Population«, *Journal of the American College of Nutrition* 20, 2001, S. 464S–472S; Collins, Y., Chouchani, E. T., James, A. M., Menger, K. E., Cocheme, H. M., Murphy, M. P.: »Mitochondrial Redox Signalling at a Glance«, *Journal of Cell Science* 125, 2012, S. 801–806.
54 Wever, R.: »Circadian Rhythmicity of Man Under the Influence of Weak Electromagnetic Fields«, in Moore, M. C., et al. (Hg.): *Electromagnetic Fields and Circadian Rhythmicity*, Birkhauser, Boston 1992.
55 Wennstrom, J., Lindhe, J.: »Effect of Hydrogen Peroxide on Developing Plaque and Gingivitis in Man«, *Journal of Clinical Periodontology* 6, 1979, S. 115–130.
56 Marshall, M. V., Cancro, L. P., Fischman, S. L.: »Hydrogen Peroxide: A Review of Its Use in Dentistry«, *Journal of Periodontology* 66, 1995, S. 786–796.
57 Gartz, J.: *Wasserstoffperoxid: Das vergessene Heilmittel*, Mobiwell, Immenstadt 2014.
58 Finney, J. W., Urschel, H. C., Balla, G. A., Race, G. J., Jay, B. E., Pingree, H. P., Dorman, H. L., Mallams, J. T.: »Protection of the Ischemic Heart with DMSO Alone or DMSO with Hydrogen Peroxide«, *Annals of the New York Academy of Sciences*, 151, 1967, S. 231–241.
59 Fuson, R. L., Kylstra, J. A., Hochstein, P., Saltzman, H.: »Intravenous Hydrogen Peroxide Infusion as a Means of Extrapulmonary Oxygenation«, *Clinical Research* 15 (74), 1967, S. 6.
60 Yutsis, P. I.: *Oxygen to the Rescue. Oxygen Therapies, and How They Help Overcome Disease and Restore Overall Health*, Basic Health Publications, North Bergen, N. J., 2005, S. 7, 83 ff.
61 Clifford, D. P., Repine, J. E.: »Hydrogen Peroxide Mediated Killing of Bacteria«, *Molecular and Cellular Biochemistry*, 49, 1982, S. 143–149.
62 Munakata, T., Semba, U., Shibuya, Y., et al.: »Induction of Interferon-Gamma Production by Human Natural Killer Cells Stimulated by Hydrogen Peroxide«, *Journal of Immunology* 134 (4), 1985, S. 2449–2455.
63 Chen, Q., et al.: »Pharmacologic Doses of Ascorbate Act as a Pro Oxidant and Decrease Growth of Aggressive Tumour Xenografts in Mice«, *Proceedings of the National Academy of Sciences* 105 (32), 2008, S. 1105–1109.
64 Warburg, O.: »On the Origin of Cancer Cells«, *Science* 123 (3191), 1954, S. 309–331.
65 Holman, R. A.: »A Method of Destroying a Malignant Rat Tumour In Vivo«, *Nature* 179 (4568), 1957, S. 1033.
66 Nathan, C. F., Cohn, Z. A.: »Antitumor Effects of Hydrogen Peroxide in Vivo«, *Journal of Experimental Medicine* 154, 1981, S. 1539–1553.
67 Farr, C. H.: *Protocol for the Intravenous Administration of Hydrogen Peroxide*, International Bio-Oxidative Medicine Association, Oklahoma City 1993.
68 Inoué, S., Kabaya, M.: »Biological Activities Caused by Far-Infrared Radiation«, *International Journal of Biometerology* 33, 1989, S. 145–150.

5. Einige Aspekte zur Bedeutung des Wassers bei Pflanzen

1 Ho, M.-W.: »Water Is The Means, Medium And Message Of Life«, *International Journal of Design & Nature and Ecodynamics* 9 (1), 2014, S. 1–12; dieselbe: »Illuminating Water and Life«, a. a. O.; dieselbe: *Living Rainbow H2O*, a. a. O.; dieselbe: »Super-Conducting Liquid Crystalline Water Aligned with Collagen Fibres in the Fascia as Acupuncture Meridians of Traditional Chinese Medicine«, *Forum on Immunopathological Diseases and Therapeutics* 3 (3–4), 2012, S. 221–236.

2 Ling, G. L.: *A Revolution in the Physiology of the Living Cell*, Krieger, Malabar, Fl., 1992.

3 Ciąćka, P., et al.: »Evidence for Dominant Role of Tunneling in Condensed Phases and at High Temperatures: Double Hydrogen Transfer in Porphycenes«, *The Journal of Physical Chemical Letters* 7 (2), 2016, S. 283–288.

4 Ebenda.

5 Geesink, H. J. H., Meijer, D. K. F.: »Quantum Wave Information of Life Revealed: An Algorithm for Electromagnetic Frequencies that Create Stability of Biological Order, with Implications for Brain Function and Consciousness«, NeuroQuantology 14 (1), 2016, S. 106–125; Verdel, N., Bukovec, P.: »Possible Further Evidence for the Thixotropic Phenomenon of Water«, *Entropy* 16, 2014, S. 2146–2160; Wang, Y.-J., et al.: »Towards Understanding the Origin and Nature of the Conformational Stability of Water Clusters: Density Functional Theory and Quantum Molecular Dynamics Study«, *Acta Physica Sinica* 29 (10), 2013, S. 2173–2179; Das, R., Pollack, G. H.: »Charge-Based Forces at the Nafion-Water Interface«, Langmuir 29 (8), 2013, S. 2651–2658; Witzany, G., Balusta, F. (Hg.): *Biocommunication of Plants*, Springer, Berlin/Heidelberg 2012; Pollack, G. H., et al.: »Molecules, Water, and Radiant Energy: New Clues for the Origin of Life«, *International Journal of Molecular Sciences* 10 (4), 2009, S. 1419–1429; Pan, J., et al.: »Low Resonant Frequency Storage and Transfer in Structured Water Cluster«, 2003, https://pdfs.semanticscholar.org/9f06/b7e50c5db2bcea5a3de904789aa8ca7769ed.pdf, Zugriff 21.9.2018.

6 Geesink/Meijer, a. a. O.

7 Vanderstraeten, J., Gailly, P., Malkemper, P.: »Low-Light Dependence of the Magnetic Field Effect on Cryptochromes: Possible Relevance to Plant Ecology«, *Frontiers in Plant Science* 9, 2017, https://www.ncbi.nlm.nih.gov/pmc/articles/PMC5817061, Zugriff 6.11.2017.

8 Cosic, I., et al.: »Is it Possible to Predict Electromagnetic Resonances in Proteins, DNA and RNA?«, *EPJ Nonlinear Biomedical Physics* 3, 2015, S. 5.

9 Del Giudice/Spinetti/Tedeschi, a. a. O.

10 Pan et al., a. a. O.

11 Ebenda.

12 Pietak, A. M.: »Endogenous Electromagnetic Fields in Plant Leaves: A New Hypothesis for Vascular Pattern Formation«, *Electromagnetic Biology and Medicine* 30 (2), 2011, S. 93–107; derselbe: »Structural Evidence for Electromagnetic Resonance in Plant Morphogenesis«, *Biosystems* 109 (3), 2012, S. 367–380.

13 Geesink/Meijer, a. a. O.
14 Cosic et al., a. a. O.
15 Ebenda.
16 Gagliano, M., et al.: »Acoustic and Magnetic Communication in Plants«, *Plant Signaling & Behavior* 7 (10), 2012, S. 1346 ff.
17 Backus, E.: »Fotokatalytische Wasserspaltung«, in Max-Planck-Institut für Polymerforschung (Hg.): *Jahrbuch*, Max-Planck-Institut, Mainz 2017.
18 Jain, A., et al.: »Lone Pair π Interactions between Water Oxygens and Aromatic Residues: Quantum Chemical Studies Based on High-Resolution Protein Structures and Model Compounds«, *Protein Science* 18 (3), 2009, S. 595–605; Durec, M., et al.: »Water-Tryptophan Interactions: Lone-Pair·π or O-H·π? Molecular Dynamics Simulations of β-Galactosidase Suggest that Both Modes Can Co-Exist«, *Chemistry* 24 (22), 2018, S. 5849–5859.
19 Vgl. https://de.wikipedia.org/wiki/Delokalisierung, Zugriff 22.9.2018.
20 Baur, W., Ulm, U.: »Ulmer Forscher erklären Photosynthese-Ergebnisse aus Berkeley«, 10.1.2013, http://www.pro-physik.de/details/news/4228771/Ulmer_Forscher_erklaeren_Photosynthese-Ergebnisse_aus_Berkeley.html, Zugriff 22.9.2018; Anna, J. M., et al.: »A Little Coherence in Photosynthetic Light Harvesting«, *BioScience* 64 (1), 2014, S. 14–25; Fuller, F. D., et al.: »Vibronic Coherence in Oxygenic Photosynthesis«, *Nature Chemistry* 6 (8), 2014, S. 706–711.
21 Harrop, S. J., et al.: »Single-Residue Insertion Switches the Quaternary Structure and Exciton States of Cryptophyte Light-Harvesting Proteins«, *Proceedings of the National Academy of Sciences* 111 (26), 2014, S. E2666–E2675.
22 Pan et al., a. a. O.; Pollmann, M.: »Mit allen Quantenmitteln«, *Spektrum der Wissenschaft*, 20.8.2010, https://www.spektrum.de/news/mit-allen-quantenmitteln/1034267, Zugriff 22.9.2018; Hildner, R., et al.: »Quantum Coherent Energy Transfer Over Varying Pathways in Single Light-Harvesting Complexes«, *Science* 340 (6139), 2013, S. 1448–1451; Chin, A. W., et al.: »The Role of Non-Equilibrium Vibrational Structures in Electronic Coherence and Recoherence in Pigment-Protein Complexes«, *Nature Physics* 9, 2013, S. 113–118; Lim et al., a. a. O.; Novelli, F., et al.: »Vibronic Resonances Facilitate Excited-State Coherence in Light-Harvesting Proteins at Room Temperature«, *The Journal of Physical Chemistry Letters* 6 (22), 2015, S. 4573–4580; Heldt, H.-W., Piechulla, B.: *Pflanzenbiochemie*, Springer, Berlin/Heidelberg, 5. Aufl. 2015; Ciszak, M., et al.: »Plant Shoots Exhibit Synchronized Oscillatory Motions«, *Communicative & Integrative Biology* 9 (5), 2016, https://www.ncbi.nlm.nih.gov/pmc/articles/PMC5100659, Zugriff 22.9.2018; Cosic et al., a. a. O.; Scholes, G. D., et al.: »Using Coherence to Enhance Function in Chemical and Biophysical Systems«, *Nature* 543, 2017, S. 647–656; Backus, a. a. O.
23 Najafpour, M. M., Pashaei, B.: »Photosynthesis: How and Why?«, *Advances in Photosynthesis – Fundamental Aspects*, 2012, https://www.researchgate.net/profile/Mohammad_Najafpour/publication/235764992_Advances_in_Photosynthesis-_Fundamental_Aspects/links/02e7e51936c384e529000000.pdf, Zugriff 22.9.2018.
24 Wald, G.: »The Origins of Life«, *Proceedings of the National Academy of Sciences* 52 (2), 1964, S. 595–611.
25 Tokmachev, A. M., et al.: »Hydrogen-Bond Networks in Water Clusters (H_2O) 20: An Exhaustive Quantum-Chemical Analysis«, *ChemPhysChem* 1 (11/2),

2010, S. 384–388; Trixler, F.: »Quantum Tunnelling to the Origin and Evolution of Life«, *Current Organic Chemistry* 17, 2013, S. 1758–1770; Guo, E., et al.: »A Post Gurney Quantum Mechanical Perspective on the Electrolysis of Water: Ion Neutralization in Solution«, *Proceedings of the Royal Society A* 473 (2207), 2017, https://www.ncbi.nlm.nih.gov/pubmed/29225493, Zugriff 22.9.2018.

26 Presman, A. S.: *Electromagnetic Fields and Life*, Springer Science + Business Media, New York 1970.

27 Cilento, G.: »Excited Electronic States in Dark Biological Processes«, *Quaterly Reviews of Biophysics* 6 (4), 1973, S. 485–501.

28 Madl, P.: *Introduction to Biophotonics or The Light of Life, Embedded in Prof. KW Kratky's Lecture Series »Physics in physiologic Processes«*, Universität Wien, https://biophysics.sbg.ac.at/talk/Why_QFT_matters-BP.pdf, Zugriff 22.9.2018.

29 Voithofer, M.: *Einfluss informierter Wässer auf Wachstum und Erträge von Hafer und Erbse sowie auf deren Vitalqualität*, Diplomarbeit/Masterarbeit, BOKU-Universität für Bodenkultur, Wien 2004

30 Van Wijk, E., et al.: »Photon Emission in Multicellular Organisms«, in Fels, D., Cifra, M., Scholkmann, F. (Hg.): *Fields of the Cell*, Institute of Botany, Basel 2015, S. 131–148; Prasad, A., Pospíšil, P.: »Towards the Two-Dimensional Imaging of Spontaneous Ultra-Weak Photon Emission From Microbial, Plant and Animal Cells«, *Scientific Reports* 3, 2013, https://www.nature.com/articles/srep01211, Zugriff 22.9.2018; dieselben: »The Photon Source within the Cell«, in Fels/Cifra/Scholkmann (Hg.), a. a. O., S. 113–129; Verdel/Bukovec, a. a. O.

31 Laurson, P., Mäeorg, U.: »Water and Water Clusters in Biological Systems«, *Agronomy Research* 13 (5), 2015, S. 1253–1259.

32 Zubow, A. V., Zubow, K. V., Zubow, V. A.: »Investigation of the Distribution of Water Clusters in Vegetables, Fruits, and Natural Waters by Flicker Noise Spectroscopy«, *Biofizika* 52 (4), 2007, S. 585–92.

33 Ho: *Living Rainbow H2O*, a. a. O.; dieselbe: »Super-Conducting Liquid Crystalline Water …«, a. a. O.

34 Sulbarán, B., et al.: »The Dynamic Development of Exclusion Zones on Cellulosic Surfaces«, *Cellulose* 21 (3), 2014, https://www.springerprofessional.de/cellulose-3-2014/7010462, Zugriff 22.9.2018.

35 Fisahn, J., et al.: »A Proposal to Explain how the Circatidal Rhythm of the *Arabidopsis thaliana* Root Elongation Rate Could be Mediated by the Lunisolar Gravitational Force: A Quantum Physical Approach«, *Annals of Botany*, 2017, https://www.ncbi.nlm.nih.gov/pubmed/29236939, Zugriff 22.9.2018.

36 Clegg, J. S.: »An Estimation of the Density of Water in Artemia Cells«, in Pullman, A., Vasilescu, V., Packer, L. (Hg.): *Water and Ions in Biological Systems*, Springer, Boston 1985.

37 Ho: »Super-Conducting Liquid Crystalline Water …«, a. a. O.

38 Khazraji, A. C., Robert, S.: »Self-Assembly and Intermolecular Forces When Cellulose and Water Interact Using Molecular Modeling«, *Journal of Nanomaterials*, 2013, https://www.researchgate.net/publication/258398155_Self-Assembly_and_Intermolecular_Forces_When_Cellulose_and_Water_Interact_Using_Molecular_Modeling, Zugriff 22.9.2018; dieselben: »Interaction Effects between Cellulose and Water in Nanocrystalline and Amorphous Regions: A Novel Approach Using Molecular Modeling«, *Journal*

of Nanomaterials, 2013, https://www.hindawi.com/journals/jnm/2013/409676, Zugriff 22.9.2018; Verdel/Bukovec, a. a. O.

39 Schenk, H. J., et al.: »From the Sap's Perspective: The Nature of Vessel Surfaces in Angiosperm Xylem«, *American Journal of Botany* 105 (2), 2017; S. 172–185.

40 Schenk, H. J., et al.: »Xylem Surfactants Introduce a New Element to the Cohesion-Tension Theory«, The American Society of Plant Biologists, 2016, http://www.plantphysiol.org/content/plantphysiol/early/2016/12/07/pp.16.01039.full.pdf, Zugriff 22.9.2018; van Doorn, W. G.: »Running Head: Water Flow Through Xylem Pit Membranes«, 2011, http://www.plantphysiol.org/content/plantphysiol/early/2011/10/24/pp.111.185314.full.pdf, Zugriff 22.9.2018.

41 Schenk et al.: »Xylem Surfactants ...«, a. a. O.

42 Zimmermann, U., et al.: »Water Ascent in Tall Trees: Does Evolution of Land Plants Rely on a Highly Metastable State?«, *New Phytologist* 162, 2004, S. 575–615.

43 Schenk et al.: »Xylem Surfactants ...«, a. a. O.

44 Schenk et al.: »From the Sap's Perspective ...«, a. a. O.

45 Zürcher, E.: *Die Bäume und das Unsichtbare. Erstaunliche Erkenntnisse aus der Forschung*, AT, Aarau und München 2016; Cavender-Bares, J.: »Impacts of Freezing on Long Distance Transport in Woody Plants. Vascular Transport in Plants«, *Physiological Ecology* 19, 2005, S. 401–424.

46 Boutilier, M. S. H., Lee, J., et al.: »Water Filtration Using Plant Xylem«, *PLoS One* 9 (2), 2014, e89934, https://journals.plos.org/plosone/article?id=10.1371/journal.pone.0089934, Zugriff 23.9.2018.

47 O'Rourke, C., et al.: »Unexpected Water Flow Through Nafion-Tube Punctures«, *Physical Review E, Statistical, Nonlinear, and Soft Matter Physics* 83 (5 Pt2), 2011, 056305, https://www.ncbi.nlm.nih.gov/pubmed/21728645, Zugriff 23.9.2018.

48 Brini, E., et al.: »How Water's Properties Are Encoded in Its Molecular Structure and Energies«, *Chemical Reviews* 117, 2017, S. 12 385–12 414.

49 Fournier, J. A.: »Broadband 2D IR Spectroscopy Reveals Dominant Asymmetric H5O2+ Proton Hydration Structures in Acid Solutions«, *Nature Chemistry* 10, 2018, S. 932–937.

50 Westhoff, M., et al.: »Distribution and Function of Epistomatal Mucilage Plugs«, *Protoplasma* 235 (1–4), 2009, S. 101–105.

51 Johnson, B.: »The Ascent of Sap in Tall Trees: A Possible Role for Electrical Forces«, *Water* 5, 2013, S. 86–104.

52 Schenk et al.: »Xylem Surfactants ...«, a. a. O.

53 Chaplin, M.: »Self-Generation of Colligative Properties at Interfaces«, *Water Structure and Science*, Mai 2018, http://www1.lsbu.ac.uk/water/colligative_generation.html, Zugriff 23.9.2018.

54 Van Doorn, a. a. O.

55 Chaplin, a. a. O.

56 Moradi, A. B., et al.: »Three-Dimensional Visualization and Quantification of Water Content in the Rhizosphere«, *New Phytologist* 192, 2011, S. 653–663.

57 Carminati, A., et al.: »Biophysical Rhizosphere Processes Affecting Root Water Uptake«, *Annals of Botany* 118 (4), 2016, S. 561–571; Carminati, A., Vetterlein, D.: »Plasticity of Rhizosphere Hydraulic Properties as a Key for Efficient

Utilization of Scarce Resources«, *Annals of Botany* 112, 2013, S. 277–290; Carminati, A., Zarebanadkouki, M.: »Variable Effects of Mucilage on Root Water Uptake«, EGU General Assembly, Wien, 7. bis 12.4.2013, https://www.researchgate.net/publication/258772156_Variable_effects_of_mucilage_on_root_water_uptake, Zugriff 23.9.2018; Carminati, A.: »Rhizosphere Wettability Decreases with Root Age: A Problem or a Strategy to Increase Water Uptake of Young Roots?«, *Frontiers in Plant Science* 4 (298), 2013, https://www.ncbi.nlm.nih.gov/pubmed/23967001, Zugriff 23.9.2018.

58 Zeppenfeld, T., et al.: »Rhizosphere Hydrophobicity: A Positive Trait in the Competition for Water«, *PLoS One* 12 (7), 2017, e0182188, https://journals.plos.org/plosone/article?id=10.1371/journal.pone.0182188, Zugriff 23.9.2018; Malvija, R., et al.: »Applications of Mucilages in Drug Delivery – A Review«, *Advances in Biological Research* 5 (1), 2011, S. 1–7; Patten, A. M., et al.: »Reference Module in Chemistry, Molecular Sciences and Chemical Engineering/Comprehensive Natural Products«, *Development & Modification of Bioactivity* 3, 2010, S. 1173–1296; Westhoff et al., a. a. O.; Zhao, W., et al.: »Water at the Surfaces of Aligned Phospholipid Multibilayer Model Membranes Probed with Ultrafast Vibrational Spectroscopy«, *Journal of the American Chemical Society* 130 (42), 2008, S. 13 927–13 937; Zimmermann et al., a. a. O.; McGeoch, J. E. M., McGeoch, M. W.: »Entrapment of Water by Subunit c of ATP Synthase«, *Journal of the Royal Society Interface* 5, 2008, S. 311–318.

59 Zhou, A., et al.: »Conserved V-ATPase c Subunit Plays a Role in Plant Growth by Influencing V-ATPase-Dependent Endosomal Trafficking«, *Plant Biotechnology Journal* 14 (1), 2016, S. 271–283

60 Pollack, G. H.: »Why Hydrogels Don't Dribble Water«, *Gels* 3, 2017, S. 43.

61 Mayer, F.: »›Fourth Phase Water‹– ›Liquid Crystalline Water‹ in Plant Polysaccharide Gels?«, *Swift Journals of Pure and Applied Chemistry*, 2015, https://www.researchgate.net/publication/283348837_Mayer_F_Fourth_Phase_Water_-_Liquid_Crystalline_Water_in_Plant_Polysaccahride_Gels, Zugriff 23.9.2018.

62 Lüttge, U.: *Faszination Pflanze*, Springer, Berlin/Heidelberg 2017.

63 Scheu, R., et al.: »Charge Asymmetry at Aqueous Hydrophobic Interfaces and Hydration Shells«, *Angewandte Chemie, International Edition* 53, 2014, S. 9560–9563.

64 Li, X., Zhong, D.: »Tryptophan-to-Tryptophan Energy Transfer in UV-B Photoreceptor UVR8«, *Meeting of The American Physical Society* 62 (4), 2017, http://adsabs.harvard.edu/abs/2017APS..MAR.S4001L, Zugriff 23.9.2018.

65 Raschke, T.: »Water Structure and Interactions with Protein Surfaces«, *Current Opinion in Structural Biology* 16, 2006, S. 152–159.

66 Segarra-Martí, J., et al.: »Towards the Understanding at the Molecular Level of the Structured-Water Absorption and Fluorescence Spectra: A Fingerprint of π-Stacked Water«, *Journal of Molecular Physics* 111, 2013, S. 1308–1315; Jenkins, G. I.: »The UV-B Photoreceptor UVR8: From Structure to Physiology«, *The Plant Cell* 26, 2014, S. 21–37.

67 Fisahn et al., a. a. O.

68 Gallep, C. M.: »Ultraweak, Spontaneous Photon Emission in Seedlings: Toxicological and Chronobiological Applications«, *Luminescence* 29 (8), 2014, S. 963–968.

69 Fisahn et al., a. a. O.
70 Zürcher, E., Schlaepfer, R.: »Lunar Rhythmicities in the Biology of Trees, Especially in the Germination of European Spruce (Picea abies Karst.): A New Statistical Analysis of Previously Published Data«, *Journal of Plant Studies* 3 (1), 2014, S. 103–113
71 Ebenda; Zürcher: *Die Bäume und das Unsichtbare*, a. a. O.
72 Zürcher, E., et al.: »Tree Stems and Tides – A New Approach and Elements of Reflexion (Reviewed Paper)«, *Schweizerische Zeitschrift für Forstwesen* 157 (6), 2006, S. 185–190
73 Kolisko, L., Kolisko, E.: *Die Landwirtschaft der Zukunft*, Verkaufsstelle für biol.-dyn. Fachliteratur, Bern 1957.
74 Zürcher, E.: »Chronobiology of Trees: Synthesis of Traditional Phytopractices and Scientific Research as Tools of Future Forestry«, Vortrag, International Conference on Endogenous Development and Bio-Cultural Diversity, 3. bis 5.10.2006, Genf.
75 Semmens, E.: »Effect of Moonlight on the Germination of Seeds«, *Nature* 111, 1923, S. 49 f.
76 Barlow, P. W.: »Moon and Cosmos: Plant Growth and Plant Bioelectricity«, in Volkov, A. G. (Hg.): *Plant Electrophysiology*, Springer, Berlin/Heidelberg 2012.
77 Zürcher, E., et al.: »Looking for Differences in Wood Properties as a Function of the Felling Date: Lunar Phase-Correlated Variations in the Drying Behavior of Norway Spruce (Picea abies Karst.) and Sweet Chestnut (Castanea sativa Mill.)«, *Trees* 24, 2010, S. 31–41.
78 Zürcher: *Die Bäume und das Unsichtbare*, a. a. O.
79 Ebenda, S. 122.
80 Thoma, E.: *Die geheime Sprache der Bäume – Die Wunder des Waldes für uns entschlüsselt*, Fischer, Frankfurt am Main 2017; Zürcher, E., Rogenmoser, C.: »Considering Reversible Variations in Wood Properties: Possible Applications in the Choice of the Tree-Felling Date?«, *Proceedings of the International Convention of Society of Wood Science and Technology 11–14, 2010, Geneva, Switzerland*, https://www.swst.org/wp/meetings/AM10/pdfs/WS-98%20Zurcher%20papaer.pdf, Zugriff 23.9.2018; Zürcher et al.: »Tree Stems and Tides …«, a. a. O.
81 Zubow et al.: »Water Clusters in Plants«, a. a. O.
82 Zürcher: *Die Bäume und das Unsichtbare*, a. a. O.
83 Spinatti, P. R.: »The Ecosystem Dynamics of The Garden«, *International Journal of Design & Nature and Ecodynamics* 5 (1), 2010, S. 49–59.
84 Zubow, A., et al.: »Molecular Water Clusters in River and Lake of Northern Germany and Their Dynamics. Celestial Bodies Influence«, *Physical Chemistry* 2 (5), 2012, S. 56–66.
85 Miller, J. D., et al.: »Interfacial Water Structure and the Wetting of Mineral Surfaces«, *International Journal of Mineral Processing* 156, 2016, S. 62–68.
86 Jin, J., et al.: »Molecular Dynamics Simulations Study of Nano Bubble Attachment at Hydrophobic Surfaces«, *Physicochemical Problems of Mineral Processing* 54 (1), 2018, S. 89–101.
87 Sposito, G.: *Bodenchemie*, Ferdinand Enke, Stuttgart 1998.
88 Geesink/Meijer, a. a. O.
89 Kolesnikov, A. I., et al.: »Quantum Tunneling of Water in Beryl: A New State

of the Water Molecule«, *Physical Review Letters* 116, 2016, https://journals.aps.org/prl/abstract/10.1103/PhysRevLett.116.167802, Zugriff 23.9.2018.

90 Zhukova, E. S., et al.: »Quantum Behaviour of Water Molecule in Gemstone: Terahertz Fingerprints«, *Journal of Physics*, 2014, http://iopscience.iop.org/article/10.1088/1742-6596/486/1/012019, Zugriff 23.9.2018.

91 Reiter, G. F., et al.: »Evidence for an Anomalous Quantum State of Protons in Nanoconfined Water«, *Physical Review B* 85, 3.1.2012, https://journals.aps.org/prb/abstract/10.1103/PhysRevB.85.045403, Zugriff 23.9.2018

92 Reiter, G. F., Deb, A.: »The Quantum Mechanics of Nano-Confined Water: New Cooperative Effects Revealed with Neutron and X-Ray Compton Scattering«, *Journal of Physics, Conference Series* 571, 2014, http://iopscience.iop.org/article/10.1088/1742-6596/571/1/012001, Zugriff 23.9.2018.

93 Kolesnikov, A. I., et al.: »Inelastic and Deep Inelastic Neutron Spectroscopy of Water Molecules under Ultra-Confinement«, *Journal of Physics*, 2018, https://www.osti.gov/servlets/purl/1461941, Zugriff 23.9.2018; Kolesnikov et al.: »Quantum Tunneling …«, a. a. O.; Chaplin, a. a. O.; Schirber, M.: »Focus: Water Molecule Spreads Out When Caged«, *Physics* 9 (43), 2016, https://physics.aps.org/articles/v9/43, Zugriff 23.9.2018; Gorshunov, B. P., et al.: »Quantum Behavior of Water Molecules Confined to Nanocavities in Gemstone«, *Journal of Physical Chemistry, Letters* 4 (12), 2013, S. 2015–2020; Pahlke, H.: *Die Dynamik von Wasser in Zeolithen*; Dissertation, Technische Universität, Darmstadt 2012, http://tuprints.ulb.tu-darmstadt.de/3046/1/diss.pdf, Zugriff 23.9.2018.

94 Kolesnikov et al.: »Quantum Tunneling of Water in Beryl …«, a. a. O.

95 Zaytseva, O., Neumann, G.: »Carbon Nanomaterials: Production, Impact on Plant Development, Agricultural and Environmental Applications«, *Chemical and Biological Technologies in Agriculture* 3, 2016, S. 17.

96 Krasnovyd, S. V., et al.: »Local Structure and Paramagnetic Properties of the Nanostructured Carbonaceous Material Shungite«, *Nanoscale Research Letters* 10, 19.1.2015, https://nanoscalereslett.springeropen.com/articles/10.1186/s11671-015-0767-9, Zugriff 23.9.2018; Mosin, O., Ignatov, I.: »The Structure and Composition of Natural Carbonaceous Fullerene Containing Mineral Shungite«, *International Journal of Advanced Scientific and Technical Research* 3 (6), 2013, https://rspublication.com/ijst/dec13/2.pdf, Zugriff 23.9.2018.

97 Pahlke, a. a. O.; Nakhli, S. A. A., et al.: »Application of Zeolites for Sustainable Agriculture: A Review on Water and Nutrient Retention«, *Water Air and Soil Pollution* 228 (12), 2017, S. 464; Polat, E., Karaca, M., Demir, H., Onus, A. N.: »Use of Natural Zeolite (Clinoptilolite) in Agriculture«, *Journal of Fruit and Ornamental Plant Research* 12, 2004, https://www.researchgate.net/publication/267377971_Use_of_Natural_Zeolite_Clinoptilolite_in_Agriculture, Zugriff 7.11.2018.

98 Zaytseva, O.: *Analysis of Phytotoxicity and Plant Growth Stimulation by Multi-Walled Carbon Nanotubes*, Dissertation, Universität Hohenheim, Stuttgart-Hohenheim 2016.

99 Zaytseva/Neumann, a. a. O.; Lahiani, M. H., et al.: »Comparative Study of Plant Responses to Carbon-Based Nanomaterials with Different Morphologies«, *Nanotechnology* 27 (26), 2016, https://www.ncbi.nlm.nih.gov/pubmed/27195934, Zugriff 23.9.2018; Husen, A., Siddiqi, K. S.:

»Carbon and Fullerene Nanomaterials in Plantsystem«, *Journal of Nanobiotechnology* 12, 2014, https://jnanobiotechnology.biomedcentral.com/articles/10.1186/1477-3155-12-16, Zugriff 23.9.2018.

100 Conte, P., et al.: »Nature of Water-Biochar Interface Interactions«, *GCB Bioenergy* 5, 2013, S. 116–121; Hagemann, N., et al.: »Organic Coating on Biochar Explains its Nutrient Retention and Stimulation of Soil Fertility«, *Nature Communications* 8, 2017, https://www.nature.com/articles/s41467-017-01123-0, Zugriff 23.9.2018; Liu, Z., et al.: »Biochar Particle Size, Shape, and Porosity Act Together to Influence Soil Water Properties«, *PLoS One*, 9.6.2017, https://journals.plos.org/plosone/article?id=10.1371/journal.pone.0179079, Zugriff 23.9.2018; Wang, D., et al.: »Biochar Additions Can Enhance Soil Structure and the Physical Stabilization of C in Aggregates«, *Geoderma* 303, 2017, S. 110–117

101 Papadopoulos, A. P., et al.: »Effects of Oxygen Super-Saturated Nutrient Solutions on Greenhouse Tomato«, *Acta Horticulturae (ISHS)* 952, 2012, S. 713–720.

102 Verdel/Bukovec 2014, a. a. O.; Bonachela, S., et al.: »Oxygen Enrichment of Nutrient Solution of Substrate-Grown Vegetable Crops under Mediterranean Greenhouse Conditions: Oxygen Content Dynamics and Crop Response«, *Spanish Journal of Agricultural Research* 8 (4), 2010, S. 1231–1241; Bonachela, S., et al.: »Effect of Increasing the Dissolved Oxygen in the Nutrient Solution to Above-Saturation Levels in a Greenhouse Watermelon Crop Grown in Perlite Bags in a Mediterranean Area«, *Acta Horticulturae* 697, 2005, S. 25–32; Acuña, R., et al.: »Oxyfertigation of a Greenhouse Melon Crop Grown in Rockwool Slabs in a Mediterranean Area«, *Acta Horticulturae* 779, 2008, https://www.researchgate.net/publication/284261127, Zugriff 24.9.2018; Holtman, W., et al.: »Optimalization of Oxygen Levels in Root Systems as Effective Cultivation Tool«, 2005, https://wwwlib.teiep.gr/images/stories/acta/Acta%20697/697_5.pdf, Zugriff 24.9.2018; Bhattari, S. P.: *The Physiology of Water Use Efficiency of Crops Subjected to Subsurface Drip Irrigation, Oxygation and Salinity in a Heavy Clay Soil*, Dissertation, Health and Sciences Central Queensland University Rockhampton, Australien, März 2005.

103 Liu, S., et al.: »Nanobubble Water's Promotion Effect of Barley (Hordeum vulgare L.) Sprouts Supported by RNA-Seq Analysis«, *Langmuir* 31, 33 (43), 2017, S. 12 478–12 486; Liu, S., et al.: »Identification of ROS Produced by Nanobubbles and Their Positive and Negative Effects on Vegetable Seed Germination«, *Langmuir* 32, 2016, S. 11 295–11 302; Liu, S., et al.: »Oxidative Capacity of Nanobubbles and Its Effect on Seed Germination«, *ACS Sustainable Chemistry & Engineering*, 2015, https://www.researchgate.net/publication/286638588_Oxidative_Capacity_of_Nanobubbles_and_Its_Effect_on_Seed_Germination, Zugriff 24.9.2018; Liu, S., et al.: »Stimulating Effect of Nanobubbles on the Reactive Oxygen Species Generation Inside Barley Seeds as Studied by the Microscope Spectrophotometer«, *Proceedings of the International Conference of Agricultural Engineering*, Zürich, 6. bis 10.7.2014, https://moleaer.com/wp-content/uploads/2016/07/Nano-Bubbles-Barley-Seeds.pdf, Zugriff 24.9.2018.

104 Babaloo, F., et al.: »The Study of Magnetic Water Effect on the Total Protein Content, and the Activity of Catalase, Peroxidase and Superoxide Dismutase

of Rice (Oryza sativa L.)«, *Var Hashem. DAV International Journal of Science* 4 (4), 2015, S. 2277–5641.
105 Ebina, K., et al.: »Oxygen and Air Nanobubble Water Solution Promote the Growth of Plants, Fishes, and Mice«, *PLoS One*, 2013, https://doi.org/10.1371/journal.pone.0065339, Zugriff 24.9.2018.
106 Madl, a. a. O.
107 Usselman, R. J., et al.: »The Quantum Biology of Reactive Oxygen Species Partitioning Impacts Cellular Bioenergetics«, *Scientific Reports* 6, 2016, https://www.nature.com/articles/srep38543, Zugriff 29.9.2018; Babaloo et al., a. a. O.; Liu et al., a. a. O. (2014, 2015, 2016, 2017).
108 Szent-Györgyi, A.: »Oxidation, Energy Transfer, and Vitamins«, Nobel Lecture, 11.12.1937, https://assets.nobelprize.org/uploads/2018/06/szent-gyorgyi-lecture.pdf, Zugriff 24.9.2018.
109 De Duve, C.: *Aus Staub geboren – Leben als kosmische Zwangsläufigkeit*, Spektrum Akademischer Verlag, Heidelberg 1995.
110 Wald, a. a. O.
111 Renwick, G. M., et al.: »Hydrogen Metabolism in Higher Plants«, *Plant Physiology* 39, 1964, S. 303–330.
112 Chen, H., et al.: »Hydrogen-Rich Water Increases Postharvest Quality by Enhancing Antioxidant Capacity in Hypsizygus Marmoreus«, *AMB Express* 7, 2017, S. 221; Xie, Y., et al.: »H_2 Enhances Arabidopsis Salt Tolerance by Manipulating ZAT10/12-Mediated Antioxidant Defence and Controlling Sodium Exclusion«, *PLoS One* 7 (11), 2012, https://journals.plos.org/plosone/article?id=10.1371/journal.pone.0049800, Zugriff 26.9.2018; Lin, Y., et al.: »Hydrogen-Rich Water Regulates Cucumber Adventitious Root Development in a Heme Oxygenase-1/Carbon Monoxide-Dependent Manner«, *Journal of Plant Physiology* 171 (2), 2014, S. 1–8.
113 Zhang, J., et al.: »Hydrogen-Rich Water Alleviates the Toxicities of Different Stresses to Mycelial Growth in Hypsizygus marmoreus«, *AMB Express* 7, 2017, https://www.ncbi.nlm.nih.gov/pmc/articles/PMC5449350, Zugriff 26.9.2018.
114 Cao, Z., et al.: »Hydrogen Gas is involved in Auxin-Induced Lateral Root Formation by Modulating Nitric Oxide Synthesis«, *International Journal of Molecular Sciences* 18, 2017, https://www.ncbi.nlm.nih.gov/pubmed/28972563, Zugriff 26.9.2018; Jia, L., et al.: »Hydrogen Gas Mediates Ascorbic Acid Accumulation and Antioxidant System Enhancement in Soybean Sprouts under UV-A Irradiation«, *Scientific Reports* 7, 2017, https://www.nature.com/articles/s41598-017-16021-0, Zugriff 26.9.2018; Wang, Y., et al.: »Linking Hydrogen-Mediated Boron Toxicity Tolerance with Improvement of Root Elongation, Water Status and Reactive Oxygen Species Balance: A Case Study for Rice«, *Annals of Botany* 118, 2016, S. 1279–1291; Jin, Q., et al.: »Hydrogen Gas Acts as a Novel Bioactive Molecule in Enhancing Plant Tolerance to Paraquat-Induced Oxidative Stress via the Modulation of Heme Oxygenase-1 Signaling System«, *Plant Cell Environment* 36 (5), 2013, S. 956–969; Jin, Q., et al.: »Involvement of Hydrogen Peroxide and Heme Oxygenase-1 in Hydrogen Gas-Induced Osmotic Stress Tolerance in Alfalfa«, *Plant Growth Regulation* 80 (2), 2016, S. 215–223; Zhu, Y., Liao, W.: »A Positive Role for Hydrogen Gas in Adventitious Root Development«, *Plant Signal Behavior* 11 (6), 2016, https://www.ncbi.nlm.nih.gov/pubmed/27171348, Zugriff 26.9.2018; Cui, W., et al.:

»Hydrogen-Rich Water Confers Plant Tolerance to Mercury Toxicity in Alfalfa Seedlings«, *Ecotoxicology and Environmental Safety* 105, 2014, S. 103–111; Zeng, J., et al.: »Progress in the Study of Biological Effects of Hydrogen on Higher Plants and its Promising Application in Agriculture«, *Medical Gas Research* 4, 2014, https://www.ncbi.nlm.nih.gov/pmc/articles/PMC4177722, Zugriff 26.9.2018; Dong, Z., et al.: »Hydrogen Fertilization of Soils – is this a Benefit of Legumes in Rotation?«, *Plant, Cell & Environment* 26, 2003, S. 1875–1879.

115 Xie et al., a. a. O.

116 Jia et al., a. a. O.

117 Scuffi, D., et al.: »Hydrogen Sulfide Increases Production of NADPH Oxidase-Dependent Hydrogen Peroxide and Phospholipase D-Derived Phosphatidic Acid in Guard Cell Signaling«, *Plant Physiology*, Februar 2018, http://www.plantphysiol.org/content/early/2018/02/02/pp.17.01636, Zugriff 26.9.2018; da-Silva, C. J., Modolo, L. V.: »Hydrogen Sulfide: A New Endogenous Player in an Old Mechanism of Plant Tolerance to High Salinity«, *Acta Botanica Brasilica* 32 (1), 2017, S. 150–160; Li, Z.-G., et al.: »Hydrogen Sulfide: A Signal Molecule in Plant Cross-Adaptation«, *Frontiers in Plant Science* 7, 2016, https://www.ncbi.nlm.nih.gov/pmc/articles/PMC5080339, Zugriff 26.9.2018; Jin, Z., Pei, Y.: »Physiological Implications of Hydrogen Sulfide in Plants: Pleasant Exploration behind Its Unpleasant Odour«, *Oxidative Medicine and Cellular Longevity*, 2015, https://www.hindawi.com/journals/omcl/2015/397502, Zugriff 26.9.2018.

118 Ismail, S. Z., et al.: »Effects of Hydrogen Peroxide on Growth, Development and Quality of Fruits: A Review«, *Journal of Agronomy* 14 (4), 2015, S. 331–336; Bienert, G. P., et al.: »Membrane Transport of Hydrogen Peroxide«, *Biochimica et Biophysica Acta* 1758, 2006, S. 994–1003.

119 VanHook, A. M., et al.: »Infection Alters Circadian Rhythm«, *Science Signaling* 11 (520), 2018, http://stke.sciencemag.org/content/11/520/eaat4604, Zugriff 26.9.2018.

120 Dong, Z., et al.: »H_2 Oxidation, O_2 Uptake and CO_2 Fixation in Hydrogen Treated Soils«, *Plant and Soil* 229, 2001, S. 1–12.

121 Winkler, M., et al.: »Accumulating the Hydride State in the Catalytic Cycle of [FeFe]-Hydrogenases«, *Nature Communications* 8, 19.7.2017, https://www.nature.com/articles/ncomms16115, Zugriff 26.9.2018.

122 Thauer, R. K., et al.: »Hydrogenases from Methanogenic Archaea, Nickel, a Novel Cofactor, and H_2 Storage«, *Annual Review of Biochemistry* 79, 2010, S. 507–536.

123 Kalkulationen nach Dong et al.: »H_2 Oxidation …«, a. a. O.

124 Greening, C., et al.: »Genomic and Metagenomic Surveys of Hydrogenase Distribution Indicate H2 Is a Widely Utilised Energy Source for Microbial Growth and Survival«, *The ISME (International Society for Microbial Ecology) Journal* 10, 2016, S. 761–777; Winkler et al., a. a. O.; Golding, A.-L., Dong, Z.: »Hydrogen Production by Nitrogenase as a Potential Crop Rotation Benefit«, *Environmental Chemistry Letters* 8, 2010, S. 101–121; Choquette, S. P., et al.: »H_2-Saturation of High Affinity H_2-Oxidizing Bacteria Alters the Ecological Niche of Soil Microorganisms Unevenly Among Taxonomic Groups«, *PeerJ* 4, 2016, https://peerj.com/articles/1782, Zugriff 26.9.2018; Kanno, M., et al.: »Detection and Isolation of Plant-Associated Bacteria Scavenging Atmospheric Molecular

Hydrogen«, *Environmental Biology* 18 (8), 2016, S. 2495–2506; Flynn, B., et al.: »Nitrogen Fixation, Hydrogen Production and N_2O Emissions«, *Canadian Journal of Plant Science* 94 (6), 2014, S. 1037–1041; Koch, H., et al.: »Growth of Nitrite-Oxidizing Bacteria by Aerobic Hydrogen Oxidation«, *Science* 345 (6200), 2014, S. 1052 ff.; Sakunpon, N., et al.: »Influence of H_2 and Plant Growth Promoting Rhizobacteria (PGPR) Containing Uptake Hydrogenase on Soybean Growth Promotion«, *IPCBEE* 70, 2014, http://www.ipcbee.com/vol70/029-ICEEB2014-R3011.pdf, Zugriff 26.9.2018; Annan, H., et al.: »Choice of Hydrogen Uptake (Hup) Status in Legume-Rhizobia Symbioses«, *Ecology and Evolution* 2 (9), 2012, S. 2285–2290; Lutz, S., et al.: »Water-Assisted Proton Transfer in Ferredoxin I«, *Journal of Biological Chemistry* 8, (286 [27]), 2011, S. 23 679–23 687; Ottow, J. C. G.: *Mikrobiologie von Böden*, Springer, Berlin/Heidelberg 2011; Thauer et al., a. a. O.; Chang, C., et al.: »Redox Changes During the Legume-Rhizobium Symbiosis«, *Molecular Plant* 2 (3), 2009, S. 370–377; Maimaiti, J., et al.: »Isolation and Characterization of Hydrogen-Oxidizing Bacteria Induced Following Exposure of Soil to Hydrogen Gas and their Impact on Plant Growth«, *Environmental Microbiology* 9 (2), 2007, S. 435–444; Dean, C. A., et al.: »Soybean Nodule Hydrogen Metabolism Affects Soil Hydrogen Uptake and Growth Rotation Crops«, *Canadian Journal of Plant Science* 86, 2006, S. 1355–1359; Stein, S., et al.: »Microbial Activity and Bacterial Composition of H_2-Treated Soil with Net CO_2 Fixation«, *Soil Biology and Biochemistry* 37, 2005, S. 1938–1945; Peoples, M. (CSIRO): »Crop Growth Powered By Gas-Eating Bugs«, *Farming Ahead* 149, 1.6.2004, https://www.farmingahead.com.au/agronomy/news/1321257/crop-growth-powered-by-gas-eating-bugs, Zugriff 26.9.2018; Dong et al.: »H_2 Oxidation …«, a. a. O.; Dong et al.: »Hydrogen Fertilization of Soils …«, a. a. O.; Morita, R. Y.: »Is H_2 the Universal Energy Source for Long-Term Survival?«, *Microbial Ecology* 38, 2000, S. 307–320; Saito, M., Wada, H.: »Effect of Molecular Hydrogen on the Reduction Process of Submerged Soil«, *Soil Science and Plant Nutrition* 30 (2), 1984, S. 255–259.

125 Schmidt, O., et al.: »Novel [NiFe]-Hydrogenase and [FeFe]-Hydrogenase Gene Transcripts Indicative of Active Facultative Aerobes and Obligate Anaerobes in Earthworm Gut Contents«, *Applied and Environmental Microbiology* 77, 2011, S. 5842–5850; Wüst, P. K.: *Mikrobielle Kohlenstoff- und Stickstofftransformation im Verdauungstrakt von Regenwürmern (Oligochaeta)*, Dissertation an der Fakultät für Biologie, Chemie und Geowissenschaften der Universität Bayreuth, Bayreuth 2010.

6. Wasser des Bewusstseins und der Seele

1 Davenas, E., Beauvais, F., Amara, J., Oberbaum, M., Robinzon, B., Miadonna, A., Tedeschi, A., Pomeranz, B., Fortner, P., Belon, P., Sainte-Laudy, J., Poitevin, B., Benveniste, J.: »Human Basophil Degranulation Triggered by Very Dilute Antiserum Against IgE«, *Nature* 333, 1988, S. 816 ff.

2 Maddox, J., Randi, J., Stewart, W. W.: »›High-Dilution‹ Experiments a Delusion«, *Nature* 334, 1988, S. 287–290.

3 Benveniste, J.: »Dr. Jacques Benveniste replies«, *Nature* 334, 1988, S. 291.

4 Belon, P., Cumps, J., Ennis, M., Mannaioni, P. F., Sainte-Laudy, J., Roberfroid,

M., Wiegant, F. A.: »Inhibition of Human Basophil Degranulation by Successive Histamine Dilutions: Results of a European Multi-Centre Trial«, *Inflammation Research* 48 (1), 1999, S. S17–S18; Belon, P., Cumps, J., Ennis, M., Mannaioni, P. F., Roberfroid, M., Sainte-Laudy, J., Wiegant, F. A.: »Histamine Dilutions Modulate Basophil Activation«, *Inflammation Research* 53 (5), 2004, S. 181–188; Brown, V., Ennis, M.: »Flow-Cytometric Analysis of Basophil Activation: Inhibition by Histamine at Conventional and Homeopathic Concentrations«, *Inflammation Research* 50 (2), 2001, S. S47–S48.

5 Montagnier et al.: »Electromagnetic Signals …«, a. a. O.

6 Mohri/Fukushima, a. a. O.

7 Colic, M., Morse, D.: »The Elusive Mechanism of the Magnetic ›Memory‹ of Water«, *Colloids and Surfaces A: Physicochemical and Engineering Aspects* 154, 1999, S. 167–174.

8 Ozeki, S., Miyamoto, J., Ono, S., Wakai, C., Watanabe, T.: »Water – Solid Interactions under Steady Magnetic Fields: Magnetic-Field-Induced Adsorption and Desorption of Water«, *Journal of Physical Chemistry* 100 (10), 1996, S. 4205–4512.

9 Sasamori, R., Okaue, Y., Isobe, T., Matsuda, Y.: »Stabilization of Atomic Hydrogen in Both Solution and Crystal at Room Temperature«, *Science* 265 (5179), 1994, S. 1691 ff.

10 Bunkin, N. F., Suyazov, N. V., Shkirin, A. V., Ignatiev, P. S., Indukaev, K. V.: »Nanoscale Structure of Dissolved Air Bubbles in Water as Studied by Measuring the Elements of the Scattering Matrix«, *Journal of Chemical Physics* 130 (13), 2009, https://aip.scitation.org/doi/10.1063/1.3095476, Zugriff 18.9.2018; Bunkin, N. F., Lobeyev, A. V.: »Influence of Dissolved Gas on Optical Breakdown and Small-Angle Scattering of Light in Liquids«, *Physics Letters A* 222, 1997, S. 327.

11 Higashitani, K., Oshitani, J., Ohmura, N.: »Effects of Magnetic Field on Water Investigated With Fluorescent Probes«, *Colloids and Surfaces* 109, 1996, S. 167.

12 Fesenko, E. E., Geletyuk, V. I., Kazachenko, V. N., Chemeris, N. K.: »Preliminary Microwave Irradiation of Water Solutions Changes Their Channel Modifying Activity«, *FEBS Letters* 366, 1995, S. 49–52, und 367, 1995, S. 53–57; Colic, M., Morse, D.: »Effects of Amplitude of the Radiofrequency Electromagnetic Radiation on Aqueous Suspensions and Solutions«, *Journal of Colloid and Interface Science* 200 (2), 1998, S. 365–372.

13 Warnke, U.: *Der Mensch und die 3. Kraft. Elektromagnetische Wechselwirkungen zwischen Stress und Therapie*, Popular Academic, Saarbrücken 1994.

14 Miura, M., Takayama, K., Okada, J.: »Increase in Nitric Oxide and Cyclic GMP of Rat Cerebellum by Radio Frequency Burst-Type Electromagnetic Field Radiation«, *Journal of Physiology* 461, 1993, S. 513–524.

15 Vgl. »Bumi Bahagia/Glückliche Erde«, *https://bumibahagia.com/2016/05/20/unbekanntes-wasser*, Zugriff 5.11.2018, vgl. auch http://webnovosti.info/n/31540 (russisch), Zugriff 5.11.2018.

16 Briggs, J., Peat, F. D.: *Die Entdeckung des Chaos*, Hanser, München 1990.

17 Reid, B. L.: »Propagation of Properties of Chemical Reaction over Long-Distance in the Atmosphere as Seen by Crystal Growth Pattern Changes«, *Australian Journal of Medical Laboratory Science* 7, 1986, S. 30–35.

18 Keutsch, F. N., Saykally, R. J.: »Water Clusters: Untangling the Mysteries of the Liquid, One Molecule at a Time«, *Proceedings of the National Academy of Sciences* 98, 2001, S. 10 533–10 540.
19 Cowan, M. L., Bruner, B. D., Huse, N., Dwyer, J. R., Chugh, B., Nibbering, E. T., Elsaesser, T., Miller, R. J.: »Ultrafast Memory Loss and Energy Redistribution in the Hydrogen Bond Network of Liquid H_2O«, *Nature* 434 (7030), 2005, S. 199–202.
20 Morsch, O.: »Zeno und der Quanten-Schnellkochtopf«, *Spektrum der Wissenschaft* 2, 2002, S. 14.
21 Zubow, K. V., Zubow, A. V., Zubow, V. A.: »Water Clusters in Plants. Fast Channel Plant Communications«, *Journal of Biophysical Chemistry* 1 (1), 2010, S. 1–11.
22 Ebenda.
23 Ebenda; Zubow, A. V., Zubow, K. V., Zubow, V. A.: »Radiation of Axions and Neutrinos from the Center of the Milky Way: Structure of the Center«, *Journal of Magnetohydrodynamics and Plasma Research* 20 (2), 2015, S. 73–93.
24 Dieselben: »Ensemble of Clusters – New Form of Molecular Matter, Risks and Chances. Zubow Equations«, in Columbus, F. (Hg.): *Chemical Industry Challenges – Issues and Prospects*, Nova Science Publishers, Commack 2010.
25 Dieselben: »The Phenomenon of Proton Dissolving in Vacuum and of Proton Condensation from Vacuum. Two Forms of Protons, Structure of Nuclei, Electrons and Atoms«, *Journal of Modern Physics* 1 (03), 2010, S. 175–184.
26 Schneider, F.: »Die Beeinflussung der ultraoptischen Orientierung des Maikäfers durch Veränderung des lokalen Massenverteilungsmusters«, *Revue Suisse De Zoologie* 71, 1964, S. 632–648.
27 Derselbe: »Der experimentelle Nachweis magnetischer, elektrischer und anderer ultraoptischer Informationen«, *Journal of Applied Entomology* 77 (1–4), 1974, S. 225–230.
28 Reid, a. a. O.
29 Cajochen, C., Altanay-Ekici, S., Münch, M., Frey, S., Knoblauch, V., Wirz-Justice, A.: »Evidence that the Lunar Cycle Influences Human Sleep«, *Current Biology* 23, (2013), S. 1485–1488.
30 Warnke: *Quantenphilosophie und Spiritualität*, a. a. O.; derselbe: *Quantenphilosophie und Interwelt. Der Zugang zur verborgenen Essenz*, Scorpio, München 2013.
31 Zubow, A. V., Zubow, K. V., Zubow, V. A.: »Nature of Energy: Phenomenon of Electric Neutral Particles; Emission in Chemical and Mechano-Chemical Reactions«, *International Journal of Condensed Matter* 13, 2014, S. 1.
32 Jibu, M., Yasue, K.: *Quantum Brain Dynamics. An Indroduction*, John Benjamins, Amsterdam 1995.
33 Jedlicka, P.: »Revisiting the Quantum Brain Hypothesis: Toward Quantum (Neuro)biology?«, *Frontiers in Molecular Neuroscience*, 7.11.2017, https://www.frontiersin.org/articles/10.3389/fnmol.2017.00366/full, Zugriff 19.9.2018.
34 Klinman, J. P., Kohen, A.: »Hydrogen Tunneling Links Protein Dynamics to Enzyme Catalysis«, *Annual Review of Biochemistry* 82, 2013, S. 471–496.
35 Hunter, P.: »A Quantum Leap in Biology. One Inscrutable Field Helps Another, as Quantum Physics Unravels Consciousness«, *EMBO Reports* 7, 2006, S. 971–974.
36 Warnke: *Die Öffnung des 3. Auges*, a. a. O.

37 Vedral, V.: »Living in a Quantum World«, *Scientific American* 304, 2011, S. 38–43.
38 Vaziri, A., Plenio, M.: »Quantum Coherence in Ion Channels: Resonances, Transport and Verification«, *New Journal of Physics* 12, 2010, http://iopscience.iop.org/article/10.1088/1367-2630/12/8/085001/meta, Zugriff 19.9.2018; Glimcher, P. W.: »Indeterminacy in Brain and Behavior«, *Annual Review of Psychology* 56, 2005, S. 25–56.
39 Warnke: »Können in den Organismus induzierte …?«, a. a. O.
40 Ebenda.
41 Jibu/Yasue, a. a. O.
42 Warnke, U.: *Quantenphilosophie und Spiritualität. Der Schlüssel zu den Geheimnissen des menschlichen Seins*, Scorpio, München 2011.
43 Kaivarainen, A.: »New Hierarchic Theory of Condensed Matter and its Computerized Application to Water & Ice«, 2001, https://cds.cern.ch/record/489038/files/0102086.pdf, Zugriff 19.9.2018.
44 Al-Khalili/McFadden, a. a. O.
45 Fisher, M. P. A.: »Quantum Cognition: The Possibility of Processing with Nuclear Spins in the Brain«, *Annals of Physics* 362, 2015, S. 593–602; Weingarten, C. P., Murali Doraiswamy, P., Fisher, M. P. A.: »A New Spin on Neural Processing: Quantum Cognition«, *Frontiers in Human Neuroscience* 10, 2016, S. 541.
46 Aaronson, S.: »The Ghost in the Quantum Turing Machine«, in Cooper, S. B., Hodges, A. (Hg.): *The Once and Future Turing: Computing the World*, Cambridge University Press, Cambridge, UK, 2016, S. 193–294.
47 Hinterberger, T., Önal-Hartmann, C., Salari, V.: »Synchrony and Consciousness«, in Fels, D., Cifra, M., Scholkmann, F. (Hg.): *Fields of the Cell*, Institute of Botany, Basel 2015, S. 229–246.
48 Davies, P.: *Die Urkraft*, dtv, München 1990, S. 294.
49 Beauvais, F.: »Memory of Water and Blinding«, *Homeopathy* 97 (1), 2008, S. 41 f.
50 Belon et al.: »Histamine Dilutions …«, a. a. O.
51 Kröplin, B., Henschel, R. C.: *Die Geheimnisse des Wassers. Neueste erstaunliche Ergebnisse aus der Wasserforschung*, AT, Aarau 2016.
52 Roy, R.: »Water, Water Everywhere«, 2009, http://www.youtube.com/watch?v=c8ajf_a9MRw, Zugriff 19.9.2018.
53 Jahn, R. G., Dunne, B. J.: *An den Rändern des Bewusstseins. Über die Rolle des Bewusstseins in der physikalischen Welt*, Zweitausendeins, Frankfurt am Main 1999.
54 Horgan, J.: »Quantenphilosophie«, in Neuser, W. (Hg.): *Quantenphilosophie*, Spektrum Akademischer Verlag, Heidelberg 1996, S. 130–139.
55 Davies: *Die Urkraft*, a. a. O., S. 45 f., 54.
56 Ebenda.
57 Bryan, R.: »Mental Control of a Single Electron?«, *Physics Essays* 19, 2006, S. 169.
58 Vgl. Davies: *Die Urkraft*, a. a. O., S. 279.
59 Ebenda, S. 278 f.
60 Priggs, J. P., Peat, F. D.: *Looking Glass Universe*, Simon & Schuster, New York 1984, S. 87.

61 Lama Anagarika Govinda: *Der Weg der weißen Wolken*, O. W. Barth, Weilheim 1973, S. 194.
62 Zitiert in *Bild der Wissenschaft* 4, 2002, S. 48.
63 Freese, K., Savage, C.: »Dark Matter Collisions with the Human Body«, https://arxiv.org/abs/1204.1339, Zugriff 19.9.2018.
64 Ebenda.
65 Misner, W., Thorne, K. S., Wheeler, J. A.: *Gravitation*, W. H. Freeman, San Francisco 1973, S. 5.
66 Davies, P. G. W.: »The Mind Body Problem and Quantum Theory«, in Spong, J. S. (Hg.): *Proceedings of the Symposium on Consciousness and Survival*, Institute of Noetic Sciences, Sausalito 1987, S. 113 f.
67 Zeilinger, A.: *Einsteins Schleier*, C. H. Beck, München 2009, S. 169.
68 Malin, S.: *Dr. Bertlmanns Socken: Wie die Quantenphysik unser Weltbild verändert*, Reclam, Leipzig 2003.
69 Preuß, H. W.: *Materie ist nicht materiell*, Springer, Berlin/Heidelberg 1998.
70 Schrödinger, E: »Quantisierung als Eigenwertproblem«, in *Annalen der Physik*, Universität Wien, Bd. 79, 1926, S. 361, 489, 734, und Bd. 81, 1926, S. 109.
71 Nesteruk, A. V.: *A »Participatory Universe« of J. A. Wheeler as an Intentional Correlate of Embodied Subjects and an Example of Purposiveness in Physics*, University of Portsmouth, 2013, https://arxiv.org/ftp/arxiv/papers/1304/1304.2277.pdf, Zugriff 5.11.2018.
72 Leick, R.: »Eine Reise durch das Unendliche«, *Spiegel Online*, 1.7.2013, http://www.spiegel.de/spiegel/print/d-101368296.html, Zugriff 21.9.2018.
73 Vgl. Penrose, R., et al.: *Consciousness and the Universe. Quantum Physics, Evolution, Brain & Mind*, Cosmology Science Publishers, Cambridge, Mass., 2011; siehe auch *Journal of Cosmology* 14, 2011.
74 Zitiert nach https://www.blueprints.de/artikel/empfehlungen-grosser-denker/wasser-du-selbst-bist-das-leben-von-saint-exupery.html, Zugriff 21.9.2018.
75 Brüesch, P.: *Wasser – seine Bedeutung in der Wissenschaft, in der Natur und Kultur, in den Weltreligionen und im Universum*, ETH, Research Collection, Zürich 2011, https://doi.org/10.3929/ethz-a-006647350, Zugriff 21.9.2018.
76 Maier, M.: *Atlanta fugiens*, Oppenheim 1618, Nachdruck: Bärenreiter, Kassel 1964.

Index

Literaturverzeichnis

Aaronson, S.: »The Ghost in the Quantum Turing Machine«, in Cooper, S. B., Hodges, A. (Hg.): *The Once and Future Turing: Computing the World*, Cambridge University Press, Cambridge, UK, 2016, S. 193–294

Abramczyk, H., Brozek-Pluska, B., Surmacki, J., Jablonska-Gajewicz, J., Kordek, R.: »Hydrogen Bonds of Interfacial Water in Human Breast Cancer Tissue Compared to Lipid and DNA Interfaces«, *Journal of Biological Chemistry* 2, 2011, S. 158–169

Achary, V. M., Panda, B. B.: »Aluminium-Induced DNA Damage and Adaptive Response to Genotoxic Stress in Plant Cells Are Mediated through Reactive Oxygen Intermediates«, *Mutagenesis* 25, 2010, S. 201–209

Achary, V. M., Parinandi, N. L., Panda, B. B.: »Aluminum Induces Oxidative Burst, Cell Wall NADH Peroxidase Activity, and DNA Damage in Root Cells of Allium Cepa L.«, *Environmental and Molecular Mutagenesis* 53, 2012, S. 550–560

Acuña, R., et al.: »Oxyfertigation of a Greenhouse Melon Crop Grown in Rockwool Slabs in a Mediterranean Area«, *Acta Horticulturae* 779, 2008, https://www.researchgate.net/publication/284261127, Zugriff 24.9.2018

Al-Khalili, J., McFadden, J.: *Der Quantenbeat des Lebens. Wie Quantenbiologie die Welt neu erklärt*, Ullstein, Berlin 2015

Allen, J. F.: »Why Chloroplasts and Mitochondria Retain their Own Genomes and Genetic Systems: Colocation for Redox Regulation of Gene Expression«, *Proceedings of the National Academy of Sciences* 112, 2015, S. 10 231–10 238

Anna, J. M., et al.: »A Little Coherence in Photosynthetic Light Harvesting«, *BioScience* 64 (1), 2014, S. 14–25

Annan, H., et al.: »Choice of Hydrogen Uptake (Hup) Status in Legume-Rhizobia Symbioses«, *Ecology and Evolution* 2 (9), 2012, S. 2285–2290

Aoki, K., Nakao, A., Adachi, T., Matsui, Y., Miyakawa, S.: »Pilot Study: Effects of Drinking Hydrogen-Rich Water on Muscle Fatigue Caused by Acute Exercise in Elite Athletes«, *Medical Gas Research* 2, 2012, S. 12

Arani, R., Bono, I., Del Giudice, E., Preparata, G.: »QED Coherence and the Thermodynamics of Water«, *International Journal of Modern Physics* 9, 1995, S. 1813–1841

Arismendi-Morillo, G.: »Electron Microscopy Morphology of the Mitochondrial Network in Human Cancer«, *International Journal of Biochemistry & Cell Biology* 41, 2009, S. 2062–2068

Armenante, P. M.: »Coagulation and Flocculation«, http://cpe.njit.edu/dlnotes/che685/cls07-1.pdf, Zugriff 15.7.2018

Attwell, D., Laughlin, S. B.: »An Energy Budget for Signaling in the Grey Matter of the Brain«, *Journal of Cerebral Blood Flow & Metabolism* 21 (10), 2001, S. 1133–1145

Babaloo, F., et al.: »The Study of Magnetic Water Effect on the Total Protein Content, and the Activity of Catalase, Peroxidase and Superoxide Dismutase of Rice (Oryza sativa L.)«, *Var Hashem. DAV International Journal of Science* 4 (4), 2015, S. 2277–5641

Backus, E.: »Fotokatalytische Wasserspaltung«, in Max-Planck-Institut für Polymerforschung (Hg.): *Jahrbuch*, Max-Planck-Institut, Mainz 2017

Ball, P.: *H_2O: A Biography of Water*, Weidenfeld & Nicolson, London 1999
Baraban, L., Harazim, S. M., Sanchez, S., Schmidt, O. G.: »Chemotactic Behavior of Catalytic Motors in Microfluidic Channels«, *Angewandte Chemie* 125, 2013, S. 5662–5666
Barlow, P. W.: »Moon and Cosmos: Plant Growth and Plant Bioelectricity«, in Volkov, A. G. (Hg.): *Plant Electrophysiology*, Springer, Berlin/Heidelberg 2012
Barnes, F., Greenebaum, B. (Hg.): *Bioengineering and Biophysical Aspects of Electromagnetic Fields*, CRC Press, Boca Raton, Fl., 2006
Bartol jr., T. M., Bromer, C., Kinney, J., Chirillo, M. A., Bourne, J. N., Harris, K. M., Sejnowski, T. J.: »Nanoconnectomic Upper Bound on the Variability of Synaptic Plasticity«, *eLife* 4, 2015, https://elifesciences.org/articles/10778, Zugriff 11.9.2018
Baur, W., Ulm, U.: »Ulmer Forscher erklären Photosynthese-Ergebnisse aus Berkeley«, 10.1.2013, http://www.pro-physik.de/details/news/4228771/Ulmer_Forscher_erklaeren_Photosynthese-Ergebnisse_aus_Berkeley.html, Zugriff 22.9.2018
Baylor, N. W., Egan, W., Richman, P.: »Aluminum Salts in Vaccines – US Perspective«, *Vaccine* 20, 2002, S. 18–23
Beauvais, F.: »Memory of Water and Blinding«, *Homeopathy* 97 (1), 2008, S. 41 f.
Belon, P., Cumps, J., Ennis, M., Mannaioni, P. F., Roberfroid, M., Sainte-Laudy, J., Wiegant, F. A.: »Histamine Dilutions Modulate Basophil Activation«, *Inflammation Research* 53 (5), 2004, S. 181–188
Belon, P., Cumps, J., Ennis, M., Mannaioni, P. F., Sainte-Laudy, J., Roberfroid, M., Wiegant, F. A.: »Inhibition of Human Basophil Degranulation by Successive Histamine Dilutions: Results of a European Multi-Centre Trial«, *Inflammation Research* 48 (1), 1999, S. S17–S18
Beloussov, L., Popp, F.-A., Voeikov, V., Van Wijk, R. (Hg.): *Biophotonics and Coherent Systems. Proceedings of the 2nd International Alexander Gurwitsch Conference and Additional Contributions*, Moscow University Press, Moskau 2000
Benveniste, J.: »Dr. Jacques Benveniste replies«, *Nature* 334, 1988, S. 291
Bhattari, S. P.: *The Physiology of Water Use Efficiency of Crops Subjected to Subsurface Drip Irrigation, Oxygation and Salinity in a Heavy Clay Soil*, Dissertation, Health and Sciences Central Queensland University Rockhampton, Australien, März 2005
Bienert, G. P., et al.: »Membrane Transport of Hydrogen Peroxide«, *Biochimica et Biophysica Acta* 1758, 2006, S. 994–1003
Bjelakovic, G., Nikolova, D., Gluud, L. L., Simonetti, R. G., Gluud, C.: »Antioxidant Supplements for Prevention of Mortality in Healthy Participants and Patients with Various Disease«, *Cochrane Database of Systematic Reviews*, April 2008, https://www.ncbi.nlm.nih.gov/pubmed/18425980, Zugriff 16.9.2018
Bjelakovic, G., Nikolova, D., Gluud, L. L., Simonetti, R. G., Gluud, C.: »Mortality in Randomized Trials of Antioxidant Supplements for Primary and Secondary Prevention: Systematic Review and Metaanalysis«, *Journal of the American Medical Asociation* 297, 2007, S. 842–857
Boldogh, I. R., Pon, L. A.: »Interactions of Mitochondria with the Actin Cytoskeleton«, *Biochimica et Biophysica Acta* 1763, 2006, S. 450–462
Bonachela, S., et al.: »Oxygen Enrichment of Nutrient Solution of Substrate-Grown Vegetable Crops under Mediterranean Greenhouse Conditions: Oxygen

Content Dynamics and Crop Response«, *Spanish Journal of Agricultural Research* 8 (4), 2010, S. 1231–1241

Bonachela, S., et al.: »Effect of Increasing the Dissolved Oxygen in the Nutrient Solution to Above-Saturation Levels in a Greenhouse Watermelon Crop Grown in Perlite Bags in a Mediterranean Area«, *Acta Horticulturae* 697, 2005, S. 25–32

Bono, I., Del Giudice, E., Gamberane, L., Henry, M.: »Emergence of Coherent Structure of Liquid Water«, *Water* 4, 2012, S. 510–532

Boskey, A. L., Blank, R. D., Doty, S. B.: »Vitamin C-Sulfate Inhibits Mineralization in Chondrocyte Cultures: A Caveat«, *Matrix Biology* 20, 2001, S. 99–106

Boutilier, M. S. H., Lee, J., et al.: »Water Filtration Using Plant Xylem«, *PLoS One* 9 (2), 2014, e89934, https://journals.plos.org/plosone/article?id=10.1371/journal.pone.0089934, Zugriff 23.9.2018

Braitenberg, V.: »In Defense of the Cerebellum«, *Annals of the New York Academy of Sciences* 978, 2002, S. 175–183

Brech, S. M.: »Wo Mikroplastik herkommt – und was es bewirkt«, *Welt*, 25.6.2018, https://www.welt.de/wissenschaft/plus178139826/Mikroplastik-ist-im-Meer-im-Mineralwasser-und-im-Boden.html, Zugriff 3.11.2018

Brenner, S.: »Parkinson's Disease May Be Due to Failure of Melanin in the Substantia Nigra to Produce Molecular Hydrogen from Dissociation of Water to Protect the Brain from Oxidative Stress«, *Medical Hypotheses* 82 (4), 2014, S. 503

Briggs, J., Peat, F. D.: *Die Entdeckung des Chaos*, Hanser, München 1990

Brini, E., et al.: »How Water's Properties Are Encoded in Its Molecular Structure and Energies«, *Chemical Reviews* 117, 2017, S. 12 385–12 414

Brinkley, B. R., Beall, P. T., Wible, L. J., Mace, M. L., Turner, D. S., Cailleau, R. M.: »Variations in Cell Form and Cytoskeleton in Human Breast Carcinoma Cells in Vitro«, *Cancer Research* 40, 1980, S. 3118, 3129

Brizhik, L., Del Giudice, E., Jørgensen, S. E., Marchettini, N., Tiezzi, E.: »The Role of Electromagnetic Potentials in the Evolutionary Dynamics of Ecosystems«, *Ecological Modelling* 220, 2009, S. 1865–1869

Brown, V., Ennis, M.: »Flow-Cytometric Analysis of Basophil Activation: Inhibition by Histamine at Conventional and Homeopathic Concentrations«, *Inflammation Research* 50 (2), 2001, S. S47–S48

Brüesch, P.: *Wasser – seine Bedeutung in der Wissenschaft, in der Natur und Kultur, in den Weltreligionen und im Universum*, ETH, Research Collection, Zürich 2011, https://doi.org/10.3929/ethz-a-006647350, Zugriff 21.9.2018

Bryan, R.: »Mental Control of a Single Electron?«, *Physics Essays* 19, 2006, S. 169

Bunkin, N. F., Lobeyev, A. V.: »Influence of Dissolved Gas on Optical Breakdown and Small-Angle Scattering of Light in Liquids«, *Physics Letters A* 222, 1997, S. 327

Bunkin, N. F., Suyazov, N. V., Shkirin, A. V., Ignatiev, P. S., Indukaev, K. V.: »Nanoscale Structure of Dissolved Air Bubbles in Water as Studied by Measuring the Elements of the Scattering Matrix«, *Journal of Chemical Physics* 130 (13), 2009, https://aip.scitation.org/doi/10.1063/1.3095476, Zugriff 18.9.2018

Cadenas, E., Sies, H.: »Low-Level Chemiluminescence as an Indicator of Singlet Molecular Oxygen in Biological Systems«, *Methods in Enzymology* 105, 1984, S. 221–231

Cajochen, C., Altanay-Ekici, S., Münch, M., Frey, S., Knoblauch, V., Wirz-Justice, A.: »Evidence that the Lunar Cycle Influences Human Sleep«, *Current Biology* 23, (2013), S. 1485–1488

Campos, R., Kataky, R.: »Electron Transport in Supported and Tethered Lipid Bilayers Modified with Bioelectroactive Molecules«, *Journal of Physical Chemistry B* 116, 2012, S. 3909–3917

Cao, Z., et al.: »Hydrogen Gas is Involved in Auxin-Induced Lateral Root Formation by Modulating Nitric Oxide Synthesis«, *International Journal of Molecular Sciences* 18, 2017, https://www.ncbi.nlm.nih.gov/pubmed/28972563, Zugriff 26.9.2018

Careri, G., Giansanti, A., Rupley, J. A.: »Critical Exponents of Protonic Percolation in Hydrated Lysozyme Powders«, *Physical Review A* 37, 1988, S. 2703–2705

Carminati, A., et al.: »Biophysical Rhizosphere Processes Affecting Root Water Uptake«, *Annals of Botany* 118 (4), 2016, S. 561–571

Carminati, A., Vetterlein, D.: „Plasticity of Rhizosphere Hydraulic Properties as a Key for Efficient Utilization of Scarce Resources«, *Annals of Botany* 112, 2013, S. 277–290

Carminati, A., Zarebanadkouki, M.: »Variable Effects of Mucilage on Root Water Uptake«, EGU General Assembly, Wien, 7. bis 12.4.2013, https://www.researchgate.net/publication/258772156_Variable_effects_of_mucilage_on_root_water_uptake, Zugriff 23.9.2018

Carminati, A.: »Rhizosphere Wettability Decreases with Root Age: A Problem or a Strategy to Increase Water Uptake of Young Roots?«, *Frontiers in Plant Science* 4 (298), 2013, https://www.ncbi.nlm.nih.gov/pubmed/23967001, Zugriff 23.9.2018

Cavender-Bares, J.: »Impacts of Freezing on Long Distance Transport in Woody Plants. Vascular Transport in Plants«, *Physiological Ecology* 19, 2005, S. 401–424

Chan, W. F., Cooper, G., Brion, C. E.: »The Electronic Spectrum of Water in the Discrete and Continuum Regions. Absolute Optical Oscillator Strengths for Photoabsorption (6–200 eV)«, *Chemical Physics* 178, 1993, S. 387–400

Chang, J. J., Fisch, J., Popp, F.-A. (Hg.): *Biophotons*, Kluwer Academic Publishers, Dordrecht, NL, 1998

Chang, C., et al.: »Redox Changes During the Legume-Rhizobium Symbiosis«, *Molecular Plant* 2 (3), 2009, S. 370–377

Chaplin, M.: »Self-Generation of Colligative Properties at Interfaces«, *Water Structure and Science*, Mai 2018, http://www1.lsbu.ac.uk/water/colligative_generation.html, Zugriff 23.9.2018

Chen, H., et al.: »Hydrogen-Rich Water Increases Postharvest Quality by Enhancing Antioxidant Capacity in Hypsizygus Marmoreus«, *AMB Express* 7, 2017, S. 221

Chen, Q., et al.: »Pharmacologic Doses of Ascorbate Act as a Pro Oxidant and Decrease Growth of Aggressive Tumour Xenografts in Mice«, *Proceedings of the National Academy of Sciences* 105 (32), 2008, S. 1105–1109

Chin, A. W., et al.: »The Role of Non-Equilibrium Vibrational Structures in Electronic Coherence and Recoherence in Pigment-Protein Complexes«, *Nature Physics* 9, 2013, S. 113–118

Choquette, S. P., et al.: »H_2-Saturation of High Affinity H_2-Oxidizing Bacteria Alters the Ecological Niche of Soil Microorganisms Unevenly Among Taxonomic Groups«, *PeerJ* 4, 2016, https://peerj.com/articles/1782, Zugriff 26.9.2018

Ciąćka, P., et al.: »Evidence for Dominant Role of Tunneling in Condensed Phases

and at High Temperatures: Double Hydrogen Transfer in Porphycenes«, *The Journal of Physical Chemical Letters* 7 (2), 2016, S. 283–288
Cilento, G.: »Excited Electronic States in Dark Biological Processes«, *Quaterly Reviews of Biophysics* 6 (4), 1973, S. 485–501.
Cilento, G.: »Photobiochemistry Without Light«, *Experientia* 44, 1988, S. 572–576
Ciszak, M., et al.: »Plant Shoots Exhibit Synchronized Oscillatory Motions«, *Communicative & Integrative Biology* 9 (5), 2016, https://www.ncbi.nlm.nih.gov/pmc/articles/PMC5100659, Zugriff 22.9.2018
Clegg, J. S.: »An Estimation of the Density of Water in Artemia Cells«, in Pullman, A., Vasilescu, V., Packer, L. (Hg.): *Water and Ions in Biological Systems*, Springer, Boston 1985
Clifford, D. P., Repine, J. E.: »Hydrogen Peroxide Mediated Killing of Bacteria«, *Molecular and Cellular Biochemistry*, 49, 1982, S. 143–149
Colic, M., Morse, D.: »Effects of Amplitude of the Radiofrequency Electromagnetic Radiation on Aqueous Suspensions and Solutions«, *Journal of Colloid and Interface Science* 200 (2), 1998, S. 365–372
Colic, M., Morse, D.: »The Elusive Mechanism of the Magnetic ›Memory‹ of Water«, *Colloids and Surfaces A: Physicochemical and Engineering Aspects* 154, 1999, S. 167–174
Collins, Y., Chouchani, E. T., James, A. M., Menger, K. E., Cocheme, H. M., Murphy, M. P.: »Mitochondrial Redox Signalling at a Glance«, *Journal of Cell Science* 125, 2012, S. 801–806
Collot, M., Louvard, D., Singer, S. J.: »Lysosomes are Associated with Microtubules and not with Intermediate Filaments in Cultured Fibroblasts«, *Proceedings of the National Academy of Sciences* 81, 1984, S. 788–792
Columbus, F. (Hg.): *Chemical Industry Challenges – Issues and Prospects*, Nova Science Publishers, Commack 2010
Cooper, S. B., Hodges, A. (Hg.): *The Once and Future Turing: Computing the World*, Cambridge University Press, Cambridge, UK, 2016
Cornish-Bowden, A. (Hg.): *New Beer in an Old Bottle: Eduard Buchner and the Growth of Biochemical Knowledge*, Universitat de Valencia, Valencia 1997
Cosic, I., et al.: »Is it Possible to Predict Electromagnetic Resonances in Proteins, DNA and RNA?«, *EPJ Nonlinear Biomedical Physics* 3, 2015, S. 5
Cowan, M. L., Bruner, B. D., Huse, N., Dwyer, J. R., Chugh, B., Nibbering, E. T., Elsaesser, T., Miller, R. J.: »Ultrafast Memory Loss and Energy Redistribution in the Hydrogen Bond Network of Liquid H_2O«, *Nature* 434 (7030), 2005, S. 199–202
Craddock, T. J., Friesen, D., Mane, J., Hameroff, S., Tuszynski, J. A.: »The Feasibility of Coherent Energy Transfer in Microtubules«, *Journal of the Royal Society Interface* 11, 2014, http://rsif.royalsocietypublishing.org/content/11/100/20140677, Zugriff 12.9.2018
Craddock, T. J., Priel, A., Tuszynski, J. A.: »Keeping Time: Could Quantum Beating in Microtubules be the Basis for the Neural Synchrony Related to Consciousness?«, *Journal of Integrative Neuroscience* 13, 2014, S. 293–311
Craddock, T. J. A., Tuszynski, J. A., Priel, A., Freedman, H.: »Microtubule Ionic Conduction and its Implications for Higher Cognitive Functions«, *Journal of Integrative Neuroscience* 9, 2010, S. 103–122
Cui, W., et al.: »Hydrogen-Rich Water Confers Plant Tolerance to Mercury Toxicity in Alfalfa Seedlings«, *Ecotoxicology and Environmental Safety* 105, 2014, S. 103–111

Currie, B. W., Alty, T.: »Absorption at a Water Surface. Part 1«, *Proceedings of the Royal Society of London* 122, 1929, S. 622–633

Czerlinski, G., Ypma, T.: »Homeopathic Potentization Based on Nanoscale Domains«, *Journal of Alternative and Complementary Medicine* 17, 2011, S. 1165–1173

Czerlinski, G., Ypma, T.: »Stabilization of Aqueous Electromeric Nano-Domains«, *Journal of Computional and Theoretical Nanoscience* 8, 2011, S. 1400–1408

Darbre, P. D.: »Metalloestrogens: An Emerging Class of Inorganic Xenoestrogens with Potential to Add to the Oestrogenic Burden of the Human Breast«, *Journal of Applied Toxicology* 26, 2006, S. 191–197

Das, R., Pollack, G.: »Charge-Based Forces at the Nafion-Water Interface«, Langmuir 29 (8), 2013, S. 2651–2658

Daschner, F.: »Hygienische Gefahren durch Mineralwasser«, *Onkologie* 20, 1997, S. 70 f.

Datta, D., Vaidehi, N., Xu, X., Goddard 3rd, W. A.: »Mechanism for antibody catalysis of the oxidation of water by singlet dioxygen«, *Proceedings of the National Academy of Sciences* 99, 2002, S. 2636–2641

Davenas, E., Beauvais, F., Amara, J., Oberbaum, M., Robinzon, B., Miadonna, A., Tedeschi, A., Pomeranz, B., Fortner, P., Belon, P., Sainte-Laudy, J., Poitevin, B., Benveniste, J.: »Human Basophil Degranulation Triggered by Very Dilute Antiserum Against IgE«, *Nature* 333, 1988, S. 816 ff.

Davidson, R. M., Lauritzen, A., Seneff, S.: »Biological Water Dynamics and Entropy: A Biophysical Origin of Cancer and Other Diseases«, *Entropy* 15, 2013, S. 3822–3876

Davidson, R. M., Seneff, S.: »The Initial Common Pathway of Inflammation, Disease, and Sudden Death«, *Entropy* 14, 2012, S. 1399–1442

Davies, P.: *Die Urkraft*, dtv, München 1990

Davies, P. G. W.: »The Mind Body Problem and Quantum Theory«, in Spong, J. S. (Hg.): *Proceedings of the Symposium on Consciousness and Survival*, Institute of Noetic Sciences, Sausalito 1987, S. 113 f

Dean, C. A., et al.: »Soybean Nodule Hydrogen Metabolism Affects Soil Hydrogen Uptake and Growth Rotation Crops«, *Canadian Journal of Plant Science* 86, 2006, S. 1355–1359

de Duve, C.: *Aus Staub geboren – Leben als kosmische Zwangsläufigkeit*, Spektrum Akademischer Verlag, Heidelberg 1995

Del Carmen Arias-Esparza, M., Solís Arias, R. I., Solís Arias, P. A, Solís Arias, M. P., Solís-Herrera, A.: »The Unexpected Capability of Melanin to Split the Water Molecule and the Alzheimer's Disease«, *Neuroscience & Medicine* 2, 2011, S. 217–221

Delderfield, R. (Hg.): *Double-Helix Water*, D and Y Publishing, Las Vegas 2009

Del Giudice, E., De Ninno, A., Fleischmann, M., Mengoli, G., Milani, M., Talpo, G., Vitiello, G.: »Coherent Quantum Electrodynamics in Living Matter«, *Electromagnetic Biology and Medicine* 24, 2005, S. 199–210

Del Giudice, E., Doglia, S., Milani, M., Smith, C. W., Vitiello, G.: »Magnetic Flux Quantization and Josephson Behaviour in Living Systems«, *Physica Scripta* 40, 1980, S. 786

Del Giudice, E., Fleischmann, M., Preparata, G., Talpo, G.: »On the ›Unreasonable‹ Effects of ELF Magnetic Fields Upon a System of Ions«, *Bioelectromagnetics* 23, 2002, S. 522–530

Del Giudice, E., Elia, V., Napoli, E., Tedeschi, A.: »The Role of Water in Living Organisms«, *Neural Network World* 19 (4), 2009, S. 355–360

Del Giudice, E., Fuchs, E., Vitiello, G.: »Collective Molecular Dynamics of a Floating Water Bridge«, *Water* 2, 2010, S. 69–82

Del Giudice, E., Preparata, G.: »Electrodynamical Like Charges Attractions in Metastable Colloid Crystallites«, *Modern Physics Letters B* 12, 1998, S. 881–886

Del Giudice, E., Preparata, G., Vitiello, G.: »Water as a Free Electric Dipole Laser«, *Physical Review Letters* 61, 1988, S. 1085–1088

Del Giudice, E., Spinetti, P. R., Tedeschi, A.: »Water Dynamics at the Root of Metamorphosis in Living Organisms«, *Water* 2, 2010, S. 566–586

Del Giudice, E., Tedeschi, A.: »Water and Autocatalysis in Living Matter«, *Electromagnetic Biology and Medicine* 28, 2009, S. 46–52

Del Giudice, E., Vitiello, G.: »Role of the electromagnetic field in the formation of domains in the process of symmetry-breaking phase transition«, *Physical Review A* 74, 2006, S. 1–9

Del Giudice, E., Voeikov, V. L., Tedeschi, A., Vitiello, G.: »The Origin and the Special Role of Coherent Water in Living Systems«, in Fels, D., Cifra, M., Scholkmann, F. (Hg.): *Fields of the Cell*, Institute of Botany, Basel 2015, S. 95–111

De Souza Machado, A. A., Rillig, M. C.: »Mikroplastik: eine Gefahr für den Erdboden?«, 9.8.2018, https://www.fu-berlin.de/presse/informationen/fup/2018/fup_18_210-mikroplastik-im-boden/index.html, Zugriff 3.11.2018

Despa, F.: »Biological Water: Its Vital Role in Macromolecular Structure and Function«, *Annals of the New York Academy of Sciences* 1066, 2005, S. 1–11

DeVault, D., Chance, B.: »Studies of Photosynthesis Using a Pulsed Laser. I. Temperature Dependence of Cytochrome Oxidation Rate in Chromatium. Evidence for Tunneling«, *Biophysical Journal* 6, 1966, S. 825–847

De Vries, S., Dorner, K., Strampraad, M. J., Friedrich, T.: »Electron Tunneling Rates in Respiratory Complex I are Tuned for Efficient Energy Conversion«, *Angewandte Chemie International Edition in English* 54, 2015, S. 2844–2848

Domrachev, A., Roldigin, G. A., Selivanovsky, D. A.: »Mechano-Chemically Activated Water Dissociation in a Liquid Phase«, *Proceedings of the Russian Academy of Sciences* 329, 1993, S. 258–265

Domrachev, A., Roldigin, G. A., Selivanovsky, D. A.: »Role of Sound and Liquid Water as Dynamically Unstable Polymeric System in Mechanochemically Activated Processes of Oxygen Production on Earth«, *Journal of Physical Chemistry* 66, 1992, S. 851–855

Dong, Z., et al.: »H_2 Oxidation, O_2 Uptake and CO_2 Fixation in Hydrogen Treated Soils«, *Plant and Soil* 229, 2001, S. 1–12

Dong, Z., et al.: »Hydrogen Fertilization of Soils – Is this a Benefit of Legumes in Rotation?«, *Plant, Cell & Environment* 26, 2003, S. 1875–1879

Durec, M., et al.: »Water-Tryptophan Interactions: Lone-Pair·π or O-H·π? Molecular Dynamics Simulations of β-Galactosidase Suggest that Both Modes Can Co-Exist«, *Chemistry* 24 (22), 2018, S. 5849–5859

Ebina, K., et al.: »Oxygen and Air Nanobubble Water Solution Promote the Growth of Plants, Fishes, and Mice«, *PLoS One*, 2013, https://doi.org/10.1371/journal.pone.0065339, Zugriff 24.9.2018

Eckman, C.: »Plasma Orbital Expansion of the Electrons in Water«, *Proceedings of the NPA* 6 (2), 2010, http://www.naturalphilosophy.org/pdf/abstracts/abstracts_5440.pdf, Zugriff 10.9.2018

Engel, G. S., Calhoun, T. R., Read, E. L., Ahn, T. K., Mancal, T., Cheng, Y. C., Blankenship, R. E., Fleming, G. R.: »Evidence for Wavelike Energy Transfer through Quantum Coherence in Photosynthetic Systems«, *Nature* 446, 2007, S. 782–786

Eppinger, U.: »Jede Menge Mikroplastik in Wasserflaschen: Kann es im Körper Schaden anrichten?«, *Medscape,* 6.4.2018, https://deutsch.medscape.com/artikelansicht/4906876, Zugriff 3.11.2018

Eppinger, U.: »Presence of Microplastics and Nanoplastics in Food, with Particular Focus on Seafood«, *European Food Safety Authority Journal*, 11.5.2016, https://www.efsa.europa.eu/en/efsajournal/pub/4501, Zugriff 16.9.2018

Exley, C.: »The Coordination Chemistry of Aluminium in Neurodegenerative Disease«, *Coordination Chemistry Reviews* 256, 2012, S. 2142–2146

Farr, C. H.: *Protocol for the Intravenous Administration of Hydrogen Peroxide*, International Bio-Oxidative Medicine Association, Oklahoma City 1993

Fassioli, F., Dinshaw, R., Arpin, P. C., Scholes, G. D.: »Photosynthetic Light Harvesting: Excitons and Coherence«, *Journal of the Royal Society Interface* 11, 2013, http://rsif.royalsocietypublishing.org/content/11/92/20130901, Zugriff 12.9.2018

Feder, B. J.: »Scientist at Work/Richard Smalley; Small Thoughts for a Global Grid«, *New York Times*, 2.9.2003, https://www.nytimes.com/2003/09/02/science/scientist-at-work-richard-smalley-small-thoughts-for-a-global-grid.html, Zugriff 8.8.2018

Fels, D., Cifra, M., Scholkmann, F. (Hg.): *Fields of the Cell*, Institute of Botany, Basel 2015

Fesenko, E. E., Geletyuk, V. I., Kazachenko, V. N., Chemeris, N. K.: »Preliminary Microwave Irradiation of Water Solutions Changes Their Channel Modifying Activity«, *FEBS Letters* 366, 1995, S. 49–52, und 367, 1995, S. 53–57

Finney, J. W., Urschel, H. C., Balla, G. A., Race, G. J., Jay, B. E., Pingree, H. P., Dorman, H. L., Mallams, J. T.: »Protection of the Ischemic Heart with DMSO Alone or DMSO with Hydrogen Peroxide«, *Annals of the New York Academy of Sciences*, 151, 1967, S. 231–241

Fisahn, J., et al.: »A Proposal to Explain how the Circatidal Rhythm of the *Arabidopsis thaliana* Root Elongation Rate Could be Mediated by the Lunisolar Gravitational Force: A Quantum Physical Approach«, *Annals of Botany*, 2017, https://www.ncbi.nlm.nih.gov/pubmed/29236939, Zugriff 22.9.2018

Fisher, M. P. A.: »Quantum Cognition: The Possibility of Processing with Nuclear Spins in the Brain«, *Annals of Physics* 362, 2015, S. 593–602

Flynn, B., et al.: »Nitrogen Fixation, Hydrogen Production and N_2O Emissions«, *Canadian Journal of Plant Science* 94 (6), 2014, S. 1037–1041

Ford, R. C., Ruffle, S. V., Ramirez-Cuesta, A. J., Michararias, I., Beta, I., Miller, A., Li, J.: »Inelastic Incoherent Neutron Scattering Measurements of Intact Cells and Tissues and Detection of Interfacial Water«, *Journal of the American Chemical Society* 126, 2004, S. 4682–4688

Fournier, J. A.: »Broadband 2D IR Spectroscopy Reveals Dominant Asymmetric H5O2+ Proton Hydration Structures in Acid Solutions«, *Nature Chemistry* 10, 2018, S. 932–937.

Freese, K., Savage, C.: »Dark Matter Collisions with the Human Body«, https://arxiv.org/abs/1204.1339, Zugriff 19.9.2018

Fritsch, J., Lenz, O., Friedrich, B.: »Structure, Function and Biosynthesis of O_2-Tolerant Hydrogenases«, *Nature Reviews Microbiology* 11, 2013, S. 106–114

Frohlich, H. (Hg.): *Biological Coherence and Response to External Stimuli*, Springer, Berlin 1988

Fujita, K., Seike, T., Yutsudo, N., Ohno, M., Yamada, H., Yamaguchi, H., Sakumi, K., Yamakawa, Y., Kido, M. A., Takaki, A., Katafuchi, T., Tanaka, Y., Nakabeppu, Y.: »Hydrogen in Drinking Water Reduces Dopaminergic Neuronal Loss in the 1-Methyl-4-Phenyl-1,2,3,6-Tetrahydropyridine Mouse Model of Parkinson's Disease«, *PLoS One* 4 (9), 2009, e7247, https://www.ncbi.nlm.nih.gov/pubmed/19789628, Zugriff 23.9.2018

Fukushima, M., Kataoka, T., Sugiyama, N., Mohri, K.: »Milligauss Magnetic Field Applied Pure Water Exert Firefly Luciferin-Luciferase Luminescence and Induce Intracellular Calcium Elevation of CHO Cells without ATP«, *IEEE Transactions and Magnetics* 41, 2005, S. 4188 ff.

Fukushima, M., Mohri, K., Kataoka, T., Matsumoto, M.: »Milli Gauss Pulsed Magnetic Field Applied Phosphate Buffeted Saline Solution Elevates Intracellular Ca^{2+} Level and Stimulates Phagocytic Activity of Human Neutrophils«, *IEEE Transactions and Magnetics* 2, 2002, S. 15–18

Fuller, F. D., et al.: »Vibronic Coherence in Oxygenic Photosynthesis«, *Nature Chemistry* 6 (8), 2014, S. 706–711

Fuson, R. L., Kylstra, J. A., Hochstein, P., Saltzman, H.: »Intravenous Hydrogen Peroxide Infusion as a Means of Extrapulmonary Oxygenation«, *Clinical Research* 15 (74), 1967, S. 6

Gagliano, M., et al.: »Acoustic and Magnetic Communication in Plants«, *Plant Signaling & Behavior* 7 (10), 2012, S. 1346 ff.

Gaisberger, M., Šanović, R., Dobias, H., Kolarž, P., Moder, A., Thalhamer, J., Selimović, A., Huttegger, I., Ritter, M., Hartl, A.: »Effects of Ionized Waterfall Aerosol on Pediatric Allergic Asthma«, *Journal of Asthma* 49 (8), 2012, S. 830–838

Galantsev, V. P., Kovalenko, S. G., Moltchanov, A. A., Prutskov, V. I.: »Lipid Peroxidation, Low-Level Chemiluminescence and Regulation of Secretion in the Mammary Gland«, *Experientia* 49, 1993, S. 870–875

Gallep, C. M.: »Ultraweak, Spontaneous Photon Emission in Seedlings: Toxicological and Chronobiological Applications«, *Luminescence* 29 (8), 2014, S. 963–968

Gallez, D., Coakley, W. T.: »Interfacial Instability at Cell Membranes«, *Progress in Biophysics and Molecular Biology* 48, 1986, S. 155–199

Gartz, J.: *Wasserstoffperoxid: Das vergessene Heilmittel*, Mobiwell, Immenstadt 2014

Gascoyne, P. R., Pethig, R., Szent-Györgyi, A.: »Water Structure-Dependent Charge Transport in Proteins«, *Proceedings of the National Academy of Sciences* 78, 1981, S. 261–265

Geckeler, K. E., Rupp, F., Geis-Gerstorfer, J.: »Interfaces and Interphases of (Bio) Materials: Definitions, Structures, and Dynamics«, *Advanced Materials* 9, 1997, S. 513–518

Geesink, H. J. H., Meijer, D. K. F.: »Quantum Wave Information of Life Revealed: An Algorithm for Electromagnetic Frequencies that Create Stability of

Biological Order, with Implications for Brain Function and Consciousness«, NeuroQuantology 14 (1), 2016, S. 106–125.
Giuliani, L., Grimaldi, S., Lisi, A., D'Emilia, E., Bobkova, N., Zhadin, M.: »Action of Combined Magnetic Fields on Aqueous Solution of Glutamic Acid: The Further Development of Investigations«, *Biomagnetic Research and Technology* 6, 2008, S. 1
Giuliani, L., Grimaldi, S., Lisi, A., D'Emilia, E., Bobkova, N., Zhadin, M.: »Investigating the ICR Effect in a Zhadin's Cell«, *International Journal of Biomedical Science* 5, 2009, S. 181–186
Glimcher, P. W.: »Indeterminacy in Brain and Behavior«, *Annual Review of Psychology* 56, 2005, S. 25–56
Golding, A.-L., Dong, Z.: »Hydrogen Production by Nitrogenase as a Potential Crop Rotation Benefit«, *Environmental Chemistry Letters* 8, 2010, S. 101–121
Gorshunov, B. P., et al.: »Quantum Behavior of Water Molecules Confined to Nanocavities in Gemstone«, *Journal of Physical Chemistry, Letters* 4 (12), 2013, S. 2015–2020
Gray, S. L., Anderson, M. L., Crane, P. K., Breitner, J. C., McCormick, W., Bowen, J. D., Teri, L., Larson, E.: »Antioxidant Vitamin Supplement Use and Risk of Dementia or Alzheimer's Disease in Older Adults«, *Journal of the American Geriatrics Society* 56, 2008, S. 291–295
Green, M. J., Hill, H. A. O.: »Chemistry of Dioxygen«, *Methods in Enzymology* 105, 1984, S. 3–22
Greening, C., et al.: »Genomic and Metagenomic Surveys of Hydrogenase Distribution Indicate H2 Is a Widely Utilised Energy Source for Microbial Growth and Survival«, *The ISME (International Society for Microbial Ecology) Journal* 10, 2016, S. 761–777
Grigera, J. R., Andres, N., McCarthy, A. N.: »The Behavior of the Hydrophobic Effect under Pressure and Protein Denaturation«, *Biophysical Journal* 98, 2010, S. 1626–1631
Guo, E., et al.: »A Post Gurney Quantum Mechanical Perspective on the Electrolysis of Water: Ion Neutralization in Solution«, *Proceedings of the Royal Society A* 473 (2207), 2017, https://www.ncbi.nlm.nih.gov/pubmed/29225493, Zugriff 22.9.2018
Gurfinkel, Y. I., Voeikov, V. L., Buravlyova, E. V., Kondakov, S. E.: »Effect of Geomagnetic Storms on the Erythrocyte Sedimentation Rate in Ischemic Patient«, *Critical Reviews in Biomedical Engineering* 29, 2001, S. 65–76
Gurwitsch, A. G., Gurwitsch, L. D.: »Twenty Years of Mitogenetic Radiation: Emergence, Development, and Perspectives«, *Uspekhi Sovremennoi Biologii* 16, 1943, S. 305–334, englische Übersetzung: *21st Century Science and Technology*, 12, 1999, S. 41–53
Hackam, D. G.: »Review: Antioxidant Supplements for Primary and Secondary Prevention Do Not Decrease Mortality«, *ACP Journal Club* 147, 1997, S. 4
Hagemann, N., et al.: »Organic Coating on Biochar Explains its Nutrient Retention and Stimulation of Soil Fertility«, *Nature Communications* 8, 2017, https://www.nature.com/articles/s41467-017-01123-0, Zugriff 23.9.2018
Harrop, S. J., et al.: »Single-Residue Insertion Switches the Quaternary Structure and Exciton States of Cryptophyte Light-Harvesting Proteins«, *Proceedings of the National Academy of Sciences* 111 (26), 2014, S. E2666–E2675

Hasan, K. M., Narayana, P. A.: »DTI Parameter Optimization at 3.0 T. Potential Application in Entire Normal Human Brain Mapping and Multiple Sclerosis Research«, *Medicamundi* 491, 2005, S. 30–45

Hayashi, T., Stuchebrukhov, A. A.: »Quantum Electron Tunneling in Respiratory Complex I«, *Journal of Physical Chemistry B* 115, 2011, S. 5354–5364; Moser, C. C., Farid, T. A., Chobot, S. E., Dutton, P. L.: »Electron Tunneling Chains of Mitochondria«, *Biochimica et Biophysica Acta* 1757, 2006, S. 1096–1109

Hecht, K., Hecht-Salvoley, E.: *Naturmineralien, Regulation, Gesundheit*, Schibri, Straßburg 2005

Hechtl, C.: »Neue Informative Medizin zur Vermeidung und Heilung von Krebs mit Hilfe von Informationsübertragung durch Natürliches Sauerstoffwasser und mehr oder weniger verwandte Projekte«, *Hechtl Report*, 2008, http://www.hechtl.com/Report_Hechtl.pdf, Zugriff 15.9.2018

Heldt, H.-W., Piechulla, B.: *Pflanzenbiochemie*, Springer, Berlin/Heidelberg, 5. Aufl. 2015

Hercberg, S., Kesse-Guyot, E., Druesne-Pecollo, N., Touvier, M., Favier, A., Latino-Martel, P., Briançon, S., Galan, P.: »Incidence of Cancers, Ischemic Cardiovascular Diseases and Mortality During 5-Year Follow-up after Stopping Antioxidant Vitamins and Minerals Supplements: A Postintervention Follow-up in the SU.VI.MAX Study«, *International Journal of Cancer* 127, 2010, S. 1875–1881

Higashitani, K., Oshitani, J., Ohmura, N.: »Effects of Magnetic Field on Water Investigated With Fluorescent Probes«, *Colloids and Surfaces* 109, 1996, S. 167

Hildner, R., et al.: »Quantum Coherent Energy Transfer Over Varying Pathways in Single Light-Harvesting Complexes«, *Science* 340 (6139), 2013, S. 1448–1451

Hinterberger, T., Önal-Hartmann, C., Salari, V.: »Synchrony and Consciousness«, in Fels, D., Cifra, M., Scholkmann, F. (Hg.): *Fields of the Cell*, Institute of Botany, Basel, 2015, S. 229–246

Ho, M.-W.: »Water is the Means, Medium and Message of Life«, *International Journal of Design & Nature and Ecodynamics* 9 (1), 2014, S. 1–12

Ho, M.-W.: »Illuminating Water and Life«, *Entropy* 16, 2014, S. 4874–4891

Ho, M.-W.: *Living Rainbow H_2O*, World Scientific, Singapur 2012

Ho, M.-W.: »Quantum Coherent Water and Life«, 2011, http://www.i-sis.org.uk/Quantum_Coherent_Water_Life.php, Zugriff 27.8.2018

Ho, M.-W.: »Quantum Coherent Water, Non-Thermal EMF Effects, and Homeopathy«, 2013, http://www.i-sis.org.uk/Quantum_Coherent_Water_Homeopathy.php, Zugriff 13.9.2018

Ho, M.-W.: »Super-Conducting Liquid Crystalline Water Aligned with Collagen Fibres in the Fascia as Acupuncture Meridians of Traditional Chinese Medicine«, *Forum on Immunopathological Diseases and Therapeutics* 3 (3–4), 2012, S. 221–236

Ho, M.-W., Popp, F. A., Warnke, U. (Hg.): *Bioelectrodynamics and Biocommunication*, World Scientific, Singapur 1994

Ho, M.-W., Stone, T. A., Jerman, I., Bolton, J., Bolton, H., Goodwin, B. C., Saunders, P. T., Robertson, F.: »Brief Exposure to Weak Static Magnetic Fields During Early Embryogenesis Causes Cuticular Pattern Abnormalities in Drosophila Larvae«, *Physics in Medicine & Biology* 37, 1992, S. 1171–1179

Holman, R. A.: »A Method of Destroying a Malignant Rat Tumour In Vivo«, *Nature* 179 (4568), 1957, S. 1033

Holtman, W., et al.: »Optimalization of Oxygen Levels in Root Systems as Effective Cultivation Tool«, 2005, https://wwwlib.teiep.gr/images/stories/acta/Acta%20 697/697_5.pdf, Zugriff 24.9.2018

Horgan, J.: »Quantenphilosophie«, in Neuser, W. (Hg.): *Quantenphilosophie*, Spektrum Akademischer Verlag, Heidelberg 1996, S. 130–139

Hottenrott, K., Lutzke, E., Mücke, M., Zurleit, A.: *Effekte von Gletscher- und Mineralwasser auf die Ausdauerleistung*, Institut für Leistungsdiagnostik und Gesundheitsförderung e. V. an der Martin-Luther-Universität, Halle-Wittenberg 2016

Hu, H., Wu, M.: *Possible Roles of Neural Electron Spin Networks in Memory and Consciousness*, Biophysics Consulting Group, Department of Pathology, Mount Sinai School of Medicine, New York 2004, http://cogprints.org/6012/1/SpinBrain.pdf, Zugriff 14.9.2018

Huang, C.-S., Kawamura, T., Toyoda, Y., Nakao, A.: »Recent Advances in Hydrogen Research as a Therapeutic Medical Gas«, *Free Radical Research* 44 (9), 2010, S. 971–982

Hunt, R. W., Zavalin, A., Bhatnagar, A., Chinnasamy, S., Das, K. C.: »Electromagnetic Biostimulation of Living Cultures for Biotechnology, Biofuel and Bioenergy Applications«, *International Journal of Molecular Sciences* 10, 2009, S. 4515–4558

Hunter, P.: »A Quantum Leap in Biology. One Inscrutable Field Helps Another, as Quantum Physics Unravels Consciousness«, *EMBO Reports* 7, 2006, S. 971–974

Husen, A., Siddiqi, K. S.: »Carbon and Fullerene Nanomaterials in Plantsystem«, *Journal of Nanobiotechnology* 12, 2014, https://jnanobiotechnology.biomedcentral.com/articles/10.1186/1477-3155-12-16, Zugriff 23.9.2018

Ichihara, M., Sobue. S., Ito. M., Ito, M., Hirayama, M., Ohno, K.: »Beneficial Biological Effects and the Underlying Mechanisms of Molecular Hydrogen – Comprehensive Review of 321 Original Articles«, *Medical Gas Research* 5, 2015, S 12

Ikeda, S., Takata, T., Komoda, M., Hara, M., Kondo, J. N., Domen, K., Tanaka, A., Hosono, H., Kawazoe, H.: »Mechano-Catalysis – A Novel Method for Overall Water Splitting«, *Physical Chemistry Chemical Physics*. 1, 1999, S. 4485–4491

Inoué, S., Kabaya, M.: »Biological Activities Caused by Far-Infrared Radiation«, *International Journal of Biometerology* 33, 1989, S. 145–150

Isaacson, R. A., Varner, J. A., Jensen, K. F.: »Toxin-Induced Blood Vessel Inclusions Caused by the Chronic Administration of Aluminum and Sodium Fluoride and their Implications for Dementia«, *Annals of the New York Academy of Sciences* 825, 1997, S. 152–166

Ismail, S. Z., et al.: »Effects of Hydrogen Peroxide on Growth, Development and Quality of Fruits: A Review«, *Journal of Agronomy* 14 (4), 2015, S. 331–336

Jahn, R. G., Dunne, B. J.: *An den Rändern des Bewusstseins. Über die Rolle des Bewusstseins in der physikalischen Welt*, Zweitausendeins, Frankfurt am Main 1999

Jain, A., et al.: »Lone Pair π Interactions between Water Oxygens and Aromatic Residues: Quantum Chemical Studies Based on High-Resolution Protein Structures and Model Compounds«, *Protein Science* 18 (3), 2009, S. 595–605

Jedlicka, P.: »Revisiting the Quantum Brain Hypothesis: Toward Quantum (Neuro) biology?«, *Frontiers in Molecular Neuroscience*, 7.11.2017, https://www.frontiersin.org/articles/10.3389/fnmol.2017.00366/full, Zugriff 19.9.2018

Jerman, I.: »The Origin of Life from Quantum Vacuum, Water and Polar Molecules«, *American Journal of Modern Physics. Special Issue: Academic Research for Multidisciplinary* 5 (4–1), 2016, S. 34–43

Jhon, M. S., Pangman, M. J.: *Hexagonales Wasser. Der Schlüssel zur Gesundheit*, Mobiwell, Potsdam 2008

Jia, L., et al.: »Hydrogen Gas Mediates Ascorbic Acid Accumulation and Antioxidant System Enhancement in Soybean Sprouts under UV-A Irradiation«, *Scientific Reports* 7, 2017, https://www.nature.com/articles/s41598-017-16021-0, Zugriff 26.9.2018

Jibu, M., Yasue, K.: *Quantum Brain Dynamics. An Indroduction*, John Benjamins, Amsterdam 1995

Jin, Z., Pei, Y.: »Physiological Implications of Hydrogen Sulfide in Plants: Pleasant Exploration behind Its Unpleasant Odour«, *Oxidative Medicine and Cellular Longevity*, 2015, https://www.hindawi.com/journals/omcl/2015/397502, Zugriff 26.9.2018

Jin, Q., et al.: »Hydrogen Gas Acts as A Novel Bioactive Molecule in Enhancing Plant Tolerance to Paraquat-Induced Oxidative Stress via the Modulation of Heme Oxygenase-1 Signaling System«, *Plant Cell Environment* 36 (5), 2013, S. 956–969

Jin, Q., et al.: »Involvement of Hydrogen Peroxide and Heme Oxygenase-1 in Hydrogen Gas-Induced Osmotic Stress Tolerance in Alfalfa«, *Plant Growth Regulation* 80 (2), 2016, S. 215–223

Jin, J., et al.: »Molecular Dynamics Simulations Study of Nano Bubble Attachment at Hydrophobic Surfaces«, *Physicochemical Problems of Mineral Processing* 54 (1), 2018, S. 89–101

Johansson, B., Sukhotskaya, S.: »Allometric Scaling Behavior – A Quantum Dissipative State Implies a Reduction in Thermal Infrared Emission and Fractal Ordering in Distilled Coherent Water«, *Water* 3, 2012, S. 100–121

Johnson, B.: »The Ascent of Sap in Tall Trees: A Possible Role for Electrical Forces«, *Water* 5, 2013, S. 86–104

Jung, Y., Marcus, R. A.: »On the Nature of Organic Catalysis ›on water‹«, *Journal of the American Chemical Society* 129, 2007, S. 5492–5502

Kaivarainen, A.: »New Hierarchic Theory of Condensed Matter and its Computerized Application to Water & Ice«, 2001, https://cds.cern.ch/record/489038/files/0102086.pdf, Zugriff 19.9.2018

Kajiyama, S., Hasegawa, G., Asano, M., Hosoda, H., Fukui, M., Nakamura, N., Kitawaki, J., Imai, S., Nakano, K., Ohta, M., Adachi, T., Obayashi, H., Yoshikawa, T.: »Supplementation of Hydrogen-Rich Water Improves Lipid and Glucose Metabolism in Patients with Type 2 Diabetes or Impaired Glucose Tolerance«, *Nutrition Research* 28, 2008, S. 137–143

Kamimura, N., Nishimak, K., Ohsawa, I., Ohta, S.: »Molecular Hydrogen Improves Obesity and Diabetes by Inducing Hepatic FGF21 and Stimulating Energy Metabolism in db/db Mice«, *Obesity (Silver Spring)* 19, 2011, S. 1396–1403

Kanno, M., et al.: »Detection and Isolation of Plant-Associated Bacteria Scavenging Atmospheric Molecular Hydrogen«, *Environmental Biology* 18 (8), 2016, S. 2495–2506

Kaur, T., Bijarnia, R. K., Nehru, B.: »Effect of Concurrent Chronic Exposure of Fluoride and Aluminum on Rat Brain«, *Drug and Chemical Toxicology* 32, 2009, S. 215–221

Kawahara, M., Kato-Negishi, M.: »Link Between Aluminum and the Pathogenesis of Alzheimer's Disease: The Integration of the Aluminum and Amyloid Cascade Hypotheses«, *International Journal of Alzheimer's Disease*, 8.3.2011, https://www.ncbi.nlm.nih.gov/pmc/articles/PMC3056430/, Zugriff 14.9.2018

Kepler, J.: *Vom sechseckigen Schnee*, Hellerau, Dresden 2005

Keutsch, F. N., Saykally, R. J.: »Water Clusters: Untangling the Mysteries of the Liquid, One Molecule at a Time«, *Proceedings of the National Academy of Sciences* 98, 2001, S. 10 533–10 540

Khazraji, A. C., Robert, S.: »Interaction Effects between Cellulose and Water in Nanocrystalline and Amorphous Regions: A Novel Approach Using Molecular Modeling«, *Journal of Nanomaterials*, 2013, https://www.hindawi.com/journals/jnm/2013/409676, Zugriff 22.9.2018

Khazraji, A. C., Robert, S.: »Self-Assembly and Intermolecular Forces When Cellulose and Water Interact Using Molecular Modeling«, *Journal of Nanomaterials*, 2013, https://www.researchgate.net/publication/258398155_Self-Assembly_and_Intermolecular_Forces_When_Cellulose_and_Water_Interact_Using_Molecular_Modeling, Zugriff 22.9.2018

King, Moray B.: *Water. The Key to New Energy. Cavitating Electrolyzers & Zero-Point Energy*, Adventures Unlimited Press, Kempton, Ill., 2017

Kirk, G. S., Raven, J. E., Schofield, M.: *The Presocratic Philosophers*, Cambridge University Press, Cambridge, UK, 1990

Klinman, J. P., Kohen, A.: »Hydrogen Tunneling Links Protein Dynamics to Enzyme Catalysis«, *Annual Review of Biochemistry* 82, 2013, S. 471–496

Koch, A.: »Wasserkrise: Verschwendet und vergiftet«, https://schrotundkorn.de/lebenumwelt/lesen/wasserverbrauch-landwirtschaft.html, Zugriff 3.11.2018

Koch, H., et al.: »Growth of Nitrite-Oxidizing Bacteria by Aerobic Hydrogen Oxidation«, *Science* 345 (6200), 2014, S. 1052 ff.

Kojima, S., Hama, Y., Sasaki, T., Kubodera, A.: »Elevated Uptake of 67 Ga and Increased Heparan Sulfate Content in Liver-Damaged Rats«, *European Journal of Nuclear Medicine* 8, 1983, S. 52–59

Kolarž, P. M., Gaisberger, M., Madl, P., Hofmann, W., Ritter, M., Hartl, A.: »Characterization of Ions at Alpine Waterfalls«, *Atmospheric Chemistry and Physics* 12, 2012, S. 3687–3697

Koldunov, V. V., Kononov, D. S., Voeikov, V. L.: »Oscillations of Photon Emission Accompanying the Oxidative Process in Aqueous Solutions of Glycin with Ribose or Glucose«, in Beloussov, L., Popp, F.-A., Voeikov, V., Van Wijk, R. (Hg.): *Biophotonics and Coherent Systems. Proceedings of the 2nd International Alexander Gurwitsch Conference and Additional Contributions*, Moscow University Press, Moskau 2000, S. 229–240

Kolesnikov, A. I., et al.: »Inelastic and Deep Inelastic Neutron Spectroscopy of Water Molecules under Ultra-Confinement«, *Journal of Physics*, 2018, https://www.osti.gov/servlets/purl/1461941, Zugriff 23.9.2018

Kolesnikov, A. I., et al.: »Quantum Tunneling of Water in Beryl: A New State of the Water Molecule«, *Physical Review Letters* 116, 2016, https://journals.aps.org/prl/abstract/10.1103/PhysRevLett.116.167802, Zugriff 23.9.2018

Kolisko, L., Kolisko, E.: *Die Landwirtschaft der Zukunft*, Verkaufsstelle für biol.-dyn. Fachliteratur, Bern 1957

Krasnovyd, S. V., et al.: »Local Structure and Paramagnetic Properties of the Nanostructured Carbonaceous Material Shungite«, *Nanoscale Research Letters* 10, 19.1.2015, https://nanoscalereslett.springeropen.com/articles/10.1186/s11671-015-0767-9, Zugriff 23.9.2018

Kröplin, B., Henschel, R. C.: *Die Geheimnisse des Wassers. Neueste erstaunliche Ergebnisse aus der Wasserforschung*, AT, Aarau 2016

Laakso, L., Hirsikko, A., Gronholm, T., Kulmala, M., Luts, A., Parts, T. E.: »Waterfalls as Sources of Small Charged Aerosol Particles«, *Atmospheric Chemistry and Physics* 7, 2007, S. 2271–2275

Lahiani, M. H., et al.: »Comparative Study of Plant Responses to Carbon-Based Nanomaterials with Different Morphologies«, *Nanotechnology* 27 (26), 2016, https://www.ncbi.nlm.nih.gov/pubmed/27195934, Zugriff 23.9.2018

Lai, J. C., Blass, J. P.: »Inhibition of Brain Glycolysis by Aluminum«, *Journal of Neurochemistry* 42, 1984, S. 438–446

Laidler, K. J., Cornish-Bowden, A.: »Elizabeth Fulhame and the Discovery of Catalysis«, in Cornish-Bowden, A. (Hg.): *New Beer in an Old Bottle: Eduard Buchner and the Growth of Biochemical Knowledge*, Universitat de Valencia, Valencia 1997, S. 123–126

Lama Anagarika Govinda: *Der Weg der weißen Wolken*, O. W. Barth, Weilheim 1973

Landesanstalt für Umwelt Baden-Württemberg: »Gemeinsames Pilotprojekt von fünf Bundesländern zur Verbreitung von Mikroplastik in Fließgewässern und Seen abgeschlossen«, Pressemitteilung, 15.3.2018, https://www.lubw.baden-wuerttemberg.de/-/gemeinsames-pilotprojekt-von-funf-bundeslandern-zur-verbreitung-von-mikroplastik-in-flie-gewassern-und-seen-abgeschlossen-, Zugriff 3.11.2018

Lane, N., Martin, W.: »The Energetics of Genome Complexity«, *Nature* 467, 2010, S. 929–934

Laurson, P., Mäeorg, U.: »Water and Water Clusters in Biological Systems«, *Agronomy Research* 13 (5), 2015, S. 1253–1259

Leick, R.: »Eine Reise durch das Unendliche«, *Spiegel Online*, 1.7.2013, http://www.spiegel.de/spiegel/print/d-101368296.html, Zugriff 21.9.2018

Lent, R., Azevedo, F. A., Andrade-Moraes, C. H., Pinto, A. V.: »How Many Neurons Do You Have? Some Dogmas of Quantitative Neuroscience under Revision«, *European Journal of Neuroscience* 35, 2012, S. 1–9

Leterrier, J. F.: »Water and the Cytoskeleton«, *Cellular and Molecular Biology (Noisy-le-Grand)* 47, 2001, S. 901–923

Li, X., Zhong, D.: »Tryptophan-to-Tryptophan Energy Transfer in UV-B Photoreceptor UVR8«, *Meeting of The American Physical Society* 62 (4), 2017, http://adsabs.harvard.edu/abs/2017APS..MAR.S4001L, Zugriff 23.9.2018

Li, Z.-G., et al.: »Hydrogen Sulfide: A Signal Molecule in Plant Cross-Adaptation«, *Frontiers in Plant Science* 7, 2016, https://www.ncbi.nlm.nih.gov/pmc/articles/PMC5080339, Zugriff 26.9.2018

Liang, H.-W., Guan, Q.-F., Zhu, Z., Song. L.-T., Ya, H.-B., Lei, X., Yu, S.-H.: »Highly Conductive and Stretchable Conductors Fabricated from Bacterial Cellulose«, *NPG Asia Mater* 4, 2012, S. e19.

Liboff, A. R.: »The Ion Cyclotron Resonance Hypothesis«, in Barnes, F., Greenebaum, B. (Hg.): *Bioengineering and Biophysical Aspects of Electromagnetic Fields*, CRC Press, Boca Raton, Fl., 2006, S. 261–292

Lim, J., Palecek, D., Caycedo-Soler, F., Lincoln, C. N., Prior, J., von Berlepsch, H., Huelga, S. F., Plenio, M. B., Zigmantas, D., Hauer, J.: »Vibronic Origin of Long-Lived Coherence in an Artificial Molecular Light Harvester«, *Nature Communications* 6, 2015, S. 7

Lin, Y., et al.: »Hydrogen-Rich Water Regulates Cucumber Adventitious Root Development in a Heme Oxygenase-1/Carbon Monoxide-Dependent Manner«, *Journal of Plant Physiology* 171 (2), 2014, S. 1–8

Ling, G. L.: *A Revolution in the Physiology of the Living Cell*, Krieger, Malabar, Fl., 1992

Lis, D., Backus, E. H. G., Hunger, J., Parekh, S. H., Bonn M.: »Liquid Flow along a Solid Surface Reversibly Alters Interfacial Chemistry«, *Science* 344 (6188), 2014, S. 1138–1142

Liu, S., et al.: »Identification of ROS Produced by Nanobubbles and Their Positive and Negative Effects on Vegetable Seed Germination«, *Langmuir* 32, 2016, S. 11 295–11 302

Liu, S., et al.: »Nanobubble Water's Promotion Effect of Barley (Hordeum vulgare L.) Sprouts Supported by RNA-Seq Analysis«, *Langmuir* 31, 33 (43), 2017, S. 12 478–12 486

Liu, S., et al.: »Oxidative Capacity of Nanobubbles and Its Effect on Seed Germination«, *ACS Sustainable Chemistry & Engineering*, 2015, https://www.researchgate.net/publication/286638588_Oxidative_Capacity_of_Nanobubbles_and_Its_Effect_on_Seed_Germination, Zugriff 24.9.2018

Liu, S., et al.: »Stimulating Effect of Nanobubbles on the Reactive Oxygen Species Generation Inside Barley Seeds as Studied by the Microscope Spectrophotometer«, *Proceedings of the International Conference of Agricultural Engineering*, Zürich, 6. bis 10.7.2014, https://moleaer.com/wp-content/uploads/2016/07/Nano-Bubbles-Barley-Seeds.pdf, Zugriff 24.9.2018

Liu, Z., et al.: »Biochar Particle Size, Shape, and Porosity Act Together to Influence Soil Water Properties«, *PLoS One*, 9.6.2017, https://journals.plos.org/plosone/article?id=10.1371/journal.pone.0179079, Zugriff 23.9.2018

Lo, A., Cardarella, J., Turner, J., Lo, S.-Y.: »A Soft Matter State of water and the structures it forms«, *Forum on Immunopathology Diseases and Therapy* 3, 2012, S. 237–252

Lo, S.-Y.: »Anomalous State of Ice«, *Modern Physics Letters B* 10, 1996, S. 909–919

Lo, S.-Y.: »Survey of IETM Clusters«, in Delderfield, R. (Hg.): *Double-Helix Water*, D and Y Publishing, Las Vegas 2009, S. 117–159

Lovley, D. R., Malvankar, N. S.: »Seeing is Believing: Novel Imaging Techniques Help Clarify Microbial Nanowire Structure and Function«, *Environmental Microbiology* 17 (7), 2015, S. 2209–2215

Lupidi, G., Angeletti, M., Eleuteri, A. M., Fioretti, E., Marini, S., Gioia, M., Coletta, M.: »Aluminum Modulation of Proteolytic Activities«, *Coordination Chemistry Reviews* 228, 2002, S. 263–269

Lüttge, U.: *Faszination Pflanze*, Springer, Berlin/Heidelberg 2017

Lutz, S., et al.: »Water-Assisted Proton Transfer in Ferredoxin I«, *Journal of Biological Chemistry* 8, (286 [27]), 2011, S. 23 679–23 687

Maddox, J., Randi, J., Stewart, W. W.: »›High-Dilution‹ Experiments a Delusion«, *Nature* 334, 1988, S. 287–290

Madl, P.: *Introduction to Biophotonics or The Light of Life, Embedded in Prof. KW Kratky's Lecture Series »Physics in physiologic Processes«*, Universität Wien, https://biophysics.sbg.ac.at/talk/Why_QFT_matters-BP.pdf, Zugriff 22.9.2018

Madl, P., Del Giudice, E., Voeikov, V. L., Tedeschi, A., Kolarž, P., Gaisberger, M., Hartl, A.: »Evidence of Coherent Dynamics in Water Droplets of Waterfalls«, *Water* 5, 2013, S. 57–68

Maier, M.: *Atlanta fugiens*, Oppenheim 1618, Nachdruck: Bärenreiter, Kassel 1964

Mailloux, R. J., Harper, M. E.: »Uncoupling Proteins and the Control of Mitochondrial Reactive Oxygen Species Production«, *Free Radical Biology and Medicine* 51, 2011, S. 1106–1115

Maimaiti, J., et al.: »Isolation and Characterization of Hydrogen-Oxidizing Bacteria Induced Following Exposure of Soil to Hydrogen Gas and their Impact on Plant Growth«, *Environmental Microbiology* 9 (2), 2007, S. 435–444

Malin, S.: *Dr. Bertlmanns Socken: Wie die Quantenphysik unser Weltbild verändert*, Reclam, Leipzig 2003

Malvija, R., et al.: »Applications of Mucilages in Drug Delivery – A Review«, *Advances in Biological Research* 5 (1), 2011, S. 1–7

Marchettini, N., Del Giudice, E., Voeikov, V. L., Tiezzi, E.: »Water: A Medium Where Dissipative Structures are Produced by a Coherent Dynamics«, *Journal of Theoretical Biology* 265, 2010, S. 511–516

Marcus, Y.: »Individual Ionic Surface Tension Increments in Aqueous Solutions«, *Langmuir* 29, 2013, S. 2881–2888

Marshall, M. V., Cancro, L. P., Fischman, S. L.: »Hydrogen Peroxide: A Review of Its Use in Dentistry«, *Journal of Periodontology* 66, 1995, S. 786–796

Martins, A. A.: »Fluidic Electrodynamics: On Parallels Between Electromagnetic and Fluidic Inertia«, Cornell University Library 2012, https://arxiv.org/abs/1202.4611, Zugriff 13.9.2018

Matsumoto, A., Yamafuji, M., Tachibana, T., Nakabeppu, Y., Noda, M., Nakaya, H.: »Oral ›Hydrogen Water‹ Induces Neuroprotective Ghrelin Secretion in Mice«, *Scientific Reports* 3, 2013, S. 3273

Mayer, F.: „›Fourth Phase Water‹– ›Liquid Crystalline Water‹ in Plant Polysaccharide Gels?«, *Swift Journals of Pure and Applied Chemistry*, 2015, https://www.researchgate.net/publication/283348837_Mayer_F_Fourth_Phase_Water_-_Liquid_Crystalline_Water_in_Plant_Polysaccahride_Gels, Zugriff 23.9.2018

McGeoch, J. E. M., McGeoch, M. W.: »Entrapment of Water by Subunit c of ATP Synthase«, *Journal of the Royal Society Interface* 5, 2008, S. 311–318

Meng, S., Greenlee, L. F., Shen, Y. R., Wang, E. G.: »Basic Science of Water: Challenges and Current Status Towards a Molecular Picture«, *Nano Research*, 25.5.2015, http://www.thenanoresearch.com/upload/justPDF/0822.pdf, Zugriff 8.8.2018

Milani, M., Del Giudice, E., Doglia, S., Vitiello, G., Smith, C. W.: »Superconductive and Josephson-like Behaviour of Cells«, *La Radiologica. Medica* 81, 1991, S. 51–55

Miller, J. D., et al.: »Interfacial Water Structure and the Wetting of Mineral Surfaces«, *International Journal of Mineral Processing* 156, 2016, S. 62–68

Misner, W., Thorne, K. S., Wheeler, J. A.: *Gravitation*, W. H. Freeman, San Francisco 1973

Miura, M., Takayama, K., Okada, J.: »Increase in Nitric Oxide and Cyclic GMP of Rat Cerebellum by Radio Frequency Burst-Type Electromagnetic Field Radiation«, *Journal of Physiology* 461, 1993, S. 513–524

Mizuno, K., Sasaki, A. T., Ebisu, K., Tajima, K., Kajimoto, O., Nojima, J., Kuratsume, H., Hori, H., Watanabe, Y.: »Hydrogen-Rich Water for Improvements of Mood, Anxiety, and Autonomic Nerve Function in Daily Life«, *Medical Gas Research* 7 (4), 2017, S. 247–254

Mohri, K., Fukushima, M.: »Milligauss Magnetic Field Triggering Reliable Self-Organization of Water with Long-Range Ordered Proton Transport through Cyclotron Resonance«, *IEEE Transactions and Magnetics* 39, 2003, S. 3328 ff.

Mohri, K., Uchiyama, T.: »Detection of Human Microvibration Transmitted Along Solid Using Pico-Tesla Magneto-Impedance Sensor«, *Journal of the Institute of Electrical Engineers of Japan* 5, 2010, S. 378 f.

Montagnier, L., Aïssa, J., Del Giudice, E., Lavallée, C., Tedeschi, A., Vitiello, G.: »DNA Waves and Water«, *Journal of Physics Conference Series* 306, 2011, http://iopscience.iop.org/article/10.1088/1742-6596/306/1/012007/pdf, Zugriff 14.9.2018

Montagnier, L., Aïssa, J., Ferris, S., Montagnier, J. L., Lavallée, C.: »Electromagnetic Signals are Produced by Aqueous Nanostructures Derived from DNA Bacterial Sequences«, *Interdisciplinary Sciences: Computional Life Sciences* 1, 2009, S. 81–90

Moo, S. C.: *Water and Health*, Korea Applied Science Research Center for Water, Seoul 1989

Moore, M. C., et al. (Hg.): *Electromagnetic Fields and Circadian Rhythmicity*, Birkhauser, Boston 1992

Moradi, A. B., et al.: »Three-Dimensional Visualization and Quantification of Water Content in the Rhizosphere«, *New Phytologist* 192, 2011, S. 653–663

Moradi, N., Scholkmann, F., Salari, V.: »A Study of Quantum Mechanical Probabilities in the Classical Hodgkin-Huxley Model«, *Journal of Integrative Neuroscience* 14, 2015, S. 1–17

Morita, R. Y.: »Is H_2 the Universal Energy Source for Long-Term Survival?«, *Microbial Ecology* 38, 2000, S. 307–320

Morsch, O.: »Zeno und der Quanten-Schnellkochtopf«, *Spektrum der Wissenschaft* 2, 2002, S. 14

Mosin, O., Ignatov, I.: »The Structure and Composition of Natural Carbonaceous Fullerene Containing Mineral Shungite«, *International Journal of Advanced Scientific and Technical Research* 3 (6), 2013, https://rspublication.com/ijst/dec13/2.pdf, Zugriff 23.9.2018

Mujika, J. I., Ruiperez, F., Infante, I., Ugalde, J. M., Exley, C., Lopez, X.: »Pro-Oxidant Activity of Aluminum: Stabilization of the Aluminum Superoxide Radical Ion«, *Journal of Physical Chemistry A* 115, 2011, S. 6717–6723

Munakata, T., Semba, U., Shibuya, Y., et al.: »Induction of Interferon-Gamma Production by Human Natural Killer Cells Stimulated by Hydrogen Peroxide«, *Journal of Immunology* 134 (4), 1985, S. 2449–2455

Nagata, K., Nakashima-Kamimura, N., Mikami, T., Ohsawa, I., Ohta, S.: »Consumption of Molecular Hydrogen Prevents the Stress-Induced Impairments in Hippocampus-Dependent Learning Tasks During Chronic Physical Restraint in Mice«, *Neuropsychopharmacology* 34, 2009, S. 501–508

Najafpour, M. M., Pashaei, B.: »Photosynthesis: How and Why?«, *Advances in Photosynthesis – Fundamental Aspects*, 2012, https://www.researchgate.net/profile/Mohammad_Najafpour/publication/235764992_Advances_in_Photosynthesis-_Fundamental_Aspects/links/02e7e51936c384e529000000.pdf, Zugriff 22.9.2018

Nakashima-Kamimura, N., Mori, T., Ohsawa, I., Asoh, S., Ohta, S.: »Molecular Hydrogen Alleviates Nephrotoxicity Induced by an Anticancer Drug Cisplatin Without Compromising Anti-Tumor Activity in Mice«, *Cancer Chemotherapy and Pharmacology* 64, 2009, S. 753–761

Nakhli, S. A. A., et al.: »Application of Zeolites for Sustainable Agriculture: A Review on Water and Nutrient Retention«, *Water Air and Soil Pollution* 228 (12), 2017, S. 464

Nathan, C. F., Cohn, Z. A.: »Antitumor Effects of Hydrogen Peroxide in Vivo«, *Journal of Experimental Medicine* 154, 1981, S. 1539–1553

Nday, C., Salifoglou, A.: »The Influence of the Environmental Metallotoxin Al (III) on Neuronal Cell Structures Linked to Neurodegeneration«, *Journal of Agroalimentary Processes and Technologies* 18, 2012, S. 208–211

Nernst, W.: »Über einen Versuch, von quantentheoretischen Betrachtungen zur Annahme stetiger Energieänderungen zurückzukehren«, *Verhandlungen der Deutschen Physikalischen Gesellschaft* 18, 1916, S. 83–116

Nesteruk, A. V.: *A »Participatory Universe« of J. A. Wheeler as an Intentional Correlate of Embodied Subjects and an Example of Purposiveness in Physics*, University of Portsmouth, 2013, https://arxiv.org/ftp/arxiv/papers/1304/1304.2277.pdf, Zugriff 5.11.2018

Neuser, W. (Hg.): *Quantenphilosophie*, Spektrum Akademischer Verlag, Heidelberg 1996

Nicolis, G., Prigogine, I.: *Self-Organization in Non-Equilibrium Systems. From Dissipative Structures to Order Through Fluctuations*, Wiley & Sons, New York 1977

Nicolson, G. L., Ferreira de Mattos, G., Settineri, R., Costa, C., Ellithorpe, R., Rosenblatt, S., La Valle, J., Jimenez, A., Ohta, S.: »Clinical Effects of Hydrogen Administration: From Animal and Human Diseases to Exercise Medicine«, *International Journal of Clinical Medicine* 7 (1), 2016, S. 32–76

Nikolaidis, A., Baniqued, P. L., Kranz, M. B., Scavuzzo, C. J., Barbey, A. K., Kramer, A. F., Larsen, R. J.: »Multivariate Associations of Fluid Intelligence and NAA«, *Cerebral Cortex* 27 (4), 2017, S. 2607–2616

Novelli, F., et al.: »Vibronic Resonances Facilitate Excited-State Coherence in Light-Harvesting Proteins at Room Temperature«, *The Journal of Physical Chemistry Letters* 6 (22), 2015, S. 4573–4580

Nultsch, W.: *Allgemeine Botanik*, Georg Thieme, Stuttgart, 12. Aufl. 2012

Nunn, A. V. W., Guy, G. W., Bell, J. D.: »The Quantum Mitochondrion and Optimal Health«, *Biochemical Society Transactions* 44 (4), 2016, S. 1101–1110

O'Brien, J. T., Prell, J. S., Bush, M. F., Williams, E. R.: »Sulfate Ion Patterns Water at Long Distance«, *Journal of the American Chemical Society* 132, 2010, S. 8248 f.

Ohsawa, I., Ishikawa, M., Takahashi, K., Watanabe, M., Nishimaki, K., Yamagata, K., Katsura, K.-I., Katayama, Y., Asoh, S., Ohta, S.: »Hydrogen Acts as a Therapeutic Antioxidant by Selectively Reducing Cytotoxic Oxygen Radicals«, *Nature Medicine* 13, 2007, S. 688–694

Ohta, S.: »Molecular Hydrogen as a Preventive and Therapeutic Medical Gas: Initiation, Development and Potential of Hydrogen Medicine«, *Pharmacology & Therapeutics* 144 (1), 2014, S.1–11

Ohta, S.: »Molecular Hydrogen is a Novel Antioxidant to Efficiently Reduce Oxidative Stress with Potential for the Improvement of Mitochondrial Diseases«, *Biochimica et Biophysica Acta* 1820, 2012, S. 586–594

Ohta, S.: »Recent Progress Toward Hydrogen Medicine: Potential of Molecular Hydrogen for Preventive and Therapeutic Applications«, *Current Pharmaceutical Design* 17, 2011, S. 2241–2252

O'Rourke, C., et al.: »Unexpected Water Flow Through Nafion-Tube Punctures«, *Physical Review E, Statistical, Nonlinear, and Soft Matter Physics* 83 (5 Pt2), 2011, 056305, https://www.ncbi.nlm.nih.gov/pubmed/21728645, Zugriff 23.9.2018

Ottow, J. C. G.: *Mikrobiologie von Böden*, Springer, Berlin/Heidelberg 2011

Ozeki, S., Miyamoto, J., Ono, S., Wakai, C., Watanabe, T.: »Water – Solid Interactions under Steady Magnetic Fields: Magnetic-Field-Induced Adsorption and Desorption of Water«, *Journal of Physical Chemistry* 100 (10), 1996, S. 4205–4512

Pagnotta, S., Bruni, F.: »The Glassy State of Water: A ›Stop and Go‹ Device for Biological Processes«, in Pollack, G. H., Cameron, I. L., Wheatley, D. N. (Hg.): *Water and the Cell*, Springer, Heidelberg 2007, S. 93–112

Pahlke, H.: *Die Dynamik von Wasser in Zeolithen*, Dissertation, Technische Universität, Darmstadt 2012, http://tuprints.ulb.tu-darmstadt.de/3046/1/diss.pdf, Zugriff 23.9.2018

Pakkenberg, B., Pelvig, D., Marner, L., Bundgaard, M. J., Gundersen, H. J., Nyengaard, J. R., Regeur, L.: »Aging and the Human Neocortex«, *Experimental Gerontology* 38, 2003, S. 95–99

Pan, J., et al.: »Low Resonant Frequency Storage and Transfer in Structured Water Cluster«, 2003, https://pdfs.semanticscholar.org/9f06/b7e50c5db2bcea5a3de904789aa8ca7769ed.pdf, Zugriff 21.9.2018

Pang, X.-F., Deng, B.: »Infrared Absorption Spectra of Pure and Magnetized Water at Elevated Temperatures«, *Europhysics Letters* 92 (6), 2011, http://iopscience.iop.org/article/10.1209/0295-5075/92/65001/meta, Zugriff 12.9.2018

Pang, X.-F., Deng, B.: »Investigation of Changes in Properties of Water under the Action of a Magnetic Field«, *Science China Physics, Mechanics and Astronomy* 51, 2008, S. 1621–1632

Pang, X.-F., Deng, B.: »The Changes of Macroscopic Features and Microscopic Structures of Water under Influence of Magnetic Field«, *Physica B* 403, 2008, S. 3571–3577

Papadopoulos, A. P., et al.: »Effects of Oxygen Super-Saturated Nutrient Solutions on Greenhouse Tomato«, *Acta Horticulturae (ISHS)* 952, 2012, S. 713–720

Park, S. K., Qi, X. F., Song, S. B., Kim, D. H., Teng, Y. C., Yoon, Y. S., Kim, K. Y., Li, J. H., Jin, D., Lee, K. J.: »Electrolyzed-Reduced Water Inhibits Acute Ethanol-Induced Hangovers in Sprague-Dawley Rats«, *Biomedical Research* 30 (5), 2009, S. 263–269

Patra, J., Baisakhi, B., Mohapatro, M. K., Panda, B. B.: »Aluminium Triggers Genotoxic Adaptation to Methyl Mercuric Chloride and Ethyl Methane Sulfonate, but not to Maleic Hydrazide in Plant Cells in Vivo«, *Mutation Research* 20 465, 2000, S. 1–9

Patten, A. M., et al.: »Reference Module in Chemistry, Molecular Sciences and Chemical Engineering/Comprehensive Natural Products«, *Development & Modification of Bioactivity* 3, 2010, S. 1173–1296

Peeken, I., Primpke, S., Beyer, B., Guetermann, J., Katlein, C., Krumpen, T., Bergmann, M., Hehemann, L., Gerdts, G.: »Arctic Sea Ice Is an Important Temporal Sink and Means of Transport for Microplastic, *Nature Communications* 9 (1), 2018, https://www.ncbi.nlm.nih.gov/pubmed/29692405, Zugriff 3.11.2018.

Pellavio, G., Rui, M., Caliogna, L., Martino, E., Gastaldi, G., Collina, S., Umberto Laforenza, U.: »Regulation of Aquaporin Functional Properties Mediated by the Antioxidant Effects of Natural Compounds«, *International Journal of Molecular Sciences* 18 (12), 2017, S. 2665

Penrose, R.: *Shadows of the Mind. A Search for the Missing Science of Consciousness*, Oxford University Press, Oxford 1994

Penrose, R., et al.: *Consciousness and the Universe. Quantum Physics, Evolution, Brain & Mind*, Cosmology Science Publishers, Cambridge, Mass., 2011

Peoples, M. (CSIRO): »Crop Growth Powered By Gas-Eating Bugs«, *Farming Ahead* 149, 1.6.2004, https://www.farmingahead.com.au/agronomy/news/1321257/crop-growth-powered-by-gas-eating-bugs, Zugriff 26.9.2018

Peshkin, M., Tonomura, A.: *The Aharonov-Bohm Effect*, Springer, Berlin 1989

Piccardi, G.: *The Chemical Basis of Medical Climatology*, Charles C. Thomas, Springfield, Ill., 1962

Piccardi, G.: »The 22 Years of Solar Cycle and Chemical Tests«, *Journal of Interdisciplinary Cycle Research* 3, 1946, S. 3 f.

Piccardi, G.: »The Influence of Terrestrial, Solar and Cosmic Phenomena on Physical-Chemical and Biological Reactions«, *Ciel et Terre* 72, 1956, S. 551–564

Pietak, A. M.: »Endogenous Electromagnetic Fields in Plant Leaves: A New Hypothesis for Vascular Pattern Formation«, *Electromagnetic Biology and Medicine* 30 (2), 2011, S. 93–107

Pietak, A. M.: »Structural Evidence for Electromagnetic Resonance in Plant Morphogenesis«, *Biosystems* 109 (3), 2012, S. 367–380

Plankar, M., Del Giudice, E., Tedeschi, A., Jerman, I.: »The Role of Coherence in a Systems View of Cancer Development«, *Theoretical Biology Forum* 105 (2), 2012, S. 15–46

Pogue, A. I., Jones, B. M., Bhattacharjee, S., Percy, M. E., Zhao, Y., Lukiw, W. J.: »Metal-Sulfate Induced Generation of ROS in Human Brain Cells: Detection Using an Isomeric Mixture of 5- and 6-Carboxy-2,7-Dichlorofluoresce in Diacetate (Carboxy-DCFDA) as a Cell Permeant Tracer«, *International Journal of Molecular Sciences* 13, 2012, S. 9615–9626

Pokorný, J., Pokorný, J., Kobilková, J.: »Postulates on Electromagnetic Activity in Biological Systems and Cancer«, *Integrative Biology* 5, 2013, S. 1439–1446

Pokorný, J., Pokorný, J., Foletti, A., Kobilková, J., Vrba, J., Vrba jr., J.: »Mitochondrial Dysfunction and Disturbed Coherence: Gate to Cancer«, *Pharmaceuticals* 8 (4), 2015, S. 675–695

Polat, E., Karaca, M., Demir, H., Onus, A. N.: »Use of Natural Zeolite (Clinoptilolite) in Agriculture«, *Journal of Fruit and Ornamental Plant Research* 12, 2004, https://www.researchgate.net/publication/267377971_Use_of_Natural_Zeolite_Clinoptilolite_in_Agriculture, Zugriff 7.11.2018

Polcari, A., Romano, P., Sabatino, L., del Vecchio, E., Consales, M., Cusano, A., Cutolo, A., Colantuoni, V.: »Electrical and Optical Characterization of DNA Molecules as a Function of Concentration in Aqueous Solution«, *Journal of Applied Physics* 109, 2011, https://aip.scitation.org/doi/10.1063/1.3563064, Zugriff 14.9.2018

Pollack, G. H.: *Cells, Gels and the Engines of Life. A New, Unifying Approach to Cell Function*, Ebner & Sons, Seattle 2001

Pollack, G. H.: *The Fourth Phase of Water*, Ebner & Sons, Seattle 2013

Pollack, G. H.: »Why Hydrogels Don't Dribble Water«, *Gels* 3, 2017, S. 43

Pollack, G. H., Cameron, I. L., Wheatley, D. N. (Hg.): *Water and the Cell*, Springer, Dordrecht, NL, 2006

Pollack, G. H., et al.: »Molecules, Water, and Radiant Energy: New Clues for the Origin of Life«, *International Journal of Molecular Sciences* 10 (4), 2009, S. 1419–1429

Pollmann, M.: »Mit allen Quantenmitteln«, *Spektrum der Wissenschaft*, 20.8.2010, https://www.spektrum.de/news/mit-allen-quantenmitteln/1034267, Zugriff 22.9.2018

Pollock, J. K., Pohl, D. G.: »Emission of Radiation of Active Cells«, in Frohlich, H. (Hg.): *Biological Coherence and Response to External Stimuli*, Springer, Berlin 1988, S. 139–147

Popp, F.-A., Warnke, U., et al.: *Electromagnetic Bio-Information*, Urban & Schwarzenberg, München, Wien, Baltimore, 2. Aufl. 1989

Prasad, A., Pospíšil, P.: »Towards the Two-Dimensional Imaging of Spontaneous Ultra-Weak Photon Emission From Microbial, Plant and Animal Cells«, *Scientific Reports* 3, 2013, https://www.nature.com/articles/srep01211, Zugriff 22.9.2018

Prasad, A., Pospíšil, P.: »The Photon Source within the Cell«, in Fels, D., Cifra, M., Scholkmann, F. (Hg.): *Fields of the Cell*, Institute of Botany, Basel 2015, S. 113–129

Preparata, G.: »Dynamics and Thermodynamics of Water«, *QED Coherence in Matter*, World Scientific, Singapur 1995, S. 195–217

Preparata, G.: *QED Coherence in Matter*, World Scientific, Singapur 1995

Presman, A. S.: *Electromagnetic Fields and Life*, Springer Science + Business Media, New York 1970

Preuß, H. W.: *Materie ist nicht materiell*, Springer, Berlin/Heidelberg 1998

Priggs, J. P., Peat, F. D.: *Looking Glass Universe*, Simon & Schuster, New York 1984, S. 87

Ramasarma, T.: »H_2O_2 Has a Role in Cellular Regulation«, *Indian Journal of Biochemistry and Biophysics* 27, 1990, S. 269–274

Raschke, T.: »Water Structure and Interactions with Protein Surfaces«, *Current Opinion in Structural Biology* 16, 2006, S. 152–159

Raven, H. P., et al.: *Biologie der Pflanzen*, Walter De Gruyter, Berlin, 3. Aufl. 2000

Reid, B. L.: »Propagation of Properties of Chemical Reaction over Long-Distance in the Atmosphere as Seen by Crystal Growth Pattern Changes«, *Australian Journal of Medical Laboratory Science* 7, 1986, S. 30–35

Reiter, G. F., et al.: »Evidence for an Anomalous Quantum State of Protons in Nanoconfined Water«, *Physical Review B* 85, 3.1.2012, https://journals.aps.org/prb/abstract/10.1103/PhysRevB.85.045403, Zugriff 23.9.2018

Reiter, G. F., Deb, A.: »The Quantum Mechanics of Nano-Confined Water New Cooperative Effects Revealed with Neutron and X-Ray Compton Scattering«,

Journal of Physics, Conference Series 571, 2014, http://iopscience.iop.org/article/10.1088/1742-6596/571/1/012001, Zugriff 23.9.2018

Renwick, G. M., et al.: »Hydrogen Metabolism in Higher Plants«, *Plant Physiology* 39, 1964, S. 303–330

Rezus, Y. L. A., Bakker, H. J.: »Observation of Immobilized Water Molecules Around Hydrophobic Groups«, *Physical Review Letters* 99 (14), 2007, https://journals.aps.org/prl/abstract/10.1103/PhysRevLett.99.148301, Zugriff 15.9.2018

Rezwan, K., Meier, L. P., Rezwan, M., Vöörös, J., Textor, M., Gauckler, L. J.: »Bovine Serum Albumin Adsorption onto Colloidal Al2O3 Particles: A New Model Based on Zeta Potential and UV-Vis Measurements«, *Langmuir* 20, 2004, S. 10 055–10 061

Roston, D., Islam, Z., Kohen, A.: »Kinetic Isotope Effects as a Probe of Hydrogen Transfers to and from Common Enzymatic Cofactors«, *Archives of Biochemistry and Biophysics* 544, 2014, S. 96–104

Roy, R.: »Water, Water Everywhere«, 2009, http://www.youtube.com/watch?v=c8ajf_a9MRw, Zugriff 19.9.2018

Ryzhkina, I. S., Murtazina, L. I., Kiseleva, Y. V., Konovalov, A. I.: »Properties of Supramolecular Nanoassociates Formed in Aqueous Solutions of Biologically Active Compounds in Low or Ultra-Low Concentrations«, *Doklady Physical Chemistry* 428, 2009, S. 196–200

Ryzhkina, I. S., Murtazina, L. I., Konovalov, A. I.: »Action of the External Electromagnetic Field is the Condition of Nanoassociate Formation in Highly Diluted Aqueous Solutions«, *Doklady Physical Chemistry* 440, 2011, S. 201–204

Richter, G.: *Stoffwechselphysiologie der Pflanzen*, Georg Thieme, Stuttgart, 6. Aufl. 1998

Saito, M., Wada, H.: »Effect of Molecular Hydrogen on the Reduction Process of Submerged Soil«, *Soil Science and Plant Nutrition* 30 (2), 1984, S. 255–259

Sakunpon, N., et al.: »Influence of H_2 and Plant Growth Promoting Rhizobacteria (PGPR) Containing Uptake Hydrogenase on Soybean Growth Promotion«, *IPCBEE* 70, 2014, http://www.ipcbee.com/vol70/029-ICEEB2014-R3011.pdf, Zugriff 26.9.2018

Salganik, R. I.: »The Benefits and Hazards of Antioxidants: Controlling Apoptosis and Other Protective Mechanisms in Cancer Patients and the Human Population«, *Journal of the American College of Nutrition* 20, 2001, S. 464S–472S

Sasamori, R., Okaue, Y., Isobe, T., Matsuda, Y.: »Stabilization of Atomic Hydrogen in Both Solution and Crystal at Room Temperature«, *Science* 265 (5179), 1994, S. 1691 ff.

Sauer, H., Wartenberg, M., Hescheler, J.: »Reactive oxygen species as intracellular messengers during cell growth and differentiation«, *Cellular Physiology and Biochemistry* 11 (4), 2001, S. 173–186

Sbitnev, V. I.: »Physical Vacuum is a Special Superfluid Medium«, Cornell University Library 2015, https://www.intechopen.com/books/selected-topics-in-applications-of-quantum-mechanics/physical-vacuum-is-a-special-superfluid-medium, Zugriff 13.9.2018

Schenk, H. J., et al.: »Xylem Surfactants Introduce a New Element to the Cohesion-Tension Theory«, The American Society of Plant Biologists, 2016, http://www.plantphysiol.org/content/plantphysiol/early/2016/12/07/pp.16.01039.full.pdf, Zugriff 22.9.2018

Schenk, H. J., et al.: »From the Sap's Perspective: The Nature of Vessel Surfaces in Angiosperm Xylem«, *American Journal of Botany* 105 (2), 2017; S. 172–185
Scheu, R., et al.: »Charge Asymmetry at Aqueous Hydrophobic Interfaces and Hydration Shells«, *Angewandte Chemie, International Edition* 53, 2014, S. 9560–9563
Schirber, M.: »Focus: Water Molecule Spreads Out When Caged«, *Physics* 9 (43), 2016, https://physics.aps.org/articles/v9/43, Zugriff 23.9.2018
Schmidt, O., et al.: »Novel [NiFe]-Hydrogenase and [FeFe]-Hydrogenase Gene Transcripts Indicative of Active Facultative Aerobes and Obligate Anaerobes in Earthworm Gut Contents«, *Applied and Environmental Microbiology* 77, 2011, S. 5842–5850
Schneider, F.: »Der experimentelle Nachweis magnetischer, elektrischer und anderer ultraoptischer Informationen«, *Journal of Applied Entomology* 77 (1–4), 1974, S. 225–230
Schneider, F.: »Die Beeinflussung der ultraoptischen Orientierung des Maikäfers durch Veränderung des lokalen Massenverteilungsmusters«, *Revue Suisse De Zoologie* 71, 1964, S. 632–648
Scholes, G. D., et al.: »Using Coherence to Enhance Function in Chemical and Biophysical Systems«, *Nature* 543, 2017, S. 647–656
Schrödinger, E: »Quantisierung als Eigenwertproblem«, in *Annalen der Physik*, Universität Wien, Bd. 79, 1926, S. 361, 489, 734, und Bd. 81, 1926, S. 109
Schymanski, D., Goldbeck, C., Humpf, H. U., Fürst, P.: »Analysis of Microplastics in Water by Micro-Raman Spectroscopy: Release of Plastic Particles from Different Packaging into Mineral Water«, *Water Research* 129, 2018, S. 154–162
Scuffi, D., et al.: »Hydrogen Sulfide Increases Production of NADPH Oxidase-Dependent Hydrogen Peroxide and Phospholipase D-Derived Phosphatidic Acid in Guard Cell Signaling«, *Plant Physiology*, Februar 2018, http://www.plantphysiol.org/content/early/2018/02/02/pp.17.01636, Zugriff 26.9.2018
Seabaugh, A.: »The Tunneling Transistor«, *IEEE Spectrum*, 30.9.2013, https://spectrum.ieee.org/semiconductors/devices/the-tunneling-transistor, abgerufen am 2.11.2018
Segarra-Martí, J., et al.: »Towards the Understanding at the Molecular Level of the Structured-Water Absorption and Fluorescence Spectra: A Fingerprint of π-Stacked Water«, *Journal of Molecular Physics* 111, 2013, S. 1308–1315
Semmens, E.: »Effect of Moonlight on the Germination of Seeds«, *Nature* 111, 1923, S. 49 f.
Sengupta, S., Dey, K. K., Muddana, H. S., Tabouillot, T., Ibele, M. E., Butler, P. J., Sen, A.: »Enzyme Molecules as Nanomotors«, *Journal of the American Chemical Society* 135, 2013, S. 1406–1414
Shimouchi, A., Nose, K., Shirai, M., Kondo, T.: »Estimation of Molecular Hydrogen Consumption in the Human Whole Body After the Ingestion of Hydrogen-Rich Water«, *Advances in Experimental Medicine and Biology* 737, 2012, S. 245–250
Shwartz, E. R., Adamy, L.: »Effect of Ascorbic Acid on Arylsulfatase Activities and Sulfated Proteoglycan Metabolism in Chondrocyte Cultures«, *Journal of Clinical Investigation* 60, 1977, S. 96–106
Silva, N., Peiris-John, R., Wickremasinghe, R., Senanayake, H., Sathiakumar,

N.: »Cadmium a Metalloestrogen: Are We Convinced?«, *Journal of Analytical Toxicology* 32, 2012, S. 318–332

Sivaguru, M., Pike, S., Gassmann, W., Baskin, T. I.: »Aluminum Rapidly Depolymerizes Cortical Microtubules and Depolarizes the Plasma Membrane: Evidence that these Responses are Mediated by a Glutamate Receptor«, *Plant and Cell Physiology* 44, 2003, S. 667–675

Smith, C. W.: »Biological effects of weak electromagnetic fields«, in Ho, M. W., Popp, F. A., Warnke, U. (Hg.): *Bioelectrodynamics and Biocommunication*, World Scientific, Singapur 1994, S. 81–107

Sontz, P. A., Muren, N. B., Barton, J. K.: »DNA Charge Transport for Sensing and Signaling«, *Accounts of Chemical Research* 45, 2012, S. 1792–1800

Spinatti, P. R.: »The Ecosystem Dynamics of The Garden«, *International Journal of Design & Nature and Ecodynamics* 5 (1), 2010, S. 49–59

Spong, J. S. (Hg.): *Proceedings of the Symposium on Consciousness and Survival*, Institute of Noetic Sciences, Sausalito 1987

Sposito, G.: *Bodenchemie*, Ferdinand Enke, Stuttgart 1998

Stahler, J., Bovensiepen, U., Meyer, M., Wolf, M.: »A Surface Science Approach to Ultrafast Electron Transfer and Solvation Dynamics at Interfaces«, *Chemical Society Reviews* 37, 2008, S. 2180–2190

Stein, S., et al.: »Microbial Activity and Bacterial Composition of H_2-Treated Soil with Net CO_2 Fixation«, *Soil Biology and Biochemistry* 37, 2005, S. 1938–1945

Sulbarán, B., et al.: »The Dynamic Development of Exclusion Zones on Cellulosic Surfaces«, *Cellulose* 21 (3), 2014, https://www.springerprofessional.de/cellulose-3-2014/7010462, Zugriff 22.9.2018

Summhammer, J., Salari, V., Bernroider, G.: »A Quantum-Mechanical Description of Ion Motion within the Confining Potentials of Voltage-Gated Ion Channels«, *Journal of Integrative Neuroscience* 11, 2012, S. 123–135

Szent-Györgyi, A.: »Bioenergetics«, *Science* 124, 1956, S. 873 ff.

Szent-Györgyi, A.: *Introduction to a Supramolecular Biology*, Academic Press, New York 1960

Szent-Györgyi, A.: »Oxidation, Energy Transfer, and Vitamins«, Nobel Lecture, 11.12.1937, https://assets.nobelprize.org/uploads/2018/06/szent-gyorgyi-lecture.pdf, Zugriff 24.9.2018

Tarlaci, S., Pregnolato, M.: »Quantum Neurophysics: From Non-Living Matter to Quantum Neurobiology and Psychopathology«, *International Journal of Psychophysiology* 103, 2016, S. 161–173

Tedeschi, A.: »Is the Living Dynamics Able to Change the Properties of Water?«, *International Journal of Design & Nature and Ecodynamics* 5 (1), 2010, S. 60–67

Thauer, R. K., et al.: »Hydrogenases from Methanogenic Archaea, Nickel, a Novel Cofactor, and H_2 Storage«, *Annual Review of Biochemistry* 79, 2010, S. 507–536

Thauer, R. K., Jungermann, K., Decker, K.: »Energy conservation in chemotrophic anaerobic bacteria«, *Bacteriological Review* 41, 1977, S. 100–180

Thoma, E.: *Die geheime Sprache der Bäume – Die Wunder des Waldes für uns entschlüsselt*, Fischer, Frankfurt am Main 2017

Toral, C., Mendoza-Garrido, M. E., Azorín, E., Hernández-Gallegos, E., Gomora, J. C., Delgadillo, D. M., Solano-Agama, C., Camacho, J.: »Effect of Extracellular Matrix on Adhesion, Viability, Actin Cytoskeleton and K+ Currents of Cells Expressing Human Ether à Go-Go Channels«, *Life Sciences* 81, 2007, S. 255–265

Tosi, M., Del Giudice, E.: »The Principle of Minimal Stimulus in the Dynamics of the Living Organism«, *Science in Society* 60, 2013, S. 26–29
Trimarchi, J. R., Liu, L., Porterfield, D. M., Smith, P. J., Keefe, D. L.: »Oxidative Phosphorylation-Dependent and -Independent Oxygen Consumption by Individual Preimplantation Mouse Embryos«, *Biology of Reproduction* 62, 2000, S. 1866–1874
Trixler, F.: »Quantum Tunnelling to the Origin and Evolution of Life«, *Current Organic Chemistry* 17, 2013, S. 1758–1770
Tuckerman, M. E., Marx, D., Parrinello, M.: »The Nature and Transport Mechanism of Hydrated Hydroxide Ions in Aqueous Solution«, *Nature* 417, 2002, S. 925–929
Umweltbundesamt: »Zu viel Dünger: Trinkwasser könnte teurer werden«, Pressemitteilung, 9.6.2017, https://www.umweltbundesamt.de/presse/pressemitteilungen/zu-viel-duenger-trinkwasser-koennte-teurer-werden, Zugriff 3.11.2018.
Usselman, R. J., et al.: »The Quantum Biology of Reactive Oxygen Species Partitioning Impacts Cellular Bioenergetics«, *Scientific Reports* 6, 2016, https://www.nature.com/articles/srep38543, Zugriff 29.9.2018
Vanderstraeten, J., Gailly, P., Malkemper, P.: »Low-Light Dependence of the Magnetic Field Effect on Cryptochromes: Possible Relevance to Plant Ecology«, *Frontiers in Plant Science* 9, 2017, https://www.ncbi.nlm.nih.gov/pmc/articles/PMC5817061, Zugriff 6.11.2017.
van Doorn, W. G.: »Running Head: Water Flow Through Xylem Pit Membranes«, 2011, http://www.plantphysiol.org/content/plantphysiol/early/2011/10/24/pp.111.185314.full.pdf, Zugriff 22.9.2018
VanHook, A. M., et al.: »Infection Alters Circadian Rhythm«, *Science Signaling* 11 (520), 2018, http://stke.sciencemag.org/content/11/520/eaat4604, Zugriff 26.9.2018
Van Wijk, E., et al.: »Photon Emission in Multicellular Organisms«, in Fels, D., Cifra, M., Scholkmann, F. (Hg.), *Fields of the Cell*, Institute of Botany, Basel 2015, S. 131–148
Varner, J. A., Jensen, K. F., Horvath, W., Isaacson, R. L.: »Chronic Administration of Aluminum-Fluoride or Sodium-Fluoride to Rats in Drinking Water: Alterations in Neuronal and Cerebrovascular Integrity«, *Brain Research* 784, 1998, S. 284–298
Vaziri, A., Plenio, M.: »Quantum Coherence in Ion Channels: Resonances, Transport and Verification«, *New Journal of Physics* 12, 2010, http://iopscience.iop.org/article/10.1088/1367-2630/12/8/085001/meta, Zugriff 19.9.2018
Vedral, V.: »Living in a Quantum World«, *Scientific American* 304, 2011, S. 38–43
Verdel, N., Bukovec, P.: »Possible Further Evidence for the Thixotropic Phenomenon of Water«, *Entropy* 16, 2014, S. 2146–2160
Verne, J.: *Die geheimnisvolle Insel*, S. 501, zitiert nach http://math.sun.ac.za/~hproding/geheimnisvolle-insel.pdf, Zugriff 8.8.2018
Vitiello, G.: »Coherent States, Fractals and Brain Waves«, *New Mathematics and Natural Computation* 5, 2009, S. 245–264
Voeikov, V. L.: »Reactive Oxygen Species, Water, Photons, and Life«, *Rivista di Biologia/Biology Forum*, 94 (2), 2001, S. 237–258

Voeikov, V. L.: »Biological Significance of Active Oxygen-dependent Processes in Aqueous Systems«, in Pollack, G. H., Cameron, I. L., Wheatley, D. N. (Hg.): *Water and the Cell*, Springer, Dordrecht, NL, 2006, S. 285–298

Voeikov, V. L., Asfaramov, R., Bouravleva, E. V., Novikov, C. N., Vilenskaya, N. D.: »Biophoton Research in Blood Reveals its Holistic Properties«, *Indian Journal of Experimental Biology* 43, 2003, S. 473–482

Voeikov, V. L., Del Giudice, E.: »Water Respiration – The Basis of the Living State«, *Water* 1, 2009, S. 52–75

Voeikov, V. L., Koldunov, V. V., Kononov, D. S.: »Long-Duration Oscillations of Chemi-Luminescence During the Amino-Carbonyl Reaction in Aqueous Solutions«, *Russian Journal of Physical Chemistry* 75, 2001, S. 1443–1448

Voeikov, V. L., Ming, H. D., Mukhitova, O. G., Vilenskaya, N. D., Malishenko, S. I., Bogachuk, A. S.: »Activated Bicarbonate Solutions as Models of Confined Ontic Open Systems and Prototypes of Living Respiring Systems«, *International Journal of Design & Nature and Ecodynamics* 5, 2010, S. 30–38

Voeikov, V. L, Naletov, V. I.: »Weak Photon Emission of Non-Linear Chemical Reactions of Amino Acids and Sugars in Aqueous Solutions. Evidence for Self-Organizing Chain Processes with Delayed Branching«, in Chang, J. J., Fisch, J., Popp, F.-A. (Hg.): *Biophotons*, Kluwer Academic Publishers, Dordrecht, NL, 1998, S. 93–108

Voithofer, M.: *Einfluss informierter Wässer auf Wachstum und Erträge von Hafer und Erbse sowie auf deren Vitalqualität*, Diplomarbeit/Masterarbeit, BOKU-Universität für Bodenkultur, Wien 2004

Wald, G.: »The Origins of Life«, *Proceedings of the National Academy of Sciences* 52 (2), 1964, S. 595–611

Walker, C.: »Antioxidant Supplements Do Not Improve Mortality and May Cause Harm«, *American Family Physician* 78, 2008, S. 1079 f.

Walle, T., Hsieh, F., DeLegge, M. H., Oatis jr., J. E., Walle, U. K.: »High Absorption but Very Low Bioavailability of Oral Resveratrol in Humans«, *Drug Metabolism and Disposition* 32, 2004, S. 1377–1382

Wang, D., et al.: »Biochar Additions Can Enhance Soil Structure and the Physical Stabilization of C in Aggregates«, *Geoderma* 303, 2017, S. 110–117

Wang, Y., et al.: »Linking Hydrogen-Mediated Boron Toxicity Tolerance with Improvement of Root Elongation, Water Status and Reactive Oxygen Species Balance: A Case Study for Rice«, *Annals of Botany* 118, 2016, S. 1279–1291

Wang, Y.-J., et al.: »Towards Understanding the Origin and Nature of the Conformational Stability of Water Clusters: Density Functional Theory and Quantum Molecular Dynamics Study«, *Acta Physica Sinica* 29 (10), 2013, S. 2173–2179

Warburg, O.: »On the Origin of Cancer Cells«, *Science* 123 (3191), 1954, S. 309–331

Warnke, U.: »Bienen, Vögel, Menschen. Die Zerstörung der Natur durch ›Elektrosmog‹«, *Schriftenreihe der Kompetenzinitiative zum Schutz von Mensch, Umwelt und Demokratie* 1, 2013, http://competence-initiative.net/KIT/wp-content/uploads/2014/09/heft1_bienen-broschuere_screen.pdf, Zugriff 13.9.2018

Warnke, U.: *Der Mensch und die 3. Kraft. Elektromagnetische Wechselwirkungen zwischen Stress und Therapie*, Popular Academic, Saarbrücken 1994

Warnke, U.: *Die Öffnung des 3. Auges*, Scorpio, München 2017

Warnke, U.: »Influence of Light on Cellular Respiration«, in Popp, F.-A., Warnke,

U., et al.: *Electromagnetic Bio-Information*, Urban & Schwarzenberg, München, Wien, Baltimore, 2. Aufl. 1989, S. 213–220

Warnke, U.: »Können in den Organismus induzierte elektrische Potenziale früher abgespeicherte Information reaktivieren? – Körpereigene Potenziale als Therapie-Impulse im Real-Time-Feedback – eine Facette der Bionischen Medizin«, *BIONA-Report* 16, Akademie der Wissenschaften und der Literatur, Mainz 2003, S. 273–287

Warnke, U.: *Quantenphilosophie und Interwelt. Der Zugang zur verborgenen Essenz*, Scorpio, München 2013

Warnke, U.: *Quantenphilosophie und Spiritualität. Der Schlüssel zu den Geheimnissen des menschlichen Seins*, Scorpio, München 2011

Warnke, U., Hensinger, P.: »Increasing Incidence of Burn out Due to Magnetic and Electromagnetic Fields of Cell Phone Networks and Other Wireless Communication Technologies«, *umwelt-medizin-gesellschaft* 26 (1), 2013, S. 31–38

Warnke, U., Warnke, F.: *Bionische Regeneration. Das Altern aufhalten mit den geheimen Strategien der Natur*, Arkana, München 2017

Watts, A.: *Tao. The Watercourse Way*, Al Huang Pantheon Books, New York 1975

Weast, R. C.: *Handbook of Chemistry and Physics: 1st Student Edition*, CRC Press, Boca Raton, Fl., 1988

Weber, S., Ohmes, E., Thurnauer, M. C., Norris, J. R., Kothe, G.: »Light-Generated Nuclear Quantum Beats. A Signature of Photosynthesis«, *Proceedings of the National Academy of Sciences* 92, 1995, S. 7789–7793

Weingarten, C. P., Murali Doraiswamy, P., Fisher, M. P. A.: »A New Spin on Neural Processing: Quantum Cognition«, *Frontiers in Human Neuroscience* 10, 2016, S. 541

Wennstrom, J., Lindhe, J.: »Effect of Hydrogen Peroxide on Developing Plaque and Gingivitis in Man«, *Journal of Clinical Periodontology* 6, 1979, S. 115–130

Wentworth, A. D., Jones, L. H., Wentworth jr., P., Janda, K. D., Lerner, R. A.: »Antibodies have the intrinsic capacity to destroy antigens«, *Proceedings of the National Academy of Sciences* 7, 2000, S. 10 930–10 935

Westhoff, M., et al.: »Distribution and Function of Epistomatal Mucilage Plugs«, *Protoplasma* 235 (1–4), 2009, S. 101–105

Wever, R.: »Circadian Rhythmicity of Man Under the Influence of Weak Electromagnetic Fields«, in Moore, M. C., et al. (Hg.): *Electromagnetic Fields and Circadian Rhythmicity*, Birkhauser, Boston 1992

Whissell, P. D., Persinger, M. A.: »Developmental Effects of Perinatal Exposure to Extremely Weak 7 Hertz Magnetic Fields and Nitric Oxide Modulation in the Wistar Albino Rat«, *International Journal of Developmental Neuroscience* 25, 2007, S. 433–439

Winkler, J. R., Gray, H. B.: »Long-Range Electron Tunneling«, *Journal of the American Chemical Society* 136, 2014, S. 2930–2939

Winkler, M., et al.: »Accumulating the Hydride State in the Catalytic Cycle of [FeFe]-Hydrogenases«, *Nature Communications* 8, 19.7.2017, https://www.nature.com/articles/ncomms16115, Zugriff 26.9.2018

Winterbourn, C. C.: »Biological Reactivity and Biomarkers of the Neutrophil Oxidant, Hypochlorous Acid«, *Toxicology* 181/182, 2002, S. 223–227

Witzany, G., Balusta, F. (Hg.): *Biocommunication of Plants*, Springer, Berlin/Heidelberg 2012

Womack, F.C., Colowick, S.P.: »Proton-Dependent Inhibition of Yeast and Brain Hexokinases by Aluminum in ATP Preparations«, *Proceedings of the National Academy of Sciences* 76, 1979, S. 5080–5084

Woutersen, S., Bakker, H.J.: »Resonant Intermolecular Transfer of Vibrational Energy in Liquid Water«, *Nature* 402, 1999, S. 507 ff.

Wrigglesworth, J.M.: »Formation and Reduction of a ›Peroxy‹ Intermediate of Cytochrome C. Oxidase by Hydrogen Peroxide«, *Biochemical Journal* 217, 1984, S. 715–719

Wu, T.M.: »Frohlich's theory and coherent excitations«, in Ho, M.W., Popp, F.A., Warnke, U. (Hg.): *Bioelectrodynamics and Biocommunication*, World Scientific, Singapur 1994, S. 387–409

Wüst, P.K.: *Mikrobielle Kohlenstoff- und Stickstofftransformation im Verdauungstrakt von Regenwürmern (Oligochaeta)*, Dissertation an der Fakultät für Biologie, Chemie und Geowissenschaften der Universität Bayreuth, Bayreuth 2010

Xie, Y., et al.: »H_2 Enhances Arabidopsis Salt Tolerance by Manipulating ZAT10/12-Mediated Antioxidant Defence and Controlling Sodium Exclusion«, *PLoS One* 7 (11), 2012, https://journals.plos.org/plosone/article?id=10.1371/journal.pone.0049800, Zugriff 26.9.2018

Yu, H., Jo, K., Kounovsky, K.L., Pablo, J.J., Schwartz, D.C.: »Molecular Propulsion: Chemical Sensing and Chemotaxis of DNA Driven by RNA Polymerase«, *Journal of the American Chemical Society* 131, 2009, S. 5722 f.

Yutsis, P.I.: *Oxygen to the Rescue. Oxygen Therapies, and How they Help Overcome Disease and Restore Overall Health*, Basic Health Publications, North Bergen, N.J., 2005, S. 7, 83 ff.

Zaytseva, O.: *Analysis of Phytotoxicity and Plant Growth Stimulation by Multi-Walled Carbon Nanotubes*, Dissertation, Universität Hohenheim, Stuttgart-Hohenheim 2016

Zaytseva, O., Neumann, G.: »Carbon Nanomaterials: Production, Impact on Plant Development, Agricultural and Environmental Applications«, *Chemical and Biological Technologies in Agriculture* 3, 2016, S. 17

Zeilinger, A.: *Einsteins Schleier*, C.H. Beck, München 2009

Zeng, J., et al.: »Molecular Hydrogen is Involved in Phytohormone Signaling and Stress Responses in Plants«, *PLoS One* 8 (8), 2013, https://journals.plos.org/plosone/article?id=10.1371/journal.pone.0071038, Zugriff 26.9.2018

Zeng, J., et al.: »Progress in the Study of Biological Effects of Hydrogen on Higher Plants and its Promising Application in Agriculture«, *Medical Gas Research* 4, 2014, https://www.ncbi.nlm.nih.gov/pmc/articles/PMC4177722, Zugriff 26.9.2018

Zhadin, M., Giuliani, L.: »Some Problems in Modern Bioelectromagnetics«, *Electromagnetic Biology and Medicine* 25, S. 227–243

Zheng, J.M., Chin, W.C., Khijniak, E., Khijniak jr., E., Pollack, G.H.: »Surfaces and Interfacial Water: Evidence that Hydrophilic Surfaces Have Long-Range Impact«, *Advances in Colloid and Interface Science* 127, 2006, S. 19–27

Zeppenfeld, T., et al.: »Rhizosphere Hydrophobicity: A Positive Trait in the Competition for Water«, *PLoS One* 12 (7), 2017, e0182188, https://journals.plos.org/plosone/article?id=10.1371/journal.pone.0182188, Zugriff 23.9.2018

Zhang, J., et al.: »Hydrogen-Rich Water Alleviates the Toxicities of Different

Stresses to Mycelial Growth in Hypsizygus marmoreus«, *AMB Express* 7, 2017, https://www.ncbi.nlm.nih.gov/pmc/articles/PMC5449350, Zugriff 26.9.2018

Zhao, W., et al.: »Water at the Surfaces of Aligned Phospholipid Multibilayer Model Membranes Probed with Ultrafast Vibrational Spectroscopy«, *Journal of the American Chemical Society* 130 (42), 2008, S. 13 927–13 937

Zhou, A., et al.: »Conserved V-ATPase c Subunit Plays a Role in Plant Growth by Influencing V-ATPase-Dependent Endosomal Trafficking«, *Plant Biotechnology Journal* 14 (1), 2016, S. 271–283

Zhu, Y., Liao, W.: »A Positive Role for Hydrogen Gas in Adventitious Root Development«, *Plant Signal Behavior* 11 (6), 2016, https://www.ncbi.nlm.nih.gov/pubmed/27171348, Zugriff 26.9.2018

Zhukova, E. S., et al.: »Quantum Behaviour of Water Molecule in Gemstone: Terahertz Fingerprints«, *Journal of Physics*, 2014, http://iopscience.iop.org/article/10.1088/1742-6596/486/1/012019, Zugriff 23.9.2018

Zimmermann, U., et al.: »Water Ascent in Tall Trees: Does Evolution of Land Plants Rely on a Highly Metastable State?«, *New Phytologist* 162, 2004, S. 575–615

Zittlau, J.: »2000 Liter Wasser für ein T-Shirt«, *Welt*, 19.3.2010, https://www.welt.de/welt_print/wissen/article6839727/2000-Liter-Wasser-fuer-ein-T-Shirt.html, Zugriff 3.11.2018

Zubow, K. V., Zubow, A. V., Zubow, V. A.: »Ensemble of Clusters – New Form of Molecular Matter, Risks and Chances. Zubow Equations«, in Columbus, F. (Hg.): *Chemical Industry Challenges – Issues and Prospects*, Nova Science Publishers, Commack 2010

Zubow, A. V., Zubow, K. V., Zubow, V. A.: »Investigation of the Distribution of Water Clusters in Vegetables, Fruits, and Natural Waters by Flicker Noise Spectroscopy«, *Biofizika* 52 (4), 2007, S. 585–592

Zubow, A. V., Zubow, K. V., Zubow, V. A.: »Molecular Water Clusters in River and Lake of Northern Germany and Their Dynamics. Celestial Bodies Influence«, *Physical Chemistry* 2 (5), 2012, S. 56–66

Zubow, A. V., Zubow, K. V., Zubow, V. A.: »Nature of Energy: Phenomenon of Electric Neutral Particles; Emission in Chemical and Mechano-Chemical Reactions«, *International Journal of Condensed Matter* 13, 2014, S. 1.

Zubow, A. V., Zubow, K. V., Zubow, V. A.: »Radiation of Axions and Neutrinos from the Center of the Milky Way: Structure of the Center«, *Journal of Magnetohydrodynamics and Plasma Research* 20 (2), 2015, S. 73–93

Zubow, A. V., Zubow, K. V., Zubow, V. A.: »The Phenomenon of Proton Dissolving in Vacuum and of Proton Condensation from Vacuum. Two Forms of Protons, Structure of Nuclei, Electrons and Atoms«, *Journal of Modern Physics* 1 (03), 2010, S. 175–184

Zubow, K. V., Zubow, A. V., Zubow, V. A.: »Water Clusters in Plants. Fast Channel Plant Communications«, *Journal of Biophysical Chemistry* 1 (1), 2010, S. 1–11

Zürcher, E.: »Chronobiology of Trees: Synthesis of Traditional Phytopractices and Scientific Research as Tools of Future Forestry«, Vortrag, International Conference on Endogenous Development and Bio-Cultural Diversity, 3. bis 5.10.2006, Genf

Zürcher, E.: *Die Bäume und das Unsichtbare. Erstaunliche Erkenntnisse aus der Forschung*, AT, Aarau und München 2016

Zürcher, E., et al.: »Looking for Differences in Wood Properties as a Function of the Felling Date: Lunar Phase-Correlated Variations in the Drying Behavior of Norway Spruce (Picea abies Karst.) and Sweet Chestnut (Castanea sativa Mill.)«, *Trees* 24, 2010 ,S. 31–41

Zürcher, E., et al.: »Tree Stems and Tides – A New Approach and Elements of Reflexion (Reviewed Paper)«, *Schweizerische Zeitschrift für Forstwesen* 157 (6), 2006, S. 185–190

Zürcher, E., Rogenmoser, C.: »Considering Reversible Variations in Wood Properties: Possible Applications in the Choice of the Tree-Felling Date?«, *Proceedings of the International Convention of Society of Wood Science and Technology and United Nations Economic Commission for Europe – Timber Committee October 11–14, 2010, Geneva, Switzerland*, https://www.swst.org/wp/meetings/AM10/pdfs/WS-98%20Zurcher%20papaer.pdf, Zugriff 23.9.2018

Zürcher, E., Schlaepfer, R.: »Lunar Rhythmicities in the Biology of Trees, Especially in the Germination of European Spruce (Picea abies Karst.): A New Statistical Analysis of Previously Published Data«, *Journal of Plant Studies* 3 (1), 2014, S. 103–113